# 신경외과 중환자 관리

## Neurointensive Care & Medicine

대한신경중환자의학회
Korean Neuro-Intensive Care Society

세종의학

# 발간사

존경하는 여러분께,
대한신경중환자의학회에서 "신경외과 중환자 관리" 진료 매뉴얼을 발간하게 되어 매우 기쁩니다.

이 매뉴얼은 신경 중환자 치료에 관심 있는 의료진들에게 귀중한 치료지침과 정보를 제공하고자 합니다. 신경 중환자 치료는 매우 복잡하며, 정확한 접근 방법과 최신 연구 결과에 기반한 지식이 필요합니다. 이 매뉴얼은 우리의 경험과 지식을 바탕으로 작성되었으며, 신경계 중환자 치료에 관심 있는 모든 분들께 도움이 되길 바랍니다.

신경계 중환자 치료에 헌신하시는 여러분들의 노고에 감사드리며, 앞으로도 이 매뉴얼이 여러분의 임상 실무와 더 나은 치료 방법을 연구하고 발전시키는 데 도움이 될 것으로 생각됩니다. 어려운 여건 속에서도 뜻을 모아 원고를 작성해 주신 여러 교수님들과 아울러 매뉴얼 발간에 중추적 역할을 하여 주신 조광욱 교수 이하 편집위원들에게 감사의 말씀을 드립니다.

대한신경중환자의학회 회장

**조병문**

# 머리말

중증 뇌손상은 사망률과 장애율이 높은 질환이며, 치료 과정에서 많은 내과적 합병증을 동반하게 됩니다. 따라서 신경외과계 중환자실은 뇌손상을 줄여 예후를 좋게 만드는 최적의 공간이 되어야 하며, 담당하는 의료진들은 이에 대한 이론적, 실무적인 준비가 철저히 되어야 합니다. 하지만 현실은 신경외과를 전공하지 않거나, 신경외과 중환자실 치료 경험이 적은 전문의가 진료를 하거나, 경험이 부족한 저연차 전공의가 담당하기도 합니다. 또한 현재 많은 국내 신경외과 중환자실은 기존의 지식들을 바탕으로 나름의 치료 방침을 가지고 있으나, 각 기관별로 치료방법과 적응증이 조금씩 다른 상황입니다. 이에 대한신경중환자의학회에서는 보다 종합적이고 표준화된 최신의 지침으로 신경외과 중환자실 치료에 도움이 되고자 이 책자를 발간하게 되었습니다. 이 책자는 기존의 국내외 진료 지침을 참고하였으며, 진료 지침이 없는 경우는 문헌 검색을 바탕으로 체계적 고찰과 메타분석 등의 신뢰도가 높은 출간물을 우선적으로 인용하였고, 최근 발간된 문헌 지식을 추가하여 각 분야 전문의들의 검수를 마쳤습니다. 다만 이 책자의 내용은 저자들의 권고 사항이며 법적 근거로 사용됨에 제한이 있음을 미리 밝혀둡니다.

끝으로 이 책의 발간에 많은 도움을 주신 편집위원회 위원, 집필진, 출판사 및 대한신경중환자의학회 임원분들에게 깊은 감사의 말씀을 전하며, 신경외과 중환자실 치료 발전에 이 책자가 조금이나마 기여할 수 있기를 바라며 이 글을 마칩니다. 감사합니다.

편집위원장 **조광욱**

# 축사

2010년 김헌주, 박상근, 백민우, 오세문, 임형진, 김기욱, 신형진, 정천기, 고용, 이상형, 권정택, 박인성 교수님을 중심으로 신경중환자의학 연구회가 창립되었습니다. 2011년에는 대한신경중환자의학회라는 명칭으로 대한신경외과학회의 정식 분과학회가 되었습니다. 전 회원들이 합심 단결하고, 성장을 거듭하여 2018년부터 공식적으로 대한신경중환자 학회지를 발행하고 있으며, 신경외과를 대표하는 대한신경외과의 한 분과학회로 중환자 치료의 한 축을 이루는 간호사들도 같이 그 책임과 의무를 충실히 수행하고 있습니다.

대한신경중환자의학회는 뇌척수 신경의 손상 기전에 대한 병태생리적 연구와 그 치료법에 대한 연구를 기초로 하고 있으며, 이번에 진료지침을 정리하여 '**신경외과 중환자 관리**' 매뉴얼을 발표함으로써 신경중환자분야의 과학적인 치료법을 정리하여, 발전하는 첨단 치료법과 세계적인 변화에 발맞추고, 또 치료법의 효과를 선도적으로 연구하는 데 참여하기 위함입니다. 본 학회는 이번 치료 매뉴얼 제작을 계기로 우리나라 신경중환자 자료를 체계적으로 축적, 이를 바탕으로 향후 더 정확한 데이터와 근거를 기반으로 신경중환자 의학발전과 국가와 사회 발전에 이바지할 것입니다.

본 학회는 2010년 학회 창립 이후 일찍부터 신경중환자실에서 실제 환자 치료에 도움이 되고 표준이 되는 치료 매뉴얼을 만들기 위해 모임을 만들었고, 조광욱 교수님이 중심이 되셔서 우리나라에 신경중환자분야를 대표하는 표준적인 매뉴얼을 만들고자 헌신적인 노력으로 드디어 2024년 4월 신경중환자 치료 매뉴얼을 편찬하게 되었습니다. 신경중환자 치료 매뉴얼은 신경외과 중환자실에서의 뇌척추 손상 환자관리 분야를 다루었으며, 그 치료 분야의 표준이 될 수 있는 매뉴얼이 되고자 노력한 것으로, 향후 두부손상과 척추 손상 분야 중환자 치료에 많은 기여를 할 것으로 기대됩니다. 더불어 국가적 재난 상황하에서의 신경손상 분야의 발전을 위하여 권역외상센터의 효율적 운용, 군진의학 분야에서의 대량 신경손상환자 관리, 임상에서의 전문간호사의 역할 등에 대한 내용도 수록하였습니다.

마지막으로 발간을 위하여 소중한 시간과 노력으로 원고를 작성하여 주신 저자 여러분들과 교과서 개정판의 완성을 위하여 아낌없이 헌신해주신 조광욱 교수님과 여러 편찬위원님들께 감사를 드립니다.

대한신경중환자의학회 12대 회장

**유도성**

# 축사

신경계 중환자 관리를 위한 매뉴얼 출판을 진심으로 축하드립니다.

2010년 우리 학회가 창립된 이후 핵심 역량 과제였던 학술지 창간, 매뉴얼 출판 및 교과서 저술 중에서, 학술지에 이어 매뉴엘 출간이 실현된 것에 기쁨을 감출 길이 없습니다.

매뉴얼에는 뇌압 및 뇌혈류, 신경 감시 장치 및 고 삼투압 치료, 체온 유지 요법 및 항경련제 그리고 감염 관리 등 신경계 중환자 관리와 관련된 전 분야를 대상으로, 최신 지견과 함께 기본적인 처치 등을 포함하고 있습니다. 이와 같은 훌륭한 매뉴얼을 저술해 주신 여러 전문가들께 진심으로 감사드리며, 이번에 출간되는 매뉴얼이 신경계 중환자를 치료하고 관리하는 모든 전문가들께 도움에 될 수 있기를 바랍니다.

다시 한번 매뉴얼 발간을 축하드리며, 우리 학회의 회원님들께 감사의 마음을 전합니다.

대한신경중환자의학회 13대 회장

**박봉진**

# 집필진

## 편집위원회

### 편집위원장

**조광욱** 가톨릭대학교 신경외과

### 간사

**오지웅** 연세대학교 신경외과

### 편집위원

**김모이네** 울산대학교 신경외과

**김정욱** 가천대학교 신경외과

**김정재** 연세대학교 신경외과

**김혜선** 가톨릭대학교 신경외과

**박소희** 영남대학교 신경외과

**유정암** 성균관대학교 중환자의학과

**이승주** 울산대학교 신경외과

**이치형** 부산대학교 신경외과

**전진평** 한림대학교 신경외과

**정희원** 충남대학교 신경외과

**하은진** 서울대학교 신경외과

(가나다 순)

## 집필진

권태근 가톨릭대학교 소화기내과
김모이네 울산대학교 신경외과
김미진 전북대학교 혈관이식외과
김승빈 서울대학교 신경외과
김정욱 가천대학교 신경외과
김정재 연세대학교 신경외과
김학승 고려대학교 뇌공학과
김형일 단국대학교 응급의학과
김혜선 가톨릭대학교 신경외과
민지원 가톨릭대학교 신장내과
박소희 영남대학교 신경외과
박익성 가톨릭대학교 신경외과
손유민 성균관대학교 약학과
심영보 성균관대학교 신경외과
오지웅 연세대학교 신경외과
위 진 가천대학교 심장내과
유정암 성균관대학교 중환자의학과
은 진 가톨릭대학교 신경외과
이승주 울산대학교 신경외과
이은정 서울대학교 신경외과
이치형 부산대학교 신경외과
전준석 성균관대학교 신장내과
전진평 한림대학교 신경외과
정한길 서울대학교 신경외과
정희원 충남대학교 신경외과
지태근 성균관대학교 신경외과
최원일 한양대학교 호흡기내과
추윤희 가톨릭대학교 신경외과
하은진 서울대학교 신경외과
허정우 가톨릭대학교 신경외과
홍재택 가톨릭대학교 신경외과

(가나다 순)

Neurointensive Care
& Medicine

# 차례

CHAPTER 03

## 뇌압의 측정 방법 및 파형 분석 *39*



CHAPTER 04

## 다른 신경감시장치의 소개 *47*



CHAPTER 05

## 병원전 처치 및 응급실 내 초기평가와 치료 *67*

CHAPTER 06

## 뇌압 상승의 치료 *109*

CHAPTER 15

CHAPTER 01

# 뇌압의 기본 원리



뇌압 관리는 중증 뇌손상 환자의 치료에 있어 기본적이면서도 필수적으로 고려되어야 하는 사항이다. 이 장에서는 뇌압에 대한 기본적 지식과 이론적 배경에 대해 알아보고자 한다.

## 1.1 두개강내의 구조

두개강(intracranial cavity)은 뇌를 둘러싸는 두개골 내의 제한적인 폐쇄된 공간으로, 전체 용적은 약 1700 ml이다. 뇌가 전체 공간의 대다수(약 1400 ml)를 차지하고 있고, 그 외 혈액, 뇌척수액(cerebrospinal fluid, CSF)으로 구성되어 있다(그림 1.1.1).

두개강내 공간은 두개골 안쪽에서 고정되어 있는 두꺼운 치밀 결합층인 경질막 주름(dural fold)에 의해 몇 개의 구획으로 나누어진다. 소뇌천막(tentorium cerebelli)에 의해 대뇌와 소뇌로 나누어지고 대뇌 낫(falx cerebri)에 의해서 대뇌의 좌/우 반구로 나누어진다. 이 구획화된 구역은 뇌의 정상적인 위치와 기능을 유지하기 위해 중요하며, 병변으로 인해 뇌가 밀려나면서 뇌실질의 위치가 정상적인 위치에서 바뀌고 옮겨지는 현상을 뇌탈출(herniation)이라고 한다. 뇌 공간에서의 압력 불균형에 의해 발생할 수 있고, 흔히 두개강내압이 증가하는 상황에서 발생한다.

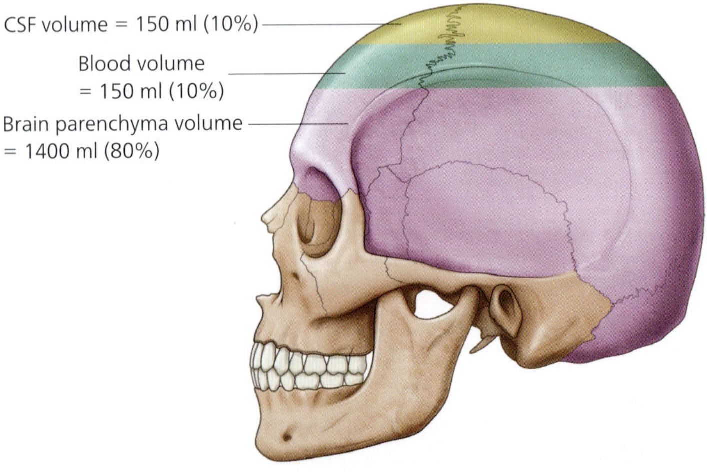


**그림 1.1.1 두개강내 공간의 구성요소 및 용적**

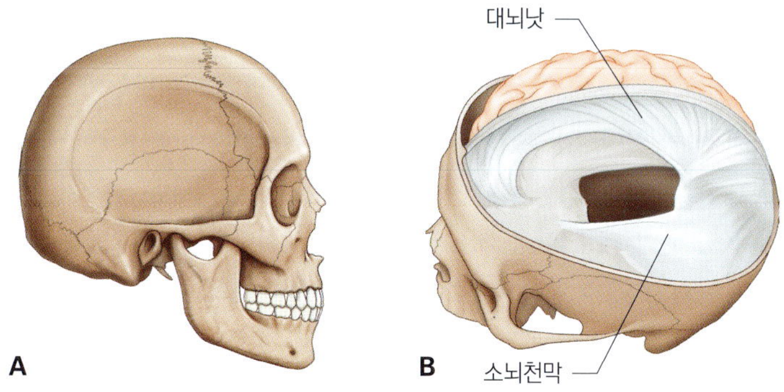


**그림 1.1.2** (A) 두개골, (B) 두개강내 공간이 대뇌낫(2)과 소뇌천막(7)으로 나눠져 있는 모습

## 1.2 두개강내압(Intracranial pressure, ICP)의 정의 및 먼로-켈리 독트린 (Monro-Kellie doctrine)

**Monro-Kellie doctrine**

- 한정된 공간인 두개강내에서 정상적인 두개강내압을 유지하기 위하여 뇌조직, 혈액, 뇌척수액의 세 가지 구성요소가 평형상태로 존재한다.
- 두개강내 작은 용적 변화는 보상 메커니즘으로 수용하여 두개강내압을 유지할 수 있다.
- 용적 변화가 클 경우 보상 메커니즘이 소진되어 두개내압이 급격하게 증가한다.

정상 뇌압(ICP) = 5~15 mmHg (70~200 $mmH_2O$)

치료 목표 뇌압 < 20~22 mmHg (270~300 $mmH_2O$)

압력은 단위 면적에 수직으로 작용하는 힘으로 정의되며, 어떤 표면에 작용하는 힘의 크기를 힘이 작용하는 면적으로 나누어 계산한다(압력 = 힘/면적). 두개강내압(intracranial pressure, ICP)은 두개골 내의 압력으로, 단단한 뼈로 둘러싸여 있는 두개강은 구조가 고정되어 있어 그 내부의 용적은 일정하게 유지된다(천문과 봉합선이 아직 융합되지 않은 영아 및 소아에서는 두개강내의 용적이 다소 변화할 여지가 있다). 이때 두개강내를 구성하는 요소들의 용적이 일정하게 유지되면 두개강내압 또한 일정하게 유지된다.

두개강내압은 두개강내의 공간에서 두개강내를 구성하는 뇌실질, 뇌척수액, 그리고 혈관 내의 혈액이 차지하는 상대적 부피에 의해 만들어지며, 정상적인 상황에서는 이 세 가지 구성 요소가 서로 평형상태를 이루며 정상적인 두개강내압을 유지한다. 따라서 한 구성 요소의 부피가 증가하거나 새로운 구성요소가 생길 경우 다른 요소의 부피가 감소하여 평형을 유지하고 정상적인 두개강내압을 유지한다. 이런 학설을 Monro-Kellie Doctrine이라 한다(그림 1.2.1).

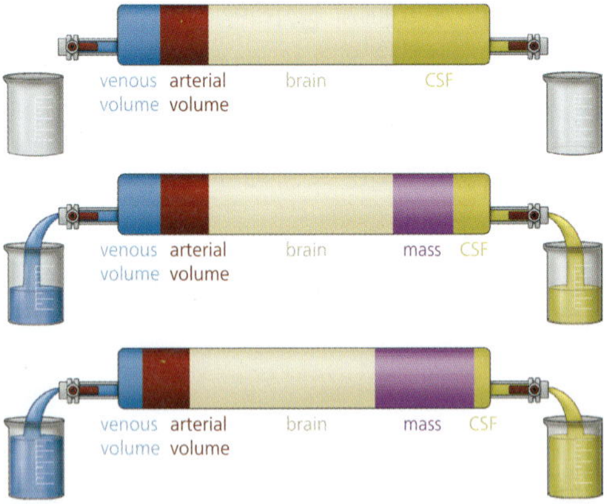


**그림 1.2.1 Monro-Kellie doctrine** 두개강내 구성요소의 용적의 합은 일정하게 유지된다.

정상적인 항상성 기전은 두개내 용적의 작은 변화에 반응하여 보상 메커니즘에 의해 정상적 두개강내압을 유지하게 한다. 두개내 병변의 크기가 증가하면 환자는 비보상 상태에 들어가게 되며 이에 따라 두개내 용적의 작은 증가로 인해 두개내압이 크게 증가할 수 있다 (그림 1.2.2). 내/외과적 개입 없이 두개내 병변의 크기가 더욱 증가할 경우 두개강내압이 훨씬 더 빠르게 상승하여 뇌탈출이 발생할 수 있

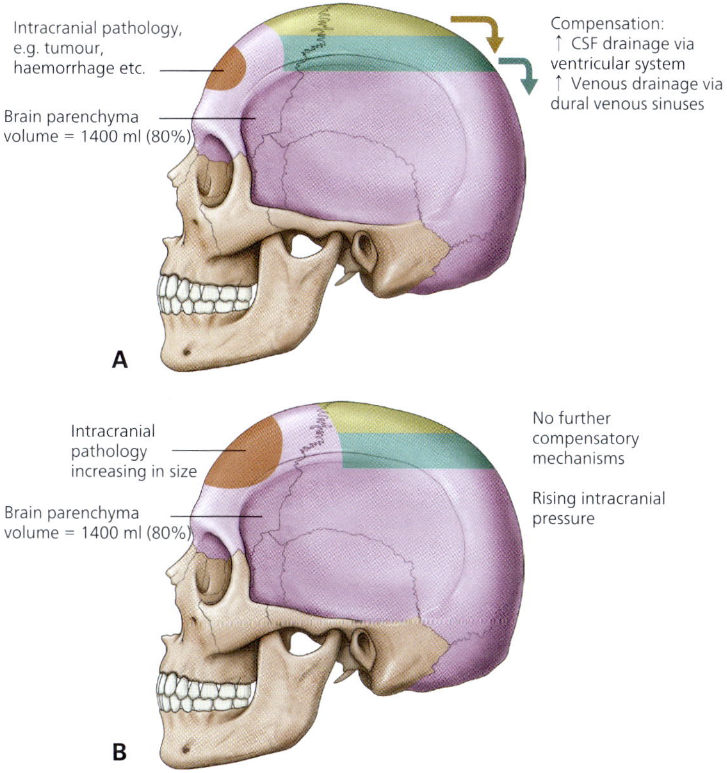


그림 1.2.2 (A) 두개강내 새로운 병변 발생 시 두개강에서 혈액이나 뇌척수액의 배수 증가 등의 보상 메커니즘을 통해 정상적 두개강내압이 유지된다. (B) 계속적인 병변 부피 증가로 보상 메커니즘 소진 시, 두개강내 압력평형이 붕괴되고 두개강내압이 상승하기 시작하는 보상불능상태에 들어가게 된다.

다(그림 1.2.3). 만약 이러한 자동조절능력 혹은 보상 메커니즘의 한계를 뛰어넘을 정도의 부피 증가가 발생할 경우, 급격한 뇌압상승이 발생하여 환자의 예후에 부정적 영향을 미칠수 있다. 이러한 상황에서는 환자의 두개강내압을 신속하게 안정시키기 위해 내/외과적 개입이 필요할 수 있다.

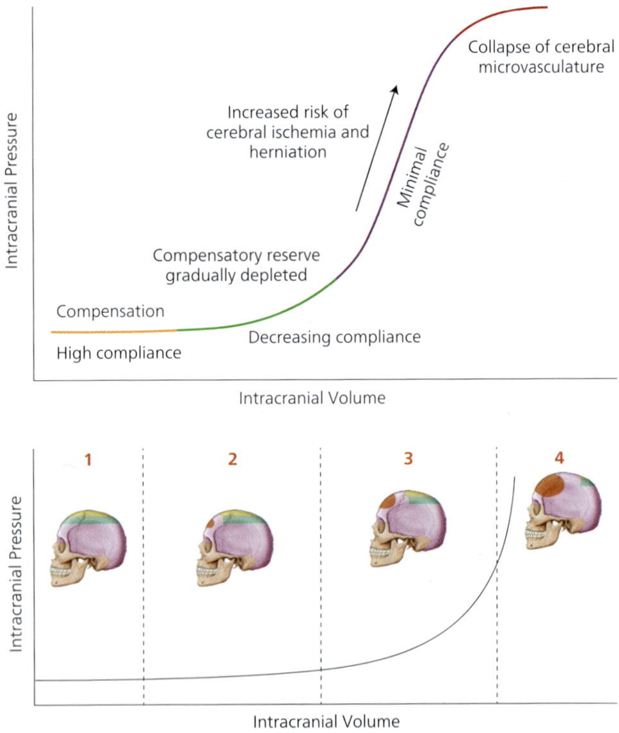


**그림 1.2.3 부피-압력 곡선(volume-pressure curve)** 초기의 용적증가는 두개내 보상 메커니즘으로 인해 두개강내압이 약간 증가하나, 두개내 보상 메커니즘이 소진될 경우의 두개내 용적 증가는 급격한 두개강내압의 상승을 일으킨다.

두개강내압의 정상치는 5~15 mmHg이며, 20~25 mmHg를 초과할 경우 일반적으로 심각하거나 생명을 위협하는 결과를 피하기 위해 개입이 필요할 수 있다. 부피-압력 관계 곡선에 의하여, 뇌압이 높아진 상태에서는 소량의 뇌척수액/뇌조직의 제거로도 두개강내압이 크게 낮아질 수 있다.

## 1.3 대뇌관류압 (Cerebral perfusion pressure, CPP)

> 대뇌관류압(CPP) = 평균동맥압(MAP) – 두개강내압(ICP)
>
> 치료목표 대뇌관류압(CPP) = 60~70 mmHg

두개강내압과 대뇌관류압은 신경중환자의 중요한 생리학적 매개체로, 뇌의 적절한 기능을 유지하기 위한 주요 지표로 사용된다. 대뇌가 정상적으로 기능을 하기 위해서는 적절한 포도당 대사와 산소 공급이 필수적이다. 대뇌에서는 전체 신체 산소 공급량의 20%를 소모하며, 대뇌조직에 산소를 전달하기 위한 순 압력차인 대뇌관류압이 중요한 역할을 한다. 대뇌관류압은 평균동맥압(mean arterial pressure, MAP)과 두개강내압의 차이로 계산한다.

대뇌관류압이 너무 낮을 경우 뇌 조직에 허혈이 올 수 있고 너무 높을 경우에는 두개강내압이 높아질 수 있어 적절한 범위 내에서 유지하는 것이 필요하다. 정상 대뇌관류압은 60~80 mmHg이나 환자의 개별 상태에 따라 변화할 수 있다.

## 1.4 이차적 뇌손상(Secondary brain injury)

일차적인 뇌손상이 발생한 후에는, 직접적인 손상뿐만 아니라 뇌세포 및 조직에서 발생하는 화학적, 생물학적 변화, 부종, 경색, 그리고 이로 인한 두개강내압의 증가로 인해 이차적 뇌손상이 발생할 수 있다(그림 1.4.1). 추가적인 이차적 뇌손상을 예방하기 위하여, 두개강내압을 효과적으로 조절하고 대뇌관류압을 유지시켜 주는 것이 중요하다. 이를 통해 뇌의 항상성을 유지하고 부가적인 뇌손상 합병증을 최소화할 수 있다.

### 1. 전신 상태에 따른 이차적 뇌손상

일차적 뇌손상으로 인한 염증 반응, 혈액순환의 감소는 간기능 저하, 심폐기능 저하, 대사 이상과 같은 다양한 생리학적 변화를 초래한다. 전신 각 부위의 기능의 저하로 인해 발생하는 저혈압, 저산소증, 고탄소증, 고체온, 저혈당증 및 고혈당증 등은 이차적 뇌손상을 유발하거나 악화시킬 수 있다.

### 2. 부종

초기 뇌손상으로 인해 혈액-뇌 장벽이 손상되어 뇌로의 물 투과성이 증가하거나 (vasogenic edema, 혈관인성 부종), 세포 대사의 실패로 나트륨-칼륨 펌프의 기능이 손상되어 세포 내로의 나트륨과 물의 유입이 증가되어(cytotoxic edema, 세포독성 부종) 부종이 발생할 수 있다. 부종은 주변 조직에 압력을 가하고 뇌혈류량을 감소시켜 뇌세포의 손상을 더욱 야기할 수 있다.

### 3. 허혈성 뇌손상

뇌혈류의 국소 또는 전반적 감소는 뇌실질에 대한 관류압을 저하시킴

**Vicious Cycle of Elevated ICP**

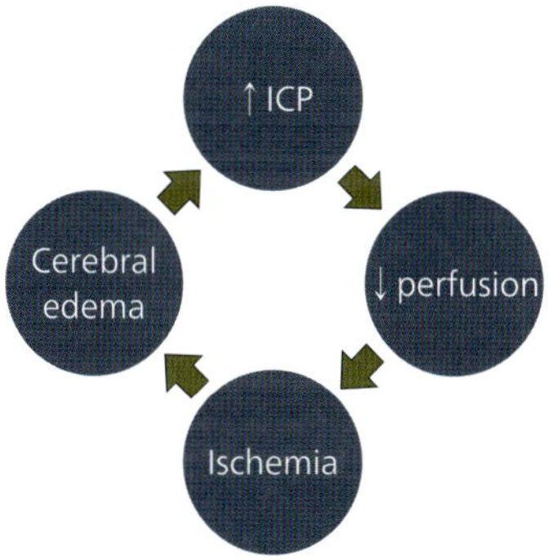


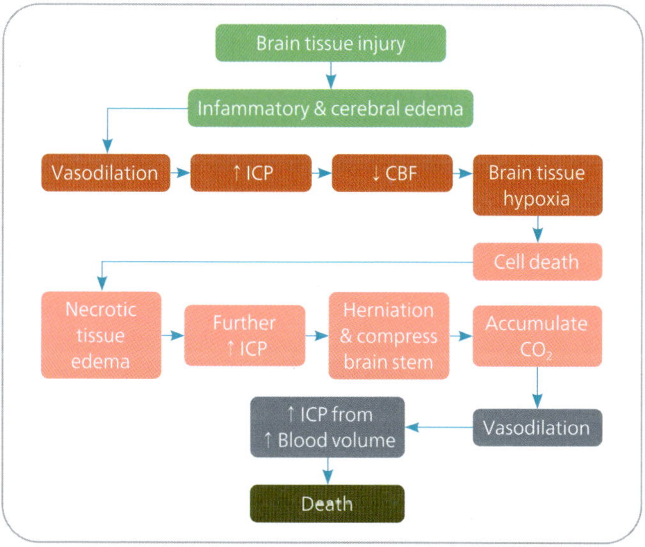


**그림 1.4.1 두개강내압 상승과 이차적 뇌손상의 관계** 두개강내압의 상승은 이차적 뇌손상을 가져올 수 있으므로 적극적 두개강내압 조절이 필요하다.

으로써 산소와 영양공급이 충분하지 않아 허혈성 손상을 야기할 수 있다. 뇌압 상승과 상호작용하여 이차적 뇌손상을 증대시킬 수 있기 때문에 대뇌관류압을 적절하게 유지하는 것이 중요하다.

## 참고문헌




[1] Butterworth, R. F., Siegel, G. J., Agranoff, B. W. et al. : Basic neurochemistry: molecular, cellular, and medical aspects : Raven Press, 1999

[2] Harary, M., Dolmans, R. G., & Gormley, W. B. : Intracranial pressure monitoring—review and avenues for development. Sensors, 18(2) : 465, 2018

[3] Ita, M. I., & Bordoni, B. : Neuroanatomy, tentorium cerebelli, 2020

[4] Mokri, B. : The Monro–Kellie hypothesis: applications in CSF volume depletion. *Neurology*, 56(12) : 1746-1748, 2001

[5] Mount, C. A., & Das, J. M. : Cerebral perfusion pressure. In StatPearls [Internet] : StatPearls Publishing, 2023

[6] Riveros Gilardi, B., Muñoz López, J. I., Hernández Villegas, A. C., et al. : Types of cerebral herniation and their imaging features. Radiographics, 39(6) : 1598-1610, 2019

[7] Rodríguez-Boto, G., Rivero-Garvía, M., Gutiérrez-González, R. et al. : Basic concepts about brain pathophysiology and intracranial pressure monitoring. Neurología, 30(1) : 16-22, 2015

[8] Schizodimos, T., Soulountsi, V., Iasonidou, C. et al. : An overview of management of intracranial hypertension in the intensive care unit. Journal of anesthesia, 34 : 741-757, 2020

CHAPTER 02

# 두개강내압의 상승 원인 및 정의



두개강내압(intracranial pressure, ICP)의 상승은 외상성 뇌손상, 뇌졸중 등과 같은 급성뇌손상(acute acquired brain injury)에서 흔히 마주하게 되며, 적기에 처치가 이뤄지지 않는다면 심각한 2차적 뇌손상(secondary brain inury)으로 이어져 예후에 심각한 악형향을 미칠 수 있다. 두개강내압의 상승에는 여러 요인이 관여하나, 대체로 먼로-켈리 독트린(Monro-Kellie doctrine), 자동조절능(cerebral autoregulation), 두개강내순응도(intracranial compliance)의 3개 개념으로 이해할 수 있다. 자동조절능과 두개강내순응도의 악화는 급성기 중증 뇌손상에서 충분히 예상할 수 있는 상황이며, 이는 CT, MRI 등의 영상과 두개강내압 모니터링 등을 통해 얻어지는 신경생리신호들을 통해 직간접적으로 확인할 수 있다. 본 장에서는 두개내압 상승의 주요 원인과 그 가장 극단적인 결과로서의 뇌탈출, 그리고 이에 관여하는 두 가지 핵심기전인 자동조절능과 두개강내순응도에 대해 약술한다.

## 2.1 두개강내압 상승의 원인

앞선 장에서 다루었듯 두개강 내의 주요 구성 요소들(뇌실질, 혈액, 뇌척수액)은 두개강이라는 한정된 공간을 공유한다(Monroe-Kellie doctrine). 통상적으로 어느 한 구성 요소의 부피 증가는 다른 요소들의 부피 감소로 보상되나, 급성뇌손상의 경우와 같이 두개강내 압력-부피 보상예비량(intracranial pressure-volume compensatory reserve)이 저하되어 있거나 고갈되어 있다면 두개강내 구성 요소의 부피 증가는 곧 두개강내압의 증가로 이어진다. 뇌실질, 혈액, 뇌척수액의 부피 증가는 급성뇌손상에서 두개강내압 상승의 주요 원인이며, 출혈 및 혈종, 경색, 농양, 종양 등 기타 두개강내에 발생하여 종괴 효과(mass effect)를 유발할 수 있는 병변들 및 그 외 부수적 요인들(예; 기뇌증 pneumocephalus) 또한 두개강내압의 상승으로 이어질 수 있다.

### 1. 혈액부피 증가에 따른 두개강내압 상승

두개강내 혈액부피의 증가는 대체로 뇌혈관 확장과 동맥혈 유입량의 증가(increased CBF & CBV), 그리고 정맥혈 흐름의 장해(impaired venous outflow)에 귀인한다.

#### 1) 뇌혈관 확장과 동맥혈 유입량의 증가로 인한 두개강내압 상승

먼저 동맥혈압의 상승은 외상성 뇌손상과 뇌졸중의 급성기에서 흔히 관찰되는바, 자동조절능이 정상적으로 작동하지 않는 상황에서 이는 뇌과관류(cerebral hyperperfusion)로 이어져 뇌충혈(cerebral hyperemia)을 야기시킬 수 있다. 과거의 전향연구에 따르면 외상성 뇌손상 후 1~3일 동안은 뇌충혈이 빈발하는 시기이며, GCS 6 이하의 비교적 젊은 성인들은 뇌충혈로 인한 두개내압 상승에 특히 취약하다는 보고가 있다.

고혈압 외의 동맥혈 유입량 증가의 주된 원인은 고탄산증(Hypercapnia), 저산소증(hypoxia)에 대응하기 위한 뇌혈관확장(compensatory cerebral vasodilation), 그리고 뇌전증이나 기타 사유에 따른 대사수요(metabolic demand) 증가 등이 있으며, 또한 병태생리학적 변화로서 뇌관류압(cerebral perfusion pressure, CPP)의 저하에 대한 자동조절능의 보상작용으로 뇌혈관확장이 일어난 결과 뇌혈량(cerebral blood volume, CBV)이 증가하며 두개강내압의 상승이 있을 수 있다.

## 2) 정맥혈 흐름 장해에 따른 두개강내압 상승

상술하였듯 먼로-켈리 독트린에 따라 두개강내 어느 한 구성 요소의 부피 증가에 따른 두개강내압 상승은 다른 요소들의 부피 감소를 통해 피할 수 있다. 그러나 실제에 있어 뇌실질의 빠른 부피 감소는 기대하기 어려우며, 뇌척수액은 혈액보다 움직임이 느리고, 두개강내 혈액의 70~80%는 정맥계에 존재하는바, 두개강내압 상승시 그 보상작용으로서 가장 빠르고 효과적으로 부피 감소에 기여할 수 있는 것은 뇌정맥혈이리라 기대할 수 있다. 정상적인 정맥혈 배액경로 및 기전에 문제가 생길 경우 두개강내압의 상승은 충분히 예상할 수 있는바, 이는 이미 두개강내압의 상승에 취약한 급성뇌손상 환자에게서 특히 중대한 문제일 수 있다.

두부 외상은 뇌정맥동혈전증(cerebral venous sinus thrmobis, CVST)의 주요 위험인자로, 뇌정맥동(cerebral venous sinus) 근방 두개골절이 있는 환자에게서 경막정맥동혈전증(dural venous sinus thrombosis)의 유병률은 19.4~34.4%에 이르며, 경정맥 인근 외상까지를 포함하면 유병률은 40.7%에 이른다. 뇌정맥동혈전증은 정상적인 정맥배액을 방해하여 두개강내압 상승을 유도할 수 있으며, 방치된다면 뇌부종, 뇌경색, 뇌출혈을 야기할 수 있으며, 종국에는 경천막 뇌탈출(transtentorial herniation)으로 인한 사망에까지 이를 수 있다.

외상으로 인한 직접적인 뇌정맥동 손상은 여전히 드문 편이나, 뇌외상 후 뇌정맥동혈전증의 유병률은 뇌영상 장비의 보급과 영상처리 기법의 발전에 따라 꾸준히 증가세에 있다. 한편 혈전이나 명백한 물리적 손상 없이도 급성뇌손상에서 정맥혈 배액은 장해를 받을 수 있는데, 주 원인으로는 혈관 내강 물질의 응집으로 인한 정맥울혈, 백혈구 점착이나 별아교세포 종족의 종창(astrocyte endfeet swelling), 주피세포의 수축(pericyte contraction)과 같은 병태생리적 변화와 두개강내압 상승에 따라 가해진 물리적 압박/허탈을 꼽을 수 있다. 특히 후자의 경우, 민무늬근이 부족한 정맥계는 동맥계보다 물리적 압박에 더욱 취약할 것임은 자명하며, 두개강내압이 높은 환자들은 그렇지 않은 환자들에 비해 뇌정맥울혈(venous congestion)의 정도가 심하다는 보고가 있다. 그 외 우심부전 등 중심정맥압(central venous pressure)의 상승을 야기할 수 있는 여러 요소가 궁극적으로 두개강내압의 상승을 유도할 수 있으며, 나아가 뇌정맥압 상승은 혈관주위공간으로의 체액 유출을 야기하여 뇌부종을 악화시키거나 혈뇌장벽의 손상을 유발할 수 있다.

## 2. 뇌척수액 부피 증가에 따른 두개강내압 상승

글림프계(glymphatic system) 및 뇌척수액 순환의 새로운 경로에 관한 발견이 계속되고 있는 현재 뇌척수액 흐름에 대한 정확한 기술은 어려운 것이 사실이나, 급성뇌손상에의 뇌척수액 부피 증가에 따른 두개강내압 상승은 기존의 통설로 어느 정도 설명 가능하다. 즉, 측뇌실－제3뇌실－제4뇌실－지주막하 공간(subarachnoid space)-지주막과립(arachoid granulation)-정맥동이라는 뇌척수액 순환 경로 중 어느 곳에 압박/막힘이 발생하여 뇌척수액 재흡수에 문제가 생겼거나, 뇌척수액이 과다하게 생성되는 것이 뇌척수액 부피의 증가와 그에 따른 두개강내압 상승의 원인이라 할 수 있다.

뇌척수액의 순환경로에 물리적 압박을 가할 수 있는 흔한 요인은 혈종, 부종, 농양, 종양 등이 있으며, 순환경로에 막힘을 야기할 수 있는 요인은 혈전, 조직파편 등이 있다. 한편 급성뇌손상에서 뇌척수액의 과다생성은 대체로 염증에 귀인한다는 것이 현재의 이해로, 대부분의 뇌척수액은 뇌실막 맥락총(ependymal choroid plexus)에서 생성되며, 뇌실막세포들은 출혈과 감염으로 인한 염증반응에 특히 취약하다. 한 동물 실험에서는 미량의 혈액을 뇌실에 주입함으로써(160 μl) 48시간 후 염증반응과 함께 뇌실부피가 두 배 증가함을 확인한 바 있다.

뇌척수액의 생성, 재흡수에 생긴 문제가 해소되지 않을 경우, 급성뇌손상은 수두증(hydrocephalus)으로 이어질 수 있다. 수두증은 전체 뇌손상환자의 10%, 감압성 개두술을 받은 환자의 4~54%에게서 발생한다. 급성뇌손상 후 수두증의 가장 흔한 원인은 뇌실내 출혈 및 염증반응으로 생성된 혈전이라 지목되고 있으며, 뇌실내출혈(intraventricular haemorrhage)과 지주막하 출혈(subarachoid haemorrhage)은 특히 수두증 발현 위험이 큼이 알려져 있다. 한편 명백한 출혈이 없어도 뇌실막 맥락총의 운동섬모(motile cilila) 탈락에 따른 뇌척수액 과다생성이 있을 수 있는 바, 이는 경도 외상성 뇌손상에서도 수두증이 발생하는 이유일 수 있다.

## 3. 뇌실질 부피 증가에 따른 두개강내압 상승

종괴효과를 일으키는 병변들과 뇌충혈 등을 제외하고 뇌실질에 한정할 때, 뇌실질의 부피 증가 요인은 부종이며, 두개강내 주요 요소 중 뇌실질이 차지하는 압도적인 비중을 고려할 때, 부종이야말로 급성

뇌손상의 치료 중 두개강내압 상승의 주된 요인이며, 이차적 뇌손상(secondary brain injury)의 양상을 결정하는 요소라 해야 할 것이다.

뇌부종의 하위 분류로는 세포독성 부종(cytotoxic edema), 이온성 부종(ionic edmea), 혈관성 부종(vasogenic edema), 삼투성 부종(osmotic edema), 그리고 세포간질성 부종(interstitial edema)이 있으며, 급성 뇌손상의 양상과 단계에 따라 이들은 함께 나타날 수도, 나타나지 않을 수도 있다.

## 1) 세포독성 부종

세포독성 부종은 세포 대사부전(metabolic failure)으로 세포내 이온의 농도가 상승함에 따라 세포간질의 수분이 세포내로 이동하며 발생한다. 별아교세포(astrocyte)는 이러한 변화에 특히 취약하며, 외상, 뇌허혈, 저혈당증(hypoglycemia), 뇌전증 지속증(status epilepticus), 급성간부전(acute liver failure) 등에서 별아교세포의 부종은 흔히 관찰된다. 세포독성 부종의 형성은 외상, 허혈손상의 발생 후 수 분에서 수십 분 이내에 시작되며 그 자체로는 뇌실질의 부피변화를 유도하지 않으나, 세포간질의 수분과 이온이 세포내로 이동하는 만큼 세포간질의 이온 농도는 낮아지며, 이는 다시 이온성 부종의 발현을 야기한다.

## 2) 이온성 부종

상술한 바와 같이 세포독성 부종의 형성으로 세포간질의 이온농도가 낮아지면 세포간공간과 혈관내 공간 간의 이온 경사(ionic gradient)가 발생하게 되는데, 그 결과로 세포간질로 수분과 이온의 이동이 일어나며 세포간질의 부피가 증가하는 현상을 이온성 부종이라 칭한다. 급성뇌손상에서의 이온성 부종의 형성의 두 가지 핵심 기전은 1) 간질액 부피 증가를 위한 추가 유체의 유입과 2) 상향조절(upregulation)에 의한 뇌혈관 내피세포(brain endothelial cells, BEC)의 이온

채널 증가로 추정되고 있는바, 전자의 경우 허혈성 뇌졸중의 경색주변부 부종에서의 혈류 증가와 혈관주위공간(perivascular space)에서 일어나는 뇌척수액-간질액의 교체가, 후자의 경우 Sur1-계열 채널의 차단을 통한 부종형성의 저해가 주요 근거이다.

이온성 부종은 세포독성 부종의 직접적인 결과로, 세포의 부피가 늘어난 상태에서 세포간질의 부피 증가가 일어난 만큼 전체 뇌실질의 부피 증가가 발생한다. 세포독성 부종으로부터 이온성 부종으로의 전환까지 걸리는 시간은 아직 명확치 않으나, 정상인을 대상으로 한 저산소증 실험에서 16시간의 저산소 환경 노출 결과 이온성 부종이, 뇌졸중 동물 모델 실험에서 중간뇌동맥(middle cerebral artery) 폐색 후 2시간 경에 이온성 부종과 관련된 이온 채널 SUR1/TRPM4의 형성이 관찰된 바 있으며, 이온성 부종의 형성이 명확해지는 시점은 급성뇌손상의 성격과 중증도에 따라 다를 것이라 짐작된다.

### 3) 혈관성 부종

혈관성 부종은 혈뇌장벽의 손상에 따라 수분과 혈장 단백질 등 혈액성분의 유입이 발생하여 생기는 부종으로, 세포간 공간 부피의 증가라는 면에서는 앞선 이온성 부종과 동일하나, 혈관성 부종의 생성에는 삼투압과 함께 정수압(hydrostatic pressure)이 추가로 작용하며, 후자의 기여가 더 크다고 알려져 있다. 따라서 정수압과 관련된 요소들, 즉 혈압, 정맥압/두개강내압, 혈관의 폐색/연축(vasospasm) 여부 등이 혈관성 부종의 형성 정도에 영향을 미치며, 이는 급성뇌손상의 치료에 있어 혈압 관리가 특히 중요한 또 하나의 이유이다.

비 외상성 뇌손상에서도 염증과 허혈성 손상을 통해 혈뇌장벽의 손상은 충분히 일어날 수 있으며, 혈관성 부종은 세포독성/이온성 부종의 발생 후 6시간, 혹은 혈뇌장벽 손상의 4~6시간 후 형성되기 시작하여 24~48시간경에 정점에 달하는데, 이때 뇌조직수분 함유량은

100% 이상 증가할 수 있다.

### 4) 삼투성 부종

앞서 기술되었듯 뇌내 간질액의 이온 농도 이상은 세포독성/이온성 부종을 야기할 수 있는바, 혈중 나트륨 농도의 감소는 유사한 기전으로 뇌부종을 유도할 수 있다. 저나트륨혈증(hyponatremia)을 일으킬 수 있는 요인은 무척 다양하며, 급성뇌손상 상황의 집중치료 상황에서는 뇌성 염분소실 증후군(cerebral salt wasting syndrome, SCWS)과 항이뇨호르몬 분비이상 증후군(syndrome of inappropriate secretion of antidiuretic hormone, SIADH)로 귀인되나 둘의 감별은 용이치 않다.

삼투성 부종은 급성뇌손상을 다루는 문헌에서는 앞선 혈관성, 세포독성/이온성 부종에 비해 상대적으로 덜 강조되는 경향이 있으나, 저나트륨혈증 자체는 외상성 뇌손상 환자의 13.2%, 뇌졸중 환자의 6~24%에게서 관찰될 정도로 드물지 않으며 불량한 예후와 직결된바, 마니톨과 같은 이뇨제와 항뇌전증제가 흔히 쓰이는 집중치료 환경에서는 특히 경계해야 할 필요가 있다.

### 5) 세포간질성 부종

경뇌실막 부종(transependymal edema) 또는 수두증성 부종(hydrocephalic edema)으로 불리기도 하며, 별칭으로는 뇌실주변 변성(periventricular lucency, PVL)이 있다. 세포간질성 부종은 뇌실내 압력의 상승에 따라 뇌실막이 손상되며 뇌척수액이 실질부로 흘러나가서 생긴다는 이론(extraversation theory), 혹은 뇌실주변부의 압력 변화에 따라 뇌척수액/간질액이 고여서 생긴 부종이라는 이론(CSF absorption theory)으로 설명되어 왔으며, 어느 경우이건 세포간질성 부종은 별칭대로 수두증에 수반되는 변화인즉, 뇌실질의 부피 증가에 미치는 영향은 크지 않다.

### 6) 뇌부종 분류의 임상적 의의

#### (1) 이온성 부종과 세포독성 부종

이온성 부종은 비교적 근래에 들어서야 정립된 개념으로, 종래 급성 뇌손상에서의 부종 변화를 다룬 문헌에서 말하는 세포독성 부종은 기실 이온성 부종에 의한 변화를 말하며, 현재에도 이온성 부종과 세포독성 부종은 종종 혼용되어 쓰이고 있다. 앞서 기술하였듯 세포독성 부종은 뇌실질의 부피변화를 야기하지는 않으며, 따라서 두개강내압의 관리와 그를 통한 뇌관류압의 유지 및 정상 뇌혈류 유지라는 측면에서 보면 세포독성 부종과 이온성 부종의 개념을 분리하여 얻는 실익은 그리 크지 않으리라 생각될 수도 있다. 그러나 이온성 부종으로 발전하기 전에 세포독성 부종을 확인할 수 있다면 이는 더 신속하고 정확한 처치로 이어져 궁극적으로는 환자 예후 향상에 기여할 수 있는즉, 둘의 구분은 강하게 권장된다. 이온성 부종은 세포간질액의 세포내로의 이동이기에 통상의 CT나 MR T1-T로는 확인이 쉽지 않으며, 이것이 많은 급성뇌손상 환자에게서 초기 뇌영상이 정상으로 판독되는 이유일 수 있다. 한편 MR 확산강조영상(diffusion weighted image, DWI)은 물분자의 확산정도를 봄으로써 세포독성 부종 단계를 관측할 수 있는바, 향후 적극적인 활용이 연구될 필요가 있다.

#### (2) 이온성 부종과 혈관성 부종

앞서 기술되었듯 이온성 부종과 혈관성 부종을 가르는 것은 혈뇌장벽의 손상여부이며, 혈관성 부종의 형성에는 삼투압보다 정수압의 기여가 더 크다. 따라서 관류압의 정도는 혈관성 부종에 큰 영향을 끼칠 것이며, 동맥압이 지나치게 높거나 두개강내압이 지나치게 낮을 경우 혈관성 부종의 형성에 기여할 수 있다. 이는 감압성 개두술(decompressive craniectomy) 이후 불량한 예후와 조기 감압성 개두술에서의 양호한 예후를 동시에 설명할 수 있는데, 즉 아직 대체로 이온성 부종 단계에 머물러 있는 뇌에서는 개두술을 통한 뇌관류 향상이라는 기대한 대로의 효과를 거둘 수 있으나, 혈관성 부종 단계에 이른 뇌에서는 뇌관류압 상승이 혈관성 부종을 악화시킬 수 있다. 더 나아가, 잘 알려져 있듯 AQP-4 채널의 차단은 이온성 부종의 악화를 막을 수 있으나, 동시에 혈관성 부종을 악화시킬 수 있으며, 근래 뇌부종에 대한 치료 연구들 또한 이온성 부종과 혈관성 부종 각각에 대한 타겟 치료를 주제로 하는 추세이다.

### (3) 삼투성 부종

상술하였듯 저나트륨혈증 자체는 급성 뇌손상환자에게서 상당한 빈도로 발견되나, 해당 환자군에서의 뇌성 염분소실 증후군과 항이뇨호르몬 분비이상 증후군의 양상에 대해서는 많은 연구가 이뤄지지 않았다. 현재까지의 이해를 종합해보면 외상성 뇌손상에서 항이뇨호르몬 분비이상 증후군은 대체로 그 중증도가 크지 않으나, 뇌성 염분소실 증후군은 0.8~34.6% 정도의 환자에게서 사고 후 3일~2주 내에 발생할 수 있으며, 예후에 상당한 영향을 미치는 것으로 보인다. 저나르륨혈증의 지나치게 빠른 교정은 삼투 탈수초증후군(osmotic demyelination syndrome)으로 이어져 여러 신경학적 증상과 함께 극히 불량한 예후로 이어질 수 있다.

### (4) 혈뇌장벽의 손상

상술한 바 세포독성-이온성-혈관성 부종으로 이어지는 변화양상은 허혈성 뇌졸중에서 일어나는 자연사적 변화로, 급성뇌손상에서의 혈뇌장벽의 손상은 뇌졸중, 외상성 뇌손상, 심지어 경도 외상성뇌손상에서도 흔히 발생하는 것으로 의심된다. 특히 외상이나 출혈이 동반하는 급성뇌손상에서는 혈관성 부종이 먼저 나타나며 이온성 부종과 혈관성 부종이 공존할 공산이 큰바, 상술한 바 부종 분류에 따른 타겟 치료는 신중해야 한다.

## 2.2 두개강내압 상승의 정의 및 뇌탈출

건강한 성인의 두개강내압은 7~15 mmHg으로, 실제에 있어서는 측정 위치, 측정 시의 자세, 연령, 그리고 질환의 유무에 따라 상당한 변동이 있다. 두개강내압의 상승은 상술하였듯 다양한 원인에 기인하며, 그에 따른 증상은 두통, 구토, 의식 수준 저하, 동공반사 저하, 유두부종(papilledema), 호흡 불규칙, 고혈압, 심박감소(Cushing's triad) 등이 있다. 두개강내압이 지나치게 상승한 상태를 두개내압항진증(intracranial hypertension)이라 하며, 통상적으로는 두개강내압 20 mmHg 이상의 상승이 5분 이상 이어짐을 기준으로 한다. 두개내압항진증이 적절히 처치되지 않는다면 뇌탈출(brain herniation)로 이어질 수 있으며, 외상성 뇌손상에서 뇌탈출이 발생할 시 사망률은 60~90%에 이른다.

### 1. 두개내압 항진증의 임계값(Threshold)

상술한 바와 같이 통상적으로 두개내압항진증을 판단하는 임계값으로는 두개강내압 ≥20 mmHg이 활용되어 왔으나, 보다 근래의 Brain Trauma Foundation의 가이드라인에서는 22 mmHg의 기준을 권고하고 있다. 그러나 불과 2 mmHg의 차이가 실제 처치와 예후 상의 유의미한 변화와 관련이 있는지는 명확치 않다. 한편 감압성 개두술을 판단할 때 두개강내압의 임계값은 25 mmHg를 사용하는 등, 두개내압항진증의 정의에는 여러 임계값이 사용되고 있다. 그런가 하면, 이러한 임계값의 활용이 뇌영상과 임상검진에 기반한 치료에 비해 특별한 이점이 없다는 종전의 임상시험 결과는 이러한 두개강내압 임계값의 활용, 나아가 두개강내압 측정 자체의 효용에 대한 논란을 야기한 바 있다.

그러나, 이후 해당 임상시험의 결과 발표 논문의 주저가가 별도로 논의하였듯, 해당 임상시험의 결과는 두개강내의 측정 자체가 아닌, 두개강내압의 알려진 임계값에 의존하는 것에는 큰 효용이 없다는 것으로 이해되어야 하며, 기실 두개강내압의 측정값 그 자체보다는 분석을 통해 만들어지는 여러 지표들의 효용이 더 크다는 점은 이미 누차 반복적으로 지적된 바 있다. 어떤 환자들은 잘 알려진 임계값을 넘어선 두개강내압을 견디기도 하며, 어떤 환자들은 두개강내압이 20 mmHg 이하임에도 뇌탈출을 겪기도 하는바, 두개내압항진증의 양상 파악을 위해서는 두개강내압 측정값과 함께 그의 분석을 통해 짐작할 수 있는 자동조절능과 두개강내순응도 등의 정황, 그리고 병변의 특성 및 위치라는 요건 모두를 고려해야 한다.

## 2. 뇌탈출의 양상

두개강내압 상승에 따른 증상에 더하여, 뇌탈출의 경우 종괴효과에 따라 직접적인 물리적 압박을 받는 부위에 따른 증상이 나타난다. 뇌탈출의 양상은 종괴효과의 발생원과 두개강내 구조에 좌우되는데, 이때 영향을 주는 두개강내 구조적 특징들은 대뇌겸(falx cerebri), 소뇌천막(tentorium cerebelli), 대후두공(foramen magnum)등이 있으며, 뇌탈출의 분류 또한 대체로 이러한 특징을 따라 구분된다. 정확한 세부 구분 및 명칭은 문헌에 따라 차이가 있으며 관련 증상 또한 다양한바, 여기서는 급성뇌손상에서 비교적 흔한 네 가지 종류의 뇌탈출만을 약술한다.

### 1) 대뇌겸하 탈출(Subfalcine herniation)

가장 흔한 종류의 뇌탈출로, 전두/측두와(frontal or temporal fossa)

부근에서 발생한 종괴효과로 대상회(cingulate gyrus)가 전측대뇌겸(anterior falx) 아래로 밀려난 경우이다. 전대뇌동맥(anterior cerebral artery)으로부터의 혈류에 장해가 생기며 관련 증상이 나타날 수 있다.

### 2) 하방 경천막 탈출 (Transtentorial descending herniation)

두정엽/측두엽 부근의 종괴효과에 따라 중뇌의 하방 이탈이 일어난 경우이다. 직접적인 증상은 의식 변화와 제3신경 압박에 기인한 안구 마비 및 동측 동공 확장(ipsilateral pupil dilatation)이며, 정도에 따라 대뇌각(cerebral peduncle) 압박에 따른 마비와 후대뇌동맥의 새발톱 가지(calcarine branch of the posterior cerebral artery)의 압박에 따라 측두엽/후두엽 증상이 발생할 수 있고, 대뇌의 측방 변위(lateral displacement) 정도에 따라서는 중뇌수도(aqueduct of sylvius)의 막힘에 따른 폐쇄성 수두증의 발현이 있을 수 있다.

### 3) 상방 경천막 탈출 (Transtentorial ascending herniation)

상술한 하방 경천막 탈출과는 반대 양상으로, 후두개와(posterior fossa) 부근의 압력이 천막상부 압력보다 높아지며 발생한다. 소뇌가 천막 위로 밀리며 주변 혈관과 조직을 압박, 혼수를 포함한 관련 증상이 나타나며, 하방 경천막 탈출과 마찬가지로 중뇌수도 막힘에 따른 폐쇄성 수두증이 나타날 수 있다.

### 4) 소뇌편도 탈출(Cerebellar tonsillar herniation)

후두개와 압력의 상승으로 소뇌가 대후두공을 통과하는 양상으로, 그 결과 하부 뇌간과 척수 상부에 압력이 가해지며 관련 증상이 나타난다. 상/하방 경천막 탈출과 동반하여 나타나는 경우가 많으며, 제4뇌실의 직접적인 압박으로 폐쇄성 수두증이 나타날 수 있다.

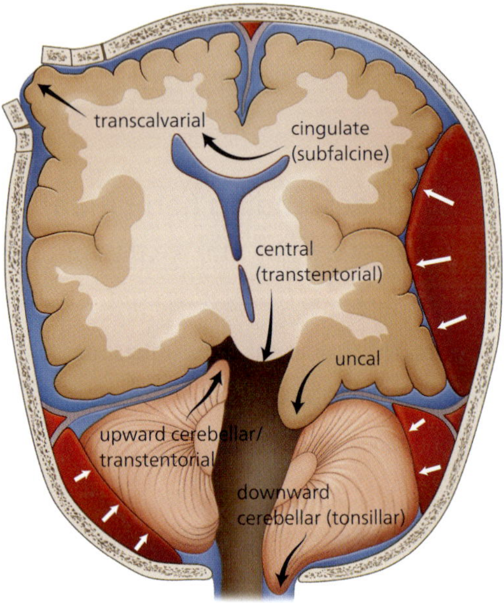


그림 2.2.1 뇌탈출증의 종류

## 2.3 두개강내압력과 부피 지표 (Pressure-volume index)와 자동조절능(Autoregulation)

두개강내압 상승의 원인은 다양하며, 적절한 처치가 이뤄지지 않는다면 압력의 상승은 뇌관류압의 저하에 따른 뇌혈류의 저하, 심지어 뇌탈출에까지 이를 수 있다. 건강한 뇌에서 두개강 내 한 주요 구성요소의 부피 상승은 다른 구성 요소(들)의 부피 감소로 보상될 수 있으며, 자동조절능이 유지되는 한 뇌혈류의 유지 역시 기대해볼 수 있는바, 급성뇌손상 환자에게서 이들 기전의 작동 여부는 환자의 처치, 나아가 예후에 상당한 영향을 주리라 짐작할 수 있다.

## 1. 급성뇌손상에서의 자동조절능

자동조절능(cerebral autoregulation)이란 뇌관류압의 변동에도 불구하고 뇌혈류를 일정하게 유지시켜 주는 기능으로, 정확한 기전은 아직까지 밝혀지지 않았으나, 현상학적으로 자동조절능은 역동적인 혈관확장과 수축(cerebral vasodilation/vasoconstriction)을 통한 뇌혈관저항(cerebrovascular resistance)의 조절을 통해 이뤄지며, 따라서 뇌혈관 운동반응성(cerebrovascular vasomotor reactivity)에 의존한다. 자동조절능이 작동하는 범위는 동맥혈압 기준 60~160 mmHg, 뇌관류압 기준 50~150 mmHg 정도로 알려져 있으며, 통상적으로는 동맥혈압 기준을 적용해도 무방하겠으나 급성 뇌손상에 따라 두개강내압의 상승이 있는 상황이라면, 그리고 두개강내압의 측정이 이뤄지고 있는 상황이라면 뇌관류압 기준을 적용하는 것이 바람직 할 것이다.

외상성 뇌손상을 비롯한 급성 뇌손상의 경우 자동조절능은 저하되어있거나 작동하지 않는 경우가 많으며, 이는 특히 사고발생 직후 며칠간 두드러지는 경향이 있다. 이때 뇌관류압의 저하는 곧 뇌혈류의 저하와 저산소-허혈성 손상으로 이어져 예후를 악화시킬 수 있으며, 반대로 상술하였듯 (2.1.1, '1) 뇌혈관 확장과 동맥혈 유입량의 증가로 인한 두개강내압 상승') 관관류로 인한 뇌충혈을 야기할 수도 있다. 나아가 손상의 정도에 따라 자동조절능의 작동 범위는 통상에 비해 더욱 좁아질 수 있으며, 따라서 급성뇌손상에서 자동조절능의 상태 파악은 중대한 의의를 지니며, 자동조절능의 임상 측정은 오랫동안 중요한 연구주제로 남아있다.

### 1) 자동조절능의 측정

정의상 자동조절능은 뇌관류압에 따른 뇌혈류의 변화를 통해 측정이 가능하며, 따라서 현재 존재하는 자동조절능 측정 기법 역시 이 둘의 관계를 살펴보는 것을 근간으로 한다. 개념상 가장 부합하는 것은 연속적으로 측정한 뇌관류압과 경두개 도플러를 통해 중대뇌동맥에서 측정한 혈류속도와의 상관관계를 보는 것으로(moving correlation coefficient between CPP and CBFv, Mx), 뇌관류압과 혈류속도가 양의 상관관계를 가진다면 자동조절능의 저하를, 0 이하의 상관관계를 가진다면 자동조절능의 유지를 의미한다. 조금 정확도는 떨어지겠으나, 뇌관류압 대신 동맥혈압을 사용하는 방식 역시 가능하다(moving correlation coefficient between ABP and CBFv, Mxa).

### 2) Mx의 한계와 대안

Mx/Mxa는 직관적이며 임상적으로도 유용하나, 현실적으로 경두개 도플러의 지속적인 측정은 여러 어려움이 있기에 여러 대안들이 제시된 바 있다. 비침습적 측정이라는 강점을 유지하며 편의성을 높이려는 시도로는 경두개도플러 대신 근적외선 분광법(near-infrared spectroscopy, NIRS)을 사용한 지표들(TOx, COx, THx, HVx), 더 나아가 뇌관류압이나 동맥혈압 대신 심박을 활용한 지표(TOIHRx)가 있으며, 뇌혈류 속도 대신 뇌조직 산소분압(PbTO2)을 활용하는 방법(ORx) 등이 있다. 이에 더하여 근래에는 상관관계분석 대신 전달함수(transfer function)을 활용하여 자동조절능의 정도를 파악하려는 시도들이 이어지고 있다. 그러나 Mx의 대안으로서 가장 많이 활용되고 검증된 것은 압력반응성지표(pressure-reactivity index, PRx)가 꼽힌다.

### 3) PRx

PRx는 동맥혈압과 두개강내압의 관계를 보는 것으로, Mx와 마찬가지로 양의 관계를 지닐 때 자동조절능의 저하/실패를, 0이나 음의 상관관계를 지니면 자동조절능의 유지를 의미한다. 이 지표는 장기간의 측정에 적합하지 않은 Mx를 대신하여 집중치료환경에서 자동조절능을 측정하기 위해 오랫동안 사용하였으며, 많은 이들에게 실질

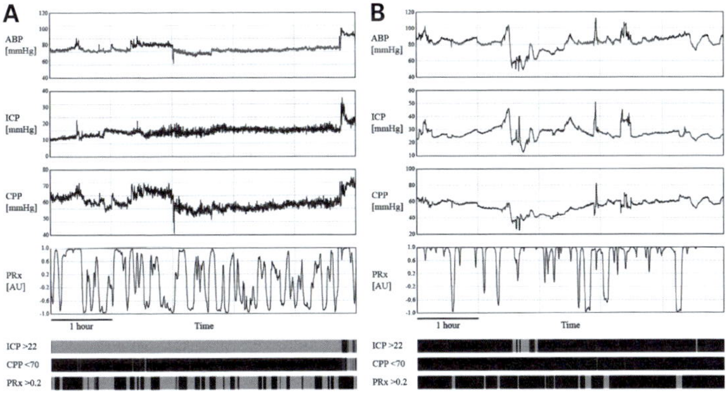


**그림 2.3.1 생존한 환자(A)와 사망한 환자(B)의 PRx 비교** (excerpted and modified from: Kim et al., "Novel index for predicting mortality during the first 24 hours after traumatic brain injury", JNS, 2018)

적으로 자동조절능의 대표적인 지표라고 받아들여지고 있다. PRx > 0.2~0.3는 자동조절능의 실패를 의미하며, 사망률과 높은 관계를 가지고 있다(그림 2.3.1).

PRx는 비단 그 예후예측력뿐만이 아닌 환자 개별 최적 뇌관류압(patient-specific optimal CPP)을 찾아낼 수 있으리라는 기대에 힘입어 많은 관심을 받아왔다. 개념상 자동조절능의 한계점인 양극단에서는 PRx의 값이 클 것이고, 반대로 자동조절능이 가장 원활히 작동하는 지점에서는 PRx의 값이 작을 것인바, 개별 환자에게서 PRx가 최소가 되는지점의 뇌관류압은 곧 해당 환자의 최적 뇌관류압일 것이기 때문이다(그림 2.3.2). 최적 뇌관류압의 개념은 제시된 이래 꾸준한 관심의 대상이 되었으며, 출혈성 뇌졸중과 외상성 뇌손상환자의 상당수에게서 최적 뇌관류압을 찾을 수 있고, 최적 뇌관류압에서 벗어난 시간이 길수록 예후가 불량하다는 연구들이 보고된 바 있다.

PRx는 다년간 적용되고 검증되온 지표이나, 그 유용함에도 불구하고 자동조절능을 온전히 반영한다고 하기는 어렵다. 앞서 언급하였

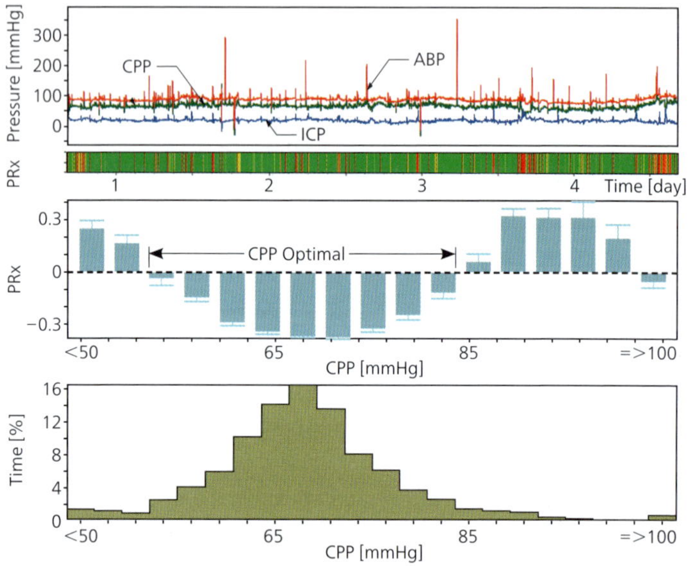


**그림 2.3.2 최적 뇌관류압의 개념** (excerpted and modified from Kim et al., "Functional Neuromonitoring in Acquired Head Injury", In: Lee, SW., Bülthoff, H., Müller, KR. (eds) Recent Progress in Brain and Cognitive Engineering. Trends in Augmentation of Human Performance, vol 5. Springer, 2015)

듯 자동조절능의 기전은 뇌혈관 운동반응성을 핵심으로 하며, 뇌관류압과 따른 뇌혈류에 영향을 받는 반면, PRx는 정의상 동맥압력 변화에 따른 두개강내압력의 변화를 반영한다. 이들은 모두 밀접한 관련이 있으나, 동일하다 말할 수는 없다. 자동조절능이 작동한다면 동맥혈압의 상승/하강은 뇌혈류를 유지하기 위한 뇌혈관 수축/확장을 야기하고, 이는 뇌혈량의 변화로 나타나며, 바로 이 뇌혈량의 변화가 두개강내압에 반영된다는 것이 PRx의 전제이다. 그러나 두개강내순응도가 높은 경우 뇌혈량의 변화는 두개강내압의 선형적 증가로 이어지지 않을 수 있으며, 따라서 PRx는 두개강내순응도가 높은 경우, 혹은 두개강내압이 상대적으로 낮은 경우 자동조절능을 제대로 반영하지 않을 수 있다. 이러한 PRx의 문제를 해결하기 위해 두개강내압 대신 두개강내압의 맥박폭(pulse amplitude of ICP)을 활용하는 방안이 제안되어 있으나(pressure-amplitude index, PAx), 자동조절능은 두개강내순응도와 밀접한 관련이 있다는 사실은 변하지 않는다.

## 2. 두개강내순응도와 압력-부피지표

본 장의 서두에서 언급하였듯, 두개내 주요 구성요소들의 부피 증가와 그에 따른 두개강내압 상승의 양상은 두개강내 압력-부피 보상예비량의 상태에 달려있으며, 보상예비량이 저하되거나 고갈된 상태라면 약간의 부피 증가로도 큰 폭의 압력 상승이 뒤따른다. 이와 같이 두개강내 부피와 압력의 관계는 비선형적임은 일찍이 밝혀진바(그림 2.3.3), 두개강내순응도(intracranial compliance)는 두개강내 주요 요소들의 부피 변화와 두개강내압력의 관계를 기술하는 개념이다.

두개강내 구성요소들의 부피 증가에 따른 압력 변화가 크지 않

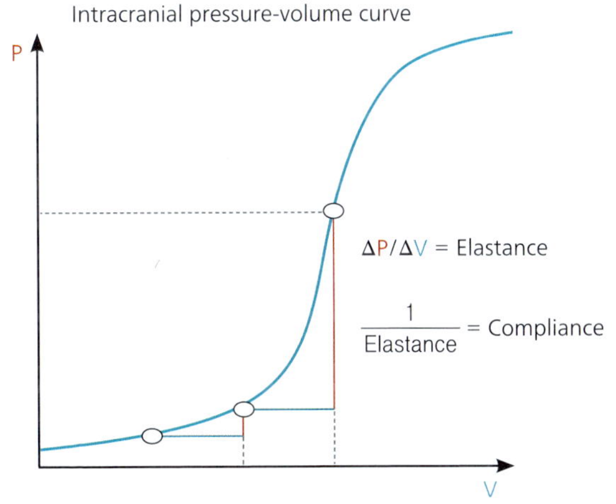


**그림 2.3.3 두개강내 압력-부피 커브** 부피 변화에 따른 압력의 변화는 탄성(elastance, dP/dV)이라 정의되며, 순응도는 이의 역을 취한 것(compliance, dV/dP)이나, 현실에서 둘은 혼용된다.

은 상황을 두개강내순응도가 높다고 말하며(= 저탄성), 작은 부피 증가에도 큰 압력 변화가 따르는 상황을 두개강내순응도가 낮다고 한다(= 고탄성). 개념적으로 두개강내순응도는 대체로 두개강내압력과 역의 관계를 가지고 있기에, 두개강내압력이 이미 상당히 높아진 상황이라면 두개강내순응도를 파악하는 것은 추가적인 실익이 없을 수 있다. 그러나 두개강내 압력이 아직 높아지지 않은 상황이라면 두개강내순응도의 파악을 통해 향후 발생할 두개강내압력 상승에 미리 대비하여 적절한 처치로 이어질 수 있는바, 급성뇌손상 상황에서 두개강내순응도를 파악하기 위한 노력은 여전히 유의미하다.

### 1) 압력-부피지표

상술 하였듯 두개강 내 압력과 부피의 관계는 비선형적이나, 압력의 로그값을 취한 값과 부피의 관계는 선형적이며, 압력의 10배 상승을 야기하는 부피의 양은 압력-부피지표(pressure-volume index, PVI)로 정의된다(그림 2.3.4). 만일 압력-부피지표가 낮은 값을 가진다면 부피상승의 폭이 적더라도 압력의 상승은 클 것임을 뜻하며, 따라서

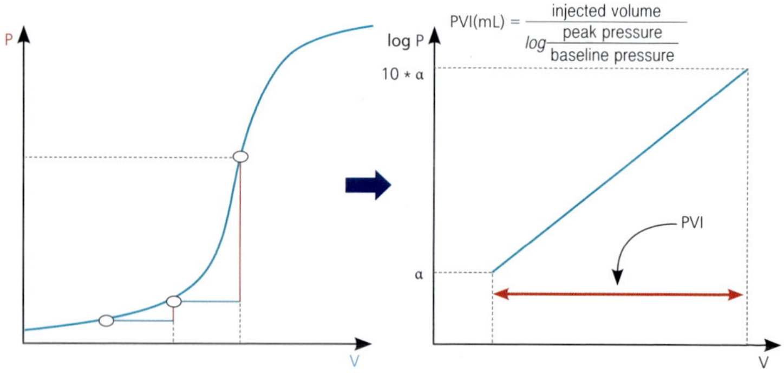


**그림 2.3.4 압력-부피지표 그래프** 실제 측정과 계산의 방법은 다양하며, 통상적으로 1~2 mL의 생리식염수나 하트만 솔루션을 주입하여 압력의 변화를 계측하여 구하나, 반대로 뇌척수액 배액 후 압력 변화를 계측하여 구할 수도 있다.

두개강내순응도는 나쁜 상황이라 예상할 수 있을 것이다.

이렇듯 개념적으로 간단하면서도 유용성이 예상된 덕분에 압력-부피지표는 활발히 연구되었으며, 외상성 뇌손상에서 압력-부피지표의 감소는 두개내압 항진증의 빈도 및 정도와 유의미한 관계가 있음이 알려졌다. 압력-부피지표의 정상값은 대략 20~25 mL 정도이며, 18 mL 이상은 두개내압항진증의 위협이 적고, 15 mL 이하는 72시간 이내에 중증 두개내압 항진증의 발생을 시사하며, 13 mL 이하는 악성(refractory) 두개내압 항진증의 위험을 시사한다. 반대로, 감압성 개두술 후, 즉 압력-부피 보상예비량이 증가한 후 압력-부피지표의 값은 유의미한 증가를 보인다. 외상성 뇌손상의 경우 압력-부피지표는 호전-비호전을 예측하는 지표로서는 유용하지 않을 수 있으나, 생존-사망에 관해서는 상당히 높은 예후예측력을 지닐 수 있다.

자동조절능의 범위 안에서 압력-부피지표는 뇌관류압과 양의 상관관계를 지니나, 자동조절능의 하한선 아래에서는 역의 상관관계를 갖는데, 이는 자동조절능의 실패에 따라 저하된 뇌관류압이 그대로 뇌혈량의 저하를 야기하기 때문이다. 설사 뇌관류압이 자동조절능의 작동범위 안에 있더라도 급성 뇌손상 후 자동조절능은 저하될 수 있으며, 이는 압력부피지표의 변동으로 나타난다. 약물과 이산화탄소 분압등 자동조절능에 영향을 줄 수 있는 요소들 또한 압력부피지표의 측정값에 영향을 주며, 이는 이미 해당 지표의 초기 연구단계에서도 관찰된 바이다.

### 2) 압력-부피지표의 한계와 대안

그 가능성에도 불구하고 압력-부피 지수는 실제 임상에서 그다지 많이 활용되지 않는데, 그 이유로는 측정 자체에 따른 한계가 있다. 우선 집중치료를 받는 급성 뇌손상 환자라면 이미 두개강내압이 상승하였거나 상승 위험이 있을 공산이 큰데, 이들을 대상으로 두개강내 용적 증가를 유도하는 것은 부담이 있을 수밖에 없으며, 또한 측정에 따라 값의 변동이 상당하기에 반복 측정 후 평균값을 참고하는 것이 권고되나, 반복 측정은 곧 감염의 위험을 수반할 수밖에 없기 때문이다.

나아가 앞서 짚었듯(2.1.1, '2) 정맥혈 흐름 장해에 따른 두개강내압 상승'), 두개강내압 증가시 뇌척수액의 부피감소를 통한 보상작용은 느리게 일어나며, 따라서 압력 증가에 따른 부피감소에 가장 효과적으로 기여하는 것은 정맥혈이다. 압력-부피지표의 측정에 걸리는 시간이 그리 길지 않음을 생각할 때, 해당 지표가 반영하는 것은 온전한 두개강내순응도라기보다는 뇌정맥혈 흐름의 정도라고 추정해 볼 수 있으며, 이 점은 다름 아닌 해당 지표를 제안한 연구자 본인(Anthony Marmarou; 1934~2010)이 일찍이 짚은 바 있다. 마지막으로, 두개강내순응도의 측정을 통해 기대하는 바는 해당 환자의 순응도가 압력-부피 곡선의 어느 지점인지를 파악하는 것이나, 압력-부피 지수가 실제로 측정하는 것은 환자 압력-부피곡선의 특성에 가깝다(그림 2.3.5).

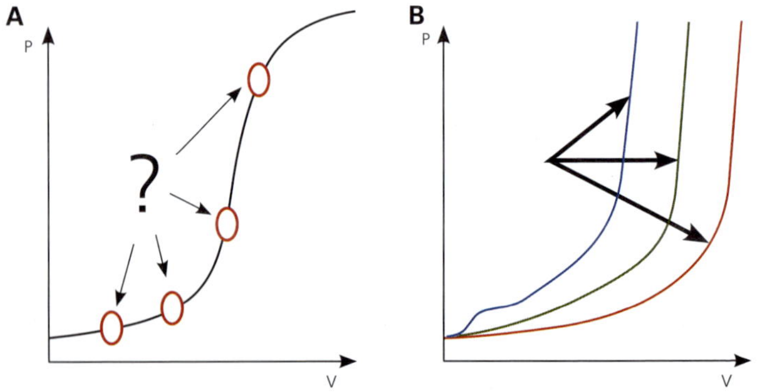


**그림 2.3.5** 두개강개순응도 지표로부터 기대하는 것은 환자가 압력-부피 커브의 어느 지점에 있는지이나(A), 압력-부피지표가 측정하는 것은 환자의 압력-부피 커브의 형태 자체에 가까우며(B), 이는 연령, 기저질환 등 여러 요소가 개입하는 사항이다.

상술한 바와 같은 한계에 따라 두개강내순응도를 보다 잘 반영하기 위한 여러 지표들이 제안되었으며, 현재 널리 알려진 지표들의 대부분은 지속적으로 측정할 수 있는 두개강내압 신호의 분석에 기반한다. 먼저 두개강내압 파형의 변화를 이용한 지표로, P1파의 감소와 P2파의 상승은 두개강내순응도의 저하를 반영한다고 알려졌으며, 맥박폭은 두개강내 탄성과 비례하며 순응도와는 역의 관계를 가진다고 추정된 바 있고, 두개강내압 신호에 대한 주파수 분석 또한 다양한 지표들을 제공한다. 이중 특히 맥박폭을 활용한 연구는 활발히 이루어졌으며, 직접 시간축에서 맥박폭의 크기를 측정하는 방법과 주파수대역에서 맥박폭의 크기를 추정하는 방법이 있다. 실제에 있어서는 계산상의 이점으로 주로 후자의 방법이 쓰이고 있으며, 맥박폭 활용에 대한 계속된 탐색은 압력-부피 보상예비량 지표(pressure-volume compensatory reserve index; correlation coefficient (R) between pulase amplitude (A) and mean pressure (P) of ICP; "RAP")의 고안으로 이어졌다.

### 3) 압력-부피 보상예비량 지표(RAP)

RAP는 두개강내압과 그 맥박폭간의 상관관계로 계산되며, 그 자체로는 해석이 곤란하며 두개강내압의 값과 함께 고려할 때 의미가 뚜렷해진다. 두개강내압의 맥박폭은 일정 정도까지는 두개강내압의 증가에 따라 함께 상승하다가, 두개강내 압력-부피 보상예비량이 고갈 시점에서 다시 감소하기 시작함이 알려져 있다(그림 2.3.6). 만일 압력의 상승에 맥박폭의 상승이 동반된다면, 둘은 양의 상관관계를 보이며 이는 압력-부피 보상예비량이 감소하고 있음을 의미한다(RAP > 0). 한편 압력과 맥박폭 간의 관계가 없다면(RAP ~= 0) 보상예비량이 충분한 상황임을 의미할 것이며, 압력이 크게 상승했음에도 불

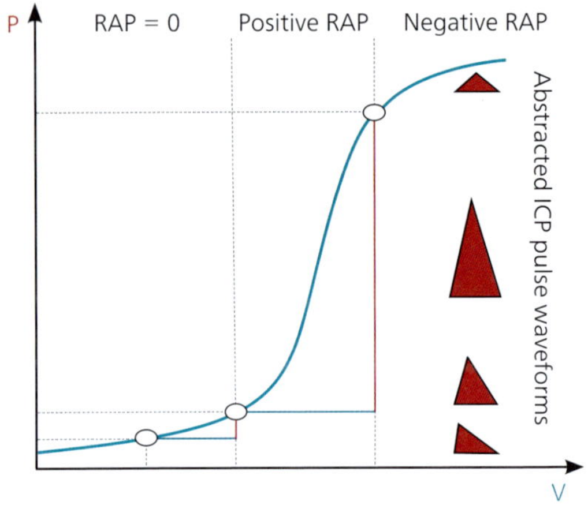


**그림 2.3.6 압력-부피 보상예비량 지표의 개념도** RAP는 그 자체로는 해석이 곤란하며, 두개강내압의 측정값과 함께 해석하여야 한다.

구하고 맥박폭이 작아진다면 이는 보상예비량의 고갈을 의미할 것이다(RAP < 0). 급성뇌손상, 특히 외상성 뇌손상환자는 대개 1에 가까운 RAP를 보이곤 한다.

RAP < 0인 상황은 두개강내압의 상승과 그에 따른 뇌관류압의 하락에 대응하기 위한 뇌혈관 확장이 불가능해진 상황으로, 즉 보상예비량의 고갈과 동시에 뇌혈관압력반응성, 나아가 자동조절능의 실패를 의미한다. 이러한 RAP 값의 특성을 이용하여 자동조절능의 상태를 반영하는 두개강내압이 제안된 바 있으며("true ICP"; (1-RAP)*ICP), 이는 통상의 두개강내압보다 향상된 예후예측력을 보임이 보고된 바 있다.

## 3. 두개강내순응도와 자동조절능의 관계

자동조절능은 뇌관류압의 변화에 따른 뇌혈류의 변화를 설명하는 개념이며, 뇌관류압은 동맥혈압에서 두개강내압을 제한 것으로 정의되고, 두개강내압은 두개강내순응도의 영향을 받는다. 따라서 자동조절능은 두개강내순응도와 개념상 밀접한 관련이 있을 수밖에 없으며, 이 점은 앞선 PRx의 설명에서 암시된 바 있다(2.3.1, '3) PRx'). 역으로 두개강내순응도 관련 지표들 또한 자동조절능 상태의 영향을 받는데, 앞서 기술한 압력-부피지표와 RAP의 성격이 이를 시사한다. 따라서 이 둘을 정확히 분리하여 독립적으로 측정하는 방법은 현재까지 부재하는데, 근래 세계 유수의 의료-연구기관에서는 이 둘을 굳이 분리하지 않고 종합적으로 반영하는 지표(뇌관류압과 두개강내압 맥박폭의 상관관계 지표; RAC)를 적극적으로 활용하고 있으며, 해당 지표는 앞서 언급한 자동조절능 지표들보다 더 뛰어난 예후예측력을 보이고 있으나, 지표 값의 해석은 직관적이지 않다.

결국 자동조절능과 두개강내순응도라는, 급성뇌손상에 따른 병태생리적 변화를 이해하는 데 필수적인 사항들은 여러 지표를 통해 종합적으로 판단 내릴 수밖에 없는바, 이를 위해서는 집중치료 환경에서 얻어지는 동맥혈압, 두개강내압 등 신경감시를 통해 얻어진 신호들의 단순한 측정을 넘어 자세한 분석이 이뤄져야 한다.

## 참고문헌




[1] A. Cash and M. H. Theus, "Mechanisms of Blood-Brain Barrier Dysfunction in Traumatic Brain Injury," (in eng), *Int J Mol Sci*, vol. 21, no. 9, May 8 2020, doi: 10.3390/ijms21093344.

[2] A. Marmarou, K. Shulman, and J. LaMorgese, "Compartmental analysis of compliance and outflow resistance of the cerebrospinal fluid system," (in eng), *J Neurosurg*, vol. 43, no. 5, pp. 523-34, Nov 1975, doi: 10.3171/jns.1975.43.5.0523.

[3] A. S. Thrane, V. Rangroo Thrane, and M. Nedergaard, "Drowning stars: reassessing the role of astrocytes in brain edema," (in eng), *Trends Neurosci*, vol. 37, no. 11, pp. 620-8, Nov 2014, doi: 10.1016/j.tins.2014.08.010.

[4] B. Riveros Gilardi et al., "Types of Cerebral Herniation and Their Imaging Features," *RadioGraphics*, vol. 39, no. 6, pp. 1598-1610, 2019/10/01 2019, doi: 10.1148/rg.2019190018.

[5] C. J. Avezaat, J. H. van Eijndhoven, and D. J. Wyper, "Cerebrospinal fluid pulse pressure and intracranial volume-pressure relationships," J Neurol Neurosurg Psychiatry, vol. 42, no. 8, pp. 687-700, Aug 1979.

[6] C. Lazaridis et al., "Patient-specific thresholds of intracranial pressure in severe traumatic brain injury," J Neurosurg, vol. 120, no. 4, pp. 893-900, 2014.

[7] F. A. Zeiler, J. Donnelly, D. K. Menon, et al., "A Description of a New Con-tinuous Physiological Index in Traumatic Brain Injury Using the Correlation between Pulse Amplitude of Intracranial Pressure and Cerebral Perfusion Pressure," (in eng), *J Neurotrauma*, vol. 35, no. 7, pp. 974, Apr 1 2018, doi: 10.1089/neu.2017.5241.

[8] H. Ito, I. Kanno, M. Ibaraki, et al., "Changes in human cerebral blood flow and cerebral blood volume during hyper-capnia and hypocapnia measured by positron emission tomography," (in eng), *J Cereb Blood Flow Metab*, vol. 23, no. 6, pp. 665-70, Jun 2003, doi: 10.1097/01.Wcb.0000067721.64998.F5.

[9] J. A. Stokum, V. Gerzanich, and J. M. Simard, "Molecular pathophysiology of cerebral edema," (in eng), *J Cereb Blood Flow Metab*, vol. 36, no. 3, pp. 513-38, Mar 2016, doi: 10.1177/0271678x15617172.

[10] J. Donnelly, K. P. Budohoski, P. Smielewski, et al., "Regulation of the cerebral circulation: bedside assessment and clin-ical implications," *Critical Care*, vol. 20, no. 1, p. 129, 2016/05/05 2016, doi: 10.1186/

s13054-016-1293-6.

[11] K. H. Chen et al., "Incidence of hydrocephalus in traumatic brain injury: A nationwide population-based cohort study," (in eng), *Medicine (Baltimore)*, vol. 98, no. 42, p. e17568, Oct 2019, doi: 10.1097/md.0000000000017568

[12] L. A. Steiner et al., "Continuous monitoring of cerebrovascular pressure reactivity allows determination of optimal cerebral perfusion pressure in patients with traumatic brain injury," (in eng), *Crit Care Med*, vol. 30, no. 4, pp. 733-8, Apr 2002.

[13] M. Balestreri et al., "Intracranial hypertension: what additional information can be derived from ICP waveform after head injury?," (in eng), *Acta Neurochir (Wien)*, vol. 146, no. 2, pp. 131-41, Feb 2004, doi: 10.1007/s00701-003-0187-y.

[14] M. Czosnyka and J. D. Pickard, "Monitoring and interpretation of intracranial pressure," (in eng), *J Neurol Neurosurg Psychiatry*, vol. 75, no. 6, pp. 813-21, Jun 2004.

[15] M. K. Rasmussen, H. Mestre, and M. Nedergaard, "Fluid transport in the brain," (in eng), *Physiol Rev*, vol. 102, no. 2, pp. 1025-1151, Apr 1 2022, doi: 10.1152/physrev.00031.2020.

[16] N. Carney et al., "Guidelines for the Management of Severe Traumat-ic Brain Injury, Fourth Edition," (in eng), *Neurosurgery*, vol. 80, no. 1, pp. 6-15, Jan 1 2017, doi: 10.1227/neu.0000000000001432.

[17] R. M. Chesnut, "Intracranial pressure monitoring: headstone or a new head start. The BEST TRIP trial in perspective," (in eng), *Intensive Care Med*, vol. 39, no. 4, pp. 771-4, Apr 2013, doi: 10.1007/ s00134-013-2852-9.

[18] R. Rajagopal, G. Swaminathan, S. Nair, et al., "Hyponatremia in Traumatic Brain Injury: A Practical Management Protocol," (in eng), *World Neurosurg*, vol. 108, pp. 529-533, Dec 2017, doi: 10.1016/j.wneu.2017.09.013.

[19] S. Chen et al., "Venous system in acute brain injury: Mechanisms of pathophysiological change and function," (in eng), *Exp Neurol, vol. 272*, pp. 4-10, Oct 2015, doi: 10.1016/j.expneurol.2015.03.007.

[20] W. J. Gray and M. J. Rosner, "Pressure-volume index as a function of cerebral perfusion pressure. Part 2: The effects of low cerebral perfusion pressure and autoregulation," (in eng), *J Neurosurg*, vol. 67, no. 3, pp. 377-80, Sep 1987, doi: 10.3171/jns.1987.67.3.0377.

# Neurointensive Care
& Medicine

CHAPTER 03

# 뇌압의 측정 방법 및 파형 분석



두개강내압은 신경계 중환자 치료에 있어서 또 하나의 활력징후(vital sign)으로서 측정 방법을 숙지하고, 파형의 의미를 이해하는 것이 환자의 상태 평가와 예후 예측에 매우 중요하다. 이 장에서는 두개강내압 측정 방법과 파형의 의미와 해석에 대해서 알아보고자 한다.

# 3.1 두개강내압 측정 방법

## 1. 두개강내압 측정 방법

### 1) 두개강내압 모니터링 적응증

① 글라스고우 혼수 점수가 8점 이하의 중증 두부손상 환자

② 혈종, 좌상, 부종, 뇌탈출(hernia), 혹은 기저조(basal cistern)의 압박과 같은 비정상적 뇌 영상 소견을 보인 경우

③ 정상 뇌 영상 소견을 보이는 환자라도 40세 이상이거나 편측 혹은 양측의 운동 기능 이상, 수축기 혈압이 90 mmHg 미만의 혈압 소견 중 2가지 이상이 있을 경우 선택적으로 뇌압 감시를 할 수 있다.

④ 글라스고우 혼수 점수 9점 이상이라도 진정이 필요하거나 호기말양압(positive end-expiratory pressure, PEEP)이 필요할 경우 시행할 수 있다.

### 2) 두개강내압 측정 방법

두개강내압은 신경계 중환자 치료에 있어서 또 하나의 활력징후(vital sign)으로서 이에 대한 측정 방법은 뇌실내 카테터를 이용한 것이 가장 정확한 표준방법(gold standard)으로 되어 있으나, 최근에는 광섬유 센서를 뇌실질내에 위치시키는 방법도 이용되고 있다(그림 3.1.1).

두개강내압 측정 방법 형태에 따른 종류와 장, 단점은 표 3.1.1과 같다.

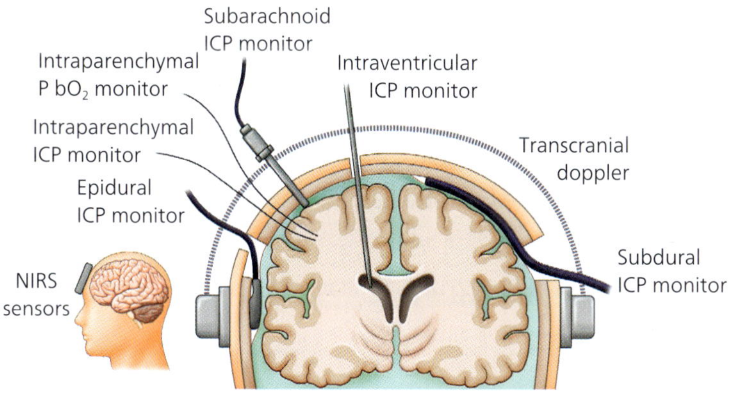


**그림 3.1.1 다양한 두개강내압 측정 방법과 다양한 뇌감시장치**

**표 3.1.1**

| 형태 | 장점 | 단점 |
|---|---|---|
| 뇌실내 카테터 | • 가장 정확한 표준 방법<br>• 뇌척수액 배액 및 검사가 가능함.<br>• 동시에 두개강내압 조절도 가능함.<br>• 경제적임. | • 가장 침습적임.<br>• 뇌실내 위치시키기 어려운 경우가 있음.<br>• 혈액이나 조직으로 도관이 막힐 수 있음.<br>• 머리 움직임에 따라 기준점을 재조절해야 함.<br>• 감염 가능성. |
| 광섬유 센서 | • 경막하, 지주막하, 뇌실내나 뇌실질내에 위치시킬 수 있음.<br>• 거짓신호(artifact) 및 편차가 적음.<br>• 감염의 위험이 낮음.<br>• 환자 자세에 따라 재조절할 필요가 없음. | • 삽입 후에는 보정이 불가능함.<br>• Fiberoptic 선의 파손가능성<br>• 고비용.<br>• 뇌척수액 검사 불가능.<br>• 두개강내압 조절을 동시에 할 수 없음. |
| 경막하/경막외/지주막하 카테터 또는 센서 | • 최소 침습적임.<br>• 가장 쉽고 빠르게 거치할 수 있음. | • 시간에 따른 기준 편차가 증가하여 정확성, 신뢰성이 떨어질 수 있음.<br>• 뇌척수액 검사 불가능. |

# 3.2 두개강내압 파형의 의미

## 1. 두개강내압 정상 파형

두개강내압 자체는 Monro-Kellie 가정에 따라 두개강내의 부피 변화에 큰 영향을 받으며, 부피 변화가 증가할 경우에 두개강내압은 증가하게 되며, 일정한 두개강내압 및 부피 이상에서는 두개강내압이 기하급수적으로 증가하게 된다(그림 3.2.1).

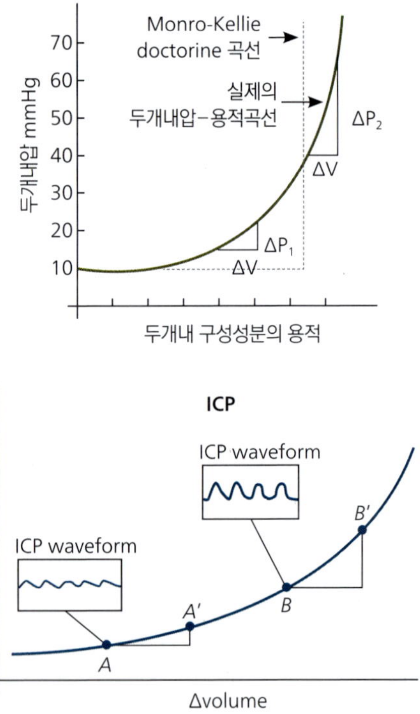


그림 3.2.1 두개내압-두개내용적 곡선

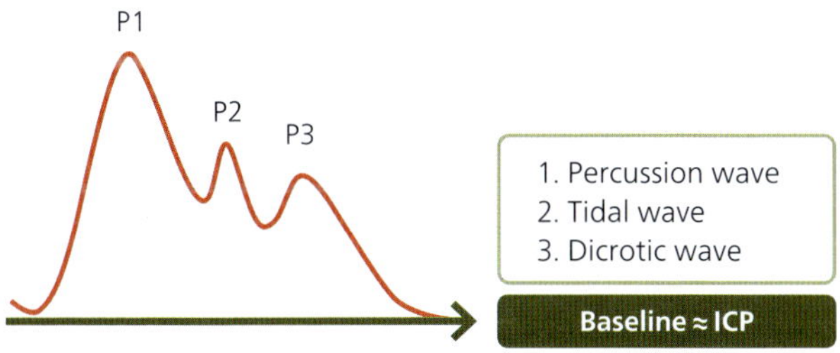


**그림 3.2.2 두개강내압의 정상 파형**

이러한 두개강내압-두개강내용적 곡선은 파형으로 이루어지게 되며, 두개강내압의 정상 파형은 크게 3개의 세부파형을 가지며 심장 박동과 밀접한 관계를 가진다(그림 3.2.2).

- P1 (Percussion Wave): 뇌척수액이 생성되는 맥락총(choroid plexus)에서 뇌척수액으로 전달되는 동맥압(arterial pulse)과 관련.
- P2 (Tidal Wave): 뇌척수액 및 뇌실질로 동맥압이 전달되었다가 반사되는 파형, 뇌실질 순응도(cerebral compliance)와 관련.
- P3 (Dicrotic wave): 대동맥판막(aortoc valve)가 닫히면서 발생하는 파형.

두개강내압-두개강내용적 곡선에서 뇌실질 순응도(cerebral compliance)는 부피 변화에 대한 두개강내압의 변화(ΔICP/ ΔVolume)이며, 이에 두개강뇌압이 높아질수록 뇌실질 순응도는 감소하며, 전반적인 두개강내압 파형의 진폭(amplitude)는 증가하고, P1에 비해 P2의 진폭이 증가하게 된다(그림 3.2.3).

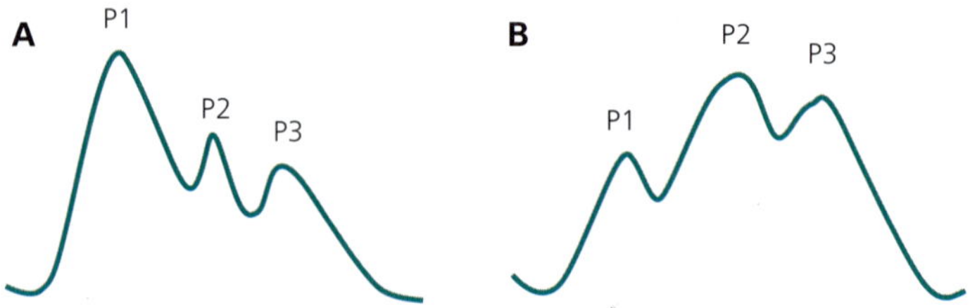


그림 3.2.3 (A) 두개강내압의 정상 파형, (B) 뇌실질 순응도가 감소한 두개강내압 파형

## 2. 두개강내압 파형의 병적 상태

1960년에 Lundberg가 세 가지 형태의 두개강내압 파형을 기술한 바 있다(그림 3.2.4). 이 중에서 Lunderberg A와 B 파형은 두개강내압이 상승하였을 때 나타나는 파형으로서 임상적 의의를 가진다.

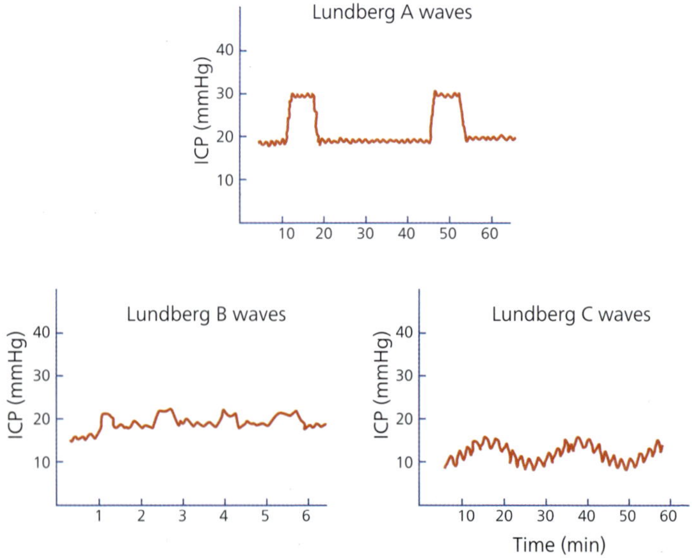


그림 3.2.4 Lundberg waves

Lundberg A 파형은 평균 두개강내압이 50 mmHg 이상으로 약 5~20분 정도 지속되었다가 상승된 기저 두개강내압으로 돌아가는 형태의 파형으로 대부분 병적인 상태를 의미한다. 이는 뇌실질 순응도(cerebral compliance)의 한계 이상으로 두개강내압이 상승하여 뇌허혈 및 심각한 뇌부종과 이에 따른 뇌 탈출증(brain herniation)을 예상할 수 있는 상황으로 즉각적인 처치가 필요하다.

Lundberg B 파형은 평균 두개강내압이 20~50 mmHg로 분당 0.5~2.0회의 파형이 발생하며, 3분까지 지속된다. 이는 두개강내압 상승에 따른 쿠싱 반응(Cushing's response)으로 호흡과 뇌혈류(cerebral blood flow)의 변화에서 기인하며, 수면 중에도 나타날 수 있다. 두개강내압이 더 상승하여 Lunberg A 파형이 발생할 수 있는 가능성이 있으므로 임상적으로 주의가 필요하다.

Lundberg C 파형은 평균 두개강내압이 20 mmHg 미만이며, 분당 4~8회의 파형이 발생한다. 이는 건강한 사람에게서 볼 수 있는 정상 파형이며, 혈압/맥박 및 호흡 순환과 두개강내압 간의 상호작용을 나타낸다.

## 3. Pressure Reactivity Index (PRx)

PRx는 외상성 뇌손상 환자에서 대뇌 자동조절능력(cerebral autoregulation) 상태를 평가하기 위한 방법 중 하나로 10초 단위의 평균동맥압(mean arterial pressure, MAP)와 두개강내압의 30세트(총 5분) 간의 피어슨 상관계수(Pearson correlation coefficient)로 정의할 수 있다. 이는 –1에서 1의 값을 가지며, 양의 상관계수일 경우 혈압이 높아짐에 따라 두개강내압이 올라가는 경우를 시사하며, 이는 자동조절능력이 소실 또는 감소된 것을 의미한다. PRx를 이용하여 환자 상태에 따라 최적화된 뇌혈류관류압(optimal cerebral perfusion pressure)을 유추하여 환자에게 적용할 수 있다.

## 참고문헌



[1] Czosnyka et al. Continuous assessment of the cerebral vasomotor reactivity in head injury. Neurosurgery 1997;41(1):11e7; discussion 7-9.

[2] Hirzallah et al. The Monitoring of Brain Edema and Intracranial Hypertension, J Neurocrit Care 2006;9(2):92-104.

[3] Kiwon Lee. The NeuroICU Book. 2012

[4] Lara et al. Cerebral Autoregulation-Oriented Therapy at the Bedside: A Comprehensive Review. Anesthesiology 2017;126(6):1187-1199.

[5] Zhang et al. Advances in ICP monitoring techniques. Neurol Res. 2003;25:339-350

CHAPTER 04

# 다른 신경감시장치의 소개



신경계 중환자실에서 사용할 수 있는 다양한 신경감시 장치의 종류 및 적응증과 장 · 단점을 이해한다.

## 4.1 이론적 배경 및 고려할 사항

**핵심 요약**

1. 중증 외상성 뇌손상 환자 및 뇌압의 상승이 염려되는 환자에서 뇌압을 대신하는 감시 장치는 없다. 뇌압을 보는 것이 전제된 상황에서 나머지 감시장치를 통한 보조적 정보를 통하여 치료의 반응의 평가, 방향성을 설정하는 데 도움을 받을 수 있다.
2. 중증 외상성 뇌손상 환자에서 뇌압과 더불어 뇌조직 산소분압을 측정하고 평가하는 것은 환자의 생존 및 예후 개선에 도움이 된다.
3. 비침습적 감시 장치는 한계가 분명하지만 국내에서 활용해 볼 수 있는 방법들에 대한 관심이 필요하다. 특히 뇌파의 감시, automated pupilometer의 활용을 고려해볼 만하다.

중증 뇌손상 후 신경외과 중환자실에 입실하는 환자는 의식이 명료하지 않고, 많은 이유로 진정을 하게 되기 때문에 신경학적 진찰만으로 뇌의 상태를 정확하게 판단하기가 쉽지 않다.

뿐만 아니라 1차 뇌손상 후 진행하게 되는 2차 뇌손상으로 인하여 추가적인 악화 가능성이 높기 때문에 이를 조기에 발견하여 교정하는 것이 신경외과 중환자실에서의 치료의 가장 중요한 요소가 된다. 2차 뇌손상은 뇌압 상승, 뇌출혈, 뇌산소분압의 저하, 경련 등에 의해 발생하기에 이에 대한 모니터링 과정이 신경계 감시이다.

뇌압, 뇌혈류, 뇌산소분압, 뇌파 등을 복합적으로 감시하는 과정이 뇌의 생리학적 상태를 이해하고, 정상 범위를 벗어날 때 이를 교정하여 치료하고, 치료의 효과를 판정할 수 있을 뿐 아니라 미리 악화를 예측하여 예방하려는 시도로 이어진다.

안타깝게도 국내에서는 현재 뇌압 감시 외에는 적절한 신경계 감시를 적용하는 것이 불가능하다. 하지만 기본적인 내용에 대한 숙지가 필요하므로 간단하게 각각에 대해 다루고, 국내에서 활용할 수 있는 간접 감시 방법 등도 함께 다루고자 한다.

## 1. 신경중환자 치료에서 감시 장치가 필요한 이유

가장 중요한 이유는 환자의 임상 증상이 발생하기 전, 뇌세포의 비가역적 손상이 오기 전에 미리 뇌의 생리학적인 상태를 확인하고, 즉각적이고 적절한 처치를 하여, 2차 뇌손상을 막는 데 있다. 이를 통하여 궁극적으로 환자의 신경학적인 회복을 돕고 예후를 개선할 수 있을 것이다.

## 2. 이상적인 신경 감시 장치의 조건

신경학적인 검사를 통한 임상 증상 및 징후의 확인은 진정 및 통증 요법 등으로 확인이 어려우며, CT/MRI와 같은 영상 검사의 경우는 인공호흡기, 승압제, 제체온 치료 장비 등을 유지하고 있는 상태에서 검사를 위하여 이동을 하여야 하며, 실시간으로 환자의 뇌의 생리학적인 상태를 보여 줄 수 없다는 한계가 있다.

따라서 신경계 중환자실 치료에서 적용되는 신경 감시 장치의 조건은 아래와 같다.

- 실시간으로 뇌의 생리학적인 상태를 반영할 수 있어야 한다.
- 환자의 이동 및 자세 변화를 최소화하면서 침상에서 시행할 수 있어야 한다.
- 검사의 신뢰도가 높아야 하며, 시술이 안전해야 한다.
- 검사 결과의 해석에 있어서 가능한 단순해야 한다.

  아직 이러한 조건을 모두 만족하는 효과적 장치는 부재하여 개발이 필요하다.

### 3. 다양한 신경 감시 장치의 분류

신경 감시 장치는 크게 뇌실질에 측정기를 삽입하는 침습적인 방법과 수술이 필요하지 않은 비침습적인 방법으로 분류할 수 있다. 이 장에서는 침습적인 방법과 비침습적인 방법으로 나누어 설명하고자 한다.

## 4.2 침습적인 방법

일반적으로 병변 주변의 전두엽 백질에 1.5에서 2 cm 정도의 깊이로 삽입하게 된다. 병변이 한쪽으로 국환되지 않은 전반적인 뇌부종인 경우에는 비우성반구(대부분은 우측) 전두엽 백질에 삽입하는 것을 추천한다. 침습적인 방법은 비교적 정확한 측정값을 거의 실시간으로 얻을 수 있다는 장점은 있지만 탐침이 들어가 있는 뇌조직의 국소적인 상태만 반영하고, 전반적인 뇌 상태를 반영하지 못한다는 단점이 있을 수 있다. 그 외에도 감염, 출혈 등의 합병증이 있을 수 있다.

### 1. 뇌미세투석(Cerebral microdialysis)

주로 뇌실질의 락테이트/파이루베이트(lactate/pyruvate, 저산소증의 인자), 당(glucose), 글루타메이트(glutamate, 흥분성 신경전도물질), 글라이세롤(glycerol, 뇌세포의 손상의 인자) 등을 직접 뇌실질에 탐침을 삽입하여 측정하는 방법이다. 이 중 중요한 지표로 사용되는 것은 lactate/pyruvate ratio (LPR)로 일반적으로 세포 내에서 에너지를 생산할 때 파이루베이트가 산소를 이용하여 이산화탄소와 물로 분해되는데, 이것이 락테이트가 생성되지 않는 상황이다. 그러나 산소 공급이 부족한 상황에서, 미토콘드리아 대사 과정이 방해받을 수 있고 이로 인해 파이루베이트가 락테이트로 변환된다. 즉, LPR은 이러한 대사 과정의 결과물로서 파이루베이트 대비 락테이트의 농도를 나타내는 비율이다. 일반적으로 정상적인 조건에서는 LPR 값이 낮다.

Cut off value는 40이다. 그러나 조직 내 산소 공급이 부족하거나 대사 이상이 발생할 때 LPR 값이 증가하게 되며, 즉, 뇌조직의 에너지 상태와 산소 공급 상태를 평가하는 데 사용할 수 있다는 것이다.

## 2. 뇌산소포화(Cerebral oxygenation, $PbtO_2$) (그림 4.2.1)

뇌조직의 산소 저하는 불량한 예후와 관계되며, 뇌압 감시와 더불어 추가적으로 시행하는 것이 도움이 된다. 뇌산소분압은 뇌혈류, 동정맥산소량차이($ADO_2$: arteriovenous difference of oxygen)와 비례한다. 따라서 뇌혈류가 감소하거나 뇌로의 산소공급이 부족하였을 때 조직의 산소 소모가 증가하므로 동정맥 산소량차이가 증가하게 된다.

침습적 탐침자를 이용하여 지속 감시가 가능하다. 그러나 국내에서는 현재 사용이 어렵다. 정상 범위는 25~36 mmHg이며, 20 mmHg 미만에서 뇌조직의 산소 저하를 시사한다.

BOOST-3 trial 이후 중증 외상성 뇌손상 환자에서 환자 예후를 개선하기 위해 ICP와 함께 $PbtO_2$ 모니터링을 권고하는 것이 많은 전문가들의 의견이다.

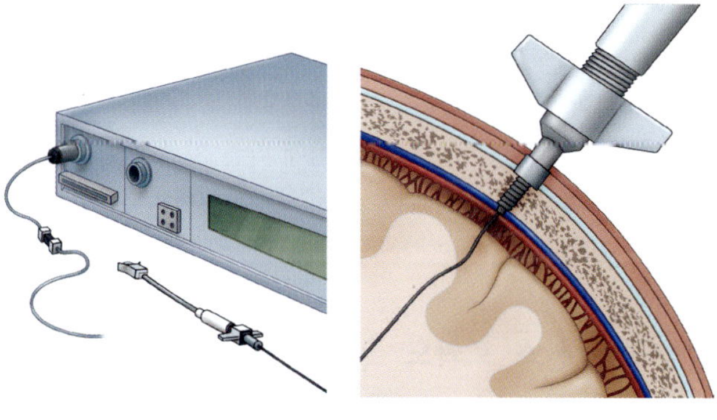

그림 4.2.1 뇌산소포화도 측정 장치 및 삽입 모습

| Values in mmHg | ICP ≤ 22 | ICP > 22 |
|---|---|---|
| $PbtO_2 \geq 20$ | **Type A**<br>No interventions needed | **Type B**<br>Interventions to lower ICP |
| $PbtO_2 < 20$ | **Type C**<br>Interventions to increase $PbtO_2$ | **Type D**<br>Interventions to lower ICP and increase $PbtO_2$ |

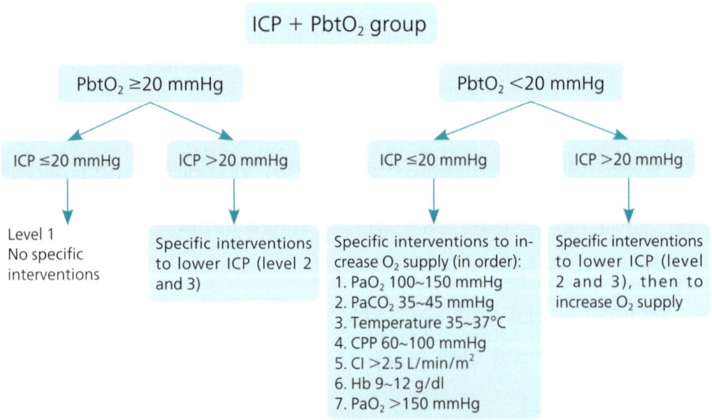


**그림 4.2.2** **뇌산소 포화도와 뇌압에 따른 type 및 이에 따른 치료 전략의 예**

이를 해석하는 방식으로는 그림 4.2.2의 방식이 고려된다. 비교적 다른 지표에 비해 명확한 기준과 이에 따른 치료 전략이 제시되고 있으며, 이를활용하면 좀 더 체계적 접근과 Goal directed therapy가 능할 것으로 보인다.

## 3. 경정맥동 산소 포화도 측정(Jugular bulb venous oxygen saturation) (그림 4.2.3)

정상 뇌조직의 경우 내경정맥혈의 산소포화도는 55~70%이다. 허혈

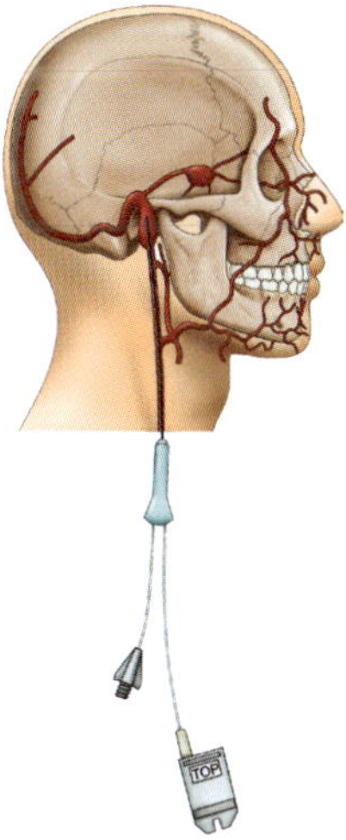

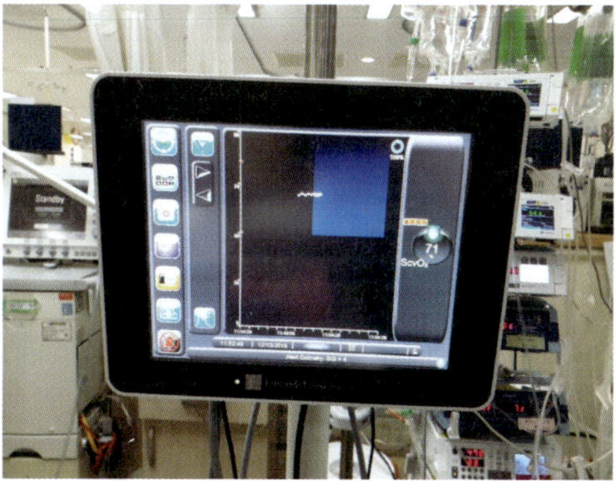

그림 4.2.3 경정맥동 산소포화도 측정

이 발생하거나 뇌조직의 산소요구량이 증가하게 되면 55% 이하로 감소하게 된다. 이에 대한 감별진단은 그림 4.2.4를 따라 해석할 수 있다. 내경 정맥에 머리 방향으로 central line을 거치하고 간헐적으로 VBGA를 통하여 검사하거나 FloTrac® 모니터를 통하여 지속 감시도 가능하다.

## 4. 뇌혈류량(Cerebral blood flow)

뇌혈류량을 지속적으로 측정하는 방법으로, 뇌 조직 안에 직접 열을 이용하는 센서를 삽입하는 Hemedex™라는 모니터링 시스템이 있다(그림 4.2.5). 이 센서는 뇌의 혈류로 인해 발생하는 열의 이동을 측정함으로써 뇌의 특정 부위의 혈류량을 감시하게 된다. 센서의 끝부분은 뇌의 백질 부위에 삽입되어야 하며, 측정하는 위치가 치료하고자 하는 뇌의 관심 부위에 얼마나 가까운지에 따라 그 유용성이 달라진

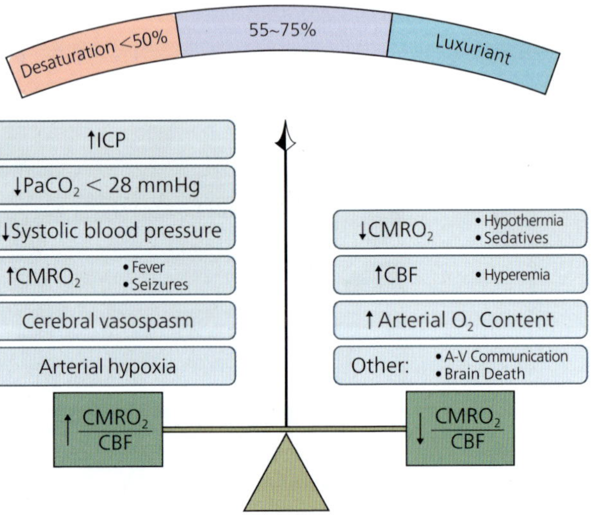


**그림 4.2.4** 내경정맥 산소 포화도 값에 따른 해석

다. 이 측정법의 정확성은 이미 perfusion CT로 검증되었고, 뇌혈류량이 분당 15밀리리터/100그램 이하일 경우 혈류가 부족하다고 판단하는 기준으로 사용된다. 매우 정확한 반면 한정된 영역의 혈류량만을 측정할 수 있다는 단점과 환자의 체온에 매우 의존적인 방식으로, 특히 체온이 높아지면 측정값에 큰 영향을 줄 수 있다는 것이 문제점이다. 또한 뇌혈류량을 모니터링하는 것만으로 치료 결과가 개선된다는 연구 결과는 발표되지 않았고, 그 활용에 대한 가이드가 부족하여 단독으로 모니터링을 권고하지는 않는다. 이 방법은 다른 지표들과 함께 사용할 때 유용할 것으로 보인다.

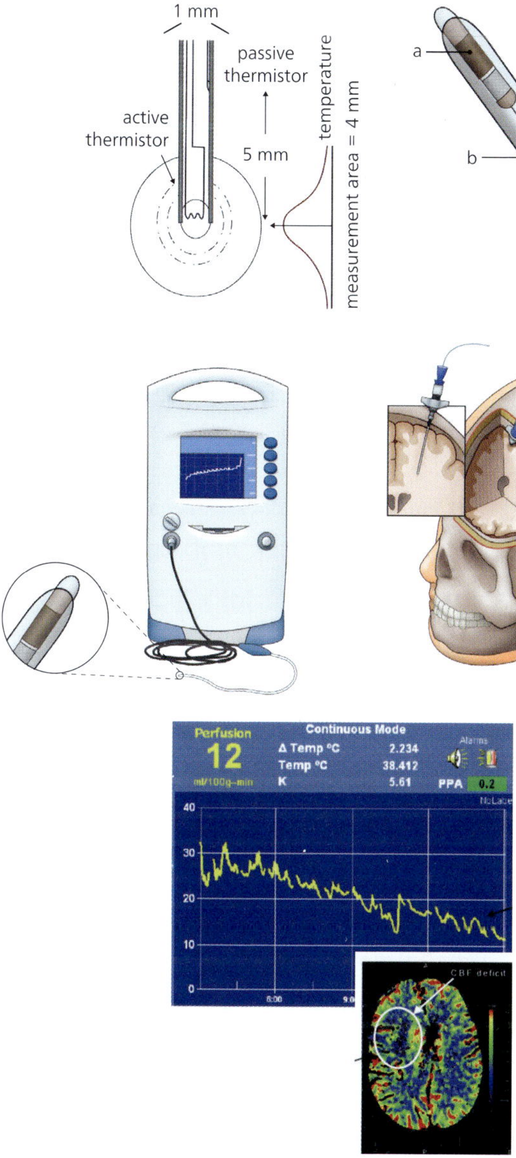


그림 4.2.5 hemedex™의 원리 및 측정의 예

## 4.3 비침습적인 방법

### 1. 경두개도플러 (Transcranial doppler ultrasound, TCD)

경두개 초음파는 흔히 지주막하출혈에서 혈관 연축을 예측하는 용도로 주로 사용된다. 일반적으로, 경동맥 초음파(TCD) 검사 결과와 혈관 조영술을 통해 확인한 vasospasm 사이의 상관관계는 중대뇌동맥(MCA)에서 높은 민감도와 특이도(민감도 67~88%, 특이도 72~99%)를 가지고 있기에 매우 신뢰할 수 있다. 또한 비침습적이며, 자주 측정할 수 있다는 것이 큰 장점이 된다. 일반적으로, mean flow velocity (MFV)가 120 cm/s 미만이면 94%의 negative predictive value를 보여 혈관 연축을 배제할 수 있다. 반면, MFV가 120~200 cm/s 범위에 있으면 경미한 뇌혈관 경련을, MFV가 200 cm/s를 초과하면 심각한 뇌혈관 경련으로 간주한다. 또한, 24시간 내에 MFV가 50 cm/s를 초과하는 경우, 이는 뇌혈관 경련의 악화 징후일 수 있어 주목해야 한다. 다만, 혈류 속도에 영향을 줄 수 있는 생리적 상태인 vasospasm과 hyperemia를 구별하는 것이 중요하다. 이를 구별하기 위해 Lindegaard ratio를 측정할 것을 권고한다. 리네가드 비율은 중대뇌동맥(MCA)의 MFV를 같은 쪽의 두개외 경동맥(EICA)의 MFV로 나눈 값이며, 이 값이 3에서 6 사이면 경미한 vasospasm을 나타내고, 6.0을 초과하면 심각한 상태임을 의미한다(표 4.3.1).

혈관연축으로 인한 뇌혈류 속도의 증가, 뇌혈류량의 감소를 평가하는 데 있어 TCD의 활용하는 것은 당연해 보이지만 한계 역시 존재한다.

Poor temporal window의 환자에서는 적용이 어렵고, 검사자간 검사 시점간 검사 결과의 일치도가 낮다. 또한 전두동맥(ACA), 후두

**표 4.3.1** Transcranial doppler criteria for vasospasm of middle cerebral artery

| **Severity of vasospasm of MCA** | **MFV (cm/sec)** | **$MFV_{MCA}/MFV_{EICA}$ ratio (Lindegaard ratio)** |
|---|---|---|
| Hyperemia | <120 | <3 |
| Mild | 120-149 | 3-6 |
| Moderate | 150-200 | 3-6 |
| Severe | >200 | >6 |

MCA, middle cerebral artery; MFV, mean flow velocity; EICA, extracranial internal carotid artery

동맥(PCA) 등의 혈관 연축에 대한 검사결과는 신뢰도가 낮아 활용에 제한이 있다.

TCD의 또 다른 활용은 뇌압의 상승을 간접적으로 파악하는 징후일 수 있어 관련 서술을 추가한다. 뇌압이 증가하게 되면 혈관 압박에 의한 뇌혈류 감소가 일어나게 되므로 이를 반영하는 것이다. ICP가 증가함에 따라 이완기 혈류 속도가 가장 먼저 영향을 받게 되는데 ICP가 20 mmHg 이상 증가 시에 관찰할 수 있다. 이완기 혈류 속도가 40 cm/s 미만으로 감소하고, ICP가 증가할수록 Pulsatility index (PI) 값이 증가(PI ≥ 1.2)하며, 파형에서 수축기 시간이 짧아지고, PSV, MFV가 감소하는 특징을 보인다. 일부 연구에서는 TCD의 값으로부터 ICP을 유추하는 계산식을 제시하기도 하나 이는 그 정확도가 낮아 활용에 한계가 있다. 다만, TCD상의 혈류의 pattern의 변화 양상이 관찰되는 경우 뇌압의 증가를 의심할 수 있어 간접적 지표로 활용해 볼 수 있겠다(그림 4.3.1).

또한 ICP가 매우 높아져 이완기 동맥 혈압과 같아진다면, 단지 수축기 파형만 보이고 이완기 파형은 없어지며, 이는 brain death의

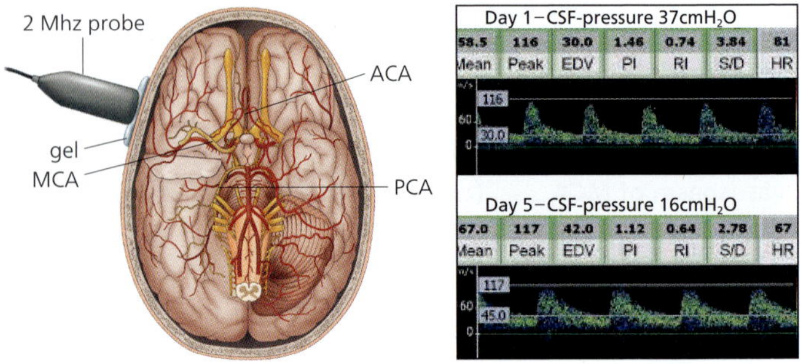


**그림 4.3.1 뇌압에 따른 TCD의 변화**

진단에도 활용된다.

## 2. 뇌파(Electroencephalogram, EEG) (그림 4.3.2)

뇌의 상태를 파악하는 데 무엇보다 중요한 검사 중 하나이며, 국내에서 현재에도 가장 쉽게 자주 사용할 수 있는 감시 장치라 하겠다.

신경중환자들은 종종 비경련성 발작을 경험하는데, 이는 임상적으로 나타나지 않고, 중요한 2차 뇌손상의 원인이 된다. 뇌 손상을 포함한 외상성 뇌 손상(TBI), 지주막하 출혈(SAH), 뇌내 출혈(ICH), 저산소성–허혈성 뇌병증 환자들 사이에서 비경련성 발작의 유병률은 4%에서 30%에 이른다고 알려져 있다. 혼수 상태의 환자들 사이에서 비경련성 발작을 90% 이상의 민감도로 감지하기 위해서는 최소 48시간 동안의 연속 EEG가 필요하다고 알려져 있으며, 비경련성 발작은 원인에 관계없이 증가된 장애와 사망률과 관련이 있으므로 반드시 확인하고 조절에 적극적이어야 한다. 외국의 모니터링 지침에서는 모든 급성 뇌손상 환자, 설명할 수 없는 의식 변화가 있는 환자, 약물 투여 후 60분 이내에 기저 상태로 돌아오지 않는 경련 상태의 간질 환자, 치료적 저체온 동안 및 가온 후 24시간 이내에는 뇌파 검사를 권고하고 있다.

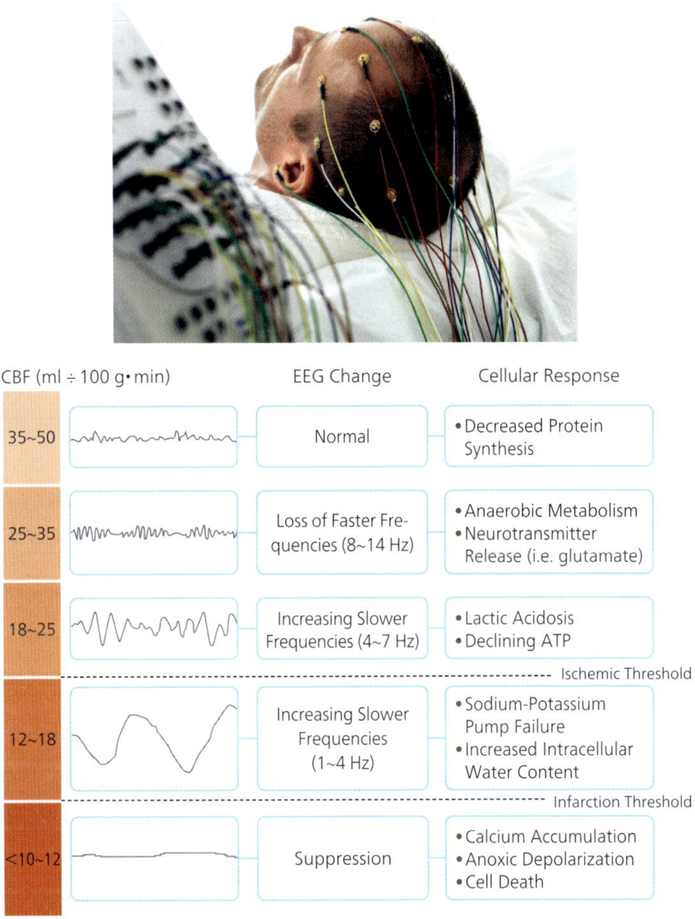


**그림 4.3.2** **두피 뇌파의 측정 모습 및 뇌혈류에 따른 뇌파의 변화**

우리나라의 여건상 지속 뇌파 검사는 많은 센터에서 불가능하므로 가능하다면 자주, 정기적으로 검사를 할 것을 고려해야 한다.

최근 활용하는 양적 뇌파(qEEG)는 몇 시간 동안의 원시 EEG 데이터를 압축 스펙트럼 배열을 사용하여 처리하여 얻은 데이터인데,

여기서 알파/델타 비율, 알파 변동성과 같은 기록된 변수들은 SAH에서 지연된 뇌 허혈을 감지하는 데 사용될 수 있다고 알려져 있다.

그러나 널리 사용되고 있음에도 불구하고, 전통적인 두피 EEG는 특히 중환자실 환경에서 그 한계를 가지고 있다. 신호 대 잡음 비율이 낮고, 공간 해상도가 떨어지며, 전극과 두피의 접촉이 최적이 아니고, 전기 장치로부터의 간섭 등이 모두 두피 EEG의 해석을 방해하는 요소가 된다. 이러한 한계를 감안하여, 뇌피질 내부에 전극을 삽입하는 시도가 이어지고 있다. 그러나 깊이 전극의 전체 잠재력을 평가하고 이러한 모니터링을 기반으로 한 치료의 결과를 평가하기 위해서는 더 큰 규모의 연구가 필요한 실정이다.

## 3. 초음파를 이용한 시신경초 직경 측정 (Ultrasound measurement of optic nerve sheath diameter, ONSD) (그림 4.3.3)

초음파를 이용하여 눈꺼풀 위에 대고 시신경을 확인한다. Optic disc에서 3 mm 뒤의 위치에서 시신경집이 지름을 측정할 수 있다. 초음파는 혼수 상태의 환자나 특히 응급 상태에서 좀 더 편리하게 사용 가능하며, 반복적으로 측정할 수 있고 침대 옆에서 사용 가능하며, 비용적 부담이 적고 방사선 노출이나 타 부작용의 위험이 적은 장점이 있어 중환자실에서 초음파로 ONSD를 측정하는 것이 추천된다. 초음파로는 환자가 누운 자세에서, 닫힌 눈꺼풀 위에 압력을 가하지 않고 선형 프로브를 이용하여 2 D 모드로 검사하여, 안구의 3 mm 뒤에서의 시각신경집지름을 측정한다. 시각신경집지름은 시각신경을 둘러싸고 있는 고에코 영역의 내부 경계면 사이의 거리(지주막을 포함한 지주막하 공간 거리)로 정의한다. 문헌에 따라 기준이 차이가 있지만 대개 5~5.9 mm를 cut off value로 하고 있다. 문헌별로 최적의 cut-off 수치는 상이하여 적용 및 해석에 임상적인 판단이 필요하다.

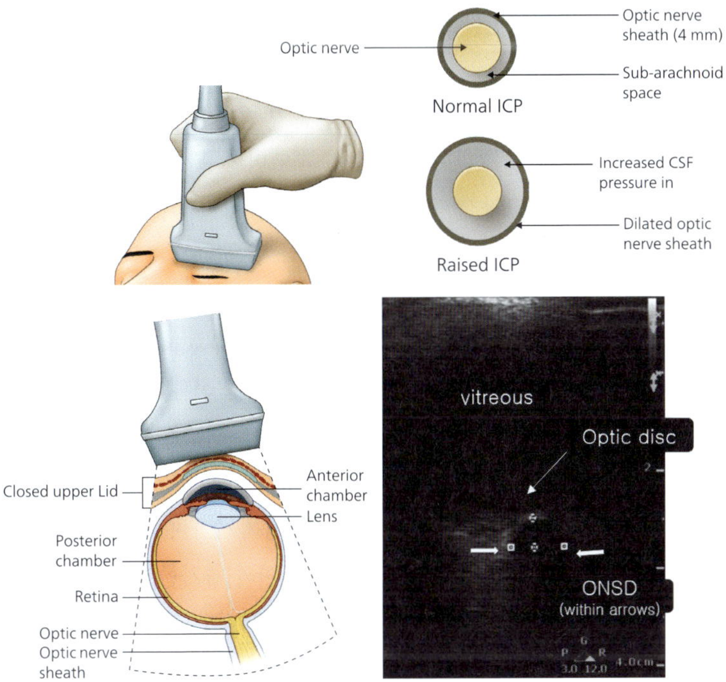


**그림 4.3.3 초음파를 활용한 시신경초직경 측정 방법**

이러한 검사방법은 시신경집 지름이 정상이면 뇌압의 증가는 배제할 수 있는 음성예측도가 높아, 뇌압 상승이 의심되는 환자에서 뇌압 감시장치의 설치 여부를 결정하거나 의식저하의 원인에서 뇌압상승을 배제하는 데 도움을 받을 수 있다. 또한, 반복적으로 측정할 수 있기 때문에 치료의 효과를 판정하는 데 도움을 받을 수 있다.

다만 측정하는 사람에 따라 측정치가 영향을 받을 수 있는 검사자간 차이를 배제해야 하는 문제가 있다. 또한 일부 환자에서는 만성적 뇌압 상승 확인을 위해 산동 후 optic disc의 swelling을 확인하는 경우가 있는데 이 역시 초음파를 활용하게 되면 산동 없이 확인할 수 있어 환자의 임상 관찰 및 의료진의 의사 결정에 도움이 될 수 있다.

## 4. 근적외분광분석법(Near infrared spectroscopy, NIRS) (그림 4.3.4)

이마에 두 개의 패치를 붙여 비침습적인 방법으로 근적외선 분광법을 이용하여 헤모글로빈, 데옥시헤모글로빈의 농도를 측정함으로써 뇌의 산소 포화도와 혈액의 부피의 변화를 모니터링할 수 있게 한다. 정상치는 60~80%이다. 정상 수치보다 감소하는 경우 산소의 공급의 부족과 소비의 증가 상황에 대해 감별을 해야 하며, 절대적 수치인 55~65% 미만으로의 감소도 중요하지만 baseline의 값에 비해 10~15% 이상 감소 시 중요한 의미를 가지므로 이를 지속적으로 살피며 연속적 변화에 주목해야 한다.

산소 공급의 부족을 감별하기 위해서는 공급하는 전신 산소의 농도를 높이고, 혈압을 증가시켜 뇌혈류를 증가시키며, Hb의 값을 9 mg/dl보다 높이는 조치를 취해야 한다. 소비의 증가를 배제할 수 없다면 뇌파를 확인하여 status epilepticus 여부를 배제하고, 진정의 깊이를 높이고, 발열이 있을 경우 체온을 조절하는 조치를 통하여 개선

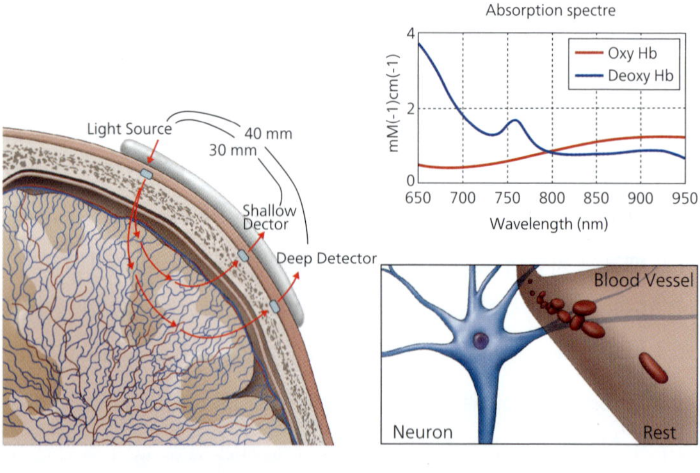


**그림 4.3.4** 근적외분광 분석법의 원리

을 확인할 수 있다.

다만, NIRS는 현재 수술 중 산소포화도 감시 외에는 국내 실정상 적용이 한계가 있으며, 측정되는 부위가 전두엽의 일부 부위라는 한계가 있다. 또한 두개골이 없거나 수술 후 뇌가 가라앉은 경우 측정이 어려우며, 두피의 상태, 경막외, 경막하 출혈 등이 있을 경우에도 영향을 받기 때문에 한계가 있다.

## 5. Neurological pupil index (NPi) (그림 4.3.5)

기존의 동공반응 검사는 중요한 신경학적 검사이지만, 평가자 간 오차가 많고, 주관적이라는 제한점이 있었다. 그것을 보강하고자 동공측정기(automated pupillometry)가 개발되었으며, 현재 NPi 200이 국내 많은 신경계 중환자실에 보급되고 있는 현실이다.

ICP와 NPi 값은 매우 상관관계가 높으며 NPi 변화로 ICP의 변화와 상관관계가 있다. ICP를 대신할 수 있느냐에 관한 문헌은 없다. NPi 값은 ICP와 음의 상관관계를 보이나 대부분의 연구에서 약한 상관관계를 보고하고 있다. NPi 값을 통해 ICP를 예측할 수는 없으며

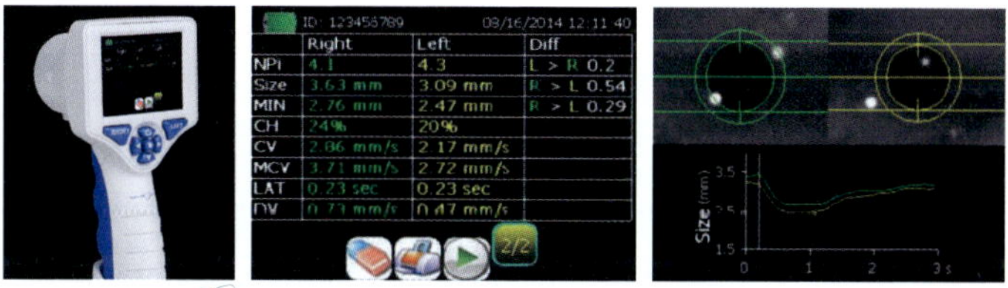


| Measured Value | Assessment |
|---|---|
| 3.0~4.5 | Normal / "Brisk" |
| <3.0 | Abnormal / "Sluggish" |
| 0 | Non-Reactive or Atypical Response |

그림 4.3.5 Neurological pupil index

**표 4.3.2** NPi의 cut off value

| Parameter | Normal | Abnormal |
|---|---|---|
| % pupil change | > 10% | < 10% |
| NPi | 3~5 | < 3 |
| Constriction Velocity | > 0.8 mm/sec | 0.8 mm/sec |

아직은 automated pupillometry가 ICP monitoring을 대신할 수 없다.

게다가 optic pathway에 영향을 미치지 않는 병변이면 ICP와의 상관관계는 매우 떨어질 수 있고, 반면 optic pathway에 직접적인 병변이어도 ICP 이상이 없어도 NPi가 떨어질 수 있다. 즉, 병변의 위치를 고려한 임상의의 해석이 동반되어야 함을 시사한다.

뿐만 아니라 NPi 값이 임상적 상황과 맞지 않게 급격히 악화되는 경우도 있는데 이때에는 한 번만 보고 그 값을 믿지 말고, 2~3번의 recheck를 권유한다.

NPi의 측정은 가능하면 연속적으로 매 1~4시간 간격으로 측정하고, 악화되는 패턴을 보일 시 CT를 확인하는 등의 조치를 권고한다. 이 경우 herniation 발생 전, 동공이 열리기 전에 먼저 병변의 악화를 확인하고 조치하는 데 도움을 받기도 한다.

NPi 값은 근이완제, 마취 관련 약(remifentanil, sevoflurane 등), 환자의 생체리듬, barbiturates benzodiazepine, hypothermia, vaso-active drug (e.g. high dose of dopamine), atropin, clonidine, acidosis, hypercapnia 등이 NPi에 영향을 미치므로 이에 대한 고려 역시 필요하다.

## 참고문헌




[1] Carney N, Totten AM, O'Reilly C, et al.: Guidelines for the Management of Severe Traumatic Brain Injury, Fourth Edition. Neurosurgery. 2017 Jan 1;80(1):6-15.

[2] Chesnut R, Aguilera S, Buki A, et al.: A management algorithm for adult patients with both brain oxygen and intracranial pressure monitoring: the Seattle International Severe Traumatic Brain Injury Consensus Conference (SIBICC). Intensive Care Med. 2020 May;46(5):919-929.

[3] Hemphill JC, Andrews P, De Georgia M, et al.: Multimodal monitoring and neurocritical care bioinformatics. Nat Rev Neurol. 2011 Jul 12;7(8):451-60.

[4] Oddo M, Taccone FS, Petrosino M, et al.: The Neurological Pupil index for outcome prognostication in people with acute brain injury (ORANGE): a prospective, observational, multicentre cohort study. Lancet Neurol. 2023 Oct;22(10):925-933.

[5] Roldán M, Abay T Y, Kyriacou PA, et al.: Non-Invasive Techniques for Multimodal Monitoring in Traumatic Brain Injury: Systematic Review and Meta-Analysis. J Neurotrauma. 2020 Dec 1;37(23):2445-2453.

**Neurointensive Care**
& Medicine

CHAPTER 05

# 병원전 처치 및 응급실 내 초기평가와 치료

국내에서 외상성 뇌손상(traumatic brain injury, TBI) 환자를 가장 초기에 처치하는 사람은 구급대원인 경우가 많다. 뇌손상 환자는 사망률이 높고 생존하더라도 영구적 장애를 남기는 경우가 많아 현장에서부터의 적절한 평가와 초기 처치를 통해 이차 손상을 최소화시키고 신경외과적 처치가 가능한 병원으로 신속한 이송이 매우 중요하다. 반면 현장에서는 X-ray나 CT 등 영상이나 혈액검사 등을 이용할 수 없어 임상 증상과 신경학적 진찰을 포함한 신체검사 소견에만 의존해야 하는 경우가 많은데, 현장이 시끄럽고 통제되지 않으며 시간적 제약이 있어 부정확하기 쉽다. 또한 국내 구급대원 업무범위에 한계가 있어 제한점이 많다. 때문에 병원전 처치와 응급실내 치료에 대해 같이 다루도록 한다.

**핵심 요약**

1. 환자의 전체적인 상태를 ABCDE(또는 XABCDE)에 따라 일차평가한다.
2. 필요 시 기도 확보와 산소 공급을 시행한다.
   : GCS≤8 또는 산소포화도($SpO_2$)가 유지되지 않는 경우 기관내 삽관을 실시한다.
   : 모든 중증외상 환자에게 산소를 공급한다. $SpO_2$ >98% 이상을 유지한다.
3. 신경학적 검사(neurologic examination)를 실시한다.
4. 혈압은 일정 수준 이상을 목표로 한다.
   : 평균 동맥압 ≥80 mmHg 이상 유지, 수축기 혈압 ≥100~110 mmHg
5. 적절한 조직내 관류를 유지하기 위하여 isotonic crystalloid solution을 주입한다.
6. 외상 후 shock 환자에서 초기 수액의 공급은 제한적(1 L)으로 시행이 되어야 한다.
7. 저체온이 있는 경우 지체하지 말고 체온 유지를 할 수 있도록 한다. TBI에서 고체온증(38°C) 역시 예후를 안 좋게 하므로 적정 체온을 유지시킨다.
8. 현장에서 체류 시간을 최소화하고 신경외과적 처치가 가능한 곳으로 빠른 이송을 한다. 이송 중인 병원으로 사전연락한다.
9. $PaO_2$ >100 mmHg, $PaCO_2$는 35~45 mmHg 정도로 유지한다. 예방적 과호흡은 권고하지 않는다.
10. 중증 또는 다발성 외상환자의 CT 영상은 Brain, C-spine, Chest, Abdomen & pelvic CT (±Spine)를 필요로 한다. 뇌동맥류 등 뇌혈관의 위험 인자가 있거나 의심되는 경우 CT angiography를 추가로 확인한다.

11. 사용 중인 항응고제는 즉각 중단하고 혈액 검사를 통해 INR 등을 확인한다.
12. INR 상승과 함께 출혈이 동반된 경우 vitamin K를 정맥 투여한다.
13. Vitamin K와 함께 prothrombin complex concentrate, fresh-frozen plasma 등 동반 수혈이 필요할 수 있다.
14. Single dose of vitamin K 10 mg IV 주고 난 후 INR을 주기적으로 확인하면서 추가 여부를 결정한다.
15. Heparin이나 enoxaparin antagonist로 protamine sulfate를 사용할 수 있다.

## 1. 병원전 단계 처치

병원전 단계는 사고현장과 병원으로 이송 중인 경우 모두 해당하며 중증도 분류를 포함한 초기 처치가 이루어지는 단계이다. 병원전 단계에서 중요한 점은 이송 중인 병원으로 환자가 도착예정임을 미리 알려야 한다는 점이다. 사전 연락을 통해 의료진과 의료 자원이 대기할 수 있고, 수술/시술을 미리 준비할 수도 있어 치료에 필요한 시간을 단축시킬 수 있으며 병원내 환자 수용가능 여부를 확인하는 데 중요하다(그림 5.1).

병원전 처치에서는 일차평가에 해당하는 기도유지 및 경추 고정, 저산소증 방지, 지혈, 쇼크 교정 등에 집중해야 하며 현장 체류 시간을 가능한 최소화하도록 해야 한다. 국내 119 구급대원 현장응급처치 표준지침에 따르면 중증외상 환자의 경우 현장 체류 시간을 10분 미만으로 권고하고 있다.

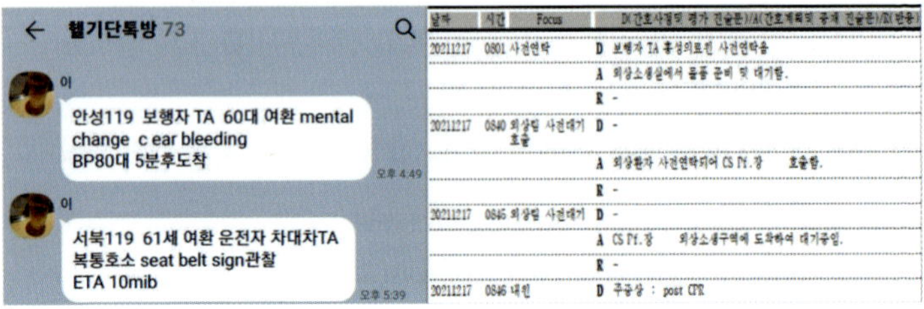


**그림 5.1** 사전연락의 예시

## 2. 초기 평가

중증외상 환자를 초기에 대면할 때, 일차평가(primary survey) 원칙에 따라 ABCDE를 신속하고 정확하게 확인해야 한다. 일차평가란 즉각적인 처치를 하지 않으면 사망할 수 있는 손상 위주로 빠르게 평가하고 동시에 처치를 진행하는 과정이다. 의식저하나 두부 외상이 명확히 의심되더라도 ABCDE를 빠트리지 않고 평가할 수 있도록 해야 한다(표 5.1).

**표 5.1** 일차평가의 ABCDE

| |
|---|
| **A**irway maintenance with cervical spine restriction |
| **B**reathing and ventilation |
| **C**irculation with hemorrhage control |
| **D**isability (neurologic status) |
| **E**xposure & environmental control |

### 1) 기도유지와 경추 보호 (Airway maintanance with cervical spine restriction)

- 환자 초기 평가 시 가장 우선적으로 시행해야 할 부분은 적절한 기도개방성 평가이다.
- 구강내 이물질: 골절된 치아, 응고된 출혈 등
- 기도 폐쇄의 위험: 턱뼈나 후두 골절, 의식저하 등(그림 5.2)
- 기도개방 적절성 판단: 환자가 말을 할 수 있는 경우 적절한 것으로 판단
- 정상 수치의 산소포화도, 청색증, 구역반사 등으로 적절성 판단하지 않는다.
- 쉰 목소리, 호흡곤란, 호흡음 이상, 심한 기침: 기도폐쇄의 가능성
- 기도확보(endotracheal intubation): GCS ≤8, 기도폐쇄가 의심되는 경우 시행

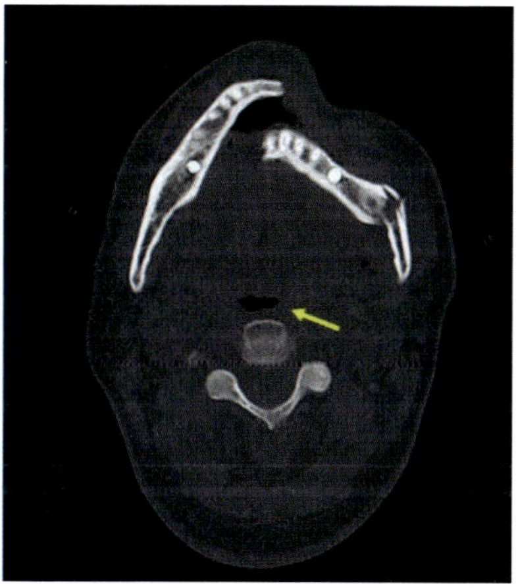

**그림 5.2 턱뼈 골절 환자의 CT 소견** 다발성 골절이 있는 환자에서 기도가 좁아지는 현상이 관찰될 수 있다.

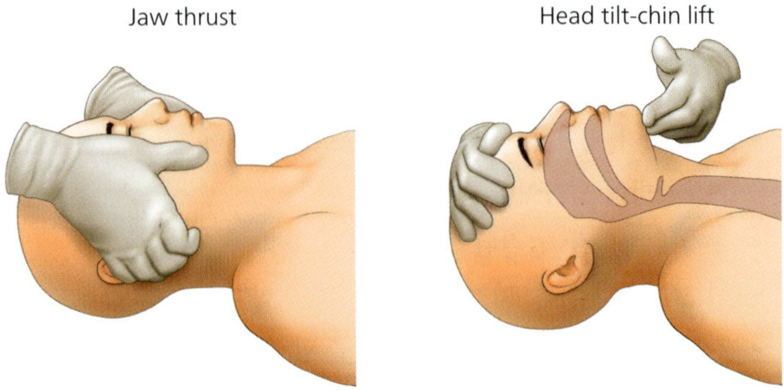


**그림 5.3 턱밀어올리기법(jaw thrust)과 턱들어올리기법(chin lift)**

그러나 국내에서는 병원전 단계에서 기관내삽관 시에 필요한 진정제나 근이완제를 사용할 수 없기 때문에 병원전에서 기관내삽관을 시행하는 점에 대해서는 논란의 여지가 많다.

기도유지를 위한 초기 방법으로는 턱밀어올리기법(jaw thrust)이나 턱들어올리기법(chin lift) 등을 권장한다(그림 5.3). 이 과정에서 목을 지나치게 과신전이나 과굴곡시키지 말아야 한다. 외상 환자에서는 head tilt-chin lift법을 금기인 것처럼 소개하는 경우가 있지만 위험성에 대한 명백한 증거는 없다. 오히려 많은 연구에서 직접 후두경을 이용한 기도확보를 하는 과정에서도 경추의 움직임이 많지 않고 이차 손상을 유발하지 않는 것으로 알려져 있으므로 필요한 경우에는 head tilt-chin lift법을 이용하여 기도를 확보할 수 있다. 단, 불필요한 정도의 과도한 목 움직임이 발생하지 않도록 해야 한다.

환자가 의식이 없고 구역 반사가 없다면, 구인도기도기(oropharyngeal airway)를 일시적으로 사용할 수 있다(그림 5.4). 비인두기도기(nasopharyngeal airway)는 의식이 있는 경우에 사용할 수 있는 것으로 알려져 있지만, 이는 비외상 환자에게 적용되는 사항이다. 외상 환자는 CT로 기저골 골절을 확인하기 전까지는 코로 삽관을 시도

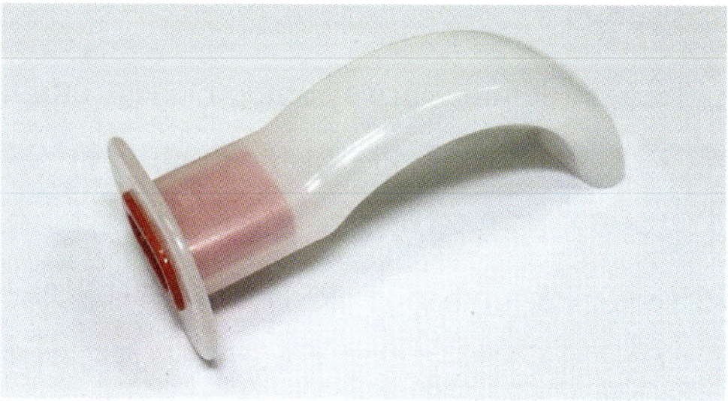

그림 5.4 구인두기도기

해서는 안된다. 기저골 골절(basilar skull fracture)이 있는 경우 종종 코로 삽관된 관이 두개강 안으로 삽입되는 경우들이 발생할 수 있기 때문에 병원전 단계에서는 비인두기도기나 비위관 등을 코로 삽관하지 않도록 주의해야 한다.

성문외기구(extraglottic device)는 기관내삽관에 비해 덜 침습적이며 현재 국내 병원전 단계에서 가장 흔히 사용되고 있다. 성대(vocal cord)를 지나가지 않기 때문에 직접적으로 후두경을 사용하여 시야를 확보하지 않아도 되고 경추부를 덜 움직일 수 있으며, 비교적 성공률이 높다. 또한 산소공급도 가능하며 가장 흔히 쓰이는 I-gel의 경우, 흡인(suction)도 가능하다(그림 5.5). 그러나 외상 환자의 경우, 구강 내 다량의 혈액이나 구토물이 있을 때 I-gel을 이용하면 오히려 aspiration을 유발할 수 있다는 점과 완벽한 기도 확보가 이뤄지지 않

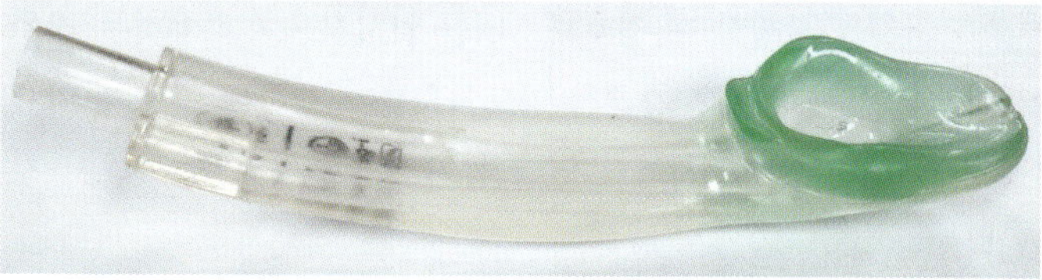

그림 5.5 I-gel

는다는 제한점도 있다.

확실한 기도확보(definite airway, endotracheal intubation)를 해야 하는 경우, 심정지나 어려운 기도(difficult airway) 상황이 아니라면 진정제나 근이완제 등을 투여하고 삽관을 시행하는 빠른 연속 기관삽관(rapid sequence intubation, RSI)을 시행한다. 흔히 의식장애나 혼수상태에서는 전처치나 진정제 없이 기도삽관을 시행할 수 있는 것으로 오인하는 경우가 있는데, 진정제 없이 기도삽관을 시행하는 경우에 기도 연축(airway spasm)이나 뇌압 상승 등의 부작용이 발생할 수 있다. Fentanyl, midazolam, etomidate 등 여러 가지 약물을 사용하여 전처치나 진정을 시행할 수 있다(표 5.2).

또한 기관내삽관을 시행하고 난 직후에는 제대로 삽관됐는지를 반드시 확인해야 한다. 여러 방법이 있으나 가장 신뢰할 만한 방법은 호기말이산화탄소(end-tidal $CO_2$, $ETCO_2$)를 확인하는 방법이다.

- 식도내 삽관 시: $ETCO_2$ 측정되지 않음
- 기도내 삽관 시: $ETCO_2$ 측정됨(정상 수치는 대략 35~40 mmHg)
- 이후 chest X-ray로 tube tip 위치 확인

기도적절성 확인과 동시에 경추보호대를 시행해야 한다. 특히 의식이 감소했거나 쇄골 상부로 외상이 관찰되는 경우에는 경추손상이 있는 것으로 간주한다. 특히 신경학적 신체검사만으로 경추손상을 배제할 수 있는 것은 아니므로 CT를 포함한 정밀한 신경학적 검사를 시행하기 전까지는 경추손상으로 간주하여 경추보호대를 유지해야 한다. 기도처치를 시행할 때 경추보호대를 일시적으로 해제하는 경우가 발생할 수 있는데, 이때 가급적 기도처치를 시행하는 구조자 외 1인이 환자의 머리를 고정시켜 주었다가 기도처치 완료 후에 다시 착용시킨다.

**표 5.2** 기도삽관 시 필요한 약물

| 제제 | 용량 및 용법 | 적응증 | 특성 및 주의 |
|---|---|---|---|
| Fentanyl | 3 μg/kg IV | 전처치 | 뇌압상승 환자에게 전처치 약물로 선호됨 |
| | 0.5 μg/kg IV | 삽관 후 진정 | |
| Morphine | 0.3 mg/kg IV | 삽관 후 진정 | 호흡부전 가능 |
| Midazolam | 0.1~0.2 mg/kg IV | 삽관 후 진정 | 호흡부전 가능 |
| Etomidate | 0.3 mg/kg IV | 기도삽관 시 진정 | 혈역학적으로 불안정한 환자에게 선호 |
| Ketamine | 1.5 mg/kg IV | 기도삽관 시 진정 | 혈역학적으로 불안정한 환자에게 선호<br>기관지 확장효과가 있어 천식환자 등에게 선호됨 |
| Propofol | 1.5 mg/kg IV | 기도삽관 시 진정 | 혈압 감소 가능 |
| | 0.05~0.1 mg/kg/min IV | 삽관 후 진정 | |
| Dexmedeto-midine | 1.5 mg/kg IV over 5 min | 기도삽관 시 진정 | |
| Succinylcho-line | 1.5 mg/kg IV | 삽관 시 호흡근 마비 | 투여 1분 이내 발현<br>5~10분 지속<br>고칼륨혈증 유발 가능 |
| Rocuronium | 1.5 mg/kg IV | 삽관 시 호흡근 마비 | 투여 1분 이내 발현<br>45분 지속<br>safe in hyperK |
| Vecuronium | 0.1 mg/kg IV | 삽관 후 진정 | |

경추보호대 착용 시 주의: 뇌압 상승, 목에 혈종이 있는 경우 기도 압박, 경정맥 팽대 확인 제한 등.

## 2) 호흡과 환기(Breathing and ventilation)

다음으로는 호흡 상태를 평가한다. 우선 흉벽의 호흡 운동과 개방성 상처를 확인하기 위하여 (완전히 의복을 벗기지는 못하더라도) 가슴을 충분히 노출해야 한다. 흉벽의 움직임을 통해 동요흉(flail chest)을 확인하고 개방성 창상과 청진을 통해 개방성 기흉이나 긴장성 기흉 등을 확인한다. 동요흉은 들숨 시에 흉부가 함몰되는 paradoxical movement를 통해 진단할 수 있으며, 긴장성 기흉은 쇼크의 징후와 더불어 호흡음의 감소, 과공명음 등이 동반된 경우 진단할 수 있다. 경정맥 팽대가 동반된다면 진단에 매우 도움이 되므로 반드시 확인해야 한다(그림 5.6). 경정맥 팽대가 보이면 심낭압전이나 긴장성 기흉을 의심할 수 있다. 그러나 외상 환자에서는 심낭압전이나 긴장성 기흉이 발생했더라도 출혈로 인해 경정맥 팽대가 명확하게 나타나지 않을 수 있다. 경추보호대를 시행한 경우에는 육안상 잘 확인되

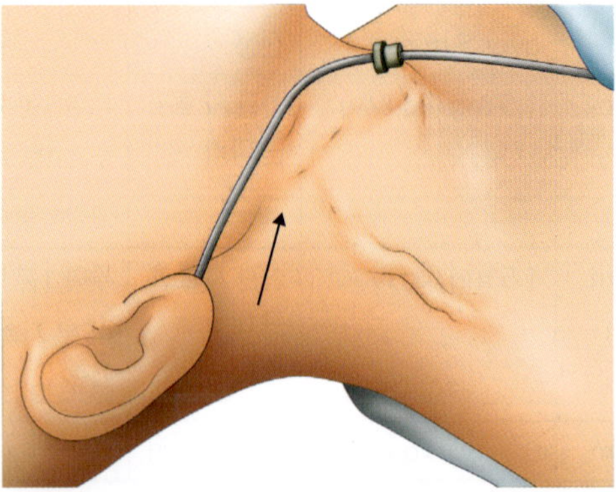

**그림 5.6 경정맥 팽대**

지 않을 수 있으니 의심되는 상황에서는 경추보호대를 풀고 관찰해야 한다. 또한 호흡음 감소와 둔탁음이 동반된 경우 대량 혈흉(massive hemothorax)을 의심할 수 있다. 일차평가에서는 대량 혈흉, 긴장성 기흉, 개방성 기흉 등을 반드시 확인하고 즉시 치료를 시행해야 한다. 긴장성 기흉인 경우 X-ray나 CT를 기다리지 말고 즉시 흉관삽관이나 바늘감압술을 시행해야 하고(그림 5.7), 대량 혈흉 시에는 흉관을 삽관한다. 또 개방성 기흉인 경우에는 3면 드레싱을 시행한다.

모든 중증외상 환자에게 고농도 산소를 투여한다. 호흡곤란이 없거나 산소포화도가 정상 수치를 나타내더라도 출혈로 인해 조직에 산소를 전달하는 효과가 감소하여 저산소성 손상을 유발할 수 있다. 가능한 저장낭이 달린 산소마스크로 분당 15 L 이상의 산소를 주는 것이 권장된다.

기도삽관 후 양압환기를 하게 되면 긴장성 기흉이 유발되거나 악화될 수 있으므로, 양압환기 도중 환자의 상태를 주기적으로 평가해

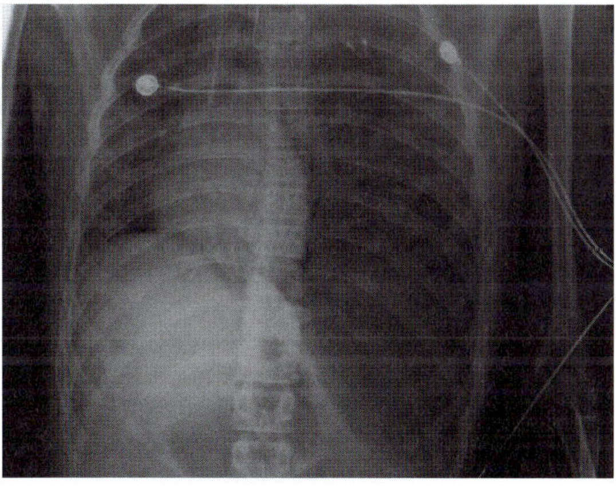

**그림 5.7 좌측 긴장성 기흉이 발생한 흉부 X-ray** 기도삽관 후 인공호흡기 치료 중 발생하였다.

야 하며 상태가 악화되는 경우 반드시 긴장성 기흉 발생 여부를 확인해야 한다.

### 3) 순환과 출혈 조절 (Circulation with hemorrhage control)

순환 평가 시에 가장 중요한 부분은 출혈이다. 환자의 혈역학적 상태에 대한 신속하고 정확한 평가를 해야 하는데, 혈역학적 상태를 혈압에만 의존하는 경우가 흔히 관찰된다. 그러나 혈압은 쇼크를 정확히 반영하지 못하므로 혈압에만 의존하는 것은 적절하지 못한 평가이다.

일차평가 시 혈역학적 불안정 상태 판단 요소: 의식 저하, 창백한 피부, 맥박 촉지 시 약하거나 빠름, 모세혈관 재충혈 시간 3초 이상 연장(그림 5.8), 창백한 결막 등.

일차평가 동안 활동성 출혈이 있는 경우, 즉시 지혈해야 한다. 신

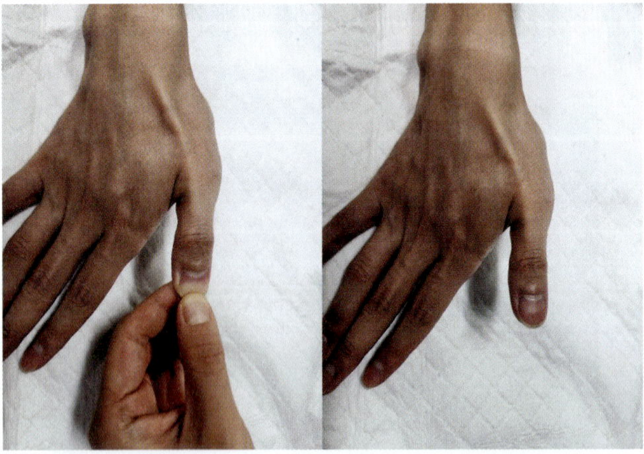

**그림 5.8 모세혈관 재충혈 시간** 환자의 손톱을 눌렀다 떼었을 때 원래의 색으로 돌아오기까지의 시간이 3초 이상 시 혈역학적 불안정한 상태일 가능성이 있다.

속하게 상처 부위를 찾아 압박드레싱을 시행하며 사지에서 압박드레싱으로 지혈이 되지 않는 경우에는 압박대(tourniquet)를 적용할 수 있다. 압박대을 적용하는 경우에는 압박대 적용시간을 기록해 두고 병원 이송 후 의료진에게 적용시간을 반드시 알려줘야 한다. 지혈 겸자 등을 사용하는 것은 신경 및 혈관 손상을 유발할 수 있어 권장하지 않는다.

외상 후 발생하는 저혈압은 긴장성 기흉이나 심낭압전이 명백하지 않은 이상, 우선 출혈성 쇼크로 간주해야 한다. 우선 큰 직경(>18 G)의 정맥로가 2군데 이상 확보되어야 하는데, 상지의 전주와 정맥(antecubital vein)이 선호된다(그림 5.9). 간혹 중심정맥관이 말초정맥로보다 수액 주입속도가 빠르다고 생각하는 경우가 있는데, 중심정맥관 중 multi-lumen access catheter (MAC) 같은 아주 큰 직경을 가진 급속 주입용 카테터가 아니라면 일반적으로 말초 혈관의 주입속도가 중심정맥에 비해 빠르므로 반드시 말초혈관을 확보하도록 한다. 말초혈관을 확보하기 어려운 경우, 골강내주사(intraosseous line, IO)를 시행할 수도 있다(그림 5.10). 그러나 병원전 단계에서 구급대원은 사용할 수 없다.

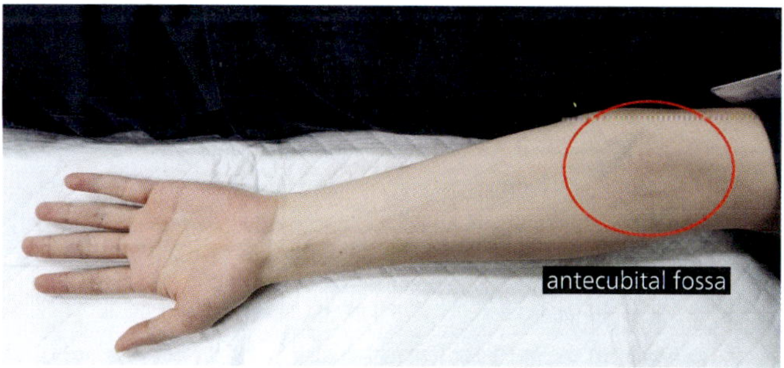


**그림 5.9** 전주와 정맥

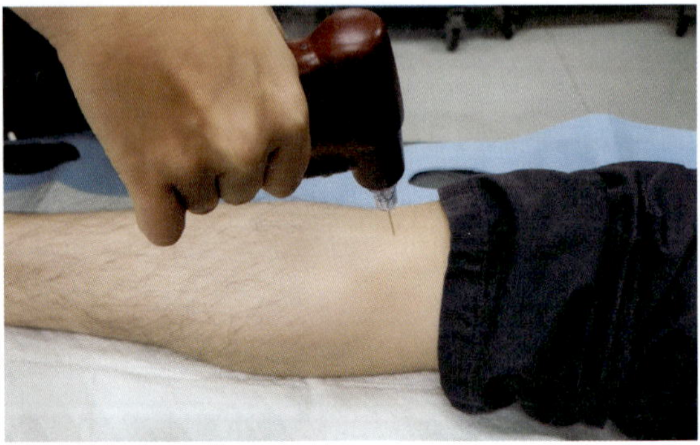

그림 5.10 골강내 주사

정맥로를 확보하였다면, 37~40°C로 가온된 수액을 1 L 정도 투여한다. 또한 손상 3시간 이내에 지혈제(tranexamic acid)를 사용한 경우 생존율의 증가가 보고되었으므로 가능한 투여한다. 투여하게 되면 초기 1 g을 10분간 정주하며 이후 1 g을 8시간에 걸쳐 투여한다. 다량의 수액 투여도 저체온증을 유발할 수 있으므로 가능한 체온 정도로 가온시킨 수액을 투여한다. 필요한 경우 전자레인지로 수액을 가온시킬 수도 있다. 그러나 혈액은 전자레인지로 가온시켜서는 안된다.

골반 골절 시에는 다량의 출혈로 쇼크나 사망에 이를 수 있으므로 골반 골절이 확인된 환자에게는 골반 고정대(pelvic binder)를 착용시키기도 한다(그림 5.11). 병원전에서는 육안상 불안정한 골반이 관찰되거나 양측 하지의 길이가 다른 경우에 골반 골절 가능성을 의심할 수 있다(그림 5.12).

항응고제나 항혈소판제 등을 복용하는 환자는 출혈에 더욱 취약할 수 있으며, 복용약(베타차단제, 칼슘채널차단제 등)으로 인해 출혈성 쇼크에서 일반적으로 보상 기전에 따른 혈역학적 반응이 나타나

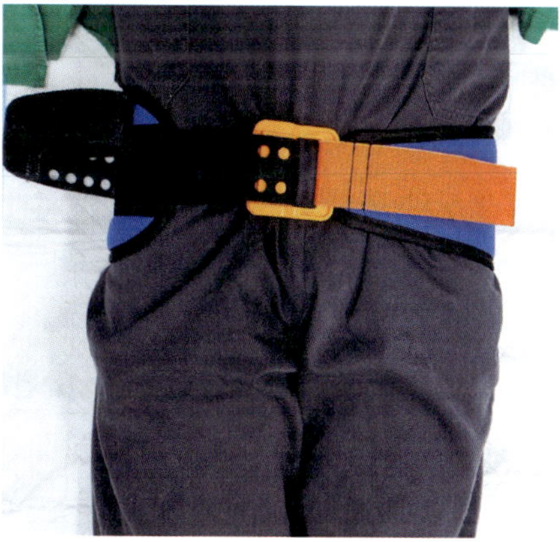

그림 5.11 골반 고정대

지 않는 경우도 있어 혈역학적 정보만으로 환자의 쇼크 여부를 정확히 파악하기 어렵다. 특히 소아의 경우, 초기 쇼크에 잘 견디는 특성이 있어 초기 쇼크를 인지하기 어렵기도 하므로 주의해야 한다.

출혈에 의한 생리학적 반응은 다음의 4단계로 구분할 수 있다.

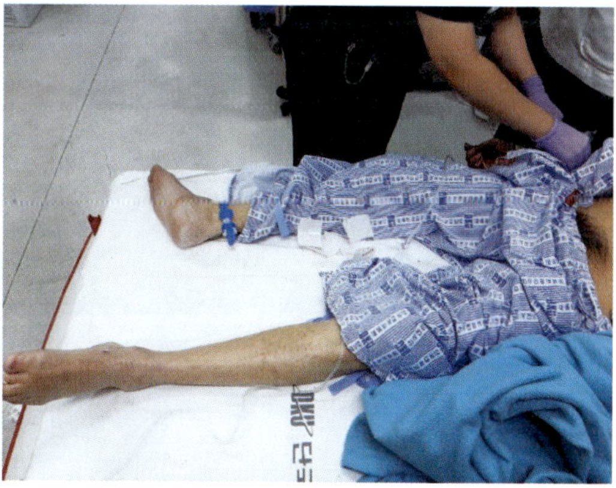

그림 5.12 양측 하지 길이가 다른 경우 골반 골절을 의심할 수 있다.

Class I hemorrhage은 약 15% 정도의 출혈이 있었다고 예상되는 환자로 비교적 의식이 명료하고(TBI가 없다고 가정할 때) 혈압과 맥박이 정상 범위 내에 있다. 동맥혈 검사상 염기결핍(base deficit)이 0~-2 mEq/L 정도의 범위에 있다. 보상기전에 의해 혈액을 24시간 정도 내에 보충하게 되므로 수혈을 할 필요는 없다. Class II hemorrhage은 약 15~30% 정도의 출혈이 있었다고 예상되는 환자로 혈압은 정상적으로 유지되나 빈맥과 빈호흡이 유발되어 보상기전을 담당한다. 맥압은 감소한다. 맥압의 감소가 수축기 혈압보다 더 중요한 정보를 준다. 동맥혈 검사상 염기결핍이 –2~-6 mEq/L 정도의 범위에 있으며 대부분의 환자는 수액 처치로 안정화 된다. Class III hemorrhage은 약 30~40% 정도의 출혈이 예상되는 환자로 혈압도 감소하고 빈맥이 유발된다. 동맥혈 검사상 염기결핍이 –6~-10 mEq/L 정도의 범위에 있다. 수혈을 필요로 하는 경우가 많다. Class IV hemorrhage은 약 40% 이상의 출혈이 있었다고 예상되는 환자로 혈압도 매우 낮고 맥박도 매우 빠르다. 소변량이 매우 감소하며 의식도 감소한다. 염기결핍이 –10 mEq/L 이상이다. 대량 수혈이 필요한 경우가 흔하다. 대량 수혈을 하는 경우 fresh frozen plasma: platelets: packed red cell를 1:1:1이나 1:1:2의 비율로 수혈하는 것이 권장된다(표 5.3).

### 4) Disability (Neurologic status, 신경학적 장애 평가)

신경학적 평가는 일차평가의 후반부에 시행하게 되는데, 의식, 동공크기와 반응, 신경학적 편향징후, 척수 손상의 수준 등을 평가한다. 우선 의식 평가는 환자에게 말을 걸거나 대화를 시도하면서 평가하는데 기도 개방성을 동시에 확인할 수 있다. 의식 평가 방법 중 AVPU (alert-verbal-pain-unresponse)는 매우 주관적이며 평가법에 혼선이

표 5.3 출혈성 쇼크 분류(ATLS 10th)

| | class I | class II | class III | class IV |
|---|---|---|---|---|
| 실혈량 비율(%) | ~15% | 15~30% | 30~40% | >40% |
| 맥박 | ↔ | ↔/↑ | ↑ | ↑/↑↑ |
| 혈압 | ↔ | ↔ | ↔/↓ | ↓ |
| 맥압 | ↔ | ↓ | ↓ | ↓ |
| 호흡수 | ↔ | ↔ | ↔/↑ | ↑ |
| 소변량(ml/hr) | ↔ | ↔ | ↓ | ↓↓ |
| GCS | ↔ | ↔ | ↓ | ↓ |
| base deficit | 0~-2 mEg/L | -2~-6 mEg/L | -6~-10 mEg/L | <-10 mEg/L |
| 수액/수혈 | monitor | possible | yes | massive transfusion protocol |

많아 좀 더 객관적인 Glasgow coma scale (GCS)를 사용하는 것이 권장된다. 외상 후 의식이 저하된 환자는 뇌손상 환자일 수도 있지만 쇼크나 환기 상태의 부적절, 또는 저혈당이나 약물, 음주 상태 등 동반된 다른 문제일 수도 있다. 또한 신경학적 평가를 위해서 현장에서 오래 체류하는 것은 오히려 환자의 적절한 치료가 지연되는 경우들이 발생할 수 있으므로 (국내 시침상 현상 체류 시간 10분 미반) 가급석 이송 중에 시행하는 것이 적절하다.

### (1) 글래스고우 혼수척도(Glasgow coma scale, GCS)

의식수준을 간단하게 평가하는 방법으로 AVPU와 GCS가 있다. AVPU는 alert-verbal-pain-unresponse로 구분되는데, 명료, 언어 반응에 따를 수 있을 때, 통증 자극에 반응할 때, 자극에 반응하지 않을 때로 구분한다. AVPU는 언뜻 보기에는 간단해 보이지만, 위 기준을 나누는 명확한 기준이 제시되어 있지 않고, 애매하게 반응하는 환자에 대한 평가가 평가자마다 서로 달라 매우 주관적이며 일치하지 않는 경우가 많다. GCS는 의식 수준을 결정하는 신속하고 객관화된 도구로 AVPU보다 선호된다. 특히 최고 운동 반응으로 환자의 예후를 예측할 수 있다고 알려져 있으며, 주기적으로 시행한다면 뇌기능의 수준에 대한 정보를 줄 수 있다. GCS는 개안반응(E), 언어반응(V), 운동반응(M) 3가지로 구분된다. 최저점은 3점, 최고점은 15점으로 TBI 환자에서 8점 이하에서는 기관내삽관을 권장하고 있으며 GCS 점수에 따라 TBI severity를 구분하기도 한다. 3~8점은 중증(severe), 9~12는 중등도(moderate), 13~15는 경증(mild)으로 구분한다. GCS에 대한 정보를 기록할 때는 총점으로 계산하여 GCS 10점이라고 기록하기보다는 E2V3M5처럼 각각의 항목으로 기록하는 것이 좋고, 좌우 비대칭 소견 있는 경우 motor는 큰 점수로 기록한다.

기존에는 부종으로 인해 눈을 뜨지 못할 때는 E 항목에 점수를 부여하는 대신 swelling이나 close를 뜻하는 E(S), E(C)를 기록하였고, 기도삽관으로 언어반응을 확인할 수 없을 때는 endotracheal tube를 뜻하는 V(T), V(E)를 기록했었으나 확인하지 못하는 경우는 NT (non-testable)로 기록하도록 최근 개정되었다. 예를 들어, 40세 남성이 오토바이 사고를 당한 후 의식저하로 기관내삽관을 시행한 후, 통증에 눈을 뜨고 팔다리 통증 회피 반응을 보인다면 이전에는 E2Vt-M4(총 7점)로 기록하였다면, 최근에는 E2VntM4로 기록한다(표 5.4).

표 5.4 Glasgow coma scale

| 반응 | 항목 | 점수 |
|---|---|---|
| 개안반응 | 자발적으로 눈을 뜬다. | 4 |
| | 음성으로 환자를 부르면 눈을 뜬다. | 3 |
| | 통증자극을 주면 눈을 뜬다. | 2 |
| | 통증에도 눈을 뜨지 못한다. | 1 |
| | non-testable | NT |
| 언어반응 | 정상적 대화가 가능하고 지남력이 있다. | 5 |
| | 대화가 가능하지만 부정확하다. | 4 |
| | 단어(word) 수준의 말만 가능하다. | 3 |
| | 소리(sound)만 낼 수 있다. | 2 |
| | 말을 하지 못한다. | 1 |
| | non-testable | NT |
| 운동반응 | 구두명령에 따라 팔다리를 잘 움직인다. | 6 |
| | 통증 자극을 주면 국소화된다. | 5 |
| | 통증 자극을 회피한다. | 4 |
| | 통증을 주면 비정상적인 굴곡반응이 관찰된다(decorticate). | 3 |
| | 통증을 주면 비정상적인 신전반응이 관찰된다(decerebrate). | 2 |
| | 통증 자극에도 움직이지 않는다. | 1 |
| | non-testable | NT |

## 5) 노출/환경 조절(Exposure & environmental control)

일차평가의 가장 마지막 단계는 환자의 옷을 벗겨 노출시키는 것이다. 이는 동반된 상처를 확인하는 데 그 목적이 있다. 옷을 벗겨 상처 유무를 확인하고 난 후에는 담요 등을 이용하여 덮어주고, 저체온에 빠지지 않도록 주의해야 한다. 또한 저체온의 위험이 있는 환자는 가온 수액을 투여해야 한다. 그러나 사생활에 대한 보호는 물론이고, 시간과 환경적 제약이 많아 병원전 단계에서 반드시 모두 탈의하여 동반손상을 확인하는 것이 적절한지에 대한 명확한 근거는 없다. 응급실에 도착한 이후에는 반드시 탈의시켜 발견하지 못한 손상이 있는지 확인해야 한다.

### 6) X (Exsanguinating hemorrhage, 활동성 출혈의 지혈)

이 내용은 Prehospital Trauma Life Support (PHTLS) 9th에 실린 최신 개정된 내용으로 ABCDE에 앞서 대량출혈이 확인된 경우 즉시 지혈을 시도하는 것을 말한다(XABCDE). 순서상으로는 가장 먼저이지만 실제로는 ABC와 동시에 이뤄져야 함을 강조하는 내용이다. 동맥 출혈이 가장 위험하며 지혈하기 어려운 형태의 출혈이다. 직접 압박이나 지혈대 등을 사용하여 지혈을 시도한다. 출혈이 미미한 경우에는 ABCDE를 우선적으로 시행할 수 있도록 한다. 작은 상처들까지 일차평가 때 드레싱할 필요는 없다. PTHLS에 따른 일차평가 순서는 표 5.5와 같다(표 5.5).

**표 5.5** 일차평가 **XABCDE** (PHTLS 9th)

| |
|---|
| e**X**sanguinating hemorrhage |
| **A**irway maintenance with cervical spine restriction |
| **B**reathing and ventilation |
| **C**irculation with hemorrhage control |
| **D**isability (neurologic status) |
| **E**xposure & environmental control |

## 3. 일차평가 이후의 치료

이후 portable X-ray, FAST (focused assessment with sonography

for trauma)를 시행하고, 심전도 모니터링을 한다. 이어서 필요 시 도뇨관과 비위관을 삽입한다. 심전도 감시는 심근경색이나 부정맥 환자에서만 중요한 것은 아니다. 모든 중증외상 환자에서 심전도 모니터링은 중요하다. 빈맥은 통증, 저산소증, 쇼크 시의 보상 등에서 나타날 수 있고, 심방세동, 심실조기수축, ST분절 변화 등은 심장의 둔상을 의미할 수도 있다. 여러 종류의 부정맥이 외상과 관련해서 나타날 수 있다.

- portable X-ray: chest AP, pelvis AP ± cervical spine lateral(경추 X-ray로는 만족스러운 영상을 얻지 못하는 경우가 많아 경추손상이 의심되는 경우 보통 CT를 시행)
- FAST: 혈복강, 혈흉, 기흉, 심낭삼출 등 진단 가능(현재 국내에서는 구급대원은 업무범위상 초음파를 사용할 수 없다.)
- 도뇨관: 소변량은 환자의 혈액량(volume status)과 신장으로의 관류를 반영하는 민감한 지표이므로 중증외상 환자의 경우 도뇨관 삽입 후 소변량을 확인해야 하는데, 정상은 성인 0.5 ml/kg/hr, 1세 이상의 소아에서는 1 ml/kg/hr 이상 유지되어야 적당하다. 도뇨관 삽입은 요도가 절단된 경우 절대적 금기이고, 다음의 경우에는 요도 손상을 의심해봐야 하므로 즉시 도뇨관 삽입을 하지 말고, 역행성 요도촬영을 시행하여 요도 손상 여부를 확인한 후 삽입해야 한다. 요도 손상이 있다면, 치골상부 방광설치술(suprapubic cystostomy)을 시행해야 한다. 요도 끝의 피, 회음부 반상출혈, 음낭 내 피가 관찰될 때는 요도 손상 가능성을 의심해 볼 수 있다.
- 비위관: 위팽만을 감소시키고 폐흡인의 위험성을 줄이기 위해 시행한다. 기저골 골절이 의심되거나 확인된 경우에는 비위관을 구강으로 삽입해야 한다. 코로 삽입하지 않도록 조심해야 한다.

## 4. 이차평가

이후 이차평가(secondary survey)를 시작하게 되며 활력징후의 측정, 머리부터 발끝까지의 세밀한 이학적 검사(head-to-toe evaluation), 반복적인 신경학적 검사와 병력청취 등으로 이루어진다. 손상기전을 포함하여 환자에 대한 자세한 병력청취를 시행한다. 환자로부터 얻는 것도 중요하지만, 보호자나 특히 사고 목격자로부터 정보를 얻는 것도 필요하다. 병력청취 중 확인해야 하는 정보는 표 5.6과 같다(표 5.6).

우선 두부와 얼굴 부위에서 열상이나 골절, 외형의 변화가 있는지 확인한다. 시력, 동공 크기 및 반사, 결막이나 안저 출혈, 수정체 이탈, 안구 포착 등을 확인해야 하며 콘택트렌즈를 착용한 환자의 경우 눈의 부종이 발생하기 전에 제거해야 한다. 시력은 일반적으로는 Snellen chart를 이용하지만, 중증외상 환자는 걸을 수 없는 경우가 많으므로, 외상 현장에서는 수액에 적혀 있는 글씨를 읽게 하는 방식으로 시력을 대략적으로 평가할 수 있으며, 읽기가 불가능하면 손가락을 세어 보게 한다(finger count). 손가락을 셀 수 없는 정도라면 hand motion을 감지할 수 있는지 확인하고 불가능하다면 빛을 감지할 수 있는지(light perception)를 확인하고 기록한다. 또한 안구 운동을 검사하여 안와 골절로 인한 외안근 포착을 의심할 수 있다. 심한 안면 골절이 있는 경우, 기저골 골절을 확인하고 비위관을 삽관하거나 또는 구강 내로 삽관하는 것이 좋다.

**표 5.6** 이차평가의 AMPLE

| |
|---|
| A—allergy |
| M—medication (현재 복용하는 약물) |
| P—past history/pregnancy (과거력/임신 가능성) |
| L—last meal (마지막 식사) |
| E—event/environment related to the injury (손상과 관련된 사건) |

### (1) 동공 확인(Pupil assessment)

동공의 크기는 동공산대근과 동공괄약근에 의해서 조절되며 정상 크기는 2~4 mm이다. 2 mm 이하는 축동(miosis), 4 mm 이상은 산동(mydriasis)이라고 하며 부교감신경에 의해 축동이, 교감신경에 의해 산동이 일어난다. 동공의 크기는 정상적으로 좌우가 같고 0.4 mm 이상 차이가 나면 비대칭동공(anisocoria)이라 한다. 그러나 정상인의 20%에서도 0.5~1 mm 이하의 크기로 다를 수 있는데 이를 생리적 비대칭동공(physiologic anisocoria)이라 한다. 한쪽 눈에 불빛을 비추면 양안의 동공이 같은 크기로 수축하게 된다. 불을 비추는 쪽의 동공이 수축하는 것을 직접 대광반사(direct reflex), 반대측 동공이 수축하는 것을 간접 대광반사(indirect reflex)라고 한다(그림 5.13, 표 5.7).

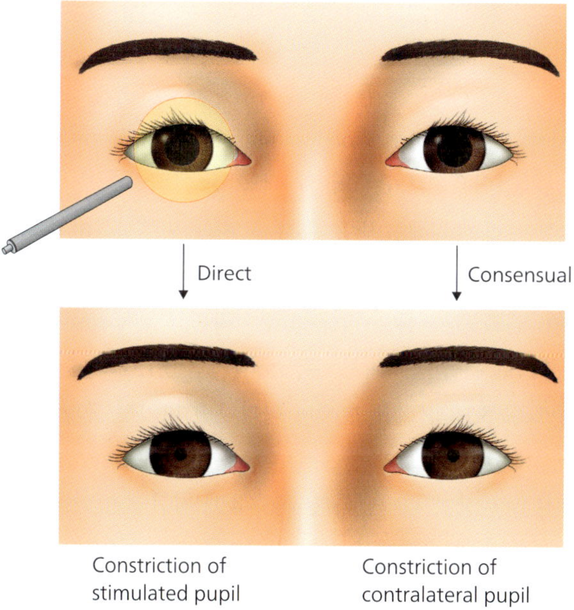


**그림 5.13 pupil light reflex**

표 5.7 축동, 산동, 비대칭동공의 원인

| 동공 크기 | 축동 (miosis) | 산동 (mydriasis) | 비대칭동공 (anisocoria) |
|---|---|---|---|
| 가능한 원인 | Horner syndrome<br>pons hemorrhage<br>cluster headache<br>iridocyclitis<br>opioid<br>nicotine agent<br>antipsychotics (risperidone, haloperidol)<br>acetylcholine<br>serotonin antagonist<br>pilocarpine<br>organophosphate | tropicamide<br>amphetamine<br>cocaine<br>atropine<br>diphenhydramine<br>scopolamine<br>anticholinergics<br>hypoxia | physiologic<br>Horner syndrome<br>uveitis<br>angle closure glaucoma<br>Adie tonic pupil<br>oculomotor nerve palsy<br>cocaine<br>pilocarpine<br>tropicamide<br>migraine |

외안근 운동 평가(extraocular muscle function)도 시행해야 한다. 눈의 움직임은 3,4,6번 뇌신경에 의해 이뤄지는데, 그림 5.14와 같이 같이 신경의 지배를 받는다. 우측 아래를 주시하려고 하면 우측 3번 뇌신경과 좌측의 4번 뇌신경이 담당을 한다. 이를 이용하여 환자가 의식이 있고, 눈을 뜰 수 있는 상황이라면 평가자의 손가락을 따라 H자 방향으로 눈을 움직여보도록 한다(그림 5.15). 좌측을 바라보게 했을 때 그림 5.16과 같은 현상이 나타나면 비외상 상황에서는 좌측 6번 뇌신경 마비를 의심해 볼 수 있다. 우하측을 바라보게 할 때 그림 5.17과 같은 현상이 나타난다면 좌측 4번 뇌신경 마비를 의심할 수 있다. 그러나 외상 환자에서 이런 현상이 나타난다면 안와골절 및 안구포착을 의심해야 하며 응급 수술을 고려해야 한다(그림 5.18). 또한 복시(diplopia)가 있는 경우도 이런 상황을 의심해야 한다.

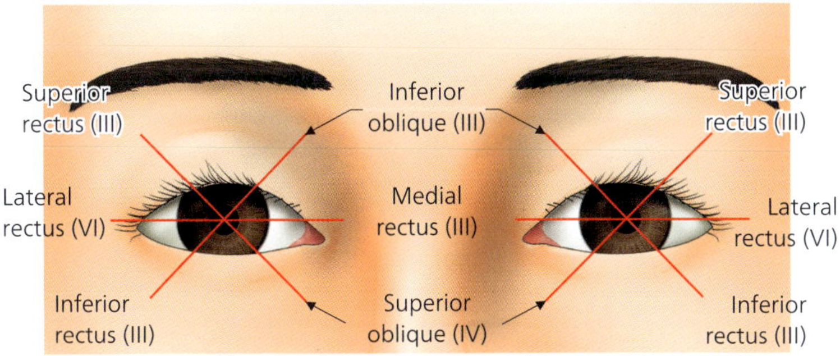


**그림 5.14** 안구 운동을 지배하는 뇌신경

무의식 환자에서 한쪽 동공이 고정 및 산대되어 있으면 동측의 구상회탈출(uncal herniation)이 발생한 상태로 즉각적인 신경외과적 중재가 필요하다. 양측 동공의 고정 및 산대가 있다면 저산소증, 양

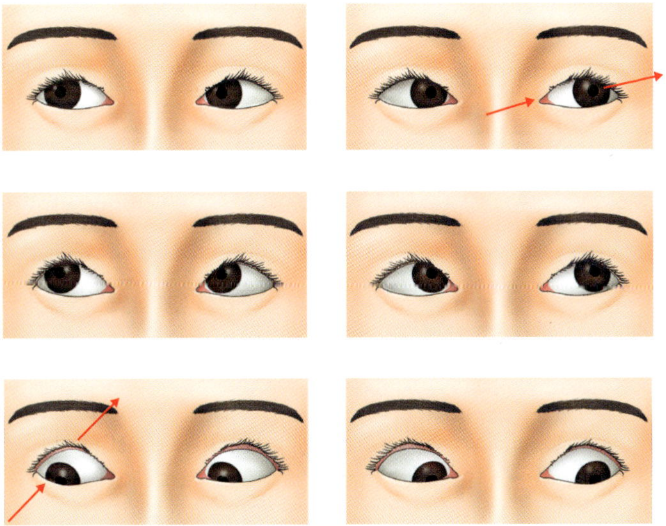

**그림 5.15** 외안근 운동 평가

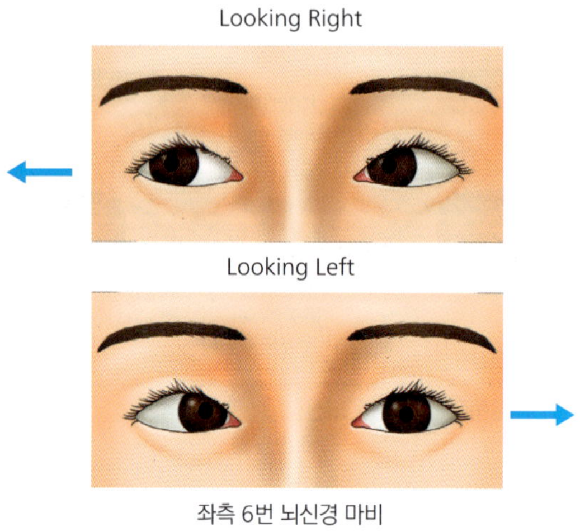


그림 5.16 외안근 운동 평가

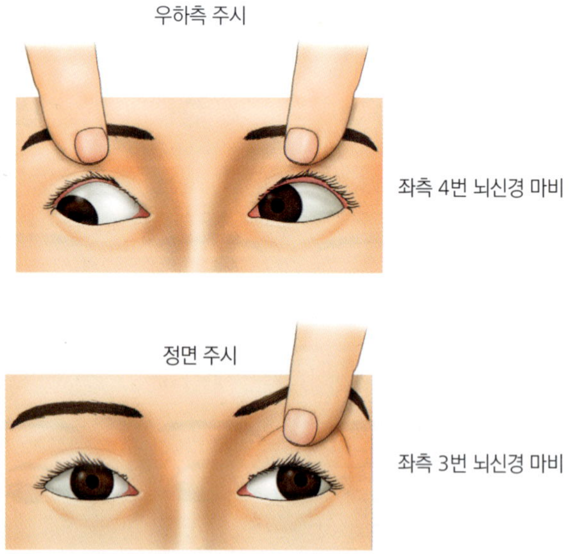


그림 5.17 외안근 운동 평가

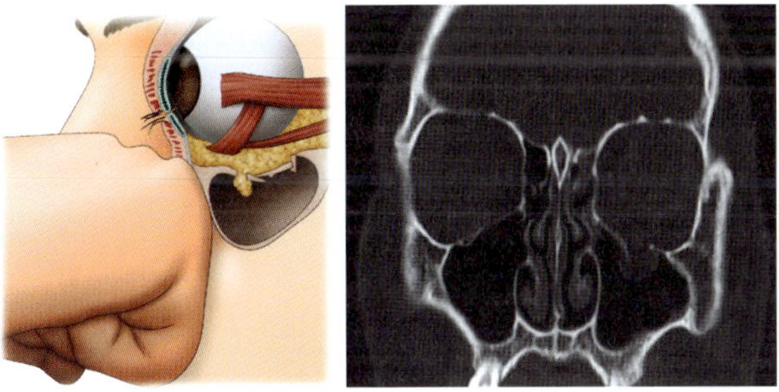

그림 5.18 좌측 orbital blow-out fractures

측 구상회탈출, 뇌관류가 저하된 높은 뇌압 상승, 약물중독(atropine, LSD, cocaine, amphetamine) 등의 가능성이 있으며, 양측 동공이 심하게 수축되어 pin-point pupil인 경우에는 뇌간병변이나 opioid 중독 등을 의심할 수 있다. Opioid 중독이 의심되는 경우라면(3대 징후: 의식저하, 느린 호흡, pin-point pupil) antidote로 날록손(naloxone, 0.1~0.4 mg IV, 5세 이하에서는 0.1 mg/kg)을 사용해 볼 수 있다.

### (2) 뇌탈출(Brain herniation)

뇌탈출 증후군은 두개강 내 부피와 뇌압의 증가가 자연적 보상수준을 초과할 때 발생하는데 uncal transtentorial, central transtentorial, cerebellotonsillar, upward transtentorial 등 4가지 종류가 있다. 즉각적인 신경외과적 중재술을 시행하지 않는다면 대부분 사망하기 때문에 뇌탈출 증후군에서 발생하는 징후를 알아둘 필요가 있다. 가장 흔한 유형은 uncal herniation이다. 측두엽의 uncus가 tentorium을 통해 하방으로 위치하면서 발생한다. Uncal transtentorial herniation은 3번 뇌신경을 압박하여 비대칭동공과 안검하수가 발생하고 대광반사가 약해지며(sluggish) 동측의 동공이 산대 및 고정된다. 탈출이 더 진행하게 되면 pyramidal tract을 압박하고, 반대측의 운동 마비(motor paralysis)를 유발하게 된다. Central transtentorial herniation은 덜 흔하며 전두엽이나 후두엽의 병변이 있을 때 주로 나타나게 된다. 가장 특징적인 징후는 양측의 축동(pin-point pupil), 양측의 Babinski's signs, 근긴장도의 증가이다. Cerebellotonsillar herniation은 cerebellar tonsil이 foramen magnum을 통해 탈출할 때 발생한다. 이 경우 축동(pin-point pupil), 이완성 마비(flaccid paralysis), sudden death가 발생하게 된다. Upward transtentorial herniation은 posterior fossa 병변에 의해 발생하며 축동(pin-point pupil)과 수직 방향의 안구 운동 소실로 아래측 방향으로의 동향주시(conjugate gaze)가 발생하게 된다(표 5.8).

경추 부위에서는 경추 압통, 피하기종, 기도 편위, 후두 골절 등을 확인해야 한다.

이어 흉부에서는 개방성 기흉, 긴장성 기흉, 대량 혈흉 외에도 흉부의 움직임을 통한 동요흉을 진단할 수 있으며, 흉곽을 만져 압통이

**표 5.8** 뇌탈출의 종류와 소견

| 뇌탈출 종류 | 임상소견 |
|---|---|
| uncal transtentorial | anisocoria, ptosis, sluggish light reflex<br>ipsilateral pupil dilatation & fixed<br>controlateral motor paralysis |
| central transtentorial | pin-point pupil<br>bilateral Babinski's signs<br>increased muscle tone |
| cerebellotonsillar | pin-point pupil, flaccid paralysis, sudden death |
| upward transtentorial | pin-point pupil, downward conjugate gaze |

있는 경우 흉골이나 늑골 골절의 가능성을 의심할 수 있다. 또한 청진을 통해 기흉과 혈흉을 의심해 볼 수 있다. 또한 멀게 들리는 심음과 저혈압, 경정맥 팽대 등이 관찰되는 경우 심낭압전(cardiac tamponade)의 가능성이 있으나 신체검진 소견으로 진단하기 어려우므로 심장초음파나 FAST를 시행하여 심낭삼출액이 있는지 확인해야 한다. 흉부 X-ray에서 종격동 넓어짐(mediastinal widening)이 관찰되는 경우에는 대동맥박리나 손상을 의심해 볼 수도 있다. 늑골 골절의 경우 약 50% 가까이 엑스레이에서 관찰되지 않을 수 있으므로 임상적으로 의심되면 CT 등의 정밀검사를 필요로 한다. 이후 복부를 관찰하는데, 복부는 장기도 많으며 명확하지 않은 출혈의 원인이 되는 경우도 많기에 주기적으로 반복 검사가 필요하다. 신체검사 소견이 정상이라고 해서 복부손상을 배제할 수 없으며 역시 초기 FAST에서 혈복강 소견이 관찰되지 않았다고 해서 혈복강을 배제할 수 없다. 복부손상이 의심되는 경우 초기부터 외과 의사의 개입이 필요하다. 회음부의 손상도 확인한다. 도뇨관 삽입 전에 요도 손상 가능성을 확인해야 하며 필요한 경우 역행성 요로촬영 이후 결정해야 한다. 특히 골반골절은 대량 출혈을 야기하여 사망 가능성이 있으므로 골반의 과도한 조작은 피해야 한다. 반드시 pelvis AP 영상을 통해 불안정한 골반손상 여부를 확인해야 한다.

항문검사는 장관 내의 혈액, 직장벽의 견고성(integrity), 항문괄약근(spincter tone) 등을 확인하는 것이 목적이다. 다음으로 근골격계의 변형이나 상처, 비정상적 움직임 등이 있는지 확인하고 맥박을 촉지한다. 의식이 있다면 통증, 압통, 감각도 확인한다. 신체검진이나 엑스레이상 특이 소견이 없더라도 혈관이나 신경 손상이 가능하다. 근육이나 인대손상은 물론 구획증후군 등 허혈이나 신경혈관 손상 등의 가능성을 염두에 둬야 한다. 특히 환자가 불안정한 경우나 초기 일차평가를 마치지 않은 상태에서, 또는 다른 병원으로 신속히 전원가는 경우, 불필요한 사지 엑스레이 등을 시행하지 않도록 주의해야 한다. 이후 GCS, 동공반응 등 신경학적 평가도 주기적으로 반복해야 하며 의식이 감소하는 경우, 뇌손상의 악화, 쇼크의 진행, 산소화 및 환기 적절성 등을 반드시 확인해야 한다. 이후 환자의 등 부위를 확인하기 위해서는 통나무굴리기 법(log-roll)을 이용하여 시진과 촉진을 한다(그림 5.19). Log-roll을 하기 위해서는 최소 4인의 인원이 필요하다. 1명은 머리 쪽에 위치하여 환자를 돌리면서 척추를 해부학적 중립자세로 유지시켜 줘야 하며 등 부위의 상처를 확인하고 의식이 있는 경우 척추의 통증과 압통 여부도 신속하게 파악한다. 병원전 단계에서는 보통 환자를 스쿱에 옮길 때 log-roll을 시행하기 때문에 비교적 초반에 구급대원이 확인하게 될 수도 있다.

이후 CT 등 정밀검사를 시행하게 되는데 중증외상 환자의 경우 보통 brain, cervical spine, chest, abdomen (pelvis 포함) 부위까지

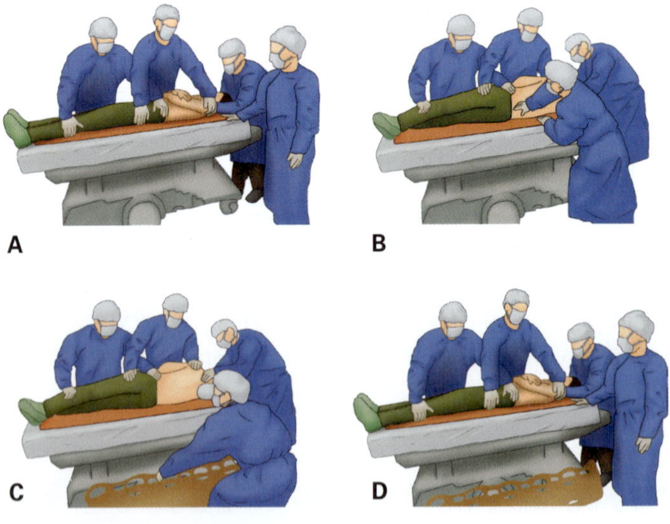


그림 5.19 통나무굴리기 법

CT를 찍는 경우가 많다. 신속하게 평가하고 CT를 찍어야 하며, 환자의 활력징후가 불안정한 경우 무리해서 CT를 진행하지 말고 안정화시킨 후 진행한다.

## 5. 외상성 뇌손상(Traumatic brain injury, TBI) 분류

GCS 점수에 따라 다음과 같이 구분한다. GCS 13~15를 mild, 9~12를 moderate, 3~8을 severe TBI로 구분한다.

## 6. 외상성 뇌손상 환자의 치료

뇌는 약 1.4 kg으로 두개강 용적의 80% 정도를 차지한다. 체중의 2% 정도 밖에 안되지만, 산소소모량의 20%를 소비한다. 뇌에 산소를 전달하는 양은 뇌혈류량과 뇌관류압, 혈중 산소농도 등으로 결정되며 뇌혈류량(cerebral blood flow, CBF)은 이산화탄소 분압, 혈압, pH 등에 의해 조절된다.

- 뇌혈관의 수축: 고혈압, 저탄산혈증, 알칼리증
- 뇌혈관의 확장: 저혈압, 고탄산혈증, 산증

뇌혈류량은 정상적으로는 평균동맥압(mean arterial pressure, MAP) 변화에 따라 혈관이 수축 또는 이완됨으로써 일정하게 유지되는데(autoregulation), 평균 동맥압이 50~150 mmHg 범위에서 나타나며 이 범위를 벗어나면 MAP에 비례하게 된다. 혈중 산소농도가 부족해지면 원활한 산소공급을 위해 뇌혈관이 확장된다. 이때 혈액뇌장벽이 붕괴된 경우라면 뇌혈류량이 증가하면서 혈관성 뇌부종을 발생시킨다. 그러므로 TBI 환자에서는 이차 뇌손상을 방지하기 위해 저산소증을 교정 및 예방하는 것이 중요하다.

### (1) 초기 치료

TBI에서 응급실 내 일차적인 목표는 저혈압, 저산소증, 뇌압 상승 등을 교정하여 이차손상을 최소화하고 동반손상을 확인 및 교정하는 것이다.

#### ① 혈압유지

저혈량은 TBI 환자의 예후를 악화시킨다. 또한 overload 역시 좋지 않으며 저나트륨혈증은 뇌부종을 악화시킬 수 있어 등장성 용액을 이용하여 정상 혈량(normovolemia)으로 유지하는 것이 좋다. 우선 혈압이 낮은 경우에는 수액 처치를 통해 평균동맥압을 80 mmHg 이상으로 유지한다(표 5.9). 평균동맥압이 낮은 경우 사망률이 증가한다고 알려져 있으므로 수액 처치를 통해 적정 혈압을 유지해야 한다. 수액의 종류로는 포도당이 함유된 수액은 뇌조직에 해로워 생리식염수나 하트만 용액을 추천한다. 수액을 충분히 공급했음에도 저혈압이 교정되지 않는다면 혈압상승제를 고려한다. 두개강 내 출혈만으로는 출혈성 쇼크를 유발하지 않으므로 만약 환자가 쇼크라면, 신경성 쇼크를 포함하여 다른 쇼크의 원인을 확인해야 한다.

평균동맥압(mean arterial pressure) = (SBP + DBP + DBP)/3

표 5.9 TBI 환자에서 목표 혈압

| 연령 | 목표 혈압 |
|---|---|
| | Maintain MAP at ≥80 mmHg |
| 50~69세 | Maintain SBP at ≥100 mmHg |
| 15~49세<br>≥70세 | Maintain SBP at ≥110 mmHg |

### ② 저산소증 예방

혈중 산소농도가 부족해지면 원활한 산소공급을 위해 뇌혈관이 확장되고, 이 때 혈액뇌장벽이 붕괴된 경우라면 뇌혈류량의 증가로 혈관성 뇌부종을 유발할 수 있다. 그러므로 TBI 환자에서는 이차 손상을 방지하기 위해 저산소증을 교정해야 한다. pulse oximetry를 이용한 산소포화도는 98% 이상을 유지하고 동맥혈가스검사(ABG)를 확인하기까지는 100% 산소를 준다. $PaO_2$는 100 mmHg 이상을 유지하고, $PaCO_2$는 35~45 mmHg 정도로 유지한다. 25 mmHg 이하로 장기간 과호흡을 유지하는 것은 권장되지 않는다. $PaCO_2$가 30 mmHg 이하로 유지되면 뇌혈관수축이 일어나 허혈에 빠질 위험이 있고 45 mmHg 이상으로 유지 시에는 뇌압이 상승할 수 있다. 예방적 과호흡은 권고하지 않는다.

### ③ 뇌압조절

뇌관류압(cerebral perfusion pressure)은 MAP-ICP로 정의된다. MAP 50~150 mmHg에서는 CBF를 일정하게 유지시키지만 자가조절(autoregulation) 상태를 벗어난 범위에서는 MAP가 낮은 경우 뇌허혈이 발생하고 너무 높으면 뇌압 상승이 일어나게 된다. 정상 뇌압은 휴식기에 약 10 mmHg로 알려져 있고, 15 mmHg 이상 시 뇌압상승이라 정의된다. 22를 초과하면 예후가 불량하다. 뇌압은 10~15 mmHg로 유지해야 한다. 생명이 위협해질 수 있을 정도로 뇌압이 상승하게 되면 Cushing reflex(고혈압, 서맥, 불규칙한 호흡 양상)가 나타날 수 있다.

$$CPP = MAP - ICP$$

- 우선 두부를 30° 정도 거상한다. 머리 부분을 높게 유지하여 뇌압을 낮추고 CBF를 개선하려는 목적으로 시행하며 자가조절 기

전의 유지 정도, 뇌순응도(brain compliance) 등 여러 요소에 영향을 받으며, 두부 거상이 정말 효과가 있는지에 대해서는 논란이 있다. 그러나 뇌압상승 가능성이 있는 경우에 권고되는 자세이다. MAP가 80 mmHg 이상 유지되는 환자에게 적용할 수 있는데, 두부 거상 자세로 뇌내 평균 압력을 낮출 수 있기 때문이다. 또한 경추 손상 여부를 확인하지 않은 환자에서도 30° 정도의 두부 거상은 가능하다.

- 뇌압상승의 징후가 있을 경우, $PaCO_2$가 25~30 mmHg 정도가 되도록 단시간 과호흡을 유도하는 방법이 있다. 다만 장시간 하는 경우 과도한 저탄소혈증을 유발하여 뇌허혈로 이어질 수 있어 권장되지 않고 craniectomy 등 다른 치료를 준비하는 동안 가교 요법(bridging therapy)으로 사용한다. 과호흡을 유도하면 30초 내 효과가 나타나고 8분 정도에 최고 효과를 나타낸다고 알려져 있다.
- 그 외 20% mannitol (0.25~1 g/kg)을 덩이주사하는 방법이 있다. 만니톨은 삼투성 이뇨제로 뇌부종을 감소시키고 뇌압을 낮춘다. 그러나 osmotic diuresis를 유발할 수 있으므로 저혈압 환자(수축기혈압 90 미만)에서는 사용하지 않는다. 저혈량이 아닌 환자에서 의식저하, 동공확대, 반신마비(hemiparesis)가 있는 경우에 만니톨을 사용할 수 있다. 1 g/kg를 5분간에 걸쳐 정주한다. 만니톨을 사용하는 경우 혈중 삼투압을 모니터링해야 한다(<320 mOsm/kg).
- 고장성 용액(hypertonic saline)은 적절하게 수액 처치가 되지 않은 환자에서 만니톨의 대체 요법으로 사용할 수도 있다. Brain Trauma Foundation은 현재 급성 뇌압상승에서는 만니톨을 사용하도록 권고하고 있다. 이뇨작용을 하지 않으므로 혈압이 낮은 환자에서는 만니톨 대신 고려할 수 있다. 대부분의 응급실에서는 3% 생리식염수를 보유하고 있으며 사용하게 된다면 250 mL을

30분에 걸쳐 투여한다. 고장성 용액을 사용하는 경우 삼투압과 혈중 Na 수치를 주기적으로 체크해야 한다.

- Barbiturate 혼수유도(phenobarbital)는 뇌대사 요구량과 뇌압을 감소시키는 목적으로 사용되기도 하는데, 혈압이 안정적인 환자에게 적용 가능하다. (자세한 내용은 barbiturate 챕터 참고)
- 스테로이드는 명확한 치료적 유효성이 입증되지 않아 추천하지 않는다.

### (2) 항경련제

경련은 저산소증, 고탄산혈증, 뇌압상승 등으로 뇌손상을 가중시킨다. 항경련제(phenytoin) 사용이 초기 경련 위험을 60% 정도 감소시키지만 후기 경련의 위험을 감소시키지 못하는 것으로 알려져 있다. 경련을 하는 경우 효과적이고 빠른 작용을 나타내는 benzodiazepine 계열 약물이 추천되고 lorazepam (Ativan) 0.05~0.15 mg/kg 등을 사용할 수 있다. 대체약물로는 diazepam 0.1 mg/kg로 10분 간격으로 총 20 mg까지 정주할 수 있다. 기타 phenytoin이나 fosphenytoin도 사용할 수 있다. 뇌 회복을 지연시킬 수 있으므로 예방적 항경련제의 사용은 권장하지 않고, 꼭 필요한 경우에만 사용하는 것이 좋다. phenytoin을 사용하는 경우 loading dose로 1 g을 정주하고 (주입속도를 50 mg/min을 넘지 않도록) 유지용량은 8시간 동안 100 mg을 투여한다. 혈중 농도를 확인하면서 용량을 조절한다.

### (3) 예방적 항생제

두부 관통상, 개방성 두개골 골절, 두피 열상 등이 동반된 경우 적응증이 된다. Ceftriaxone 2 g IV와 vancomycin 1 g IV를 투여한다.

### (4) 적절한 진통제 사용 역시 중요하다.

저용량의 마약성 진통제(narcotics)를 사용하여 통증을 억제할 수 있으며 필요한 경우 naloxone을 투여하면 마약성 진통제의 효과가 사라진다(antidote).

### (5) 혈당조절

고혈당은 신경학적 손상 환자에서 예후를 좋지 않게 하므로, 고혈당을 조절할 필요가 있다. 인슐린을 사용하여 100~180 mg/dL로 유지되도록 한다.

### (6) 체온조절

고열 역시 예후를 좋지 않게 한다. 정상 체온을 유지하도록 한다. 통상적인 저체온 요법은 치료 효과에 대한 유효성이 명확하지 않다.

### (7) 진정(Sedation)

Long-acting paralytic 진정제의 사용은 가급적 피하는 것이 좋다. 작용시간이 짧은 약제를 선택한다. Short-acting IV benzodiazepine 계열 약물이 추천된다. midazolam을 사용할 수 있으며 flumazenil을 투여하게 되면 benzodiazepine 효과가 사라진다(antidote).

Brain Trauma Foundation과 American College of Surgeon에서는 agitation 등의 부작용으로 ketamine을 권고하지 않는다.

### (8) 고압산소 치료(Hyperbaric oxygen therapy)

고압산소 치료를 시행하면 산소분압을 올릴 수 있어 이론적으로 뇌부종을 감소시킬 수 있다고 알려져 있지만 유효성이 명확하게 입증되지 못해 추천하지 않는다.

## 7. 항응고제/항혈소판제 복용 환자

항응고제나 항혈소판제를 복용하는 환자들은 즉시 international normalized ratio (INR)을 확인하고 수치에 따라 치료 계획을 세우는 것이 필요하다. 항응고제나 항혈소판제를 복용하는 환자들의 brain CT가 정상일 때는 길항제(antagonist)를 사용할 필요는 없다.

Aspirin 등의 항혈소판제를 복용 중인 intracranial hemorrhage 환자에서 혈소판의 일상적 수혈의 근거는 불충분하다.

와파린(warfarin)을 복용하던 환자들에서는 프로트롬빈 농축제(prothrombin complex concentrate), 신선동결혈장(fresh-frozen plasma), vitamin K 등으로 응급실에서부터의 처치가 필요한데 INR 상승 정도와 출혈 동반 여부에 따라 치료가 결정된다. 출혈을 동반하지 않은 채 INR이 5이하인 경우, 추가적인 와파린 복용을 중단한다. 출혈이 동반되지 않은 INR 5~9인 환자는 추가 와파린 복용 중단과 함께 경구용 vitamin K를 1~2.5 mg 투여한다. INR이 9를 초과하지만 출혈이 동반되지 않은 환자는 경구용 vitamin K를 5 mg 투여한다. INR 상승과 함께 출혈이 동반된 환자는 10 mg의 vitamin K를 정맥 투여하고 신선동결혈장과 프로트롬빈 농축제를 투여한다. vitamin K를 정맥 주사하는 경우에는 덩이주사 하지 말고 20~30분 정도에 투여하도록 한다.

Dabigatran(프라닥사)의 길항제로 사용되는 idarucizumab(프락스바인드 수사제)은 조절되지 않는 출혈이나 응급 수술 시에 사용이 허가되어 있어, dabigatran을 복용 중이던 TBI 환자에서 idarucizumab을 권장한다. 권장 용량은 5 g을 정주하는데, 2.5 g/vial이므로 2번 연속으로 투여한다.

재조합 제7a인자(recombinant factor VIIa, rFVIIa)는 혈우병 치료제로 개발된 지혈제이다. 기존의 응고 장애가 없던 외상성 두개강내 출혈 환자에서의 유효성에 대해서는 임상결과가 다양하여 현재 일상적 사용은 권고하지 않는다.

Andexanet alfa는 indirect inhibitor (enoxaparin, 크렉산, 크녹산 등)뿐만 아니라 경구용 direct factor Xa inhibitor (edoxaban)의 길항제이다. Ciraparantag은 indirect inhibitor (enoxaparin), direct thrombin, factor Xa inhibitors의 길항제이기도 하다. 그러나 TBI에서 이 길항제들의 효과에 대해서는 근거가 아직 없다.

헤파린 유도 혈소판감소증(heparin-induced thrombocytopenia)으로 인한 혈전성 합병증의 치료는 direct thrombin inhibitors (lepirudin, argatroban), factor Xa inhibitors (fondaparinux), heparinoids (danaparoid) 등을 사용할 수 있다.

헤파린으로 인한 출혈 환자는 그리 흔하진 않지만 투석 카테터 등을 사용 중이던 환자에서 종종 나타날 수 있다. 우선 헤파린을 중지하고 protamine sulfate를 길항제로 사용한다. 헤파린 100 unit당 protamine sulfate 1 mg을 투여한다. protamine sulfate는 low-molecular weight heparin (LMWH, enoxaparin 등)에도 어느 정도 길항작용을 나타내지만, unfractionated heparin에서 더 큰 효과를 나타낸다. LMWH의 길항제로 사용한다면 LMWH 1 mg당 protamine sulfate 1 mg을 투여한다. 투여 시 10분 동안 50 mg의 속도를 넘지 않도록 한다(표 5.10).

**표 5.10** 항응고제 및 항혈소판제

| | 성분명 (상품명) | 길항제 (상품명) | 비고 |
|---|---|---|---|
| 항혈소판제 | aspirin (아스피린) | – | – |
| | clopidogrel (플라빅스) | – | – |
| 항응고제 | warfarin (와파린, 와르파린, 쿠파린 등) | Vitamin K (비타민 K1) | INR ≤5 without bleeding: warfarin 중단<br>5<INR<9 without bleeding: warfarin 중단, oral vit K 1~2.5 mg<br>INR ≥9 without bleeding: warfarin 중단,<br>oral vit K 5 mg<br>INR elevation with bleeding: warfarin 중단, IV vitamin K 10 mg |
| direct thrombin inhibitor | dabigatran (프라닥사) | idarucizumab (프락스바인드) | 2 vial (5 g)을 각각 5~10분에 걸쳐 IV |
| | | eptacog alfa (rFVIIa) (노보세븐알티) | 일상적 투여는 권고하지 않음 |
| | heparin (헤파린) | protamine sulfate(프로타민) | 헤파린 100 unit당 protamine sulfate 1 mg IV |
| LMWH | enoxaparin (크녹산, 크렉산) | protamine sulfate(프로타민) | LMWH 1 mg당 protamine sulfate 1 mg IV |

LMWH: low-molecular weight heparin

**표 5.11** 기타 약물정리

| 구분 | 약물 | 용량 | 특징 및 효과 |
|---|---|---|---|
| 지혈제 | tranexamic acid | 1 g IV<br>over 10 min<br>이후 1 g<br>over 8 hrs | 손상 3시간 이내 투여 |
| 길항제 | naloxone | 0.1~0.4 mg IV | opioid 중독 의심시 사용<br>onset 2~3분 |
| | | | 성인: 0.4 mg IV<br>소아:<br><10 kg: 0.1 mg IV/IM<br>10~20 kg: 0.2 mg IV/IM<br>20~40 kg: 0.4 mg IV/IM |
| 길항제 | flumazenil | 0.2 mg IV<br>총 1 mg 넘지 않도록 | benzodiazepine 중독 의심 시 사용<br>onset 5분 |
| 항경련제 | lorazepam (Ativan) | 0.25~0.1 mg/kg IV | 10~20 kg: 1 mg IV/IM<br>20~40 kg: 2 mg IV/IM<br>40~60 kg: 4 mg IV/IM<br>>70 kg: 4 mg IV/IM |
| | diazepam | 0.1 mg/kg IV | 10~20 kg: 1.5 mg IV/IM<br>20~40 kg: 2 mg IV/IM<br>40~60 kg: 5 mg IV/IM<br>>70 kg: 5 mg IV/IM |
| | midazolam | 0.1 mg/kg IV | 성인: 3~5 mg IV/IM |
| | phenytoin | loading 1 g<br>maintain 100 mg | |

## 참고문헌



[1] 대한응급의학회, 대한외상학회: 한국전문외상처치 ed 2. 군자출판사, 2016, pp33-50

[2] American College of Surgeons: *Advanced Trauma Life Support, student course manual* ed 10. American College of Surgeons, 2018, Chapter 1-4. pp2-81, Chapter 6. Head trauma, pp103-126

[3] Brain Trauma Foundation: *Guidelines for the management of severe traumatic brain injury*, ed 4. Pp25-120

[4] Edward TC: *Airway management in adults after cervical spine trauma, Anesthesiology* 104:1293-1318, 2006

[5] Judith ET: *Tintinalli's Emergency Medicine: A comprehensive study guide* ed 9. Mc Graw Hill, 2020, Chapter 257. Head trauma, pp1683-1695

[6] Marehbian J, Muehlschlegel S, Edlow BL, et al.: *Medical management of the severe traumatic brain injury patient. Neurocrit Care*. 27(3): 430-446, 2017

[7] Mutschler A, Nienaber U, Brockamp T, et al.: *A critical reappraisal of the ATLS classification of hypovolaemic shock: does it really reflect clinical reality? Resuscitation* 84: 309–313, 2013

[8] Ron MW: *Rosen's Emergency Medicine: concepts and clinical practice,* ed 10. Elsevier, 2023, Chapter 33. Head trauma, pp294-322

**Neurointensive Care**
& Medicine

CHAPTER 06

# 뇌압 상승의 치료



1. 고삼투압 치료는 뇌압을 낮추는 대표적인 치료이다. 대표적인 고삼투압 치료 제제인 만니톨과 고장성생리식염수에 대한 기본적인 지식과 이론적 배경을 알아본다.
2. 적절한 뇌척수액 배액을 통해 뇌압을 조절 할 수 있다.
3. 환기 조절을 통한 혈중 $CO_2$ 농도의 변화에 따른 뇌혈류변화를 이해하고 과환기를 통한 뇌압감소치료와 주의점을 숙지한다.
4. 바비튜레이트 혼수 치료의 뇌압감소 기전을 이해하고 올바른 모니터링을 통해 부작용을 최소화하고 치료 효과를 이끌어내는 적정 용량을 유지할 수 있다.

## 6.1 서론

뇌압 상승에 대한 적절한 치료는 결과적으로 뇌혈류량을 유지하여, 뇌손상을 줄이기 위해 필수적이다. 뇌압 상승의 치료는 수술적인 방법과 내과적인 방법으로 나누어서 볼 수 있다. 주로 신경계 중환자실에서 이루어지는 대부분의 치료는 내과적인 치료이지만, 다량의 뇌출혈 또는 광범위 뇌경색 후 뇌부종이 심한 경우, 또는 뇌종양으로 인한 종괴 효과로 인하여 신경학적인 악화를 보이는 경우는 내과적인 치료에 앞서 수술적인 치료를 고려하는 것이 필요하다.

내과적인 치료를 하는 과정에서 적응증이 되는 경우에 뇌압측정기(ICP sensor)를 삽입하는 것을 고려할 필요가 있을 것이다. 내과적인 치료의 진행은 단계적으로 시행을 할 수도 있으며, 필요한 경우 여러 단계의 방법을 동시에 적용할 수도 있다.

뇌압 상승을 막기 위한 일반적인 처치와 뇌압 상승 여부에 따라서 적극적으로 시행하는 방법은 아래의 표 6.1.1과 같이 정리할 수 있다. 다음 장에서부터는 각각에 대해서 보다 자세히 알아보고자 한다.

**표 6.1.1**

| 예방적으로 해야하는 일반 처치 | 뇌압 상승에 따라 선택할 수 있는 적극적인 처치 |
|---|---|
| 기도 유지 및 기계 환기 치료 | 진정 및 통증 조절 |
| 적절한 혈장량 및 혈압, 뇌관류압 유지 | 고 삼투압 치료 |
| 적절한 자세 유지 | 적절한 스테로이드 사용 |
| 체온 조절 | 바비튜레이트 혼수 치료 |
| 혈당 조절 | 목표 체온 치료 |
| 경련 예방 | 뇌척수액 배액 또는 감압적 개두술 등 수술적 치료 |

## 6.2 자세(Head-up position)

**핵심 요약**

Head elevation 30~40°를 유지한다. 이때 수술 부위가 압박되지 않도록 주의하며, 경정맥(jugular vein)의 압박이나 접힘이 없도록 해야 한다.

### 1. 이론적 배경

Head-up position 30~45°를 하는 경우에는 뇌혈류(CBF), 뇌의 산소요구량(cerebral metabolic rate of oxygen, $CMRO_2$) 및 뇌혈관 저항(CVR)에는 특별한 변화가 없이 두개강내의 정맥 배수를 돕고 뇌척수액과 뇌정맥내 혈류량을 감소시킴으로써, Monro-Kellie doctrine에 의해 두개강내의 전체 용적을 감소시켜 뇌압의 감소를 가져올 수 있다.

↓Total IC volume = Brain Parenchyme + CSF↓ + Blood↓

하지만 head-up position 45° 이상 올리는 경우에는 복압상승, 심박출량(cardiac output)이 변하와 대뇌관류압(CPP)에 영향은 주어 역설적으로 뇌압이 상승하는 경우도 있어서 주의를 해야 한다. 또한 뇌부종 또는 뇌압이 너무 상승되어 두개강내에서 정맥 순환이 되지 않는 경우에는 그 효과가 떨어질 수 있을 것이다.

욕창 방지를 위한 체위 변경시에 목펴짐(neck streightening)을 유지하는 것은 중요하다. 목이 한쪽을 쏠리어 경정맥의 배액(jugular venous drainage)을 방해하면 뇌정맥압의 상승을 유발하여 결과적으

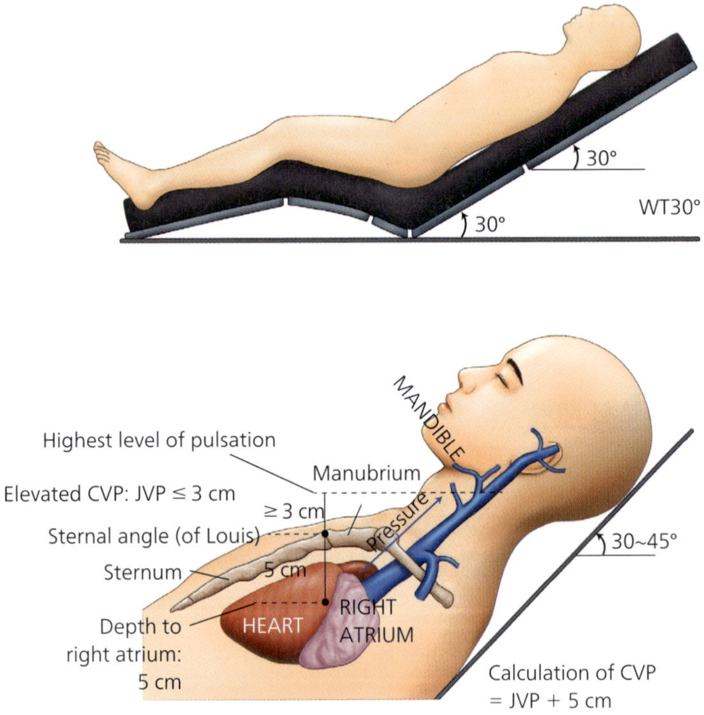


**그림 6.2.1 적절한 head-up position과 목펴짐 자세**

로 두개강 내압을 올릴 수 있다. 머리 양쪽에 부드러운 지지물을 말아 두어 목이 비틀어지지 않게 하는 것이 효과적이다. 또한 경정맥(jugular vein) 도관은 가급적 피하도록 한다.

감압적 두개골 제거술을 받은 환자들의 경우에는 위의 내용과 더불어 수술 부위(craniectomy site)가 눌리지 않도록 해야 한다. 또한 다발성 외상 환자의 경우 경추 손상이 있는 경우에는 추가적 손상방지를 위해 주의해야 한다.

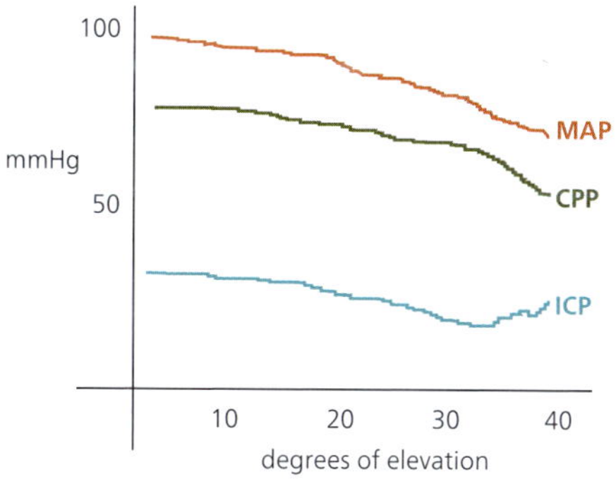


그림 6.2.2 head-up 30~45°에서 MAP/CPP에 영향이 적고, ICP 감소 효과가 가장 좋음을 보여준다.

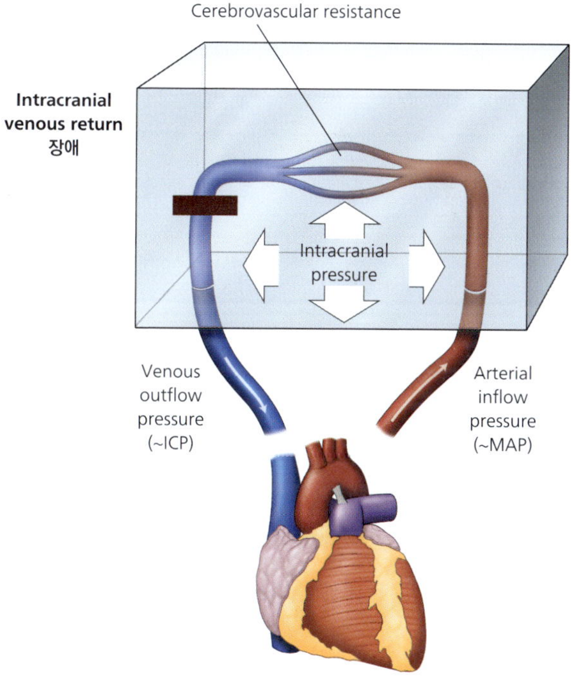


그림 6.2.3 두개강 내의 정맥 순환 장애가 있는 경우 경정맥을 통한 정맥 배수 효과는 떨어질 수 있다.

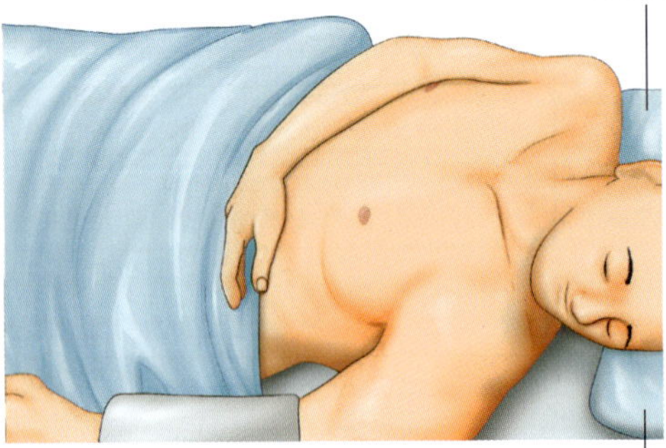


**그림 6.2.4** 감압적 두개골 제거술(decompressic craniectomy)을 받은 환자의 경우 자세 변경 시에 수술 부위가 압박이 되지 않도록 하는 것이 중요하다.

# 6.3 통증 조절 및 진정요법

신경계 중환자실 환자에서 발생한 통증(pain), 심한 흥분(irritability) 및 초조(agitation)에 대한 부적절한 치료는 환자의 뇌압 상승으로 이어질 수 있다. 뇌압은 뇌조직의 관류에 영향을 미치는데, 급격한 뇌압의 상승은 뇌출혈의 발생은 물론 뇌혈류량 감소에 의한 뇌손상을 악화시킬 수 있다. 실제 뇌 수술 후 관리, 인공호흡기 유지 및 각종 중환자실 술기 진행시에 환자의 상태에 따라서 적절하게 진통과 진정요법을 시행하여야 한다. 이를 위해서는 신경계 중환자실에서 사용 가능한 통증 및 진정평가 척도, 진통제와 진정제 종류 및 약리학적 특성에 대해 이해해야 한다.

## 1. 통증 조절

### 1) 통증의 평가

통증은 주관적이고 느끼는 심한 정도에 개인차가 발생하므로 최대한 객관적으로 통증을 정량화 하는 것이 중요하다. 환자 스스로 통증에 대한 표현이 가능한 경우 통증 척도(numerical rating scale, NRS 0~10점)가 많이 사용된다. 하지만 대부분 신경계 중환자들은 의식의 혼돈, 뇌압저하 목적의 진정, 기계 호흡 등으로 인해 스스로 정확한 통증의 표현이 어려운 경우가 많아 행동 통증 평가도구인 behavioral pain scale (BPS) 혹은 critical care pain observation tool (CPOT)를 이용하여 평가하게 된다.

### 2) 진통제 사용

통증이 발생하면 우선 환자에게 통증을 유발할 가능성이 있는 원인을 우선 파악하여 적절하게 대처하는 비약물 요법이 먼저 추천된다. 하지만 신경 중환자의 많은 경우 보존적 요법에 효과를 보이지 않아서 진통제를 사용하게 된다. 사용 가능한 진통제는 마약성 진통제와 비마약성 진통제로 분류할 수 있다(표 6.3.1). 마약성 진통제는 아편 수용체를 주로 자극하여 통증의 전달을 억제하여 진통 효과를 나타내게 되는데, 아편유사제 수용체에 결합하는 강도에 따라 구분한다. 수용체에 강하게 결합하여 강한 진통 효과를 보이는 대표적 약물에는 모

**표 6.3.1** 신경계 중환자실에서 사용하는 주요 진통제 종류 및 약리작용

| 종류 | 약제(경로) | 작용시간 /반감기 | 용량 (L: Loading M: Maintenance) | 부작용 |
|---|---|---|---|---|
| 마약성 | 모르핀 (IV) | 5~10 min /3~4 hr | L (2~10 mg), M (2~30 mg/hr) | 저혈압, 서맥, 위장관 운동기능저하, 장마비 |
| | 펜타닐 (IV) | 1~2 min /2~4 hr | L (1~2 μg/kg), M (0.7~10 μg/kg/hr) | 호흡근경직 |
| | 레미펜타닐 (IV) | 1~3 min /3~10 min | L (1.5 μg/kg), M (0.5~15 μg/kg/hr) | 무호흡, 근육경직 |
| 비마약성 | 케타민 (IV) | 30~40 sec /2~3 hr | L (0.1~0.5 mg/kg), M (0.05~0.4 mg/kg/hr) | 혈압상승, 심박수상승, 뇌압상승(?) |
| | 아세트아미노펜(IV) | 30~60 min /2~4 hr | 325~1000 mg q 4~6 hr (maximum dose ≤4 g/day) | 간기능장애 |
| | 이부프로펜 (IV) | 25 min /1.8~2.5 hr | 400~800 mg q 6 hr (maximum dose ≤3.2 g/day | 위장관출혈, 신기능장애 |
| | 케토락 (IV/IM) | 10 min /2.4~8.6 hr | Initial (30 mg), 15~30 mg q 6 hr (maximum dose≤120 mg/day, ≤5 days) | 위장관출혈, 신기능장애 |

IV, intravenous; IM, intramuscular

르핀(morphine), 펜타닐(fentanyl) 등이 있고, 약한 진통 효과를 나타내는 약물은 코데인과 트라마돌이 있다. 국내에서 트라마돌은 약물 의존성과 부작용이 다른 마약성 진통제에 비해 적어 마약류로 분리되지는 않는다. 비마약성 진통제에는 케타민(ketamine), 아세트아미노펜(acetaminophen), 비스테로이드소염제(nonsteroidal anti-inflammatory drug) 등이 있다.

### (1) 마약성 진통제

신경 중환자의 급성 통증에 가장 빈번하게 사용되는 약물로서 모르핀, 펜타닐, 레미펜타닐(remifentanil) 등이 있다. 모르핀은 작용시간이 길며 호흡과 기침을 억제한다. 모르핀을 투여하면 히스타민 분비가 증가하여 저혈압을 초래할 수 있으며, 활성대사물로 인해 신기능이 떨어진 환자에서 진정기간이 길어질 수 있어 주의를 요한다. 펜타닐은 항히스타민 분비에 영향을 미치지 않으며 모르핀에 비해 저혈압을 덜 야기하지만, 고용량을 빠르게 주입하게 되는 경우 혈압 저하를 유발할 수 있다. 펜타닐은 피부부착포 형태로 투여 가능한데 최고 효과가 발현되기까지는 약 12~24시간이 소요되므로 급성 진통을 조절하기 위한 목적으로는 추천되지 않는다. 레미펜타닐은 펜타닐 유도체로서 혈장 에스터분해효소(esterase)에 의해 빠르게 제거되며, 빠른 발현 시간과 짧은 작용지속시간으로 지속적인 주입 요법으로 많이 사용된다 또한 간에 의해 대사되지 않으며 신부전 환자에서도 축적이 되지 않는 장점이 있다. 하지만 사용시 서맥과 저혈압 등의 부작용이 나타날 수 있다. 마약성 진통제의 부작용을 줄이기 위해 아편유사제 수용체에 경쟁적 길항제로 작용하는 날록손(naloxone)을 투여할 수 있는데, 장기간 마약성 진통제를 사용하는 경우 금단 증상을 유발할 수 있다는 점을 주의해야 한한다.

(2) 비마약성 진통제

케타민은 N-methyl-D-aspartate 수용체 길항제로 작용하는 약물로, 강력한 진통효과가 있으나 호흡억제가 적고 기관지 평활근을 이완시켜 천식 환자에서 사용하기 유용하다. 하지만 교감신경계를 자극하여 혈압과 심박수를 증가시키기 때문에 고혈압, 심부정맥, 관상동맥 질환 환자에서는 사용을 추천하지 않는다. 아세트아미노펜은 중등도 이하의 급성 통증 및 발열에 사용할 수 있다. 항염증 효과는 없으며, 위장장애 및 혈소판 억제 작용이 없는 장점이 있으나 장기간 사용시 간독성을 유발할 수 있다. 또한 와파린과 같이 투여하는 경우 약물 상호작용에 의해 프로트롬빈시간(prothrombin time)을 증가시킬 수 있다. 비스테로이드소염제는 고리산소화효소(cyclo-oxygenase)를 비선택적, 경쟁적으로 억제하여 진통효과를 나타내는 약물로 대표적으로 이부프로펜(ibuprofen)과 케토락(ketorolac)이 있다. 일반적으로 심하지 않은 급성 통증 조절 목적으로 사용하며, 마약성 진통제와 병용 투여 시 마약성 진통제의 용량을 줄일 수 있다. 혈소판 억제 작용이 있으며, 위장관 출혈 및 신부전 등을 야기할 수 있다는 것에 유의해야 한다.

## 2. 진정 조절

### 1) 진정의 평가

신경계 중환자실에 입원한 환자들의 흥분, 불안 및 공격성은 환자의 안전을 저해하는 것은 물론 불량한 예후를 야기할 수 있어 필요 시 적절하게 진정제를 사용하는 것이 중요하다. 진정제를 사용하기 위해서는 먼저 진정에 대한 정확한 평가가 이루어져야 한다. 현재 sedation-agitation scale (SAS)과 Richmond agitation-sedation scale

**표 6.3.2** 신경계 중환자실에서 사용하는 주요 진정제 종류 및 약리작용

| 약제 | 작용시간/반감기 | 용량 (L: Loading M: Maintenance) | 부작용 |
|---|---|---|---|
| 프로포폴 | 1~2 min/3~12 hr(단기사용), 50 hr(장기사용)* | L (5 μg/kg/min over 5 min) M (5~50 μg/kg/min) | 저혈압, 췌장염, 고중성지방혈증, 프로포폴 주입증후군 |
| 덱스메데토미딘 | 5~10 min/ 1.8~3.1 hr | L (1 μg/kg/min over 10 min) M (0.2~0.7 μg/kg/hr) | 저혈압, 서맥, 기도반사 소실 |
| 미다졸람 | 2~5 min/ 3~11 hr | L (0.01~0.05 mg/kg over several min) M (0.02~0.1 mg/kg/hr) | 호흡부전, 저혈압 |
| 로라제팜 | 15~20 min/ 8~15 hr | L (0.02~0.04 mg/kg, ≤2 mg), M (0.02~0.06 mg/kg q2~6 hr prn) | 호흡부전, 저혈압, 신기능손상 |

Prn, pro re nata

(RASS)가 가장 많이 이용되는 진정평가 도구이다. 대부분의 경우 목표가 되는 얕은 진정(light sedation)은 SAS(1~7점)에서 3~4점이며 RASS(−5~+4)에서는 −2~0점이다. 하지만 신경 중환자의 심한 뇌압 상승과 혈역학적 불안정으로 인해 깊은 진정(deep sedation)이 필요한 경우 SAS 1~2점, RASS −3~−5점을 목표로 진정제를 조절한다. 진정제를 선택할 때는 약물과 환자의 특성을 모두 고려하여야 한다(표 6.3.2). 진정과 동시에 항경련 효과를 기대하기 위해서는 프로포폴이나 벤조디아제핀 계열 약물을 선택하는 것이 적절하다.

## 2) 진정제 사용

### (1) 프로포폴(Propofol)

프로포폴은 다른 약물에 비해 작용 발현시간 및 반감기가 짧아 빠른 진정 효과를 나타내며 중단 이후 의식 회복이 빠르다는 장점이 있다. 이는 프로포폴의 지용성 특성으로 정맥 투여 후 혈액-뇌 장벽(blood-brain barrier, BBB)의 투과율이 높고 말초조직으로 재분배도 빠르기 때문이다. 프로포폴을 주입하는 경우 심박동수에 큰 변화 없이 뇌압과 뇌대사율을 낮추어 뇌압 감소를 기대할 수 있다. 하지만 혈관 확장으로 인한 혈압강하 효과가 있어 저혈압 및 저혈량(hypovolemia) 환자에게 사용시 주의를 요한다. 특히 고용량의 프로포폴을 장기간 사용하는 경우 프로포폴주입증후군(propofol infusion syndrome)을 야기할 수 있어 4~5 mg/kg/hr 이상으로 48시간 사용하는 것은 권고되지 않는다. 간혹 프로포폴의 페놀 대사물로 인해 소변이 초록색으로 변하는 경우가 있는데 이런 경우 용량을 줄이는 것이 좋다.

### (2) 덱스메데토미딘(Dexmedetomidine)

덱스메데토미딘은 선택적 α2 수용체 작용 약물로서 상품명인 프리세덱스와 덱스토민으로 많이 사용되는 약물이다. 진정과 진통 효과를 동시에 기대할 수 있으며, 유의한 호흡억제를 유발하지 않고 침분비를 억제한다. 사용 중에도 환자의 각성이 상대적으로 쉽게 유도될 수 있으며, 미다졸람에 비해 섬망을 덜 야기한다. 이런 장점으로 인해 진정 상태에서 환자를 평가하기에 유리하며 기관삽관을 하지 않은 환자의 진정은 물론 발관(extubation) 이후 환자의 불편감을 줄이는 데 효과적으로 쓰일 수 있다. 하지만 노르에피네프린(norepinephrine) 분비를 저해하는 약물 기전상 저혈압 및 서맥 등이 발생할 수 있어 저혈압, 저혈량, 심부전 등이 있는 환자에서 주의를 요한다. 약물의 반감기는 약 2시간(1.8~3.1시간)이지만, 간부전 환자에서는 연장될 수 있다.

### (3) 벤조디아제핀(Benzodiazepine)

미다졸람(midazolam)과 로라제팜(lorazepam)은 신경 중환자실에서 많이 처방되는 벤조디아제핀 계열 진정제로 지용성으로 혈관-뇌장벽을 잘 통과한다. 미다졸람은 뇌의 GABA (gamma-aminobutyric acid) 수용체에 작용하여 억제성 신경전달물질인 GABA의 활성화를 통해 진정을 유도한다. 미다졸람은 다른 벤조디아제핀 약물과 비교할 때 빠르게 효과가 나타나며 지속시간이 짧으나, 신기능이나 간기능이 저하된 환자에서 사용 시 주의가 필요하다. 미다졸람은 활성 대사물질로 분해되기 때문에 신기능이 떨어지면 체내에 축적될 수 있고, 간 내 CYP450 효소에 의해 대사되므로 간기능 이상 시 혈중 약물 농도가 높아진다. 로라제팜은 미다졸람에 비해 지용성이 낮으며 신기능이나 간기능에 영향을 받지 않으나 지속적으로 주입하는 경우 젖산산증(lactic acidosis)를 유발할 수 있어 주의를 요한다. 벤조디아제핀 약물은 진정을 하기 위해 간헐적으로 사용 가능하나 지속 주입은 저혈압 및 섬망 발생의 위험이 있다. 과거에는 벤조디아제핀이 진정 목적의 일차약제로 많이 사용되었으나 현재는 단순 진정 목적의 일차약물로 잘 선택하지는 않는다.

# 6.4 고삼투압 치료 (Hyperosmolar treatment)

**핵심 요약**

**만니톨(mannitol)**

투여방법: 0.25~1.0 g/kg, 급성시 용량 1.0~1.5 g/kg

유지목표: Serum osmolality <320 mOsm/L, Osmolality gap <55 mOsm/kg

**고장성생리식염수(hypertonic saline, HTS)**

투여방법: 중심정맥(3%는 말초정맥도 가능)으로 10~20분에 걸쳐 투여 11.7% NaCl 60 mL 또는 3% NaCl 150~250 mL Bolus 투여 또는 3% NaCl 지속투여 (그림 6.4.1, 그림 6.4.2)

유지목표: Serum Na 145~155 mEq/L

## 1. 이론적 배경

고삼투압치료는 고삼투압약물을 투여하여 뇌와 혈장 사이에 삼투압 경사를 유발하여 뇌혈액장벽을 통과하는 수분의 이동을 촉진시켜 뇌부종을 감소시킨다. 이를 바탕으로 뇌손상 환자에서 만니톨 사용은 많은 가이드라인에서 뇌압 감소 치료로 추천되나 최적의 사용법에 대해서는 높은 수준의 전향적 연구자료가 부족하다. 대표적인 제제인 만니톨과 고장성생리식염수의 각 특성을 이해하고 환자의 상황에 맞게 선택하여 사용하는 것이 중요하겠다.

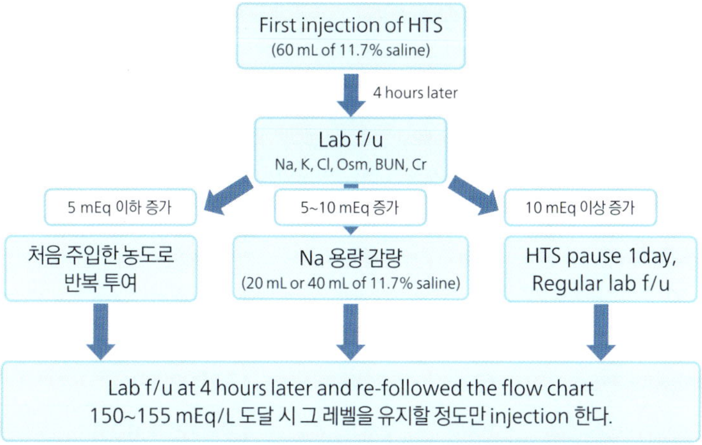


**그림 6.4.1** HTS protocol using bolus injection of 11.7% saline

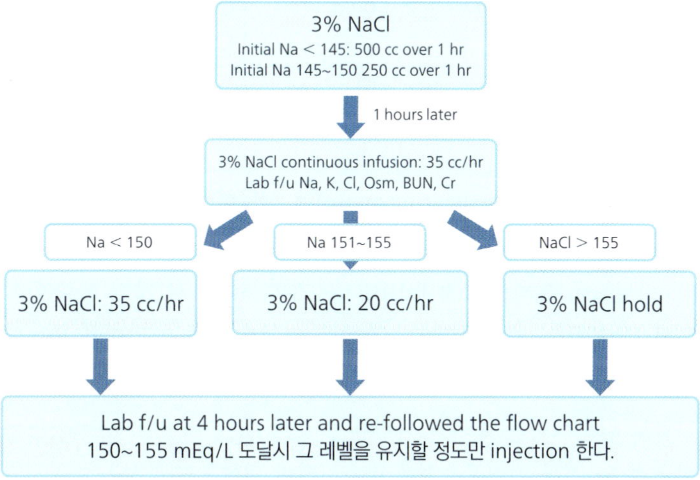


**그림 6.4.2** HTS protocol using continuous infusion of 3% saline (20%를 3%에 맞춰 계산함)

## 2. 종류 및 특징 (표 6.4.1)

**표 6.4.1** 흔하게 사용되는 고삼투압 제제 비교

| Solution | Effective mOsm/L | Reflection coefficient | Typical Initial bolus dose |
|---|---|---|---|
| Lactated Ringer's solution | 275 | 0.8 | |
| Saline 0.9% | 308 | 1.0 | |
| Saline 3% | 1027 | 1.0 | 150~250 mL |
| Mannitol 20% | 1098 | 0.9 | 0.25~1.5 g/kg |
| Saline 11.7% | 4004 | 1.0 | 60 mL |
| Saline 23.4% | 8008 | 1.0 | 30 mL |
| Urea | | 0.59 | No loger used |
| Glycerol 10% | 5715 | 0.48 | Oral 50g; IV 250 mL (25g) |

### 1) 만니톨

만니톨은 당-만노스(sugar-mannose)에 해당하는 안정적인 당 알코올이다. 만니톨은 다양한 기전으로 뇌압을 낮추는 것으로 알려져 있다. 만니톨은 혈액-뇌 장벽(BBB)을 거의 통과하지 않기 때문에(삼투성 반사계수: 0.9) 혈액-뇌 장벽을 경계로 삼투압 차이를 만들어 뇌조직으로부터 수분을 혈액내로 이동시켜 뇌의 탈수화를 초래하여 뇌압을 감소시키는 효과를 나타내는 것이 주된 기전이며 이외에 적혈구 농도, 평균 적혈구용적을 감소시키며 적혈구 변형성을 증가시켜 혈액의 점도를 낮추어 미세순환을 호전시켜 뇌압을 감소시킨다. 만니톨은 사구체를 통하여 자유롭게 여과되나 요세관에서 재흡수나 분비되지 않아 삼투압 이뇨를 유발하기 때문에 이뇨효과를 지닌다.

만니톨은 장을 통한 흡수가 불량하여 구강 투약하지 않고 정맥 투여를 하며 약물 투약 후 뇌압감소 효과는 투약 후 15~30분 후 시작하며 작용시간은 약 1.5~6시간, 이뇨는 1~3시간 후에 시작된다. 정맥 투약시 80%는 신장을 통해 배설되며 사구체 여과율(glomerular filtration rate, GFR)과 거의 동일한 제거율을 나타내며 반감기는 정상적인 신기능의 경우 0.5~2.5시간, 신부전 환자의 경우 6~48시간으로 다양하게 나타난다.

일반적으로 권장되는 용량은 0.25~1.0 g/kg이나 대체로 용량이 클수록 뇌압 감소 효과가 더 크고 뇌압 감소 기간도 더 긴 경향을 보이며 고용량 사용에 비해 저용량(<0.5 g/kg) 사용 시 뇌압이 조절되는 비율이 떨어지고 뇌압 감소효과를 보이지 못했다는 연구결과도 있어 응급시 빠르게 뇌압조절이 필요하다면 1.0~1.5 g/kg을 투여할 것을 권장한다. 말초정맥으로도 투여 가능하며 bolus로 정맥 주사하도록 한다.

만니톨 투여 시 발생할 수 있는 부작용으로는 신독성 및 전해질 이상, 혈압 저하가 있다. 고용량의 만니톨을 지속적으로 사용하는 경우 급성콩팥손상은 만니톨 용량의 상한선과 밀접한 관련이 있다. 만니톨에 의한 콩팥손상은 만니톨이 세뇨관의 액포화 현상(tubular vacuolization)을 일으키거나 혈중 만니톨 농도가 1000 mg/dL 이상인 경우 세뇨관-사구체 되먹이기 기전에 의해 신장 미세혈관을 수축시겨 허혈성 콩팥손상이 발생히는 것으로 알려져 있다. 특히 기존에 신장기능이 저하되어 있거나 혈압이 낮은 경우, 신독성 약물과 함께 사용하는 경우, 하루 200 g 이상의 만니톨을 투여하는 경우, 삼투질농도차(osmolality gap, osmolal gap, osmolar gap)이 55 mOsm/kg 이상인 경우 위험도가 증가하는 것으로 알려져 있어 주의가 필요하다. 흔히 혈장 오스몰농도 320 mOsm을 기준으로 투약여부를 결정하는 경우가 많으나 삼투질농도차가 혈중 만니톨 농도를 더 잘 반영하는

**Serum Osmolality:**

$$\text{Calculated Osm} = 2 \times \text{Na (mEq/L)} + \frac{\text{glucose (mg/dL)}}{18} + \frac{\text{BUN (mg/dL)}}{2.8} + \frac{\text{EtOH (mg/dL)}}{4.6}$$

**Osmolar Gap:**

$$\text{OG} = P_{osm} - \text{calc osm (normal: < 10)}$$

그림 6.4.3 **오스몰농도차 계산**

것으로 알려져 있다. 혈중 만니톨 농도를 측정하는 것이 가장 정확하나 임상적으로 이를 직접 측정하기는 어렵기 때문에 삼투질농도차를 이용하여 간접적으로 혈중 만니톨 농도를 추정한다. 삼투질농도차는 혈중 삼투질농도(plasma osmolality)에서 계산 삼투질농도(calculated osmolality)의 차이를 이용하여 구하는데(그림 6.4.3) 55 mosm/kg 오스몰농도차는 혈중 만니톨 농도 1000 mg/dL에 상응한다.

만니톨 투여로 인해 급성콩팥손상이 발생 시 투여 중단이 필요하며 대부분 수일 내에 회복된다. 투석을 통해 체내에 축적된 만니톨을 제거할 수 있으며 복막투석은 제거 효과가 떨어지며 혈액투석을 통해 제거하도록 한다. 혈액투석 시 혈압의 감소와 혈중 삼투압의 감소로 인한 뇌압 상승 및 뇌부종 악화를 유발할 수 있어 간헐적인 혈액투석보다는 지속신대체요법이 유리하다.

만니톨은 이뇨효과가 있어 소변량이 늘어나면서 결과적으로 순환 혈액량이 감소하여 저혈압이나 콩팥손상이 발생할 수 있으므로 수분공급을 통해 정상 혈량을 유지해야 한다.

전해질 이상으로는 저칼륨증이 자주 발견되므로 필요 시 칼륨 공급으로 교정이 필요하다.

고농도, 장기간 투여 시 뇌실질로 유출된 만니톨의 축적이 발생한다. 이로 인해 만니톨의 뇌압감소효과가 감소하거나 반동성 뇌부종 악화 가능성이 있으므로 장기간 투여 시 점진적인 감량이 필요하다.

만니톨의 과량투여로 인한 합병증 발생을 피하고 장기간 투여 시 효과가 감소할 수 있어 뇌압감시장치를 통하여 지속적으로 뇌압을 모니터링하고 있다면 고정된 시간간격으로 투여하기보다는 필요 시에만 투여하는 것이 바람직하겠다.

## 2) 고장성식염수

고장성식염수는 만니톨과 동일한 원리로 혈액-뇌 장벽을 통과하지 않아 삼투압 차이를 만들어 뇌의 수분을 감소시켜 뇌압을 감소시키는 효과를 나타낸다. 그 외에도 혈관내피세포의 부피감소, 적혈구의 크기 감소 등으로 뇌혈류를 향상시키며 항염증 효과가 있는 것으로 알려져 있다.

고장성식염수는 삼투성 반사계수가 1.0으로 만니톨보다 혈액-뇌 장벽의 투과가 더 적어 반동성 뇌압상승(rebound IICP)이 적고 삼투압 차이를 만드는 효과가 더 크다. 이러한 특성 때문에 많은 연구에서 만니톨에 비해 뇌압감소 효과가 더 큰 것으로 보고되었다. 만니톨 투여에도 반응하지 않는 난치성 두개내압상승 환자에서 고장성식염수 투여시에 효과를 보이는 경우가 있어 난치성인 경우 고장성식염수 투여로 변경하거나 동시에 줄 수도 있다. 그러나 고장성 식염수 투여가 만니톨 투여와 비교하여 사망률이나 신경학적 결과에는 차이를 보이지 못했다.

만니톨과 다르게 고장성식염수는 이뇨효과는 없으며 수액의 이동을 통한 혈관내용적의 증가로 평균동맥압을 상승시키는 효과를 가지고 있다.

고장성식염수의 투여 방법이나 농도는 다양한데 어느 것이 우월하다는 연구결과는 얻지 못했으며 같은 오스몰농도(mOsm) 시 뇌압감소 효과는 비슷하다고 알려져 있다. 투여 방법으로 한번에 투여(bolus)하거나 지속적으로 투여하게 되는데 23.4% NaCl 30 mL (240 mOsm)를 한 번에 주사하는 경우가 많다. 사용가능한 제제는 3%부터 23.4%까지 다양한 농도로 사용 가능하며 국내에서는 11.7% 제제까지만 사용가능하여 11.7% NaCl 60 mL를 한 번에 주사할 시 비슷한 효과를 볼 수 있다. 말초정맥으로 투여시 말초정맥염이나 정맥폐색, 조직괴사를 초래할 수 있어 일반적으로 중심정맥을 통해 투여한다. 너무 빠르게 투여할 경우 말초혈관 저항이 순간적으로 감소되어 저혈압이 발생 할 수 있어 10~15분에 걸쳐 투여한다. 단 단기간 주사 시 위험도가 증가하지 않는다고 알려져 있어 응급상황 시에는 중심정맥 카테터 삽입을 기다리지 않고 투여할 수도 있다. 3% NaCl의 경우 1026 mOsm/L로 20% 만니톨 1098 mOsm/L과 비슷하여 말초혈관으로도 투여가능하며 20% 만니톨과 동일양 투여 시 비슷한 효과를 가진다. 2019년 소아중환자의학회(Pediatric Critical Care Medicine, PCCM)에서는 소아에서 뇌압을 조절하기 위해 고삼투압치료를 할경우 고장성식염수 투여를 권고하고 있다. 투여 방법으로는 한 번에 투여하는 경우 3% NaCl 2~5 mL/kg이나 23.4% NaCl 0.5 mL/kg(11.7% NaCl 1mL/kg)를 10~20분에 걸쳐 투여하며(최대 23.4% NaCl 30 mL, 11.7% NaCl 60 mL) 지속적으로 투여 시 3% NaCl를 0.1~1 mL/kg/hr로 투여하도록 권고하고 있다.

혈중 나트륨 농도 145~155 mEq/L를 목표로 투여하며 혈중 나트륨 농도가 155 mEq/L 이상 지속 시 사망률이 증가하므로 과도하게 혈중 나트륨 농도가 올라가지 않도록 정기적으로 혈중 나트륨 농도를 모니터링하면서 투여하여야 한다. 고장성식염수도 콩팥손상을 일으킬 수 있는데 이는 주로 고염소혈증과 연관이 있다고 알려져 있다. 특히 혈중염소농도가 120 mEq/L 이상일 때 급성콩팥손상의 위험이 높다고 알려져 있어 sodium acetate나 sodium bicarbonate로 대체하여 투여 한다. 이외에도 저칼륨혈증, 고염소혈증성산증(hyperchloremic acidosis)이 발생할 수 있다.

너무 빠르게 혈중 나트륨 농도가 올라갈 경우 삼투성탈수초증후군(osmotic demyelination syndrome, ODS)이나 교뇌외수초용해증(central pontine myelinolysis, CPM)이 발생할 수 있어 하루에 10 mEq/L 이상 상승하지 않도록 해야 하며 특히 처음 내원 당시 만성저나트륨형증(Na <130 mEq/L)을 보일 경우 주의가 필요하다. 뇌압조절의 목표에 도달하여 고장성식염수 투여를 중단할 경우 너무 빨리 혈중 나트륨 농도가 낮아져 뇌부종이 악화될 수 있으므로 중단 후에도 혈중 나트륨 농도를 확인하며 필요 시 1시간에 걸쳐서 고장성식염수를 투여하여 천천히 낮아질 수 있도록 한다.

고장성식염수는 이뇨효과가 없고 혈관내용적을 증가시키기 때문에 3%와 같이 낮은 농도로 투여 시 원하는 효과를 얻기 위해 과량투여로 인한 용적과부하(volume overload)가 발생할 수 있어 환자의 volume 상태를 평가하고 이를 고려하여 농도를 선택하는 것이 중요하다. 예를 들어 울혈성심부전이나 폐부종이 동반된 환자에서는 투여를 피하거나 고농도로 투여해야 한다.

적혈구 수혈이 필요한경우 용혈을 일으킬 수 있어 추가적인 정맥로가 필요하며 pentobarbital sodium을 사용한 혼수치료 중이거나 sodium bicaronate 투여중인 경우 혈중 나트륨 농도가 급격히 상승할 수 있어 주의가 필요하다.

## 3. 만니톨과 고장성식염수 비교 (표 6.4.2)

**표 6.4.2** physiological and clinical effects of mannitol vs. hypertonic saline

| | Mannitol | Hypertonic saline |
|---|---|---|
| Primary mechanism | • Increases gradient across BBB<br>• Rapid reduction of ICP<br>• Duration of effect: up to 6 h | • Increases gradient across BBB<br>• Immediate reduction of ICP<br>• Duration of effect: up to 4 h |
| Secondary mechanisms | • Cerebral vasoconstriction<br>• Decreases blood viscosity<br>• Increases cerebral blood flow | • Mixed immunomodulatory and inflammatory effects |
| Reflection coefficient | • 0.9 = mostly impermeable (assuming intact BBB) | • 1.0 = completely imperme-able (assuming intact BBB) |
| Hemodynamic effects | • Transient expansion of intravascular volume → ↑ cardiac output<br>• Brisk osmotic diuresis→ hypovolaemia and hypo-tension<br>• Peripheral vasodilation | • Expands intravascular vol-ume → ↑ cardiac output<br>• Increases mean arterial pressure<br>• Transient vasodilation |
| Advantages over the other | • ↓CSF production leads to prolonged ↓ ICP<br>• Minimum effects on serum Na levels | • Superior brain oxygenation and quicker onset<br>• More effective osmotically<br>• Lack of diuretic effect, frisk of nephrotoxicity |
| Adverse ef-fects | • Rebound ↑ ICP<br>• Hyperkalaemia, transient dilutional hyponatraemia<br>• Nephrotoxicity | • Hypernatraemia, hyperchlo-raemic metabolic acidosis<br>• Central pontine myelinoly-sis<br>• Acute renal dysfunction |

BBB, blood-brain barrier; ICP, intracranial pressure; CSF, cerebrospinal fluid

## 4. 만니톨 투여참고표 (표 6.4.3, 6.4.4)

**표 6.4.3** 환자체중별 만니톨 투여 용량(만니톨 15%/20% mL)

| 환자 체중(kg) | 만니톨 투여량(g/kg) | | | |
|---|---|---|---|---|
| | 0.25 | 0.5 | 1.0 | 1.5 |
| 30 | 50/38 | 100/75 | 200/150 | 300/225 |
| 40 | 67/50 | 133/100 | 267/200 | 400/300 |
| 50 | 83/63 | 167/125 | 333/250 | 500/375 |
| 60 | 100/75 | 200/150 | 400/300 | 600/450 |
| 70 | 117/88 | 233/175 | 467/350 | 700/525 |
| 80 | 133/100 | 267/200 | 533/400 | 800/600 |
| 90 | 150/113 | 300/225 | 600/450 | 900/675 |
| 100 | 167/125 | 333/250 | 667/500 | 1000/750 |
| 110 | 183/138 | 367/275 | 733/550 | 1100/825 |
| 120 | 200/150 | 400/300 | 800/600 | 1200/900 |
| 130 | 217/163 | 433/325 | 867/650 | 1300/975 |
| 140 | 233/175 | 467/350 | 933/700 | 1400/1050 |
| 150 | 250/188 | 500/375 | 1000/750 | 1500/1125 |

**표 6.4.4** 20% 만니톨 투여 시 투여량에 따른 적정 환자체중범위(kg)

| 만니톨 용량(mL) | 만니톨 투여량(g/kg) | | | | |
|---|---|---|---|---|---|
| | <0.25 g/kg | 0.25~0.5 g/kg | 0.5~1.0 g/kg | 1.0~1.5 g/kg | >1.5 g/kg |
| 50 | >40 | 20~40 | 10~20 | 7~10 | <7 |
| 100 | >80 | 40~80 | 20~40 | 13~20 | <13 |
| 150 | >120 | 60~120 | 30~60 | 20~30 | <20 |
| 200 | >160 | 80~160 | 40~80 | 27~40 | <27 |
| 250 | >200 | 100~200 | 50~100 | 33~50 | <33 |
| 300 | >240 | 120~240 | 60~120 | 40~60 | <40 |

# 6.5 뇌척수액의 배액(Ventriculostomy-ventricular drainage)

## 1. 이론적 배경

뇌는 단단한 두개골에 둘러싸여 보호받고 있으며 성인의 경우 두개골내 공간은 약 1500 mL로 뇌실질이 87%, 뇌척수액이 9%, 혈액이 4%로 구성되어 있다. 뇌척수액은 약 150 mL를 차지하며 성인에서 대략 20 mL/hr로 생성된다. Monro-Kellie 학설에 따르면 이 세 가지의 구성 요소 중 어느 하나의 용적이 증가하면 다른 부분의 부피가 감소하여 이를 보상하게 된다. 만일 이러한 보상작용이 충분치 못하면 뇌압이 상승하게 되며 어느 임계점 이후로는 작은 용적의 증가로 뇌압이 상승하게 된다.

## 2. 뇌척수액 배액을 통한 뇌압 감소

뇌척수액의 배액은 뇌척수액 용적을 감소시켜 효과적으로 뇌압을 감소시킬 수 있다. 특히 수두증에서처럼 뇌척수액이 뇌압을 올리는 주요 요인일 경우 뇌척수액 전환(CSF diversion)이 주요 치료 방법이 된다. 뇌척수액 용적을 감소시켜 뇌압을 감소시키는 방법은 주로 기계적인 방법에 의해 이루어지게 되는데 뇌척수액체외배액술(external ventricular drain, EVD), 요추 천자(lumbar puncture, LP)와 같은 일시적인 배액방법과 뇌실복강내단락술(ventriculoperitoneal shunt, VPS)과 같은 영구적인 방법이 있으며 급성기의 뇌압상승에 의한 치료에는 주로 뇌척수액체외배액술이나 요추천자를 통해 이루어지게 된다. 이러한 방법들은 침습적인 방법들로 감염의 우려가 있어 멸균적인 시술이 필요하다.

뇌척수액체외배액술은 뇌척수액 용적의 감소를 통한 뇌압 감소를 위한 치료목적뿐만 아니라 뇌압감시를 위한 가장 표준 방법이기도 하다. EVD를 transducer에 연결하여 실시간으로 연속적인 모니터링을 할 수 있다(그림 14.2.4 참고).

## 3. 뇌척수액 배액전략

뇌척수액 배액 전략은 크게 일정 이상 뇌압이 상승할 때 배액하는 방법과 시간당 일정한 부피를 배액하는 방법으로 나뉜다.

뇌척수액 배액 방법은 다양한데 ① 연속적인 뇌압 감시를 하면서 뇌압이 상승할 때에만 배액(continuous ICP monitoring + intermittent drainage) ② 연속적인 뇌척수액 배액을 하면서 간헐적인 뇌압측정(intermittent ICP monitoring + continuous drainage) ③ 뇌실질형과 같은 다른 종류의 뇌압 감시 장치를 통해 뇌압을 감시하면서 연속적인 뇌척수액 배액하는 방법(continuous ICP monitoring + continuous drainage)이 있다. 아직 어떠한 방법으로 뇌척수액을 배액하는 것이 좋은지는 불분명하다.

뇌압을 기준으로 배액하는 방법으로는 평소에는 배액하지 않고 closed system을 유지하다가 일정 이상 뇌압이 상승할 경우(일반적으로 ICP >20 mmHg) ICP가 조절될 때까지 배액하거나 배액주머니를 몬로공(외이도 external auditory meatus 또는 이주 tragus)으로부터 특정 높이(set point)로 고정시킨 상태로 열어두어 일정 압력이상 상승시 배액되도록 하는 방법이 있다.

시간당 일정 부피로 배액하는 방법으로는 보통 10 mL/h로 배액하여 하루에 100~300 mL 정도를 배액하며 환자의 상태에 따라 배액양을 조절하게 된다. 이론적으로 지주막하출혈 환자의 경우 CSF clearance에 유리하고 뇌혈관연축이나 단락의존성(shunt dependency)의 감소에 유리하나 간헐적 배액과 비교하여 유의미한 차이를 보이지는 못했다.

## 4. 뇌척수액 배액의 이탈(Weaning)

빠른 이탈(rapid wean approach)과 점진적인 이탈(gradual wean approach)의 방법이 있다. 빠른 이탈의 경우 EVD를 즉시 폐쇄하고 오직 뇌압의 감시로만 사용하는 방법이며 점진적인 이탈은 EVD를 열어 둔 상태로 2~3일에 걸쳐 set point를 점차 올려 25 $cmH_2O$까지 올릴 때 제거하는 방법이다. 빠른 이탈은 지주막 과립(arachnoid granulation)에서 CSF의 재흡수를 촉진시키고 빠른 제거를 통해 재원기간을 줄이는 장점이 있으며 점진적인 이탈의 경우 CSF 생성과 재흡수의 점진적인 균형을 가져오는 장점이 있다. 연구마다 재원기간, 단락 의존성에 대해서 각 이탈 방법에 따른 상반된 결과를 보이고 있어 어떠한 방법을 채택할지에 대해서는 추가 연구가 필요하다.

## 5. 주의점

뇌척수액을 배액할 때 배액 속도도 중요하다. 너무 빠르게 제거하면 뇌조직에 의해 배액관이 막힐 수 있으며 두개강내 구획 간의 압력차이에 의한 뇌탈출 위험이 있다. 일반적으로 두개강내압이 높을 경우 척막경유탈출 위험이 있어 요추천자를 통한 배액은 권장되지 않으며 후두와 병변이 있는 경우 뇌척수액체외배액술의 경우 드물지만 상방탈출의 위험이 있다. 따라서 정상 뇌척수액 생성 속도뿐만 아니라 환자의 뇌실크기, 병변의 위치 등을 고려해서 배액 속도를 정해야 하며 배액 후 신경학적 악화가 있다면 CT나 MRI 등 뇌 영상을 시행하고 조기에 빠르게 치료해야 한다.

뇌척수액체외배액술이나 요추 천자를 통한 배액과 같이 외부에 노출되는 일시적인 뇌척수액 배액을 하는 경우 감염의 우려가 있어 멸균적인 방법으로 시행해야 하며 거치기간이 길어질수록 감염의 위험이 증가하기 때문에 계속해서 배액관을 제거 가능한지 평가하고 임상적으로 필요가 없다면 제거해야 한다.

## 6.6 환기 치료(Ventilation treatment)

**핵심 요약**

- 뇌탈출이 없는 경우: $PaCO_2$ 35~40 mmHg
- 뇌탈출이 있는 경우: $PaCO_2$ 30~35 mmHg를 유지하기 위해 과호흡을 임시로 사용할 수 있다.
- 과호흡 시행히 호흡수는 성인은 20회/분, 소아는 25회/분, 영아는 30회/분으로 한다.

1. 과호흡은 상승된 뇌압 감소에 일시적인 치료로 빠르고 효과적이다.
2. 뇌탈출의 증거가 없는 한 과호흡은 피한다.
   ($EtCO_2$ > 35 mmHg)
3. 예방적인 과호흡은 권장되지 않는다.
4. 호기말 이산화탄소 분압(end-tidal $CO_2$, $EtCO_2$)을 모니터링한다.
5. 과호흡시 뇌허혈 위험성이 있으므로 뇌허혈 위험이 높은 환자에서는 과호흡을 피한다.

### 1. 이론적 배경

혈중 $CO_2$ 농도는 뇌혈류를 결정하는 가장 강력한 인자이다. 혈중 $CO_2$ 농도의 상승은 연질막 세동맥(pial artery)의 수축을 통해 뇌혈류를 감소시키는데 1 mmHg 감소할 때마다 뇌혈류는 3%가량 감소한다. 두부 손상 후 자동조절능력(autoregulation)이 사라지게 되는 경우가 많은데 자동조절능력이 상실한 경우에도 $CO_2$ 반응성은 보존될 수 있어 자동조절능력이 상실된 경우에도 과호흡은 뇌혈류를 감소시키는 데 효과적일 수 있다. 이와 같이 과호흡을 통해 혈중 $CO_2$ 농도를 낮추면 뇌혈류의 감소를 통해 뇌압을 감소시킬 수 있어 두개내압 상승에 대한 치료로 널리 이용되어왔다.

그러나 24시간 이상 지속적인 과호흡은 뇌척수액에서 bicarbonate 농도를 낮춰 buffer 능력이 감소하고 뇌척수액과의 산도의 평형이 이루어지면서 혈관의 $CO_2$ 반응성을 떨어뜨려 효과가 지속적이지 않으며 지속적이고 과도한 과호흡은 지나친 뇌혈류 감소로 인한 뇌허혈의 위험이 있다.

또한 $PaCO_2$를 23 mmHg까지 낮출 경우 자동조절능력이 상실되었다는 보고가 있으며 $PaCO_2$를 24~28 mmHg로 유지한 경우 30~35 mmHg로 유지한 군보다 신경학적 결과가 좋지 않은 것으로 보고되어 과도한 과호흡은 피하는 것이 권고된다.

이러한 이유로 현재는 뇌탈출의 증거가 없는 한 과호흡은 피하도록 권고하고 있으며 예방적인 과호흡은 권장되지 않고 있다.

## 2. 목표($PaCO_2$)

- 뇌탈출이 및 뇌허혈 증거가 없는 경우: 35~40 mmHg
- 뇌탈출이 있는 경우: 30~35 mmHg로 유지 위해 임시로 사용
- 호흡수: 성인은 20회/분, 소아는 25회/분, 영아는 30회/분

## 3. 모니터링

- 동맥혈검사(ABGA)
- 호기말 이산화탄소 분압(end-tidal $CO_2$, $EtCO_2$): $PaCO_2$를 반영하여 반복적인 ABGA 검사 횟수를 줄일 수 있으며 실시간 모니터링이 가능한 장점이 있어 추천된다.
- 과호흡으로 인한 뇌혈류 감소로 뇌허혈 가능성이 있어 가능하다면 경부정맥 산소포화도(jugular venous oxygen saturation, $SjO_2$) 또는 대뇌 산소측정 뇌조직산소분압(brain tissue $O_2$ partial pressure, $BtpO_2$) 모니터링을 시행한다.

# 6.7 목표체온유지요법(Targeted-temperature management, TTM)

**핵심 요약**

Target temperature가 36.0~37.0°C의 정상체온 유지요법(normothermia), 혹은 33.0~36.0°C의 저체온치료(hypothermia) 적용을 통해 신경계중환자에서 neuroprotection 및 뇌부종 조절을 통한 상승된 뇌압 조절의 효과를 기대할 수 있다.

## 1. 이론적 배경 및 적응증

### 1) 이론적 배경

목표체온요법은 2002년 HACA trial을 통해 그 유효성이 입증되었다. 심정지환자에서 저체온치료를 시행한 환자군의 신경학적 예후가 정상체온을 유지한 환자군에 비해 유의하게 유리함을 확인하였다. 신경계 중환자에서의 목표체온치료요법은 크게 36.0~37.0°C의 정상체온 유지요법(normothermia), 33.0~36.0°C의 저체온 치료(hypothermia)로 나뉜다. 목표체온을 일정하게 유지함으로써 neuroprotection을 유도하며, 특히 hypothermia 적용 시 뇌부종 조절을 통한 상승된 뇌압 조절의 효과를 기대할 수 있다.

저체온치료요법(therapeutic hypothermia)이라는 용어로 시작하여 이후 목표체온이 저체온뿐만 아니라 정상체온으로 확대되면서 그 용어는 앞서 언급한 목표체온요법(targeted temperature management, TTM)으로 바뀌어 널리 이용되었다. 최근에는 체온조절치료(temperature control, TC)로 사용되기도 하나 오랜 기간 목표체온요법으로 사용되었기에 본서에서는 목표체온요법(TTM)으로 용어통일하여 저술하기로 하였다.

일차적 뇌손상으로 뇌의 구조적, 기능적 변화로 인한 이차적 뇌손상으로의 진행을 막기 위해 다양한 수술적, 약물적 치료가 시행된다. 목표체온유지요법도 같은 선상의 치료의 선택지 중 하나가 될 수 있다. 일차적 뇌손상 후 초래되는 free radical formation, neurotransmitters release, inflammation via cytokines 등의 반응은 endothelial damage, blood-brain barrier의 투과성 증가, metabolic expenditure 증가, 산소 소비량 증가를 초래한다. 이런 일련의 반응으로 뇌부종이 진행되고 뇌압이 상승하게 되고 지속 시 neuronal damage로 이어지는데 TTM을 통해 일련의 과정을 억제하여 neuroprotection 및 cell survival의 기회를 높일 수 있다(그림 6.7.1).

실제 저체온치료(hypothermia)의 두개내압(intracranial pressure, ICP)을 감소시키는 효과는 barbiturate 혼수요법보다도 크다(그림 6.7.2).

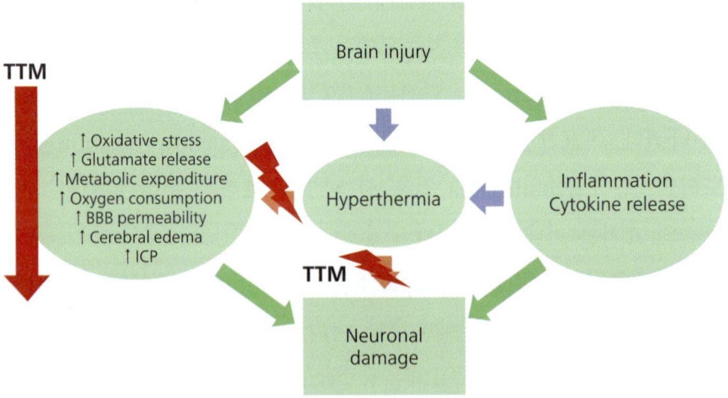


**그림 6.7.1** 일차적 뇌손상(primary brain injury) 이후 이차적 뇌손상(secondary brain injury)으로 진행되는 것을 목표체온유지요법(TTM)으로 억제할 수 있다.

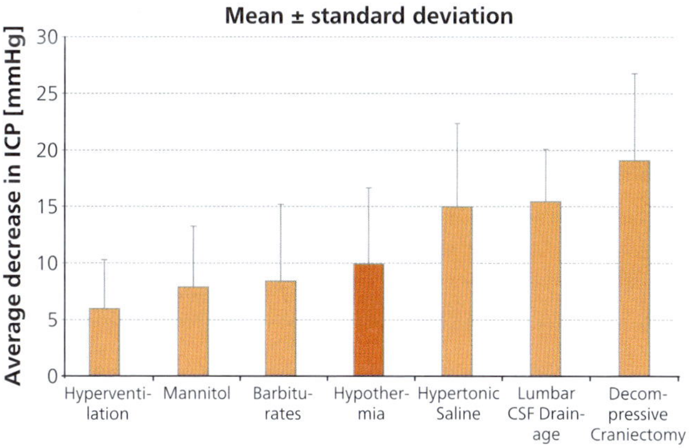


**그림 6.7.2** 증가된 두개내압(intracranial pressure, ICP)에 대한 치료법의 효과 비교

중심 체온이 1°C 감소하면 cerebral metabolic rate of oxygen ($CMRO_2$, 대뇌산소소비대사율)이 약 6~7%가량 감소하는데, 이를 통해 산소와 당의 필요량을 줄이고 그 결과 뇌혈관의 수축을 통해 뇌혈류량을 감소시켜 뇌부종과 뇌압을 조절할 수 있게 된다(그림 6.7.3).

## 2) 적응증

보건복지부에서 고시한 목표체온요법(TTM, 보건복지부에서는 치료목적 체온 조절 요법용으로 등록함)은 뇌혈류량 감소와 뇌대사율 및 두개강내내압(ICP)를 낮춤으로써 뇌세포 손상을 최소화하여 신경학적 증상 회복 개선을 위한 목적으로 시행할 수 있으며 급성심정지, 허혈성뇌졸중, 외상성 뇌손상, 뇌출혈 환자를 대상으로 사용할 수 있도록 지정하고 있다.

### (1) 발열 조절(Fever control)

열은 두개내출혈(intracranial hemorrhage, ICH) 및 뇌지주막하출혈

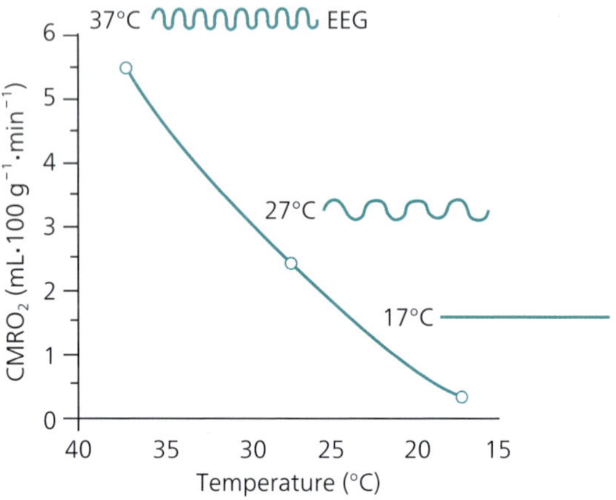


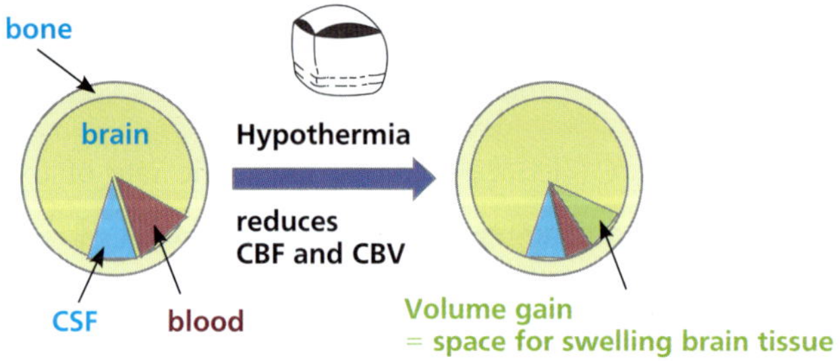


**그림 6.7.3** 체온변화에 따른 대뇌 산소 소비대사율(cerebral metabolic rate of oxygen, $CMRO_2$)의 변화 및 그에 따른 두개 내압(intracranial pressure, ICP)의 조절

(subarachnoid hemorrhage, SAH)에서 높은 사망률과 나쁜 기능적 예후와 관련이 있다. 특히 SAH에서의 열은 혈관연축(vasospasm)의 위험요인이 될 뿐만 아니라 더 심한 기능적 장애와 인지적 장애의 원인이 된다. 외상성 뇌손상(traumatic brain injury, TBI) 환자에서는 39°C 이상의 초기열은 높은 사망률, 장기간의 혼수상태 또는 의식불명의 위험 요인이 된다.

이에 신경외과 환자에서 조절되지 않는 열은 치명적일 수 있으며 적극적인 조절이 필요하다. 즉, TTM은 목표체온을 설정하여 적절한 체온을 유지하는 데 매우 유리한 치료법이라 하겠다.

### (2) 허혈성 뇌졸증(Ischemic stroke)

2002년 HACA study를 시작으로 허혈성 뇌손상에서 저체온 치료가 의미있는 유효한 기능적 결과와 관련 있음을 많은 연구에서 확인하였다. 허혈성 뇌졸증의 재개통 후 적절한 목표체온치료(TTM)의 적용은 뇌부종 및 출혈성 변화(hemorrhagic transformation)로 악화된 기능적 예후 개선에 도움이 될 수 있다. 그럼에도 불구하고 서맥, 폐렴, 정맥혈전증 등과 같은 합병증 발병과는 무관하다.

### (3) 두개내출혈(Intracranial hemorrhage, ICH)

두개내 출혈 환자에게 목표체온치료(TTM)를 제공하는 것은 출혈의 증가를 억제시키는 효과는 없으나 출혈로 인한 뇌부종을 조절하는 데 유의한 효과가 있다. 고장성식염수(hypertonic saline), 만니톨과 같은 삼투압치료, 진정치료와 더불어 목표체온치료요법이 뇌부종 조절에 유의한 치료방법이 될 수 있다.

### (4) 지주막하출혈(Subarachnoid hemorrhage, SAH)

지주막하출혈에 의한 뇌압 상승이 쉽게 조절되지 않을 경우, 33~34°C의 상태로 체온을 낮추면 뇌압이 효율적으로 조절될 수 있다. 출혈 후 발생하는 뇌압상승은 여러 날 지속된다는 속성을 고려할 때, 저체온요법을 2~3일 이상 장기간 유지하는 것이 필요하다. 중증의 지주막하 출혈의 환자에서의 저체온치료는 vasospasm 및 기능적 회복에 유리하며, 열을 조절하기 위해 정상체온유지요법(normothermia)을 유지하는 것이 예후를 호전시킴이 확인되었다.

#### (5) 외상성 뇌손상(Traumatic brain injury, TBI) 그리고 뇌전증 지속상태(Status epilepticus)

외상성 뇌손상에서 저체온치료의 적용은 뇌압을 유의하게 감소시키는 결과는 많이 보고된다. 특정 연구에서는 뇌압이 37 mmHg에서 저체온 치료요법 적용 후 14 mmHg까지 떨어짐을 확인하였다.

목표체온유지치료를 통해 흥분성 신경전달물질인 glutamate를 매개로 세포 내에서 일어나는 signal의 이동을 차단함으로써 뇌전증지속상태의 진행을 억제시킬 수 있다.

## 2. 치료과정

**핵심 요약**

환자의 상태에 따라 적절한 목표체온의 설정이 필요하다. 뇌손상 직후 빠르게 목표체온에 도달하는 것이 중요하며 multimodal monitoring을 근거로 뇌압이 충분이 조절될 때까지 목표체온을 유지하여 하며 뇌압이 충분히 조절되면 반동성 뇌부종(rebound cerebral edema)에 유의하며 시간당 0.05~0.1°C로 정상체온까지 천천히 재가온한다.

### 1) 목표체온치료요법의 준비

다양한 형태의 cooling device가 있으나 surface cooling, endovascular cooling이 가장 대표적이다. Surface cooling은 체표면에 물이 흐르는 패드를 부착하여 순환시키는 시스템이며, endovascular cooling은 대정맥으로 특정 온도의 수액을 순환시키는 구조이다. Surface cooling은 비침습적이고 오래 유지 가능하나 shivering, skin necrosis와 같은 합병증의 위험이 있으며 endovascular cooling은 shivering의 위험은 적으나 침습적인 방법으로 감염, 정맥혈전 등의 위험이 있다. 환자의 상태나 병원의 사정에 따라 적절한 cooling system을 선택하면 되겠다.

지속적으로 심부체온을 측정할 수 있는 esophageal probe 혹은 bladder probe with foley catheter를 삽입하여야 한다.

## 2) 목표체온치료요법의 시행

크게 유도(induction)-유지(maintenance)-재가온(rewarming)의 3단계로 이루어진다. 각 단계 진행에 따른 다양한 합병증이 발생할 수 있으므로 면밀한 관찰이 필요하다(그림 6.7.4).

유도 단계(induction phase)에서는 두개내압의 조절이 필요한 경우 환자의 임상적 상태에 따라 33.0~36.0°C로 목표체온을 설정한다. 빠르게, 지체없이 목표체온에 도달하는 것이 중요하다.

목표체온에 도달한 후, 그 온도를 일정하게 유지하는 유지단계(maintenance phase)에서는 두개내압(ICP)을 포함하여 신경학적 검사를 지속적으로 감시(monitoring)해야 한다. 심정지환자에서의 TTM은 24~72시간 유지하는 것이 일반적이지만 뇌손상 환자에서는 필요에 따라 7일 이상 장기간의 유지단계를 적용하는 추세이다.

뇌압이 조절이 잘 된다면 정상체온을 목표로 재가온(rewarming)을 시행한다. 심정지 환자에서 시간 당 0.25~0.5°C로 재가온하도록 권고하고 있으나 빠른 재가온은 반동성 뇌부종(rebound cerebral edema)를 초래할 수 있다. 이에 두개내 고혈압(intracranial hypertension) 조절이 필요한 뇌손상 환자에서 목표체온요법의 재가온은 반동성 뇌부종에 대한 지속적인 평가와 함께 천천히 가온하도록 권고된다.

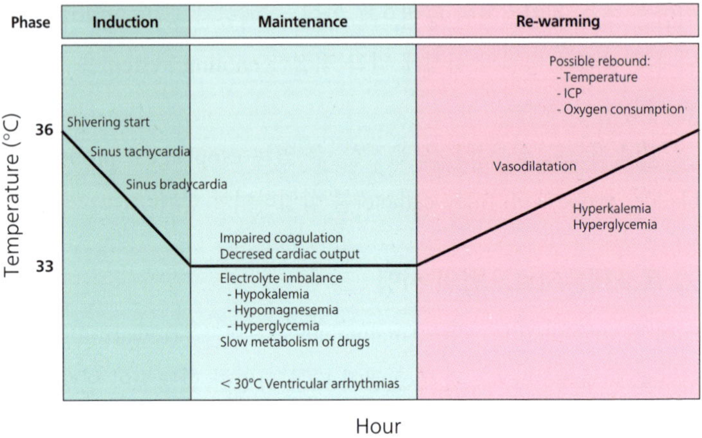


**그림 6.7.4 저체온 치료 중의 생리학적 변화** 각 세 단계의 저체온 치료 과정 중에 치명적인 합병증이 나타날 수 있다. 그림에서의 시간의 흐름은 시간변화를 나타내기 위한 장치일 뿐 실제 합병증 발생과 시간의 상관관계를 나타낸 것이 아니다.

## 3. 목표체온치료요법 적용 중 고려해야 할 사항 및 대처법

목표체온치료요법(TTM) 중 각 단계별로 다양한 합병증이 나타날 수 있다. 유도 단계(induction phase)에서 급격한 체온 떨어짐으로 심근의 산소요구량의 변화로 교감신경 항진으로 인한 빈맥이 나타날 수 있다. 중심체온이 낮아지면서 유지 단계(maintenance phase)에서는 반대로 서맥이 자주 관찰되기도 하며 뒤에서 다룰 전해질 불균형이 동반되는 경우 부정맥을 일으키기도 한다.

심부온도가 약 35°C보다 낮은 목표온도에 도달하게 되면 thermoregulatory defense mechanism에 의해 몸떨림(shivering)이 나타나게 된다. Shivering은 metabolic demand를 증가시켜 산소소비량이 증가하고 이산화탄소(carbon dioxide, $CO_2$)의 생성이 증가함에 따라 두개내고혈압(intracranial hypertension)을 초래할 수 있다. 즉, 몸떨림(shivering)의 발생을 예방하고 발생 시 간이 몸떨림 평가 점수

(Bedside Shivering Assessment Scale, BSAS) 1점 이하가 되도록 적절한 조치를 취해주는 것이 중요하다. 몸떨림(shivering) 조절을 위한 다양한 방법이 권고되고 있으며 이를 독자를 위해 그림 6.7.5에 요약하였다.

떨림방지를 위해 기본적으로 반대온도조절(counter warming)을 적용하여 말초영역인 피부의 외부를 따뜻하게 함으로써 오한반응을 줄이거나 예방할 수 있다. 체온을 낮추기 위해 냉각하는 과정에서, 환자의 몸은 체온을 유지하려는 자연스러운 반응으로 오한, 즉, 떨림(shivering)을 일으킬 수 있다. 떨림(shivering)은 체온을 다시 올리기 위해 신체의 대사율을 증가시키는 교감신경의 항진의 결과로 뇌의 대사율 또한 증가하게 되는데 이는 목표체온치료의 목적에 반하는 결과를 초래할 수 있다. 따라서 따뜻한 공기로 몸 전체를 덮어주는 반대온도조절(counter warming)방법은 목표체온유지요법(TTM)을 보다 안전하고 효과적으로 수행할 수 있도록 하며, 환자의 안정성을 유지하는데 중요한 역할을 한다.

목표체온유지요법(TTM)을 적용하면서 systemic and cerebral metabolism이 떨어지면서 magnesium, phosphorus, calcium 그리고 특히 potassium의 세포내외 반전(shift)이 일어나면서 해당 전해질의 혈중농도가 감소하는 전해질 불균형이 나타나게 된다. 이에 목표체온유지요법(TTM)의 유지 단계(maintenance phase)에서는 혈중 칼륨(serum potassium) 농도 3.0~3.5 mmol/L를 목표로 한다. 그러나 correction이 목표에 도달하지 않아 과도한 전해질 보충이 이루어질 경우 재가온 단계(rewarming phase)에서 rebound hyperkalemia로 인한 심부정맥(cardiac arrhythmia)의 위험이 있으므로 면밀한 경과관찰이 필요하겠다.

그 외에도 장의 움직임이 떨어지고 흡수기능이 저하되면서 영양불균형, 흡인성 폐렴의 위험이 있어 영양공급은 천천히, 대사요구

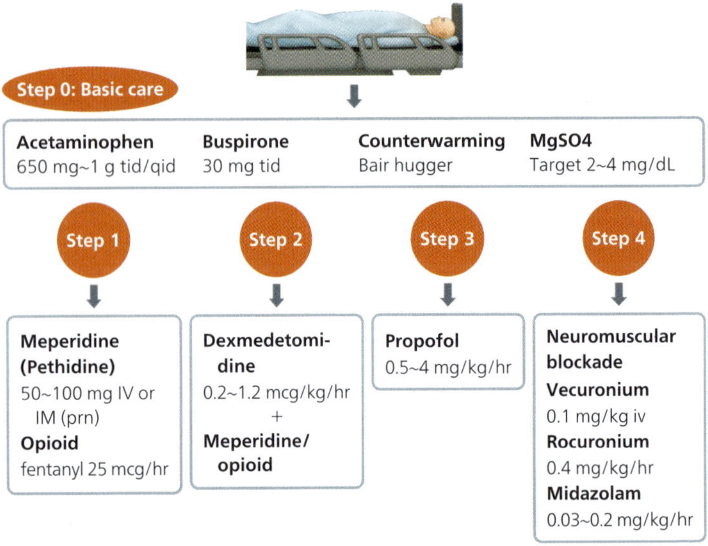


**그림 6.7.5 떨림방지 조절 프로토콜(anti-shivering control protocol)**

량에 맞게 열량을 줄여 공급하여야 한다. 또한, 목표체온유지요법 적용 중에는 염증반응이 억제되어 neuroprotection의 효과가 있으며 pro-inflammatory cytokines의 이동을 억제하여 leukocytes/phagocytes의 chemotactic migration이 억제된다. 이에 근거하여 짧은 기간의 저체온 치료가 폐렴, 상처감염 등 감염에 미치는 영향은 인정되지 않는다.

# 6.8 바비튜레이트 혼수 치료 (Barbiturate coma therapy)

**핵심 요약**

1. Barbiturate 투여 후 뇌파에서 burst 3~8/min, suppression 10~12 sec를 유지한다.
2. Continuous EEG를 사용할 수 없는 경우 Bispectral Index (BIS) 사용을 고려해 볼 수 있다.
3. 지속적인 뇌압감시를 통해 치료반응을 확인한다.
4. 예방 목적의 barbiturate coma therapy는 권고되지 않는다.
5. 수술적인 치료와 내과적인 치료에 반응하지 않는 환자에서 뇌압 조절을 위하여 고용량 barbiturate coma therapy를 시행하는 것을 권고한다.
6. Barbiturate therapy 시행 전과 유지 중 Hemodynamic stability는 필수적이다.
7. Barbiturate therapy 시행 전과 유지 중 가능하면 multimodal neuromonitoring을 권고한다.

## 1. 이론적 배경

바비튜레이트(barbiturate)는 γ-aminobutyric acid type A ($GABA_A$) receptor agonist로 진정 및 마취효과가 있다. 바비튜레이트계 약물을 지속적으로 투여하여 혼수상태로 유도 시 다양한 기전으로 뇌압을 감소시키는데 주된 기전은 뇌산소대사율(cerebral metabolic rate of oxygen, $CMRO_2$) 감소와 뇌혈관 수축을 통한 뇌혈류량 및 뇌혈용적 감소이다. 바비튜레이트 혼수 치료는 뇌산소대사율 및 뇌혈류량(cerebral blood flow, CBF)을 약 50% 감소시키는 것으로 알려져 있다. 이와 더불어 정상 뇌조직에서 뇌혈관 수축으로 정상 뇌조직에서의 뇌허혈부위로 뇌혈류의 단락이 일어나 국소 관류압이 증가되는 효과가 있다. 이외에도 마취효과를 통해 불필요한 움직임, 기침, 기관내관에 대한 저항을 감소시키는 효과가 있으며 경련을 예방하고 lysosomal membrane을 안정화시키고 흥분성 신경전달물질의 분비를 낮추며 유리기(free radical) 및 세포내 칼슘제거를 통한 신경세포 보호 효과가 있다.

바비튜레이트 혼수 치료는 내과적 및 수술적 치료를 시행한 후에도 뇌압이 조절되지 않는 경우 사용되는 최종적 치료방법으로 뇌압 조절의 효과가 크다. 그러나 심수축력 감소와 말초혈관의 확장으로 인한 저혈압, 과도한 뇌혈관 수축으로 인한 뇌허혈, 대사성 산증, 저체온, 반동성뇌압 상승, 면역억제, 장폐색 등의 부작용 발생 가능성과 사망률을 비롯한 임상적 결과에 차이가 없어 예방적 뇌압 조절을 위한 바비튜레이트 혼수치료법은 권고되지 않는다. 단 내과적 및 수술적 치료를 시행 후에도 뇌압이 조절되지 않는 경우에 바비튜레이트 혼수 치료를 통한 뇌압 감소로 사망률을 낮출 수 있다는 연구들이 있어 치료에 반응하지 않는 뇌압상승이 동반된 환자에서 뇌압을 낮추는 치료방법으로 유용하다.

## 2. 적응증

바비튜레이트 혼수 치료는 두개내압상승에 대한 예방적 치료나 일차 치료로 사용되지는 않는다. 내과적 및 수술적 치료에도 불구하고 뇌압이 조절되지 않는 환자에게 뇌압조절을 목적으로 사용해야 한다.

앞서 설명한 바와 같이 바비튜레이트가 뇌압을 감소시키는 것의 주된 기전은 뇌산소대사율과 뇌혈관수축을 통한 뇌혈류량 감소이다. 광범위한 저산소성뇌손상이 동반되어 이미 뇌산소대사율이 1.6

mL/100 g/min 이하로 감소된 경우에는 바비튜레이트 투여에도 의미 있는 뇌산소대사율에 감소를 보이지 못했으며 $CO_2$ 반응성(reactivity)이 유지되지 않는 경우 바비튜레이트 투여에도 뇌압조절 효과가 떨어진다고 알려져 있어 이미 광범위한 저산소성뇌손상이 동반되어 있거나 $CO_2$ 반응성이 소실된 환자, 이미 뇌사로 혼수상태에 있는 환자에서는 뇌압조절의 이득은 제한되고 부작용만 크기 때문에 바비튜레이트 혼수 치료를 하지 않아야 한다.

## 3. 목표

바비튜레이트 약물을 투여하여 뇌파(electroencephalogram, EEG)에서 돌발파억제(burst suppression)에 도달하는 것이 목표다. 이후 뇌파와 혈중 바비튜레이트 농도를 모니터링하면서 치료 농도를 유지하고 뇌압을 20 mmHg 미만으로 유지하고 충분한 뇌압감소가 이루어진 상태로 유지가 되면 감량하여 혼수치료법을 중단한다.

## 4. 모니터링 및 부작용

바비튜레이트계 약물투여 시 신경학적 검사를 할 수 없고 적절한 용량조절을 위해 일반적으로 지속적인 뇌파 감시가 필요하다. 뇌파상 돌발파억제를 보이면 최대용량에 도달했음을 의미하기 때문에 이를 확인 후 약물의 용량을 조절하게된다. 돌발파억제에 도달하는 용량 이상으로 투여 시 얻을 수 있는 이점은 없이 부작용 위험만 높이지기 때문에 뇌파감시를 통해 과도한 약물 투여를 피하고 저혈압과 같은 부작용을 최소화하는 것이 중요하다.

바비튜레이트 투여의 가장 좋은 방법은 지속적인 뇌파감시와 혈중 바비튜레이트 농도를 확인하여 조절하는 것이다. 그러나 기관마다 full-channel EEG 모니터링이 불가능한 경우가 있어 대안으로 bispectral index (BIS) 모니터를 이용하여 suppression ratio (SR) 및

BIS 수치를 사용할 수 있다.

치료의 반응을 확인하기 위해 뇌압감시가 필요하다. 이외에도 바비튜레이트 혼수 치료 시 나타날 수 있는 심수축력 감소, 말초혈관저항 감소, 저혈압, 대사성 산증, 전해질이상, 저체온, 감염, 장폐색을 모니터링해야 한다.

심근수축력과 말초혈관저항의 감소로 저혈압이 빈번하게 발생하여 혈관수축제 및 승압제 사용이 필요한 경우가 많다.

고나트륨혈증, 저칼륨혈증, 고칼륨혈증과 같은 전해질 이상도 흔하게 동반되기 때문에 4~6시간마다 확인이 필요하다. 특히 처음 바비튜레이트 투여 시 세포외 칼륨이 세포내로 이동하면서 저칼륨혈증이 발생할 수 있으며 반대로 중단 시 고칼륨혈증이 발생할 수 있어 주의가 필요하다.

마비성 장폐색이 올 수 있어 주기적인 모니터링이 필요하며 의심 시 완전비경구영양법으로 영양을 공급한다. 면역저하로 폐혈증이나

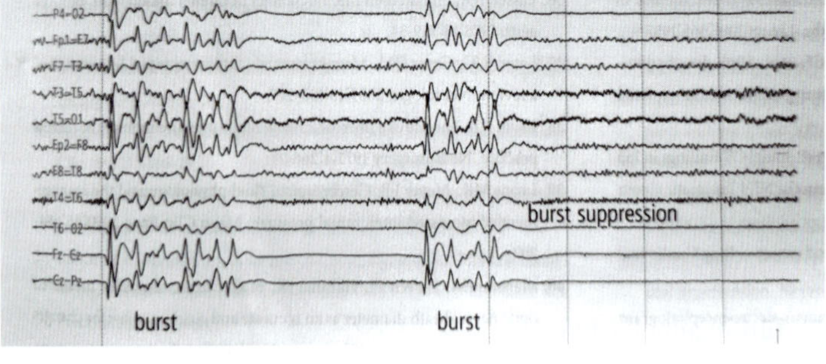


**그림 6.8.1** 뇌파의 돌발파억제(burst suppression on EEG)

폐렴과 같은 감염 위험이 높으므로 매일 흉부방사선촬영이 필요하며 감염이 의심된다면 적극적인 항생제 치료가 필요하다.

## 5. 대표적인 바비튜레이트 약물 종류

다양한 바비튜레이트 약물중에 혼수유도 치료로 사용되는 약물로는 pentobarbital과 thiopental이 있다(그림 6.8.2).

Pentobarbital은 속효성(short-acting) 약물로 효과는 3~5분 뒤에 나타나 3~4시간의 작용시간을 가지며 반감기가 15~50시간으로 thiopental에 비해 작용시간은 더 걸리나 plateau level에 도달 후 농도 유지에 더 유리하다.

Thiopental은 최단속효성(ultrashort-acting) 약물로 효과는 10~30초 뒤에 나타나 5~10분의 작용시간을 가지며 3~18시간의 반감기를 가진다. Thiopental은 lipid solubility가 더 높아 빠르게 효과를 나타내며 약물평형농도에 도달하는 특징을 지닌다. 44명의 두부외상환자를 대상으로 한 무작위대조연구에 따르면 thiopental 과 pentobarbital을 비교한 연구에서 thiopental이 pentobarbital에 비해 난치성 두개내압상승 환자에서 뇌압조절이 더 효과적인 반면 부작용은 비슷한 것으로 보고되었다.

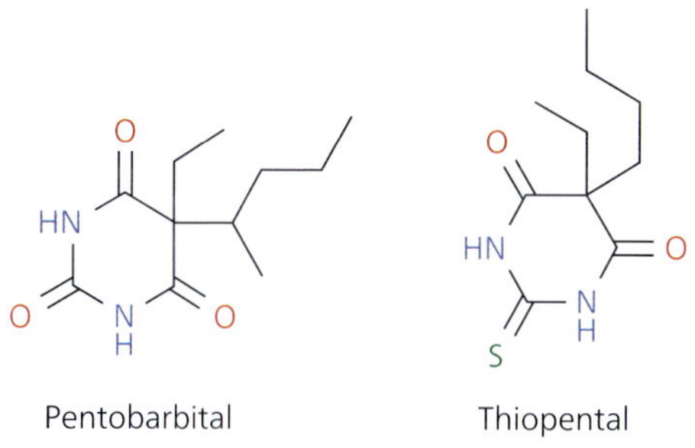


**그림 6.8.2 pentobarbital과 thiopental**

## 6. 투여방법

### 1) 투여 전 준비사항

저혈압이 많이 발생하므로 투여 전부터 정상 혈량을 만들고 정상혈압을 유지하며 지속적인 혈압감시가 필요하다. 승압제는 norepinephrine, dopamine, dobutamine 순으로 선호되며 저혈압 발생 시에 투여하려고 하면 대응이 늦어지는 경우가 많아 바로 투여가 가능하도록 미리 준비하고 투여를 시작하도록 한다. 저혈압 발생 및 호흡억제가 발생하므로 기도 및 중심정맥관을 확보하고 인공호흡기를 준비하여야 한다.

### 2) 투여 (그림 6.8.3)

바비튜레이트 투여는 부하용량(loading dose) 투여 후 유지용량(maintenance dose)을 유지하며 뇌파, 뇌압, 혈중 바비튜레이트 약물 농도를 모니터링하며 적정 유지용량을 유지하는 과정으로 이루어지게 된다. 투여 방법은 기관마다 차이가 있을 수 있으나 많이 사용되는 방법은 아래와 같다.

#### (1) Pentobarbital

부하용량 투여 방법으로는 30분에 걸쳐 10 mg/kg 첫 번째 부하용량을 투여 후 3시간 동안 5 mg/kg으로 지속적인 투여를 통한 두 번째 부하용량을 투여하는 방법이 일반적이다. 첫 번째 부하용량 투여 시 저혈압 발생의 위험이 있어 첫 번째 부하용량을 2.5 mg/kg을 15분간격으로 4번 투여하여 총 10 mg/kg의 부하용량을 투여 후 두 번째 부하용량을 10 mg/kg/hr로 3시간 동안 지속적으로 투여하는 방법을 사용 할 수도 있다.

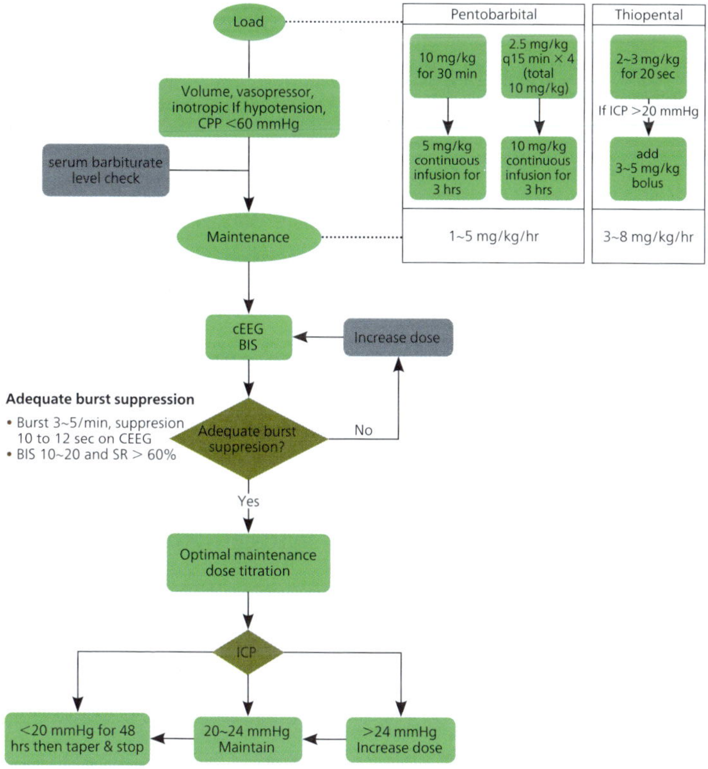


**그림 6.8.3** flowchart of barbiturate coma therapy

이후 ICP가 20 mmHg 미만으로 유지가 된다면 1 mg/kg/hr로 유지용량을 유지하며 뇌파, 뇌압, 혈중 pentobarbital 농도에 따라 1~5 mg/kg/hr로 적정용량(titration)을 결정한다. 만일 ICP가 조절되지 않을 경우 5 mg/kg의 pentobarbital을 bolus로 추가 투여한다.

#### (2) Thiopental

부하용량으로 2~3 mg/kg을 20초에 걸쳐 bolus 투여한다. 만일 ICP가 20 mmHg 미만으로 유지되지 않는 경우 추가로 3~5 mg/kg을 추가로 투여한다. 이후 3 mg/kg/hr로 유지용량을 투여하면서 뇌파, 뇌압, 혈중 thiopental 농도에 따라 3~8 mg/kg/hr로 적정용량을 결정한다.

### 3) 약물의 적정(Titration)

#### (1) 돌발파억제(Burst suppession)

뇌파감시를 하고 있다면 suppression은 10~12초간 유지되고 burst는 3~5/min burst를 보이며 interburst 10~12초가량 유지되도록 하고 BIS를 이용해 모니터링한다면 BIS 점수 10~20점, SR >60%가 되도록 약물농도를 조절한다.

#### (2) 바비튜레이트 약물농도

환자 개개인에 따라 효과나 부작용이 나타나는 혈중 또는 뇌척수액의 바비튜레이트 약물농도가 다양하여 혈중 또는 뇌척수액의 바비튜레이트 약물농도만으로 적정하는 것은 적절하지 않다. 이는 pentobarbital이나 thiopental 모두 마찬가지이다. 일반적으로 효과 및 부작용을 고려하여 pentobarbital은 3~4 mg%, thiopental은 25~50 mg/L를 유지한다.

#### (3) 치료 반응 판정 및 약물의 중단

ICP <20 mmHg으로 유지될 때 치료에 반응이 있다고 보고 최소 48시간이상 유지한다. 48시간 동안 ICP가 잘 유지될 때 24시간마다 용량을 반으로 줄이면서 서서히 중단한다. 감량 중에 다시 뇌압이 상승

하는 경우 혼수 치료를 다시 시작한다.

반감기가 15~48시간으로 약물투여 중단 후 신경학적 기능이 회복되는데 2일가량 소요된다. 만일 뇌사판정이 예정되어 있다면 뇌사판정 전 혈중 농도가 <10 mcg/mL이 되어야 한다.

다음의 경우 치료의 실패로 보고 혼수 치료를 중단을 고려한다.

① ICP 21~35 mmHg 4시간 지속

② ICP 36~40 mmHg 1시간 지속

③ ICP > 40 mmHg 5분 지속

④ 뇌사로 진행하는 경우

⑤ 저혈압, 패혈증과 같은 심각한 합병증으로 투여 중단이 필요한 경우

**표 6.8.1** CNS effects of various pentobarbital levels[a]

| Degree of CNS depression | mg% | mcg/ml |
|---|---|---|
| level for valid brain death exam | ≤1 | ≤10 |
| sedated, relaxed, easily aroused | 0.05~0.3 | 0.5~3 |
| heavy sedation, difficult to arouse, respiratory depression | 2 | 20 |
| "coma" level (burst suppression occurs in most patients) | 5 | 50 |

[a]levels reported are for intolerant patients; there is significant variability between patients, and tolerant patients may not be sedated even at levels as high as 100 mcg/ml

* mg% = mg/100 mL = 10 mcg/mL

## 참고문헌



[1] 대한신경손상학회: 신경손상학 *4th edition*, Chapter 17 중환자 집중 치료

[2] Aiyagari V, Deibert E, Diringer MN: Hypernatremia in the neurologic intensive care unit: how high is too high? *J Crit Care.* 21(2):163-172, 2006

[3] Badjatia N. Hypothermia in neurocritical care. Neurosurg Clin N Am 2013;24(3):457-67.

[4] Bertuccio A, Marasco S, Longhitano Y et al. External Ventricular Drainage: A Practical Guide for Neuro-Anesthesiologists. Clin Pract. 2023;219-229

[5] Callaway CW, Donnino MW, Fink EL, et al. Part 8: Post-Cardiac Arrest Care: 2015 American Heart Association Guidelines Update for Cardiopulmonary Resuscitation and Emergency Cardiovascular Care. Circulation 2015;132(18 Suppl 2):S465-82.

[6] Carney, N., Totten, A. M., O'Reilly, C., et al. : Guidelines for the management of severe traumatic brain injury. Neurosurgery, 80(1) : 6-15, 2017.

[7] Carney N, Totten AM, O'Reilly C, et al.: Guidelines for the Management of Severe Traumatic Brain Injury, Fourth Edition. *Neurosurgery*. 80(1): 6-15, 2017

[8] Carney N, Totten AM, O'Reilly C, Ullman JS, Hawryluk GW, Bell MJ, et al. Guidelines for the Management of Severe Traumatic Brain Injury, Fourth Edition. Neurosurgery. 2017;80(1):6-15.

[9] Choi HA, Badjatia N, Mayer SA. Hypothermia for acute brain injury--mechanisms and practical aspects. Nat Rev Neurol 2012;8(4):214-22.

[10] Cold GE, Christensen MS, Schmidt K.: Effect of two levels of induced hypocapnia on cerebral autoregulation in the acute phase of head injury coma. *Acta Anaesthesiol Scand.* 25(5):397-401, 1981.

[11] Cook AM, Morgan Jones G, Hawryluk GWJ, et al.: Guidelines for the Acute Treatment of Cerebral Edema in Neurocritical Care Patients. *Neurocrit Care*. 32(3): 647-666, 2020

[12] Cottenceau V, Petit L, Masson F, et al.: The Use of Bispectral Index to Monitor Barbiturate Coma in Severely Brain-Injured Patients with Refractory Intracranial Hypertension. *Anesth Analg*. 107:1676–82, 2008

[13] Ellens NR, Figueroa BE, Clark JC: The use of barbiturate-induced coma during cerebrovascular neurosurgery procedures: A review of the literature. *Brain Circulation.* 1(2),140-145, 2015

[14] Feldman, Z., Kanter, M. J., Robertson, C. S., et al. : Effect of head elevation on intracranial pressure, cerebral perfusion pressure, and cerebral blood flow in head-injured patients. *Journal of neurosurgery*, 76(2) : 207-211, 1992

[15] Goyal K, Garg N, Bithal P. Central fever: a challenging clinical entity in neurocritical care. J Neurocrit Care 2020;13(1):19-31.

[16] Group HaCAS. Mild therapeutic hypothermia to improve the neurologic outcome after cardiac arrest. N Engl J Med 2002;346(8):549-56.

[17] Harilall Y, Adam JK, Biccard BM, et al. Correlation between cerebral tissue and central venous oxygen saturation during off-pump coronary bypass graft surgery. Perfusion 2011;26(2):83-90.

[18] Hawryluk, G. W., Aguilera, S., Buki, A., et al. : A management algorithm for patients with intracranial pressure monitoring: the Seattle International Severe Traumatic Brain Injury Consensus Conference (SIBICC). Intensive care medicine, 45(12) : 1783-1794, 2019

[19] Hawryluk GWJ: Sodium values and the use of hyperosmolar therapy following traumatic brain injury. *Neurosurg Focus.* 43(5):E3, 2017

[20] Hinson HE, Stein D, Sheth KN: Hypertonic saline and mannitol therapy in critical care neurology. *J Intensive Care Med.* 28(1):3-11, 2013

[21] Hong JM, Lee JS, Song HJ, et al. Therapeutic hypothermia after recanalization in patients with acute ischemic stroke. Stroke 2014;45(1):134-40.

[22] Kim YS, Lee HJ, Jeon SB: Management of pain and agitation for patients in the intensive care unit. J Neurocrit Care 8:53-65,2015

[23] Kobata H, Tucker A, Sarapuddin G, et al. Targeted Temperature Management for Severe Subarachnoid Hemorrhage Using Endovascular and Surface Cooling Systems: A Nonrandomized Interventional Study Using Historical Control. Neurosurgery 2022;91(6):863-71.

[24] Korean Pharmaceutical Information Center. Available at: https://www.health.kr/

[25] Kuczynski AM, Marzoughi S, Al Sultan AS, et al. Therapeutic Hypothermia in Acute Ischemic Stroke-a Systematic Review and Meta-Analysis. Curr Neurol Neurosci Rep 2020;20(5):13.

[26] Kuramatsu JB, Kollmar R, Gerner ST, et al. Is Hypothermia Helpful

in Severe Subarachnoid Hemorrhage? An Exploratory Study on Macro Vascular Spasm, Delayed Cerebral Infarction and Functional Outcome after Prolonged Hypothermia. Cerebrovasc Dis 2015;40(5-6):228-35.

[27] Leach RM, Treacher DF. Oxygen transport-2. Tissue hypoxia. Bmj 1998;317(7169):1370-3.

[28] Madden LK, Hill M, May TL, et al. The Implementation of Targeted Temperature Management: An Evidence-Based Guideline from the Neurocritical Care Society. Neurocrit Care 2017;27(3):468-87.

[29] Majdan M, Mauritz W, Wilbacher I, et al.: Barbiturates use and its effects in patients with severe traumatic brain injury in five European countries. *J Neurotrauma*. 30(1):23-29, 2013

[30] Mangat HS, Chiu YL, Gerber LM, et al.: Hypertonic saline reduces cumulative and daily intracranial pressure burdens after severe traumatic brain injury. *J Neurosurg*. 124(1):277, 2016

[31] Muizelaar JP, Marmarou A, Ward JD, et al.: Adverse effects of prolonged hyperventilation in patients with severe head injury: a randomized clinical trial. *J Neurosurg*. 75(5):731-739, 1991

[32] Muizelaar JP, van der Poel HG, Li ZC, et al.: Pial arteriolar vessel diameter and $CO_2$ reactivity during prolonged hyperventilation in the rabbit. *J Neurosurg*. 69(6):923-927, 1988

[33] Olivier O, Anna V, Veerle DS, et al: Sedatives in neurocritical care: an update on pharmacological agents and modes of sedation. Curr Opin Crit Care. 25:97-104,2019.

[34] Park SH, Kim Y, Kim Y, et al: Pain control and sedation in neurointensive care unit. J Korean Neurol Assoc.41:169-180,2023

[35] Polderman KH, Peerdeman SM, Girbes AR. Hypophosphatemia and hypomagnesemia induced by cooling in patients with severe head injury. J Neurosurg 2001;94(5):697-705.

[36] Pérez-Bárcena, J., Llompart-Pou, J.A., Homar, J. et al.: Pentobarbital versus thiopental in the treatment of refractory intracranial hypertension in patients with traumatic brain injury: a randomized controlled trial. *Crit Care.* 12, R112, 2008

[37] Ramakrishnan, N. : Does head elevation decreases cerebral blood flow?, *Critical Care*, 2(1) : 1-3, 2000

[38] Rincon F. Targeted Temperature Management in Brain Injured Patients. Neurosurg Clin N Am 2018;29(2):231-53.

[39] Ropper AH: Management of raised intracranial pressure and hyperosmolar therapy. *Pract Neurol.* 14(3):152-158, 2014

[40] Roquilly A, Moyer JD, Huet O, et al.: Effect of Continuous Infusion of Hypertonic Saline vs Standard Care on 6-Month Neurological Outcomes in Patients With Traumatic Brain Injury: The COBI Randomized Clinical Trial. *JAMA*. 325(20):2056-2066, 2021

[41] Rosomoff HL. Method for simultaneous quantitative estimation of intracranial contents. J Appl Physiol. 1961;16:395-6.

[42] Sadaka F, Veremakis C. Therapeutic hypothermia for the management of intracranial hypertension in severe traumatic brain injury: a systematic review. Brain Inj 2012;26(7-8):899-908.

[43] Schizodimos T, Soulountsi V, Iasonidou C, et al.: An overview of management of intracranial hypertension in the intensive care unit. *J Anesth*. 34(5):741-757, 2020.

[44] Schizodimos T, Soulountsi V, Iasonidou C, et al. An overview of management of intracranial hypertension in the intensive care unit. J Anesth 2020;34(5):741-57.

[45] Schizodimos T, Soulountsi V, Iasonidou C et al. : An overview of management of intracranial hypertension in the intensive care unit. Journal of anesthesia, 34(5) : 741-757, 2020

[46] Seo H, Kim E, Jung H, et al.: A prospective randomized trial of the optimal dose of mannitol for intraoperative brain relaxation in patients undergoing craniotomy for supratentorial brain tumor resection. *J Neurosurg*. 126(6):1839-1846, 2017

[47] Siwicka-Gieroba D, Robba C, Gołacki J, et al. Cerebral Oxygen Delivery and Consumption in Brain-Injured Patients. J Pers Med 2022;12(11).

[48] Staykov D, Wagner I, Volbers B, et al. Mild prolonged hypothermia for large intracerebral hemorrhage. Neurocrit Care 2013;18(2):178-83.

[49] Vedantam A, Robertson CS, Gopinath SP: Morbidity and mortality associated with hypernatremia in patients with severe traumatic brain injury. *Neurosurg Focus*. 43(5):E2, 2017

[50] Volbers B, Herrmann S, Willfarth W, et al. Impact of Hypothermia Initiation and Duration on Perihemorrhagic Edema Evolution After Intracerebral Hemorrhage. Stroke 2016;47(9):2249-55.

[51] Wu TC, Grotta JC. Hypothermia for acute ischaemic stroke. Lancet Neurol 2013;12(3):275-84.

[52] Youmans and Winn Neurological Surgery, 8th

**Neurointensive Care**
& Medicine

CHAPTER 07

# 신경외과 환자의 혈역학적 상태 평가 및 수액 치료



신경외과 중환자실 환자들에게 적절한 혈압 및 혈장 상태를 유지하는 것은 뇌혈류량을 유지하고, 부적절한 수액 공급으로 인한 내과적인 합병증을 줄이는 데 있어서 매우 중요하다. 이 장에서는 수액 치료의 일반적인 원칙과 질환에 따른 기준에 대해서 알아보고, 환자들의 혈장 상태를 평가 할 수 있는 여러 혈역학적 감시 방법에 대해서 알아보고자 한다.

## 7.1 수액 치료의 일반 원칙

**핵심 요약**

1. 일반적인 신경외과 중환자실 환자들의 혈량상태는 정상혈량(euvolemia)을 유지해야 한다.
2. 특히 거미막밑출혈에서 정상혈량을 유지하는 것은 지연대뇌허혈을 예방하기 위해 추천되고, 일상적으로 과다혈량증과 저장액(hypotonic fluid)은 권고되지 않는다.
3. 혈역학적으로 불안정한 환자를 치료할 때는 쇼크에 원인을 파악하여 그에 합당한 수액치료를 하는 것이 중요하다. 일반적으로 쇼크의 원인 중 분포성 쇼크(distributive shock)가 가장 많은 빈도를 차지하고 있고 이때 혈압상승제(vasopressor)와 더불어 적극적인 수액치료가 필요할 수 있다.
4. 중심정맥압의 절대치에만 의존하여 혈량상태를 평가하는 것은 정확하지 않을 가능성이 있다.
5. 심장초음파를 이용하여 하대정맥 지름의 변화를 보았을 때 약 2 cm 이상의 직경과 호흡에 따른 50% 이하의 지름의 변화폭을 보이는 경우 혈량과다의 가능성이 높고, 수액반응성이 없을 것으로 판단된다.
6. 맥박압변동(pulse pressure variation, PPV) 10~15% 이상이면 수액반응성이 있을 것으로 판단할 수 있다.

우리 몸의 수분은 크게 세포내액(intracellular fluid)과 세포외액(extracellular fluid)으로 나누어져 있다. 세포내액은 우리 몸의 총 수분의 약 2/3을 차지하며, 이는 세포 내부의 물 및 용해된 물질들을 포함하고 있다. 반면, 세포외액은 총 수분의 약 1/3을 차지하며, 이는 혈장(plasma), 사이질액(interstitial fluid) 및 기타 체액들을 포함하고 있

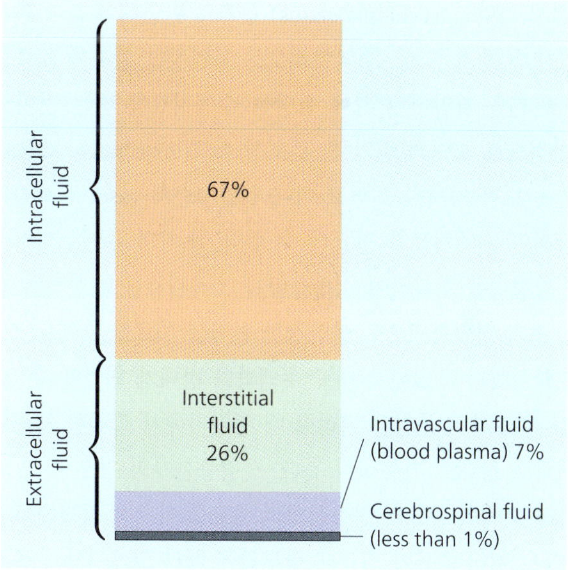


**그림 7.1.1 세포내액과 세포외액 분포**

다(그림 7.1.1). 수분의 이러한 분포는 생체의 항상성을 유지하는 데 중요한 역할을 한다.

따라서 수액요법은 중환자의 치료에 있어 매우 중요한 부분이다. 신경중환자는 다양한 양상의 수액 불균형 상태가 동반될 수 있는데, 질병들의 병태 생리와 이에 따른 수액 불균형 상태를 파악하여 수액 치료를 시행해야 한다. 세포외액과 세포내액의 적절한 용적을 유지하는 것이 중환자실 치료에 있어 중요한 부분이고, 특히 나트륨은 세포외액이 삼투압과 용적을 결정하는 매우 중요한 요소이다. 신장은 수분과 전해질 균형을 유지하는 중요한 역할을 하며, 수분 배출량의 60%가 신장을 통해서 배설된다. 따라서 신장기능을 고려하여 수액요법을 시행하는 것이 바람직하다.

일반적으로 신경중환자의 수액요구량은 몸무게, 동반질환, 손실

양 및 현재 혈량상태(volume status) 등으로 판단해야 하며 환자에 따라 개인차가 클 수 있다. 혈역학적으로 불안정한 환자를 치료할 때는 쇼크의 원인을 파악하여 그에 합당한 수액치료를 하는 것이 중요하다. 일반적으로 쇼크의 원인 중 분포성 쇼크(distributive shock)가 가장 많은 빈도를 차지하고 있고 이때 혈압상승제(vasopressor)와 더불어 적극적인 수액치료가 필요할 수 있다. 초기의 수액소생의 목표는 빠르게 혈장량을 회복하여 심박출량과 조직관류를 개선하는 것이 목표이다. 초기 혈역학적으로 불안정한 환자를 치료한 후에는 스트레스 반응이 활성화되어 있는 상태로 수액과다 상태가 되었을 수 있다. 체중의 50~60%가 수분임을 고려할 때 중환자에서 급격한 체중의 증가는 수액과다 상태일 가능성이 높다. 신경중환자의 경우 여러 기저 질환에 따라 수액의 종류와 혈량상태의 목표를 다르게 설정해야 한다.

수액은 여러 종류가 있는데 삼투압에 따라 크게 3가지 종류로 나눌 수 있다. 먼저 등장액(isotonic solution)은 투여했을 때 세포막을 중심으로 수분의 이동을 유도하지 않는 액체이며, 고장액(hypertonic solution)은 높은 삼투압으로 수분의 이동을 유도한다. 저장액(hypotonic solution)의 경우 반대로 수분이동이 일어나 세포내액의 확장을 유도한다. 수액요법에 역동적으로 반응하는 기능적 세포외액은 약 25%가 혈장이고 75%는 사이질액이므로 투여한 결정질용액(crystalloid solution)이 같은 비율로 분포하여 평형을 이루면 이론적으로는 투여한 결정질용액의 1/3~1/4만이 혈장내에 남는다. 혈관내벽 당질층의 기능이 알려지면서 실제로는 1/3보다는 더 많은 양이 혈장에 남는 것으로 생각되지만 결정질용액은 혈장보다는 사이질액과 세포외액의 용적을 더욱 증가시킨다는 것을 고려해야 한다.

## 1. 신경중환자에서 수액 요법의 원칙

신경중환자에서 수액 요법을 할 때는 전체적인 혈역학상태(hemody-

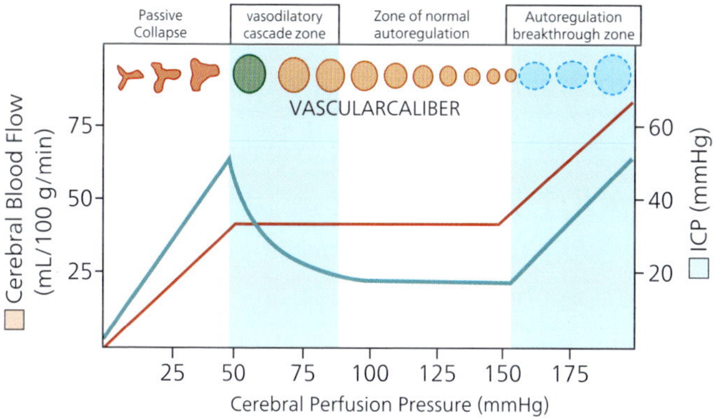


**그림 7.1.2 뇌혈관자동조절(cerebrovascular autoregulation)**

namics status)도 중요하지만 뇌관류(brain perfusion)와 동반된 뇌부종(brain edema)에 미칠 영향에 대해서도 항상 같이 고려를 해야 한다. 뇌혈관자동조절(cerebrovascular autoregulation)이 잘 유지된 건강한 정상 뇌에서는 적정범위의 뇌관류압(cerebral perfusion pressure)과 혈량상태에서는 이들이 변하더라도 뇌혈류(cerebral blood flow)를 항상 일정한 수준으로 유지할 수가 있다(그림 7.1.2). 하지만 손상된 뇌혈관자동조절 하에서는 뇌혈류를 일정한 수준으로 유지할 수 없기 때문에 수액 요법에 상당한 주의를 기울여야 한다. 뇌혈관자동조절이 손상되어 있다면 약간의 혈압과 혈량상태의 증가는 뇌부종을 야기할 수 있고, 반대의 경우에는 뇌허혈(cerebral ischemia)을 초래할 수 있다. 따라서 적절한 혈량상태는 신경중환자에서 뇌혈류와 뇌의 산소공급에 중요한 역할을 담당한다. 뇌손상을 야기한 기저 병변에 따라서 전해질과 혈량상태의 변화가 생길 수 있는데 각각의 질환들에서 수액과 혈량상태 조절에 대해서 구체적으로 알아보자.

## 2. 각 신경질환에서 수액의 선택 및 혈량상태 조절

### 1) 거미막밑출혈(Subarachnoid hemorrhage)

거미막밑출혈 환자에서 저나트륨혈증(hyponatremia)은 이환율과 사망률을 높일 수 있다. 저나트륨혈증이 동반되면 혈관연축(vasospasm) 및 지연대뇌허혈(delayed cerebral ischemia)이 발생할 가능성이 있다. 또한 고나트륨혈증도 신경학적인 예후에 안 좋은 영향을 줄 수가 있다. 특히 거미막밑출혈 환자 치료시에 뇌성 염분소실 증후군(cerebral salt wasting syndrome)이 동반될 수 있는데 이로 인한 저나트륨혈증은 뇌압과 뇌부종을 증가시킬 수 있어 고장식염수(hypertonic saline)의 사용이 필요하며, 이에 조절이 되지 않으면 무기질부신피질호르몬 치료(mineralocorticoid therapy)를 같이 시행할 수 있다. 초기 시작 용량은 플루드로코르티손(fludrocortisone) 0.05 mg씩 하루 2회 투여로 시작하여 점차 증량할 수 있다(하루 경구 투여량 0.1~0.4 mg). 심폐기능에 문제가 있을 수 있는 환자들은 심박출량을 모니터 하면서 수액요법을 시행할 수가 있다. 과거 연구에서 경폐열희석법(transpulmonary thermodilution)을 이용한 PiCCO system 장비를 사용해서 global end diastolic index (GEDI)와 심박출량을 모니터 하는 것은 거미막밑출혈 환자의 폐부종과 심부전을 예측하는 데 도움이 되었다. 이런 심박출량을 모니터하는 치료는 지연대뇌허혈을 개선시킬 수 있다. 지연대뇌허혈의 가장 주요한 원인은 혈관연축인데, 일반적으로 혈관연축이 발생한 경우에는 정상혈량(euvolemia)을 유지해야한다. 지연대뇌허혈이 발생하였을 때 정상혈량을 유지하지 못한 과다혈량증(hypervolemia)나 과소혈량증(hypovolemia) 상태는 환자에게 좋지 못한 영향을 미칠 수 있다. 따라서 거미막밑출혈에서 정상혈량을 유지하는 것은 지연대뇌허혈을 예방하기위해 추천되고, 일상적으로 과다혈량증과 저장액(hypotonic fluid)은 권고되지 않는다. 거미막밑출혈 환자에게 다량의 수액을 주는 것은 심혈관계 부작용을 증가시키며, 역시 지연대뇌허혈 및 지연신경학적결손 또는 뇌경색(delayed ischemic neurologic deficit/infarction)을 야기할 가능성이 있다. 일부 연구들에서 콜로이드(colloid)의 사용은 신경학적 악화와 연관이 있을 수 있음을 제시하였다. 따라서 거미막밑출혈 환자에서 콜로이드 사용은 신경학적 악화의 부작용이 있을 수 있어 사용에 주의해야 한다. 거미막밑출혈 환자 치료에 대한 미국심장 및 뇌졸중 협회의 진료지침(AHA/ASA SAH guideline 2023)에는 동맥류성 거미막밑출혈(aneurysmal SAH) 환자의 경우, 혈액용적 상태의 밀접한 모니터링 및 목적지향치료(goal-directed treatment)는 정상 혈액용적을 유지하기 위해 합리적이라고 권고하였다. 중심정맥압(central venous pressure)이 혈액순환량과 상관성이 낮아서 이를 근거로 체내 혈액용적을 평가하는 데 주의해야 한다. 또한 동맥류성 거미막밑출혈 환자를 중환자실에서 치료할 때 혈역학적 지표들[심박출량(cardiac output), 전부하(preload), 및 일회박출량변동(stroke volume variation)]의 연속적인 모니터링과 최적화를 통해 목적지향치료를 시행하는 것은 기존 방법과 비교하여 탈수 및 혈관내 용적감소를 감지하고 효과적으로 치료할 수 있다고 권고하였다.

## 2) 뇌내출혈

뇌내출혈 환자의 15%까지 치료 중에 저나트륨혈증을 경험한다. 저나트륨혈증이 동반되면 뇌내출혈 환자의 입원 중 이환율이 증가될 수 있다. 또한 저나트륨혈증은 뇌부종을 악화시키고 뇌압을 올릴 수 있다.

## 3) 뇌경색

뇌경색이 발생한 경우에도 대체로 수액요법은 정상혈량을 유지하는데 목표를 둔다. 2013년 미국심장 및 뇌졸중 협회의 진료지침에서는 성인환자의 경우 하루에 30 ml/kg의 수액을 유지용량으로 공급할 것을 권고하고 있다. 등장액을 공급하는 것이 뇌부종을 악화할 수 있는 저장액을 주는 것보다 낫다고 권고하며, 과소혈량증은 생리식염수를 공급하여 교정할 것을 권고하고 있다. 2018년 진료지침에서는 수액공급을 늘려 혈액희석(hemodilution)을 하는 것과 고용량 알부민 공급 및 pentoxifylline 같은 혈관확장제(vasodilatory agent) 사용 등은 권고하고 있지 않다.

### 4) 외상성 뇌손상

외상성 뇌손상 환자의 경우에도 저나트륨혈증은 뇌부종과 두개내압 상승을 악화시켜 사망률을 증가시킬 수 있다. 고나트륨혈증은 고삼투압치료(hyperosmolar therapy), 수분량부족, 요붕증 등에 의해서 발생할 수 있다. 외상성 뇌손상에서 발생하는 지연대뇌허혈은 거미막밑출혈에서 보다 훨씬 더 복잡하다. 외상성 뇌손상과 연관된 뇌혈관자동조절의 이상과 혈액뇌장벽(blood brain barrier)의 손상으로 뇌손상을 악화시킬 수 있다. 또한 손상된 자동조절에서 증가된 뇌관류압(cerebral perfusion pressure)은 뇌부종과 뇌관류를 악화시킨다. 저혈량(hypovolemia)으로 인한 뇌관류압이 떨어지는 것을 막기위해 정상혈량(euvolemia)을 유지하는 것이 권장되며, 외상성 뇌손상에서도 역시 등장액을 사용하는 것이 추천된다. 저장성 수액(hypotonic fluid)과 포도당이 함유된 수액(glucose containing solution)은 신경중환자에서 예후를 악화시킬 가능성이 있어 사용에 주의를 해야 한다. 알부민을 사용이 도움이 된다는 연구도 해가 된다는 연구도 있지만, 일반적으로 외상성 뇌손상 환자와 거미막밑출혈 환자에서 사용해서는 안된다는데 전문가들의 일반적인 의견이 있다. 결론적으로 아직 알부민의 확실한 이점에 대한 증거는 불충분하다. 최근 연구에 의하면 수액균형(fluid balance)을 가능한한 역(negative)의 방향으로 그리고 투여되는 수액 양(input volume)을 가능한한 줄이는 방향이 환자의 예후에 보다 더 나은 것으로 보고되었다. 또한 하루에 3 L이상의 수액 공급은 뇌압상승과 연관되어서 지나친 수액사용은 피하는 것이 예후에 도움이 되겠다.

결국 신경중환자에서 수액요법의 목표는 적절한 뇌혈류와 산소를 유지시키는 것이다. 뇌혈류를 고려하여 수액요법을 하는 것은 뇌혈류 및 대뇌 산소 공급에 대한 정교한 모니터링 도구가 일반적으로 임상환경에서 잘 구현되지 않기 때문에 적절한 수액요법으로 뇌혈류를 최적화하는 것이 본질적으로 전신 순환보다 더 어려울 수 있다. 일반적으로 정상환경에서 삼투질농도(osmolality)는 혈장과 뇌사이간질(brain interstitial fluid)과 뇌척수액에서 모두 동일하다. 하지만 저장액을 사용하는 경우 물은 혈액뇌장벽을 투과할 수 있어서, 뇌조직으로 물의 이동을 유발시켜 뇌부종을 일으킬 수 있다.

## 3. 수액과다의 부작용

수액이 과도하게 투여되어 평형이 깨지고 수액 균형이 지나치게 양의 값을 갖게 되는 경우에는 중환자실 체류 기간을 늘리고 장기부전의 악화 및 사망률 증가와 깊은 상관관계를 갖는다. 실제 중환자실 치료에 있어 수액 과다는 매우 흔하게 발생한다. 일반적으로 혈압 저하와 쇼크의 원인에 상관없이 환자의 혈압이 감소하게 되면 많은 임상의들이 우선적으로 수액을 투여해보는 경향이 있다. 그러나 중환자일수록, 특히 혈관 장벽이 무너진 환자에서 혈관내로 투여한 수액은 쉽게 사이질로 빠져나가 혈장증가와 혈압 상승 효과는 매우 일시적이고 이로 인해 사이질부종을 야기하고 결국은 주요장기의 관류를 방해하여 장기 부전을 악화시키는 악순환의 고리를 형성하게 된다. 수액과다는 심방나트륨이뇨펩티드(atrial natriuretic peptide) 분비를 통해 혈관내벽의 당질층을 파괴하고 이는 전체 혈관장벽손상을 초래할 수 있다. 전형적인 수액과다에 의한 장기부전은 폐부종을 예로 들을 수 있다. 또한 신장과 간처럼 피막으로 쌓여 있는 장기는 부종으로 인해 사이질 압력이 증가하면 관류부전에 의한 허혈이 초래될 수 있다. 따라서 신경중환자에서 뇌혈류를 증가시킨다는 맹목적인 목적 하에 수액을 과도하게 투여하는 것은 여러 장기에 안 좋은 영향을 미칠 수 있고 환자의 예후를 나쁘게 할 수 있어 수액 치료는 항상 주의해야한다. 환자가 저혈압이나 쇼크에서 회복되면 빠르게 수액과다에 대한 평가를 해서 불필요한 수액들이 과도하게 들어가고 이에 따른 부작용이 없는지 면밀하게 살펴볼 필요가 있다.

일반적으로 뇌의 병태생리학적 변화에 상관없이 정상혈량을 유지하는 것이 중요하고 신경학적 증상의 개선 정도를 보면서 수액균형을 판단하는 것이 가장 합리적이다. 뇌용적은 삼투압에 의해 지대한 영향을 받으므로 포도당을 함유한 저장액은 가능하면 피해야 하고 대부분 평형염액(balanced salt solutions)은 Normosol이나 Plasma-Lyte A를 제외하고 저장액이므로 이론적으로 등장성식염수가 유리할 수 있다. 고장성 식염수(hypertonic solution)와 만니톨의 장점은 확실하지 않으나 뇌부종과 뇌내고혈압을 줄이기 위해 일반적으로 사용되고 있다. 알부민과 합성콜로이드는 생존율 개선에 큰 이득이 없다.

## 7.2 혈장 상태 평가(Volume status)와 혈역학적 감시(Hemodynamic monitoring)

혈역학적 감시는 중환자실 치료에 가장 중요하고 기본적인 평가다. 신경중환자의 치료에는 대부분 정상혈량(euvolemia)의 유지가 필요한 경우가 많다. 또한 외상성 뇌손상 환자의 경우 혈액손실 및 혈역학적 불안정(hemodynamic instability)이 흔하게 동반되는데, 이 경우에 혈역학적 감시(hemodynamic monitoring)는 환자의 예후에 아주 중요하다. 현재까지 일반적으로, 신체검사, 체중 증감량, 중심정맥압(central venous pressure), 심박출량(cardiac output), 폐모세혈관쐐기압(pulmonary capillary wedge pressure) 등으로 혈액량과 혈역학적 감시를 해왔으나, 중증환자의 경우 다양한 기저질환, 임상증상 및 양압호흡(positive pressure ventilation) 등의 집중치료에 의해 이러한 혈역학적 감시가 영향을 받아 해석에 어려움이 있을 수 있다. 다음은 중환자실에서 환자 침상에서 직접 시행할 수 있는 평가 방법들이다.

## 1. 최소 수액유발검사(Mini fluid challenge)

약간의 수액을 투여하여 환자의 혈압상승과 심박수 변화가 있는지를 판단하는 방법이다. 수액투여법의 수액의 양, 종류, 투여 방법, 투여 속도 및 해석법에 대해서는 이견이 있으나, 중요한 것은 최단 시간 동안 일정 수액을 투여하면서 수 분 내에 나타나는 혈역학적 변화를 관찰하여 평가한다는 점이다. 수액반응성은 일반적으로 수액 유발(fluid challenge)을 하였을 때 심박출량이나 일회심박출량(stroke volume)이 10~11% 이상 증가하는 것으로 정의된다. 이 방법은 임상에서 아주 쉽게 사용할 수 있으나, 평가를 위해 불필요한 수액이 투여될 수가 있고, 투여량이 적은 경우 과소혈량증(hypovolemia) 상태이지만 반응을 안보일 수도 있어 평가에 제한적이다. 또한 적은 양의 수액이라도 반복투여할 경우 과다혈량(volume overload)을 야기할 수 있다. 따라서 이러한 검사의 한계를 극복하기 위해 최소 수액유발검사(mini fluid challenge)를 시행할 수도 있는데, 100 ml의 콜로이드(colloid)를 1분 동안 투여하여 적은 수액으로 최대 용적 확대 효과를 보려는 방법으로 경흉부 심초음파를 이용하여 subaortic velocity time index (VTI) variation을 측정하고, 10% 이상 VTI가 증가했을 때 민감도는 95%, 특이도는 78%이다. 즉, 이것은 적은 양의 수액을 빠르게 투여하고 일회심박출량의 증가를 예측하는 방법인데, 환자가 급성호흡곤란증후군(acute respiratory distress syndrome, ARDS) 등으로 폐가 안 좋아 적극적인 수액 투여가 부담이 되는 경우에 시도해볼 수 있는 방법이다.

## 2. 수동적 하지거상법(Passive leg raising maneuver)

수액반응성을 평가하기 위해 임상에서 자주 사용하는 방법 중 하나이다. 다리를 들게 되면 하지의 혈류가 흉강 안으로 더 들어가게 되는데, 이는 복귀정맥혈(venous return)을 증가시키는 효과가 있다. 하지거상을 하여 일시적으로 좌심실로의 혈액량을 증가시켜 혈역학적인 변화를 관찰하는 방법이다. 앙와위에서 다리를 45° 정도 들어올리고 이에 따른 심박출량의 변화는 수분 내에 나타나므로 프랭크-스탈링 곡선(Frank-Starling curve)에서 수액 투여 후 심장의 전부하(preload)가 의미 있게 증가하는 군을 수액반응군으로 규정할 때, 하지거상법은 수액을 투여하지 않고 수액반응군과 비반응군을 구별할 수 있는 좋은 방법이다. 하지거상법은 심장박출지수(cardiac index)가 환자의 기저치보다 10~11% 이상 증가했을 때 수액반응이 있는 것으로 정의한다. 하지만 복압이 16 mmHg 이상으로 증가되어 있거나 하지

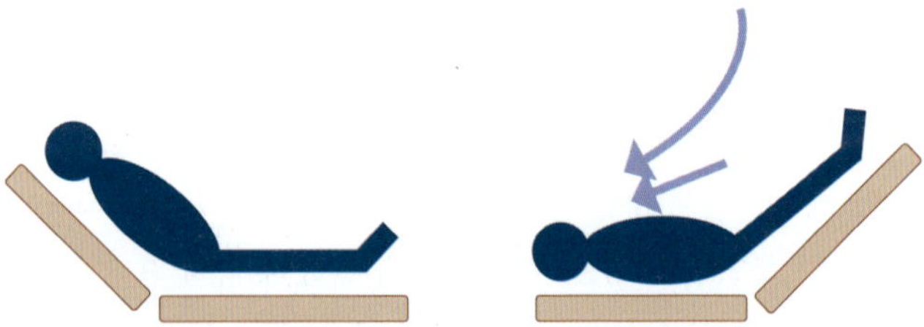

**그림 7.2.1 수동적 하지거상** 하지의 혈류와 복부 일부의 혈류를 흉강 안으로 복귀 정맥혈의 양을 증가시키는 것으로 수액 치료의 반응을 평가하는 방법이다.

혈장 용적이 적은 환자에서는 정확하지 않다.

## 3. 중심정맥압의 변화 (Change in central venous pressure)

과거로부터 오랫동안 중심정맥압은 전부하를 반영한다고 믿어 왔으며, 수액치료에서 중요한 역할을 했다. 하지만 폐고혈압, 인공호흡기 적용, 부정맥, 심장기능저하, 복강내고압(abdominal hypertension) 환자에서 영향을 받을 수 있으며, 우심방의 압력을 반영하는 경우가 많다. 따라서 중심정맥압의 절대치에 의한 혈량상태의 평가는 정확하지 않을 가능성이 있다. 하지만 비교적 심장기능이 좋고 다른 환경들이 크게 변하지 않는 상태라면, 중심정맥압의 변화는 혈량의 변화를 시사할 가능성이 있다. 따라서 중심정맥압 수치 한 가지로만 혈량상태를 평가하는 것은 부정확하고 그 변화를 본다면 어느정도 믿을 만한 평가가 가능하다.

## 4. 하대정맥 지름의 변화(Change in diameter of IVC)

호흡에 따라 흉곽의 압력이 변하게 되어 정맥환류량이 달라지게 되는데, 이에 따른 정맥환류량의 변화를 하대정맥의 지름의 변화를 관찰하여 판단하는 방법이다. 주로 초음파의 볼록 탐촉자(convex probe)를 이용하여 관찰하게 되며, 지름의 변화폭(collapsibility)이 12~15% 이상 변동이 있는 경우 양성예측도 93%, 음성예측도 92%로 비교적 정확한 검사방법으로 알려져 있다. 하지만 임상에서는 간단하게 초음파로 관찰하였을 때 약 2 cm 이상의 직경과 호흡에 따른 50% 이하의 지름의 변화폭을 보이는 경우 수액반응성이 없을 것으로 판단하는 경우가 많다.

## 5. 심폐 상호작용(Heart-lung interaction)을 이용한 수액반응성의 평가

### 1) 일회박출량변동(Stroke volume variation, SVV)과 맥박압변동(Pulse pressure variation, PPV)

흉강 내의 장기들은 흉강 내압의 영향을 받으며 상호 영향을 미친다. 인공호흡기를 적용하는 환자에서는 양압환기 때문에 흉강내압의 호흡에 따른 변화가 생기게 된다. 이 변화 때문에 복귀정맥혈이 변하기 때문에 심박출량에도 변동을 가져온다. 이 변화를 통해 환자의 혈장량과 수액반응성(fluid response)을 예상할 수 있다. 양압환기의 흡기(inspiration)에 상승된 흉곽내압은 정맥환류를 감소시켜 우심실의 전부하를 감소시키고 폐모세혈관들을 압박하여 우심실의 후부하(afterload)는 증가시킨다. 따라서 우심실의 일회심박출량은 흡기말에 가장 많이 감소하며, 우심실에서 박출된 혈류가 폐순환을 거치는 데 시간이 필요하기 때문에 2~3회의 심박출이 이루어진 후, 즉 호기(expiration) 시에 좌심실의 전부하에 반영된다. 좌심실에서는 흡기 시에 폐포가 팽창하면서 폐모세혈관이 압박되어 좌심방으로 폐정맥환류가 증가하고, 우심실의 용적이 감소하면서 좌심 실의 유순도가 좋아지고 좌심실과 흉곽외 대동맥간의 압력 차가 감소하여 좌심실의 후부하가 감소해서 일회심박출량(stroke volume)은 증가하게 된다. 결과적으로 양압환기 때문에 흉곽내압의 변동을 가져오고 이로 인하여 일회심박출량의 호흡에 따른 변화가 발생하게 된다. 그리고 이러한 호흡에 따른 일회심박출량의 변화는 동맥압 파형의 맥압과 면적의 변화로 모니터링할 수 있다. 동맥압 파형의 맥압과 면적은 흡기 시작과 함께 증가하고, 호기말에 가장 적어진다. 이러한 동맥압 파형의 맥압변화는 맥압변이(pulse pressure variation, PPV)로, 면적의 변화는 일회박출량변동(stroke volume variation, SVV)로 나타낸다. 이와 같은 동적 변화는 프랭크-스탈링의 법칙에 따라 과소혈량 상태일수록 크게 나타나고 과다혈량 상태일수록 작게 나타난다(그림 7.2.2). 과소혈량 상태에서는 우심방의 유순도가 좋기 때문에 양압환기에 의한 압력이 우심

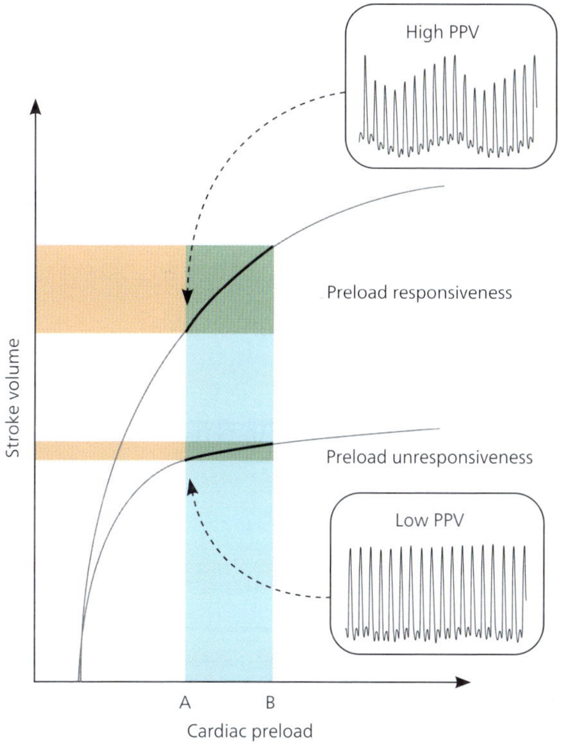


**그림 7.2.2 Frank-Starling 관계에 따른 심장의 반응** 전부하 반응성 및 맥압 변이(pulse pressure variation, PPV). 심장이 Frank-Starling 관계의 가파른 부분에서 활동할 때(상단), 전부하(preload)의 증가(A에서 B 방향)는 일회박출량(stroke volume)의 상승으로 연결된다(전부하 반응성, preload responsiveness). 반면에, 심장이 Frank-Starling 관계의 고원 부분에서 활동할 때(하단), 동일한 전부하의 증가(A에서 B 방향)는 일회박출량의 유의미한 상승을 가져오지 않는다(전부하 비반응성, preload unresponsiveness).

실로 직접 전달되어, 우심방압이 이에 비례하여 증가하여 복귀정맥혈을 방해하고, 하대정맥이 눌려 복귀정맥혈이 크게 감소한다. 반면에 혈관내 용적이 충분한 상태에서는 우심방의 유순도가 감소되어 양압환기에 따른 우심방압의 변화 및 하대정맥의 눌림 정도가 미미해 복귀정맥혈의 감소가 크지 않기 때문이다.

위에서 언급한 것처럼 심폐 상호작용에 의해서 혈역학적인 변화가 나타날 수 있으며, 이것은 맥압변이와 일회심박출량변이로 모니터링 할 수 있다. 이러한 호흡주기 내에서의 변화율에 기초한 변수들을 동적지표(dynamic index)라 한다. 이 때 일회박출량은 측정 기계에 따라 알고리즘의 차이가 있기는 하나 일반적으로 동맥압 파형의 면적을 이용하여 자동으로 계산하는 방법이 이용된다.

맥압변이(PPV, %)
= (호흡 주기 내에서 관찰된 최대 맥압값 − 최소 맥압값) /
평균 맥압값

일회박출량변이(SVV, %)
= (호흡주기 내에서 관찰된 최대 일회박출량 − 최소 일회박
출량) / 평균 일회박출량

이러한 동적지표들은 모니터링 장비에서 자동으로 계산되어 측정되는 값으로 관측자가 계산할 필요는 없다. 동적지표들의 값이 클수록 과소혈량 상태에 있음을 의미한다. 하지만 이 동적지표들은 과다혈량과 정상혈량(euvolemia) 상태를 정확하게 구분하기는 어렵다는 단점이 있다. 연구자와 변수들에 따라 차이는 있으나 호흡주기에 따른 맥압변이 또는 일회박출량변이 값이 10~15% 이상이면 수액반응성이 있을 것으로 판단하는 경우가 많다. 여러 연구들에서 동적지표들은 중심정맥압이나 폐동맥폐쇄압과 같은 정적인 지표들에 비해 전부하를 잘 반영한다고 보고되었다. 하지만 이러한 동적지표들은 부

정맥이 있거나 복부내압력이 증가, 혈관의 긴장도가 크게 변화하거나, 인공호흡기 조건이 변화된 경우, 일회호흡량(tidal volume)이 적은 경우(<8 ml/kg) 및 호기나 흡기에 환자의 자발적인 호흡노력이 있는 경우에는 부정확할 수 있다는 한계가 있다. 호흡수가 너무 빠르면 수액요법반응도를 예측하는 정확도가 감소하며, 혈관내 용적이 일정하게 유지됨에도 불구하고, 혈압이 크게 증가할 때 일회박출량변이 값이 떨어지거나 기도압이 증가할 때 일회박출량변이와 맥압변이가 크게 증가하는 등, 상황에 따라 정확도와 유용성이 변한다는 문제점이 보고되었다. 우심실부전과 폐심장증(cor pulmonale)의 경우에도 병적인 심장-폐 상호작용의 결과로 이러한 변수들의 정확도가 떨어질 수 있다.

## 2) 호기말 호흡 폐쇄법(End-expiratory occlusion test)

호기말 호흡 폐쇄법은 인공호흡기를 적용한 환자에서 시행해 볼 수 있는데, 심장과 폐의 상호작용에 의해 발생하는 복귀정맥혈의 변화를 최소화하기 위해 잠시 호기말에 인공호흡을 중지시켜 환자의 혈량상태를 평가하는 방법이다(그림 7.2.3). 양압환기 중에 흉각내압은 증가하게 되고 이것은 복귀정맥혈을 줄여, 우심장의 전부하를 줄이게 된다. 15~30초 정도 호기말 호흡을 중단하여 심박출량의 변화를 관찰하는데, 이렇게 호흡을 중단 하는 중에 우심장의 전부하는 최대가 된다. 따라서 호기말 호흡 폐쇄(end-expiratory occlusion, EEO)가 충분히 길다면 심박출량은 증가하게 될 것이다. 과거 연구에서는 15초의 EEO 동안에 5% 이상 심박출량이 증가한 경우 수액반응성이 있다고 판단하였다. 심박출량의 증가는 직접 초음파를 이용하여 측정도 가능하지만 FloTrac 같은 동맥관(arterial line)의 pulse contour analysis method를 이용하여 심박출량의 변화를 측정할 수도 있다. 최근에는 15초 EEO와 15초 end-inspiratory occlusion (EIO)를 둘다 측정하여,

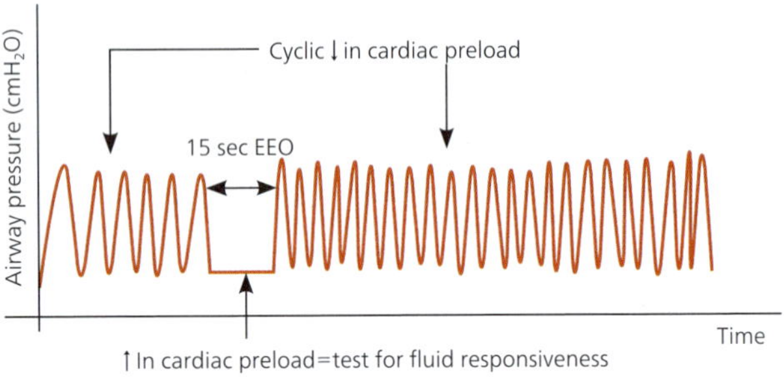


**그림 7.2.3 호기말 호흡 폐쇄법(end-expiratory occlusion test, EEO)** 호기말 호흡 폐쇄법 검사는 호기말 시점에서 기계적 환기를 15초 동안 중단하여 측정한다.

EIO시행 시에 감소하는 심박출량을 측정할 수 있다. EEO+EIO 검사에서 13%를 초과하는 심박출량의 변화는 수액반응성이 있다고 판단할 수 있다. 다른 검사와 마찬가지로 검사 시 일회호흡량 8 ml/kg 이상이 요구된다. 단점으로 복와위(prone position)에서는 검사의 정확성을 믿기 어렵다.

## 6. 혈역학적 감시 방법의 종류

과거에는 폐동맥카테터(pulmonary artery catheter)와 같은 침습적 방법이 혈역학적 감시와 평가하는 데 주로 사용되었지만, 현재는 비침습적 방법들이 선호되고 있는데 최근 이론적 발달과 기술적 발전으로 심폐기능뿐 아니라 혈장량 및 관류 지표에 있어서도 유용하게 평가받고 있다. 비침습적 감시 방법들의 정확도는 혈역학 감시 장치의 기초라고 할 수 있는 폐동맥카테터와 비교하였을 때 비슷한 결과들을 보이나 아직 대규모 연구가 부족하고 경증환자를 대상으로 한 연구가 대부분이어서 중증 환자에서 전적으로 신뢰하기는 어렵다. 게다가 비용과 효율을 고려하였을 때 일반적으로 상용화하기에는 여러 제한 요소들이 있다. 혈역학적 감시에 이용되는 기기의 종류와 특징은 표 7.2.1과 같다.

표 7.2.1 specific characteristics of different cardiac output (CO) monitoring techniques

| CO technique | Product system | Invasiveness | Intermittent or continuous | Advantage | Limitations | Additional information |
|---|---|---|---|---|---|---|
| Intermittent bolus PAC-TD | PAC | ++++ | Intermittent | Gold standard technique for CO | PAC-related complications such as arrhythmias, tricuspid regurgitation, infections, bleeding, vascular injury, and accuracy highly depends on indicator injection technique | PAP, PCWP, SvO2 |
| Continuous PAC-TD | Vigilance II CCO by Edwards | ++++ | Continuous | Correlates well with intermittent bolus PAC thermodilution technique | All PAC-related complications | PAP, PCWP, SvO2 |
| TPTD | PiCCO system | +++ | Continuous | Useful in smaller children<br>GEDV and EVLW<br>Independent of ventilator and respiratory cycle<br>Measure and integrate a wide array of hemodynamic | Require A-line and CVP<br>Inability to measure pulmonary<br>Unreliable in patients with arrhythmia, poor arterial signal quality, rapid changes in vascular motor tone, aortic valve pathology, and on mechanical circulatory assist devices<br>Avoid in patient with severe peripheral vascular disease | EVLW, GEDV, ITBV, SVV, PVV, ScvO2 |

(계속)

**표 7.2.1** (계속)

| CO technique | Product system | Invasiveness | Intermittent or continuous | Advantage | Limitations | Additional information |
|---|---|---|---|---|---|---|
| | LiDCO-plus system | +++ | Continuous | Need only arterial line and peripheral venous line | Arrhythmia<br>Require good quality of arterial waveform<br>Intracardiac and extracardiac shunts<br>Calibration affected by muscle relaxant and lithium therapy | ITBV, SVV, PVV |
| | VolumeView | +++ | Continuous | Extra parameters: GEF<br>Continuous ScvO2 monitoring | Require A-line and CVP | EVLW, PVPI, GEDV, ITBV, GEF, SVV, PPV, ScvO2 |
| Arterial waveform contour derived | FloTrac/Vigileo | ++ | Continuous | No external calibration | Arterial signal quality<br>Rapid changes in vascular motor tone<br>Not indicated for IABP<br>Inaccuracy in hemodynamic instability | SVV, PPV, MAP |
| TEE | GE Vivid Philips IE33 | + | Intermittent | Anatomic and functional cardiac assessment | Esophageal disorder<br>Operator dependent<br>Mainly suitable for perioperative field | EF, LVEDA, diameter of IVC/SVC |

PAC, pulmonary artery catheterization; TD, thermodilution; PAP, pulmonary artery pressure; PCWP, pulmonary capillary wedge pressure; SV, stroke volume; SVV, stroke volume variation; PPV, pulse pressure variation; GEDV, global end diastolic volume; EVLW, extravascular lung water; PVPI, pulmonary vascular permeability index; ITBV, intrathoracic blood volume; GEF, global ejection fraction; EF, ejection fraction; LVEDA, left ventricular end diastolic area; SvO2, mixed venous oxygen saturation; ScvO2, central venous oxygen saturation; TPTD, transpulmonary thermodilution; TEE, transesophageal echocardiography; CVP, central venous pressure; IABP, Intra-aortic balloon pump; IVC, inferior vena cava; SVC, superior vena cava

## 참고문헌



[1] 홍성진, 수액요법, 중환자의학, 대한중환자의학회, Editor. 2020, 군자출판사: Korea.

[2] Anetsberger, A., et al., Impact of Goal-Directed Therapy on Delayed Ischemia After Aneurysmal Subarachnoid Hemorrhage: Randomized Controlled Trial. Stroke, 2020. 51(8): p. 2287-2296.

[3] Barbier, C., et al., Respiratory changes in inferior vena cava diameter are helpful in predicting fluid responsiveness in ventilated septic patients. Intensive Care Med, 2004. 30(9): p. 1740-6.

[4] Biais, M., et al., Mini-fluid Challenge of 100ml of Crystalloid Predicts Fluid Responsiveness in the Operating Room. Anesthesiology, 2017. 127(3): p. 450-456.

[5] Connolly, E.S., et al., Guidelines for the Management of Aneurysmal Subarachnoid Hemorrhage. Stroke, 2012. 43(6): p. 1711-1737.

[6] Feissel, M., et al., The respiratory variation in inferior vena cava diameter as a guide to fluid therapy. Intensive Care Med, 2004. 30(9): p. 1834-7.

[7] Finfer, S., J. Myburgh, and R. Bellomo, Intravenous fluid therapy in critically ill adults. Nat Rev Nephrol, 2018. 14(9): p. 541-557.

[8] Gavelli, F., J.L. Teboul, and X. Monnet, The end-expiratory occlusion test: please, let me hold your breath! Crit Care, 2019. 23(1): p. 274.

[9] Heifets, B.D., P. Tanaka, and M.A. Burbridge, Fluid management concepts for severe neurological illness: an overview. Curr Opin Anaesthesiol, 2018. 31(5): p. 526-531.

[10] Hoh BL, Ko NU, Amin-Hanjani S, Chou S-Y, Cruz-Flores S, Dangayach NS, et al.: 2023 Guideline for the Management of Patients With Aneurysmal Subarachnoid Hemorrhage: A Guideline From the American Heart Association/American Stroke Association. Stroke 54: e314-e370, 2023

[11] Hong, S.-K., Functional Hemodynamic Monitoring. Journal of Surgical Critical Care, 2012. 2: p. 25-28.

[12] Ibrahim, G.M. and R.L. Macdonald, The effects of fluid balance and colloid administration on outcomes in patients with aneurysmal subarachnoid hemorrhage: a propensity score-matched analysis. Neurocrit Care, 2013. 19(2): p. 140-9.

[13] Kwak, Y.L., Monitoring for fluid management: dynamic guides and

fluid responsiveness. Anesth Pain Med, 2013. 8: p. 1-8.

[14] Kwak, Y.L., Monitoring for fluid management: dynamic guides and fluid responsiveness. Anesth Pain Med, 2013. 8: p. 1-8.

[15] Kwon, H.Y., et al., General Principles in Hemodynamic Monitoring. Journal of Acute Care Surgery, 2017. 7(1): p. 2-8.

[16] Marik, P.E., et al., Dynamic changes in arterial waveform derived variables and fluid responsiveness in mechanically ventilated patients: a systematic review of the literature. Crit Care Med, 2009. 37(9): p. 2642-7.

[17] Monnet, X., et al., Predicting volume responsiveness by using the end-expiratory occlusion in mechanically ventilated intensive care unit patients. Crit Care Med, 2009. 37(3): p. 951-6.

[18] Monnet, X. and J.L. Teboul, Volume responsiveness. Curr Opin Crit Care, 2007. 13(5): p. 549-53.

[19] Muller, L., et al., An increase in aortic blood flow after an infusion of 100 ml colloid over 1 minute can predict fluid responsiveness: the mini-fluid challenge study. Anesthesiology, 2011. 115(3): p. 541-7.

[20] Oddo, M., et al., Fluid therapy in neurointensive care patients: ESICM consensus and clinical practice recommendations. Intensive Care Med, 2018. 44(4): p. 449-463.

[21] Powers WJ, Rabinstein AA, Ackerson T, Adeoye OM, Bambakidis NC, Becker K, et al.: 2018 Guidelines for the Early Management of Patients With Acute Ischemic Stroke: A Guideline for Healthcare Professionals From the American Heart Association/American Stroke Association. Stroke 49: e46-e110, 2018

[22] Powers WJ, Rabinstein AA, Ackerson T, Adeoye OM, Bambakidis NC, Becker K, et al.: Guidelines for the Early Management of Patients With Acute Ischemic Stroke: 2019 Update to the 2018 Guidelines for the Early Management of Acute Ischemic Stroke: A Guideline for Healthcare Professionals From the American Heart Association/American Stroke Association. Stroke 50: e344-e418, 2019

[23] Sangkum, L., et al., Minimally invasive or noninvasive cardiac output measurement: an update. J Anesth, 2016. 30(3): p. 461-80.

[24] Teboul, J.L., et al., Arterial Pulse Pressure Variation with Mechanical Ventilation. Am J Respir Crit Care Med, 2019. 199(1): p. 22-31.

[25] Tseng, M.Y., P.J. Hutchinson, and P.J. Kirkpatrick, Effects of fluid therapy following aneurysmal subarachnoid haemorrhage: a prospective clinical study. Br J Neurosurg, 2008. 22(2): p. 257-68.

[26] Vieillard-Baron, A., et al., Influence of superior vena caval zone

condition on cyclic changes in right ventricular outflow during respiratory support. The Journal of the American Society of Anesthesiologists, 2001. 95(5): p. 1083-1088.

[27] Vieillard-Baron, A., et al., Superior vena caval collapsibility as a gauge of volume status in ventilated septic patients. Intensive Care Med, 2004. 30(9): p. 1734-9.

[28] Wiegers EJA, Lingsma HF, Huijben JA, Cooper DJ, Citerio G, Frisvold S, et al.: Fluid balance and outcome in critically ill patients with traumatic brain injury (CENTER-TBI and OzENTER-TBI): a prospective, multicentre, comparative effectiveness study. Lancet Neurol 20: 627-638, 2021

**Neurointensive Care**
& Medicine

CHAPTER 08

# 항경련제 사용 및 지속 간질 상태의 치료



1. 항경련제의 종류 및 뇌전증 유형에 따른 적절한 약물 선택에 대해 숙지한다.
2. 소아 및 성인에서의 항경련제의 올바른 투약 용법에 대해 숙지한다.
3. 지속간질상태의 치료 flowchart를 숙지하고 응급 상황에서 올바르게 대처한다.
4. 신경외과 환자에서 뇌병변 종류에 따른 발작 위험 요인을 파악하고 환자 개별 위험도에 따라 예방적 항경련제를 투약할 수 있어야 한다.

※ **Abbreviations**

ASD, antiseizure drug; ASM, antiseizure medication; BDZ, benzodiazepine; BRV, brivaracetam; CBZ, carbamazepine; CLB, clobazam; CLN, clonazepam; ESL, eslicarbazepine acetate; ETS, ethosuximide; FOS-PHT, fosphenytoin; GBP, gabapentin; LCM, lacosamide; LEV, levetiracetam; LTG, lamotrigine; OXC, oxcarbazepine; PHB, phenobarbital; PER, perampanel; PGB, pregabalin; PHT, phenytoin; PRM, primidone; Sz, seizure; TPM, topiramate; VPA, valproic acid; ZNS, zonisamide; GTC; generalized tonic-clonic

# 8.1 항경련제(Antiseizure drug, ASD)의 종류 및 용법

## 1. Seizure(발작)의 정의

비정상적으로 동기화된(synchronized) 신경세포의 전기 활동이 피질 및 피질하(subcortical) 구조가 포함된 하나 이상의 뇌 회로를 통해 전파되어, 운동, 감각, 정신, 자율 신경 또는 시각적 징후 및 증상이 일시적, 발작성으로 나타나는 사건(episode)을 의미한다.

## 2. Epilepsy(뇌전증)의 정의

다음 중 한 가지에 해당하면 뇌전증으로 진단할 수 있다.

1) 24시간 이상의 간격으로 최소 2회 비유발(unprovoked) 발작이 발생
2) 1회의 비유발 발작 + 비유발 발작의 재발 위험이 있는 경우

- EEG에서 epileptiform discharges가 확인됨. 예) spikes, sharp,

slow waves

- 이전에 뇌손상 받은 기왕력
- 뇌졸중, 뇌종양 등 구조적 병변이 있는 경우
- 발작이 수면 중에 발생한 경우

3) 뇌전증 증후군으로 진단된 경우

> ※ **Provoked seizure**
>
> 두부 외상, 저산소성 뇌손상, 저혈당/고혈당, 저나트륨혈증, 고열, 감염, 종양 및 기타 종괴 병변, 알코올/약물 오남용, 수면 부족 등의 유발 요인에 의해 급성기(insult 7 일 이내)에 증상이 발현된 발작

## 3. 첫 번째 발작 시 항경련제 치료 필요성

- ASD로 투약이 필요하지 않은 경우: acute stroke, toxic stimuli (e.g. cocaine intoxication, alcohol withdrawal), metabolic disorders (hyponatremia, hypoglycemia/hyperglycemia)에 의해 급성기에 2차적으로 발생한 발작
  → 대부분 원인 교정으로 충분히 발작 재발 위험을 낮출 수 있으나, stroke, SAH, 대사 장애 상태가 심각한 상태에 있는 경우 기저 질환 컨디션이 안정화될 때까지 ASD로 투약이 필요할 수 있다.
- 첫 발작 이후 향후 10년 안에 발작이 재발할 위험성은 비유발 발작(65%)이 유발 발작(19%)보다 높다.
- "Symptomatic vs Spontaneous seizures"
  - Symptomatic (=provoked): insult 발생 7일 이내 발생한 발작 → long-term ASM 필요하지 않음
  - Spontaneous (=unprovoked): insult 발생 7일 이후 발생한

발작 → long-term ASM 필요

- 두 번의 unprovoked seizures 후 4년 이내 세 번째 seizure가 발생할 위험은 73%로, stroke, brain tumor 등 predisposing condition이 있는 경우 재발 위험이 높다. 첫 번째 unprovoked seizure 후 바로 ASM을 시작할지, 두 번의 unprovoked seizure 후 ASM을 시작할지는 환자의 개별적인 상황에서의 risk, benefit을 고려하여 결정한다.

## 4. 뇌전증의 유형

1) Focal epilepsy
2) Generalized epilepsy
3) Combined generalized and focal epilepsy
4) Unknown

## 5. Antiseizure medication 일반적 원칙

- ASM 목표: 부작용 없이 발작의 완전 관해에 도달하는 것
  ※ Seizure-freedom 정의: 5년 동안 국소 또는 전신 발작이 없는 상태
- Seizure-free rate with ASM: 64~82% in generalized epilepsy > 25~70% in focal epilepsy
- 발작의 유형과 뇌전증 증후군에 따라 적절한 ASD을 선택하는 것이 중요하다.
- 저용량의 단독 요법(monotherapy)으로 투약을 시작하며, 부작용을 최소화 하는 선에서 일반적인 유지 용량에 도달하도록 단계적으로 증량한다.
  → 발작이 재발하면 후속 발작이 발생하지 않거나, 최대 용량에 도달하거나, 또는 부작용이 발생할 때까지 증량한다.

→ 최적 용량에도 발작이 지속되거나 지속적인 부작용이 있는 경우, 대체 ASD를 추가하여야 하며, 대체 ASD가 적정 용량에 도달되면, 첫 번째 ASD는 단계적으로 줄여서 중단할 수 있다.

- 모든 ASD에 대해 혈청 농도를 측정할 수 있으나, 일반적으로 1세대 ASD (PHB, PHT, CBZ, VPA, PRM, ETS)와 일부 최신 ASD(예, LTG)에서 일상적으로 혈청 농도를 측정해 왔으며, 이를 통해 therapeutic range에 맞게 용량을 조절할 수 있다. 또한 혈청 농도 측정은 약물 순응도 확인, 부작용 원인 설명, 임신, 간독성, 신부전 등의 상황에서 약물 조절 필요성을 검토할 때 필요하다.
- 낮은 ASD 농도에서도 발작 관해에 이를 수 있으며, 높은 농도에서 반드시 독성 효과가 나타나는 것은 아니다. 따라서 발작 지속 여부와 부작용 발생을 모두 고려하여 ASD 용량을 조절해야 한다.
- 뇌전증 환자의 약 30~40%에서 낮은 약물 순응도를 보인다. 이런 환자들에서는 연장 방출 제제(CBZ, OXC, VPA, LEV, TPM)나 반감기가 긴 약제(LTG, zonisamide, eslicarbazepine)를 하루에 한 번만 투약함으로써 약물 순응도를 높일 수 있다.

## 6. ASD 선택

### 1) 대표적으로 많이 사용되는 약제

- 1세대 ASD (~1990): PB, PHT, PRM, ETS, VPA, CBZ, CLN
- 2세대 ASD (1990~2010): LEV, LTG, OXC, TPM, ZNS, GBP
- 3세대 ASD (2010~): PGB, LCM, ESL, BRV

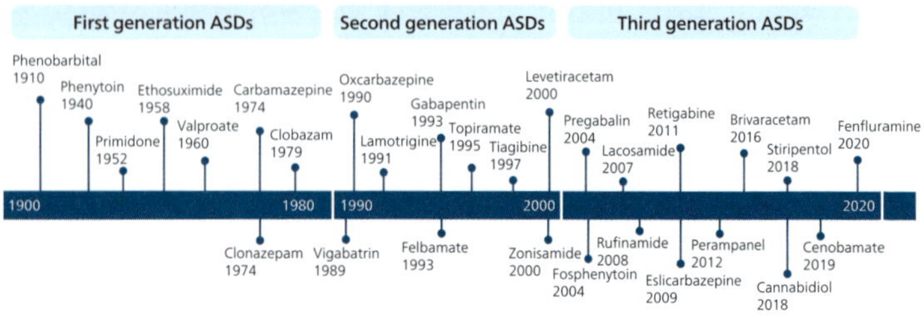


## 2) 뇌전증 유형에 따른 ASD 선택

| Type | 1st Level | 2nd Level |
|---|---|---|
| **Focal** | LEV, CBZ, LTG, OXC, ESL, LCM | TPM, VPA, PER, PHT, BRV, ZNS |
| **1° GTC** | VPA | LTG, LEV |
| **Unknown, age ≥ 21** | LEV, CBZ, LTG, OXC, ESL, LCM | VPA, PHT, ZNS, TPM, CLB |
| **Unknown, age < 21** | VPA, LTG, LEV | CLB, CBZ, PER, ESL, OXC, LCM |
| **Absence** | ETS, VPA | LTG |
| **Myoclonic** | CLN, VPA, LEV | CLB |
| **1° GTC + absence** | VPA | LTG, LEV |
| **1° GTC + myoclonic** | VPA | LEV |
| **1° GTC + absence + myoclonic** | VPA | LTG, LEV |
| **Absence + myoclonic** | VPA, ETS | LTG, LEV |

### 3) Focal epilepsy

- 모든 ASD (ETS 제외)가 focal epilepsy에 사용 가능
- 1세대 ASD 간의 efficacy 비교: **CBZ ≒ PHT (most effective)** > **VPA (2nd)**
- 세대 간 efficacy 비교
  1세대 CBZ, PHT, VPA ≒ 2세대 LTG, OXC, TPM, ZNS ≒ 3세대 LCM (예외: GBP에서 낮은 치료 효과를 보임)
- **Tolerability**: **LTG** > PHT, CBZ
- SANAD I* (CBZ vs. OXC vs. LTG vs. GBP vs. TPM)와 SANAD II (LTG vs. ZNS vs. LEV) RCT 연구에서, LTG가 가장 치료 효과가 우수하였다. 항경련 효과 자체는 LTG가 ZNS나 LEV와 비슷하였으나 unacceptable 부작용 발생이 기타 ASD보다 상대적으로 적었던 것이 주요한 이유 (*SANAD I 약자: SANAD trial: Standard And New Antiepileptic Drug trial)

### 4) Generalized or unclassified epilepsy

- PHT, CBZ, VPA, GBP, LTG, TPM, LEV, OXC, ZNS, LCM
- SANAD I (VPA vs. LTG vs. TPM)와 SANAD II (VPA vs. LEV) RCT 연구에서 **VPA**는 LTG, LEV보다 우수한 efficacy를 보였다.
- 4 RCT 연구(n – 2856)를 토대로 CBZ, LEV, ZNS, LCM, ESL의 효과와 부작용을 비교한 meta-analysis에서는 ASD 간에 유의한 차이가 없었다.

### 5) Generalized epilepsy syndromes

- Absence seizure: **ETS, VPA**, LTG
- Myoclonic and GTC seizures: VPA, LEV, ZNS, TPM, LTG,

LCM (6 ASD w/ broad-spectrum efficacy)

### 6) Rescue medications: Benzodiazepine – midazolam, lorazepam, clonazepam, diazepam

: 지속되는 generalized 또는 focal seizure를 멈추거나 무리지어 반복되는 급성 발작을 중단시키는 데 유용

## 7. ASD mechanism of action

1. $Na^+$ channel block: PHT, CBZ, OXC, ESL, LTG, LCM (slow sodium channel inactivation)
2. $Ca^{2+}$ channel block: ETS (T-type), GBP (P/Q type), PGB (P/Q type)
3. GABA potentiation: PHB, PRM, CLB, cannabidiol
4. SV2A (synaptic vesicle glycoprotein 2A) binding: LEV – GABAergic neurtransmission ↑
5. AMPA/glutamate antagonism: PER
6. $Na^+$ channel block ⊕ $Ca^{2+}$ channel block: ZNS
7. $Na^+$ channel block ⊕ GABA potentiation ⊕ $Ca^{2+}$ channel block: VPA
8. $Na^+$ channel block ⊕ GABA potentiation ⊕ AMPA/glutamate antagonism: TPM

## 8. ASD 성인 용량

| ASD | Starting total dose (mg/d) | Titration (mg) | Maintenance dose; Max dose (mg/d) |
|---|---|---|---|
| LEV | 500 | 500/wk | 1000; 4000 |
| VPA | 500 | 250~500/wk | 1000; 2000 |
| LTG | $1^{st}$~$2^{nd}$ wk: 25 | $3^{rd}$~$4^{th}$ wk: 50<br>$5^{th}$ wk~: ↑by 50/1~2 wks | 200; 300 |
| LCM | 100 | 100/wk | 200; 600 |
| CBZ | 200 | 200 every 3 days | 400; 800 |
| OXC | 300~600 | 300/wk | 600~1200; 2400 |
| ESL | 400 | 400/wk | 800~1200; 1600 |
| PHT | 200~400 | no titration, adjustment w/ 30~60 mg increments as needed for sz control | 200~400 |
| PHB | 30~60 | 30~60/1~2 wk | 120~180 |
| TPM | 25 | 25/wk | 100; 400 |
| ZNS | 100 | 100/1~2 wk | 200; 600 |
| ETS | 500 | 250/wk | 750; 1500 |
| PGB | 75~150 | 75~150/wk | 300; 600 |
| GBP | 300~400 | 300~400/d | 1200; 4800 |
| PRM | 50~125 | 50~125 every 3~7 days | 750~1000 |
| CLB | 10 | 10/wk | 20~40 |
| BRV | 50~100 | 50 | 100; 200 |
| PER | 2 | 2/3 wk | 4; 8 |

*단위 표시가 없는 경우 기본 단위는 mg/dd, day; wk, week; /wk, every week as needed

## 9. ASD 소아 용량

| ASD | Starting total dose (mg/kg/d) | Titration (mg/kg/d) | Maintenance dose; Max dose (mg/kg/d) |
|---|---|---|---|
| **LEV** | 20 (< 6 mo age: 14) | 10/1~2 wk | 4 ≤ age <16: 60<br>6 mo ≤ age < 4: 50<br>1 mo ≤ age < 6 mo: 42 |
| **VPA** | 15 | 5~10/wk | 30; 60 w/EI-ASD |
| **LTG** | **Monotherapy** | | |
| | $1^{st}$~$2^{nd}$ wk: 0.3 | $3^{rd}$ – $4^{th}$ wk: 0.6<br>$5^{th}$ wk ~: ↑ by 0.6/1~2 wk | 4.5~7.5 |
| | **w/ VPA** | | |
| | $1^{st}$~$2^{nd}$ wk: 0.15 | $3^{rd}$~$4^{th}$ wk: 0.3<br>$5^{th}$ wk ~: ↑ by 0.3/1~2 wk | 1~5 |
| | **w/ EI-ASD** | | |
| | $1^{st}$~$2^{nd}$ wk: 0.6 | $3^{rd}$~$4^{th}$ wk: 1.2<br>$5^{th}$ wk ~: ↑ by 1.2/1~2 wk | 5~15 |
| **LCM** | 2 | 2/wk | ≥ 30 kg: 4~8<br>< 30 kg: 6~12 |
| **CBZ** | 10~20 | ↑ by 100 mg/wk | 20; max < 35 |
| **OXC** | 8~10 | 5~10 every 3~7 d | 30~50; max < 60 |
| **ESL** | 10~20 | 200~400 mg/wk | 20~60 (400~1200 mg) |
| **PHT** | 5~7 | No titration needed | 6~8; max 10 |

*(계속)*

| | | | |
|---|---|---|---|
| **PHB** | 1~3 | 1/1~2 wk | 3; max 8 |
| **TPM** | 1~3 | 1~3/1~2 wk | 5~9 |
| **ZNS** | 1 | 2/2 wks | 4~8; max 12 |
| **ETS** | 10~15 | 5/wk | 20~30; max 40 |
| **PGB** | ≥30 kg: 2.5<br><30 kg: 3.5 | 2.5/wk | ≥30 kg: 10<br><30 mg: 14 |
| **GBP** | 10~15 | 10/d | 40; max 50 |
| **CLB** | 0.1 | 0.1/wk | 0.5~1.0 |
| **BRV** | 1~2 | adjustment based on response | 1~5<br>>50 kg: 50~100 mg/d; max 200 mg/d |
| **PER** | 2 mg/d | 2 mg/wk | 8~12 mg/d |

*단위 표시가 없는 경우 기본 단위는 mg/kg/dd, day; wk, week; /wk, every week as needed; EI-ASD, enzyme inducing antiseizure drug

## 10. 약제 간 상호작용

1. Concomitant drug의 clearance를 증가시켜 약효를 떨어뜨리는 ASD

- PHB, **PHT**, **CBZ**, PRM, OXC (at doses > 900 mg/d), TPM (at doses >200 mg/d)
- 용량 조절 필요: anticoagulants, antibiotics, anti-HIV drugs, chemotherapeutics, immunosuppressant, psychotropic drug, antidiabetic drugs, statins, steroids, oral contraceptives

2. Concomitant drug의 clearance를 감소시켜 toxicity를 유발할 수 있는 ASD

- **VPA**, felbamate, cenobamate
- 용량 조절 필요: concomitant ASD, psychotropic drug, calcium channel blocker, anticoagulant

## 11. Adverse effects of ASDs

1. Depression, anxiety, impulsive behavior: LEV, TPM, PHB, PRM, ETS, ZNS

> ※ **Positive psychotropic effects**
>
> - mood-stabilizing effect: VPA, CBZ, LTG, OXC
> - anti-depressant effect: LTG
> - anxiolytic effect: VPA, GBP, PGB, clonazepam

2. Affecting weight
- weight loss: TPM, ZNS
- weight gain: VPA (4~6 kg), GBP (1~3 kg), PGB
3. Osteopenia/osteoporosis: PHT, CBZ, VPA, OXC
4. Hyponatremia: CBZ, OXC, ESL
5. Hematologic dyscrasias: neutropenia–PHT, CBZ, VPA; thrombocytopenia–VPA
6. Stevens-Johnson syndrome: PHT, ETS, CBZ, LTG, OXC, ZNS
7. Memory impairment: TPM, ZNS, LEV
8. Arrhythmia: PHT, LCM
9. Tremor: LTG, VPA
10. Cardiovascular disease: any enzyme-inducing ASD, VPA, LCM, LTG

## 12. Hepatic dysfunction 환자에서 ASD 사용

1) Favor: LEV, LCM, TPM, ZNS, GBP, PGB

2) Use w/ caution (용량 감량 필요): VPA, LTG, PHB, PHT, CLB

## 13. Kidney dysfunction 환자에서 ASD

1) Favor: VPA, LTG, OXC, ESL
2) LTG, CBZ, PHT, ETS, CLB은 한 단계 용량 증량, 그 외 모든 ASD는 한 단계 감량

## 14. ASDs in Pregnancy

1. Teratogenic effects of ASD
- lowest risk: LEV, LTG (2~2.9%) ≒건강한 여성과 비슷한 기형 발생률
- highest risk: VPA (up to 11%) in a dose-dependent manner, VPA는 또한 지능 저하를 유발하고 자폐 위험을 높인다.
  → 가임기 여성에서 VPA는 가급적 피하는 것이 좋으며, 대안 ASD가 없는 경우 650 mg/d 미만으로 투약한다.
2. 임신 중에 약물 대사율이 증가하므로, 매달 혈청 농도 모니터링이 필요한 ASDs: LTG, LEV, OXC, CBZ, PHT
3. Folate (1~4 mg/d)를 모든 임산부에서 투약해야 한다. Folate는 기형 위험을 낮추고 인지기능을 향상시킨다.

※ 가임기 여성에서 ASD 선택

| | Epilepsy type | |
|---|---|---|
| | Focal | Generalized/unknown |
| 1st option | LEV, LTG | LEV, LTG |
| 2nd option | OXC, ZNS, LCM | ZNS |
| 3rd option | CBZ | |

### 15. ASD 중단 원칙

- 보통 Seizure-free가 최소 2년 이상 유지되었을 때 고려 → 그러나 이 환자들의 30~50%에서 재발
- ASD 중단 후 첫 6~12개월 사이 재발 위험이 높고, 2년 후부터는 감소
- 재발 위험 요인: 짧은 seizure-free 기간, focal epilepsy, myoclonic seizure, multiple seizure, EEG에서 interictal epileptiform discharge, 초기 치료 반응 불량, 뇌전증 가족력, mesial temporal sclerosis, 50세 지나서 뇌전증이 발병한 경우
- Withdrawal Sz가 발생할 수 있으므로 6개월에 걸쳐서 천천히 감량하다가 중단: CBZ, OXC, PHB, PHT, PRM

## 8.2 지속간질상태의 치료(Status epilepticus)

### 1. Status Epilepticus (SE)의 정의

- 이전 정의: 지속적인 Sz activity가 30분 이상 지속되거나, 신경학적으로 회복되지 않은 채로 multiple Sz 발생이 30분 이상 반복될 때
- 최신 정의
  - SE: generalized Sz activity가 5분 이상 지속될 때, 또는 generalized Sz가 중간에 의식 회복 없이 5분 이상 반복될 때
  - Established SE: $1^{st}$ line Tx (BDZ) 후 Sz 지속 상태
  - Refractory SE: $1^{st}$ line Tx (BDZ) 및 $2^{nd}$ line Tx 후에도 Sz 지속 상태

## 2. SE의 치료 시점

| | 1st line Tx 시작 | 3rd line Tx 필요 |
|---|---|---|
| **Generalized convulsive Sz** | 5 min | 30 min |
| **Focal Sz w/ LOC** | 10 min | > 60 min |
| **Absence Sz** | 10~15 min | Unknown |

**Status Epilepticus**

## ※ Short Summary of SE Management

| Onset | **5 min** | 15 min | **30 min** | 90 min ~ Days |
|---|---|---|---|---|
| **Airway**<br>**Breathing**<br>**Circulation** | **Lorazepam**<br>4 mg *iv*<br>(repeat PRN × 1)<br>**Midazolam**<br>10 mg *IM*<br>(repeat PRN × 1) | **VPA** 40 mg/kg *iv*<br>**FOS-PHT**<br>20 mg PE/kg *iv*<br>**PHT** 20 mg/kg *iv*<br>**LEV** 60 mg/kg *iv* | **Propofol**<br>2~5 mg/kg load,<br>1~10 mg/kg/hr<br>**Midazolam**<br>0.2 mg/kg load,<br>0.1~2 mg/kg/hr | **Pentobarbital**<br>5 mg/kg load<br>1~5 mg/kg/hr<br>**Thiopental**<br>3~5 mg/kg load<br>5 mg/kg/hr<br>**PHB**<br>15 mg/kg load at 50~100 mg/min<br>1~4 mg/kg/hr<br>**Mg**<br>4 g over 15 min load,<br>1 g/hr, target serum level > 3.5 mmol/L |
| | | **LCM** 400 mg *iv*<br>**PHB** 15 mg/kg *iv* | **Ketamine**<br>1.5 mg/kg load, 1.2~7.5 mg/kg/hr | |

## ※ Flowchart of SE Management

| | | |
|---|---|---|
| **Generalized Sz 0~5 min** | **Initial Management**<br>ABC, high flow O2, iv access, check blood glucose, monitor vital signs | |
| **Early SE 5~15 min** | **1st line treatment – iv Access**<br>Lorazepam 4 mg iv bolus or<br>Diazepam 10 mg iv bolus<br>Wait for 5 min, if SE continues, repeat dose | **1st line treatment – No iv Access**<br>Midazolam 10 mg IM/buccal or<br>Diazepam 10 mg PR<br>Wait for 5 min, if SE continues, repeat dose |
| **Established SE 15~30 min** | **2nd line treatment: Loading with one of the following iv ASD**<br>iv VPA 40 mg/kg, max 3000 mg, dilute in 100 mL of 0.9% NaCl over 5 min, avoid in women of childbearing age if possible<br>iv PHT 20 mg/kg, max 2000 mg, give undiluted, rate 50 mg/min (25 mg/min for elderly or cardiac hx). ALWAYS w/ EKG monitorning<br>iv LEV 60 mg/kg, max 4500 mg, dilute in 100 mL of 0.9% NaCl over 10 min | |
| | **On-going SE despite 2nd line Tx < 30 min**<br>Additional iv ASD from above list, If no ASD suitable form list, call neurologist<br>→ **Alternative ASDs loading regimens – only for use w/ neurology discussion**<br>iv LCM 400 mg over 15 min, in 50~100 mL of 0.9% NaCl or 5% glucose<br>iv PHB 15 mg/kg w/ a rate of 100 mg/min, dilute each 1 mL ampules to at least 10 mL of 0.9% NaCl or 5% glucose. Use a 100 mL bag for higher injection volumes | |

**Refractory SE 30+min**

**3rd line treatment: General Anesthetic**
1) **Induction**: Propofol, midazolam, thiopental, or ketamine
2) **Maintenance**: continuous infusion of **propofol and/or midazolam**
3) **Continue ASDs**: ensure newly loaded ASDs and pre-hospital ASDs

↓

**Failure of Sz control after 1 hr**
Check ASD level
Consider anesthetic agent bolus: propofol or midazolam
Consider additional iv ASD: discuss w/ neurologist

↓

**On-going failure of Sz control**
Consider infusion w/ additional anesthetic agent: **pentobarbital, thiopental, phenobarbital, Mg, ketamine**
Liaise w/ neurology team, pharmacist

↓

**Super RSE > 24 h**

**4th line treatment**
Ensure ASDs and anesthetic agent doses are optimized

↓

**Consider etiology/investigation**
- Neuroimaging
- CSF/serum: auto-immune encephalitis Ab panel, exclude occult infection
- Toxicology screen: illicit drugs and medication which can potentiate Sz
- Consider paraneoplastic etiology: CT, testicular US/pelvic US, breast imaging

**Treatment options to consider:**
- Mg infusion
- Alternative ASDs: NG TPM, iv LCM, iv PHB
- Immune modulation: high dose steroid, IVIG, plasma exchange, rituximab
- Neurosurgical intervention
- Ketogenic diet
- Hypothermia
- Pyridoxine
- ECT, TMS

## 3. Impending SE treatment: 1st line treatment (Sz ongoing for 5~15 min)

- BDZ가 drug of choice, 다음 3가지 중 한 가지 방법으로 투약한다(Level A).

> ① *iv* lorazepam 0.1 mg/kg/dose, max 4 mg/dose
>
> ② *IM* midazolam 0.2 mg/kg/dose, max 10 mg/dose
>
> ③ *iv* diazepam 0.15~0.2 mg/kg/dose, max 10 mg/dose

⇒ Monitor for 5 min → If SE continues at 5 min, repeat dose

- 위 세 가지 방법이 available하지 않으면 다음 중 한 가지 방법으로 투약

> ① *iv* PHB 15 mg/kg, single dose (Level A)
>
> ② *rectal* diazepam 0.2~0.5 mg/kg, max 20 mg/dose, single dose (Level B)
>
> ③ *intranasal* midazolam 10 mg (Level B), *buccal* midazolam (Level B)

- Concurrent Management
  - Airway, Breathing, Circulation: Sz 발생 즉시 확보
  - Vital sign monitoring: HR, BP, $O_2$, EKG
  - Obtain iv access
  - finger stick blood glucose: if low glucose < 4 mmol/L, thiamine 100 mg *iv*, then D50 *iv*
  - If fever+, anti-pyretics, cooling, consider antibiotics
  - Labs: CBC, Ca, Mg, Phos, LFT, cardiac enzyme, ABGA, lac-

tate, ammonia, ASD level (in pts w/ prior epilepsy hx), toxicology screen, hCG (female)

- Consider neuroimaging

## 4. Established SE treatment: 2nd line treatment (15~30 min)

- 다음 중 하나의 방법을 single dose로 투약. Efficacy−VPA > FOS-PHT > LEV > LCM

① *iv* VPA 40 mg/kg, max 3000 mg/dose (max rate 6 mg/kg/min)

② *iv* FOS-PHT 20 mg PE/kg, max 1500 mg PE/dose (max rate 150 mg PE/min) or *iv* PHT 20 mg/kg (max rate 25~50 mg/min) if no effect, give additional dose: FOS-PHT 10 mg PE/kg, PHT 10 mg/kg

③ *iv* LEV 60 mg/kg, max 4500 mg/dose (max rate 100 mg/min)

④ *iv* LCM 400 mg over 15 min (need EKG monitorning): only for use w/ neurology discussion

⑤ *iv* PHB 15 mg/kg, single dose (if not given already): only for use w/ neurology discussion

- Infusion 속도가 빠른 VPA, LEV이 FOS-PHT, LCM보다 선호된다.
- Kidney dysfunction 환자에서는 VPA, PHT, LCM 사용(LEV X), hepatic dysfunction 환자에서는 LEV, LCM, PHT 사용(VPA X), arrhythmia 환자에서는 FOS-PHT X
- Concurrent Management

- Continuous EEG
- CSF study, autoimmune lab
- Check ASD level post-load and re-bolus if needed
  - Send level 1 hr after load: PHT, VPA, PHB
  - Send level 2 hr after load: FOS-PHT

- 2nd line Tx 후 convulsive SE가 멈추었다 하더라도, 10~20 min 이내에 consciousness가 개선되지 않거나 30~60 min이 지나도 awareness가 회복되지 않을 경우 NCSE 가능성을 고려해야 한다.

**※ Urgent treatment를 요하는 EEG patterns**

In patients w/o known epileptic encephalopathy

- Epileptiform discharge (ED) > 2.5 Hz, or
- ED ≤ 2.5 Hz or rhythmic delta/theta activity AND one of the following
  - Improvement of clinical and EEG features w/ iv ASD, or
  - Subtle clinical ictal phenomena, or
  - Typical spatiotemporal evolution

In patients with known epileptic encephalopathy

- ↑ prominence or frequency compared with baseline w/ observational change in clinical state
- Improvement of clinical and EEG features w/ iv ASD

## 5. Refractory SE treatment: 3rd line treatment (+30 min)

- 2nd line treatment repeat하거나, continuous EEG monitoring과 함께 전신 마취
- 다음 중 한 가지 방법을 선택하거나 combination한다.

① *iv* Propofol
  - Load: 2 mg/kg, Sz 멈출 때까지 5 min마다 repeat (max 10 mg/kg)
  - Maintenance: infusion 1~10 mg/kg/hr (<5 mg/kg/hr if Tx >48 h)

② *iv* Midazolam: BP unstable할 때도 적합
  - Load: 0.2 mg/kg, Sz 멈출 때까지 5 min마다 repeat (max 2 mg/kg)
  - Maintenance: infusion 0.1~2 mg/kg/hr

- Max dose에서도 severe Sz 지속될 경우 pentobarbital coma therapy 고려
- 전신 마취 중에 ASD maintenance 치료가 병행되어야 하며, therapeutic level에 이르도록 dose adjustment한다.

**※ Maintenance doses & Therapeutic levels for refractory SE**

① VPA: 30~60 mg/kg/d (BID), 70~120 μg/ml

② LEV: 2~4 g/d (BID), 25~60 mg/L

③ FOS-PHT: 5~7 PE/kg/d (TID), 15~25 μg/ml (total), 1.5~2.5 μg/ml (free) or PHT: 5~7 mg/kg/d (TID), same as FOS-PHT

④ LCM: 400~600 mg/d (BID), unknown, only for use w/ neurology discussion

⑤ PHB: 1~4 mg/kg/d (BID), 20~50 mg/mL, only for use w/ neurology discussion

- Therapeutic target: Burst suppression with no breakingthrough Sz (clinical or EEG) for 24~48 hr
- Sz-free 상태가 24~48 hr 이상 지속되면, high therapeutic level의 ASD를 유지하면서 3rd line Tx는 24 hr에 걸쳐서 천천히 taper할 수 있다. Non-convulsive Sz 또는 NCSE 재발을 모니터링하기 위해 3rd line Tx off 후 24 hr 이상까지 continuous EEG monitorning을 한다.

## 6. Super-Refractory SE (>24 hr): 4th line treatment

다음의 방법들을 적용해 볼 수 있다.

1. Repeat burst suppression for 24~24 hr
2. 다른 종류의 ASD 추가: consider CBZ, TPM (via nasogastric tube), LCM, PHB
3. *iv* Mg: bolus 4 g for 15 min, then infuse 1 g/hr, titration to reaches serum level >3.5 mmol/L

- caution in cardiac conduction block, low BP, myasthenia, muscle blocking agents.
- Monitor serum $Mg^2+$ level and DTR
- Slow rate if bradycardia occurs

4. *iv* Ketamine: gradual switch
   - Load: 1.5 mg/kg, Sz 멈출 때까지 5 min마다 repeat (max 4.5 mg/kg)
   - Maintenance: infusion 1.2~7.5 mg/kg/hr
5. *iv* pentobarbital: titrate to burst suppression
   - Load: 5 mg/kg, (max rate 50 mg/min), Sz 멈출 때까지 5 min마다 repeat (max 15 mg/kg)
   - Maintenance: 1~10 mg/kg/hr
6. *iv* pyridoxine: 200 mg/d
7. Immune modulation if NORSE
   - Methylprednisolone: 1 g *iv* qd × 3~5 days
   - and/or IVIG: 0.4 g/kg/d × 5 days
   - and/or plasma exchange: every other day × 5~7 days
8. Ketogenic diet
9. Therapeutic hypothermia
10. Electroconvulsive therapy
11. Transcranial magnetic stimulation
12. Neurosurgical treatment: e.g., resection of focal lesion

## 8.3 예방적 항경련제 사용 (Seizure prophylaxis for perioperative neurosurgical patient and neurocritically ill patients)

### 1. 개두술 전후 예방적 항생제 사용

- 이전에 발작 기왕력이 없는 환자에서 개두술 후 1년 내에 뇌전증

이 발병하는 빈도는 약 14%로, 뇌종양 수술 후 15.4%, 자발성 뇌출혈 후 11.3%, 외상성 뇌출혈 후 11.1%, 뇌농양 후 27.6%에서 발생하는 것으로 보고된다.

- 개두술을 한 집단에서 일반 인구 집단과 비교하여 높은 뇌전증 발생률을 보이는 것은 사실이나, elective로 시행하는 개두술 후 대다수에서는 뇌전증이 발생하지 않는다.
- 일반적으로 ASD의 Sz control efficacy는 65% 전후이며, ASD에 따라 inflammatory pathway를 활성화시키고 neural plasticity 억제하여 functional outcome을 악화시키거나 drug interaction을 통해 기타 약제의 효과를 떨어뜨리기도 하고, cognitive impairment, depression, anxiety 등의 neuropsychiatric 증상을 비롯해 여러 부작용을 유발할 수 있기 때문에 수술 후 정례적으로(routinely) 예방적 항경련제(prophylactic ASD, pASD)를 처방하는 것이 적절한지에 대해 debate가 있다.
- 현재까지 보고된 여러 연구 결과를 바탕으로 한 여러guideline에서 대부분의 뇌병변에 대한 일반적인 개두술 전후에 <u>"모든 환자"에서 "무분별하게" pASD를 처방하는 것을 권하지 않고 있다</u>.
- 그동안 보고된 많은 연구들에서 pASD가 postoperative Sz 발생률을 낮추지 못한다고 보고하였다. 그러나 대부분 후향적 연구로, Sz risk가 높다고 추정되는 환자에서 pASD가 처방되고 risk가 낮은 환자에서는 pASD가 처방이 되지 않았던 경향을 확인할 수 있다. 따라서 Sz risk가 다른 두 그룹을 단순 비교하여 두 그룹 간에 수술 후 Sz 발생률에 차이가 없으니 pASD가 postoperative Sz 발생을 낮추는 효과가 없다는 결론에 도달한 것은 selection bias에 기인한 Type II error (false negative)일 가능성이 크다.
- 그런데 소수의 RCT (randomized controlled trial) 연구에서도 pASD를 처방한 그룹과 그렇지 않은 그룹 간에 postop Sz 발생

률에 차이가 없었다. 하지만 Sz 발생의 고위험군만을 대상으로 RCT 연구가 진행된 적이 없어 pASD가 고위험 환자에서도 Sz 위험을 낮추는 효과가 없는지 여부에 대해서는 향후 연구가 필요하다.

- 여러 연구들에서 통계적 모델링을 통해 뇌병변 종류에 따른 post-operative Sz 발생의 risk factors를 제시하고 있으며, 이를 숙지하여 환자 개별 위험도에 따라 pASD를 처방하는 것을 권한다.

## 1) Unruptured intracranial aneurysm (UIA)

- Postoperative Sz rate after UIA repair
    - 0.1% at 1 yr and 1.1% at 7 yrs in 726 pts (2016 O'Donnell JM et al.)
    - 2.7% in 3098 pts (2013 Lai et al.)
    - 9.2% in 4483 clipping vs. 6.2% in 5203 coiling (2011 Hoh et al.)

*: from Nationwide Inpatient Sample Database for 2002 to 2007, US*

**※ Risk factors ∝ postclipping Sz**

- Prior Sz
- MCA aneurysm
- Intracranial hemorrhage
- Brain retraction
- Manipulation of the temporal and frontal lobes
- Cortical injury (various extent)
- Epileptogenic effects of implants and hemostatic agents, possible

- Postop edema
- Rupture of aneurysm

## 2) Meningiomas

- Postoperative Sz rate: 20~26% (1996 Chozick; 2000 Lieu; 2013 Chaichana)

※ Risk factors scoring system: **STAMPE2**

| Factors | Score |
|---|---|
| **S**ensorimotor deficit (postop) | 1 |
| **T**umor progression | 1 |
| **A**ge < 55 y | 1 |
| **M**ajor surgical complication* | 2 |
| **P**reoperative epilepsy | 2 |
| **E**pileptiform potentials on postop EEG | 2 |
| **E**dema | 1 |

*Hydrocephalus, CNS infection, recraniotomy for any reason

→ Total score가 <u>2점 이상일 때</u> 수술 후 pASM 처방

## 3) Metastatic brain tumors/Gliomas

- 뇌전증 기왕력이 없는 환자에서 수술 후 pASM의 routine 처방은 권고되지 않는다.

※ **Risk factors ∝↑ postop Sz**

- Location: <u>frontal</u>, insular, and temporal lobe, diencephalon
- Younger age
- Male
- Complete resection
- Edema
- IDH mutation+
- High grade tumor
- Leptomeningeal dissemination

⇒ 그러나 이러한 risk에 따라 pASM를 처방하는 것이 적합한지에 대해 현재 evidence 부족으로 해석에 제한이 있으며, SNO/EANO practice guideline (2021)에서는 pASM 사용을 지지하지 않고 있다.

## 2. 신경중환자에서의 예방적 항경련제 사용

### 1) Subarachnoid hemorrhage (SAH)

- Sz or epilepsy incidence after clipping or coiling of ruptured aneurysm
  : 10-11% *(from the Nationwide Inpatient Sample Database)*
- no difference in acute Sz or rerupture of aneurysm between the groups w/ and w/o pASM
- Acute postictal Sz rate is as low as 3%
  ⇒ routine pASM is not advocated
- pASM in patients w/ SAH

- ⇏ ↓ risk of nonconvulsive Sz in comatous pts
- 1.6 times risk of a poor outcome at 3 mo
  ∵ ↑ vasospasm, neurological deterioration, cerebral infarction, ↑ temperature during hospitalization: ex) PHT induces the P450s → ↑ nimodipine metabolism

- SAH 환자에서 pASM 사용이 Sz 예방 효과와 rerupture risk를 낮추지 못한다는 많은 연구 결과에도 불구하고 설문조사에서는 약 80%의 신경외과 의사들이 여전히 SAH 환자에서 routine하게 pASM를 처방하는 것으로 보고된다.
- ASM의 득과 실을 고려하여 aneurysm이 치료될 때까지만 투약한다든지 다음과 같은 risk factor를 바탕으로, 짧은 기간 동안 (3~7 d) 선별적으로 pASM를 투약하는 것이 권고된다.

**※ Risk factors**

- SAH d/t aneurysmal rupture, esp. MCA aneurysm
- Thick SAH clot
- Rebleeding
- Associated ICH
- Associated infarction
- Poor neurological grade

## 2) Stroke: hemorrhage/ischemic

- Incidence: 4~24%
- Status epilepticus: 14~19% of patients w/ a first-time Sz
- Non-convulsive status epilepticus (NCSE) *(Belcastro V et al., 2014)*
  - 4% of acute stroke patients: 62.5% within 1 week

- more frequent in the early (1.67 times) > late Sz group
- Development of subsequent Sz over the next 10 years after
  - Early post-stroke Sz (≤ 1 week) = 33%
  - Late unprovoked post-stroke Sz (> 1 week) = 71.5% *(Fisher RS et al., 2014)*

**※ Risk factors ∝ poststroke epilepsy (PSE)**

- Cortical involvement
- Anterior > posterior vascular territory involvement
- Higher NIHSS score
- Hemorrhagic conversion ischemic stroke

- Hypertensive ICH: lower risk for PSE likely because of location of ICH in deeper structures
- Early Sz (≤ 1 week) probability predicting scoring system: **2HELPS2B** (아래 표 참고)

| Risk Factor | | Score |
|---|---|---|
| **2H** | Frequency > 2Hz | 1 |
| **E** | Independent sporadic epileptiform discharges | 1 |
| **L** | LPD/BIPD/LRDA | 1 |
| **P** | Plus features (superimposed rhythmic, fast, sharp) | 1 |
| **S** | Prior Sz | 1 |
| **2B** | BIRD | 2 |

- 5427 continuous EEG 결과를 토대로 5개의 EEG finding과 1개의 임상 특징을 variable로 하여 고안됨

- Abbreviations: BIPD, bilateral independent periodic discharges; BIRD, brief ictal rhythmic discharges; LPD, lateralized periodic discharge; LRDA, lateralized rhythmic delta activities

| Total score | 0 | 1 | 2 | 3 | 4 | 5 |
|---|---|---|---|---|---|---|
| Predicted risk of early Sz (%) | < 5 | 12 | 27 | 50 | 73 | 88 |

- Late Sz (> 1 week) probability scoring system: **CAVE**

| Risk Factor | | Score |
|---|---|---|
| **C** | Cortical involvement | 1 |
| **A** | Age <65 years | 1 |
| **V** | Volume >10 ml | 1 |
| **E** | Early Sz | 1 |

| Total score | 0 | 1 | 2 | 3 | 4 |
|---|---|---|---|---|---|
| Predicted risk of late Sz (%) | 0.6 | 3.6 | 10 | 35 | 46 |

- Sz 발생 위험도 및 ASD의 adverse effect를 함께 고려한 pASM 전략
  : Sz risk와 adverse drug reaction risk에 따라 다음과 같이 4가지 시나리오가 발생한다.

| Adverse drug reaction risk (short-term/long-term) | Seizure Risk (Early/Late) | |
|---|---|---|
| | Low | High |
| On average | Scenario 1 | Scenario 3 |
| High | Scenario 2 | Scenario 4 |

- Early Sz risk: cortical involvement가 있으면 high risk로 산정, 또는 2HELPS2B score ≥1일 때 high risk로 구분, 나머지는 low risk
- Late Sz risk: CAVE score ≥3일 때 high risk로 구분
- Adverse drug reaction은 환자의 age, co-morbidity, concomitant medication을 고려하여 추정

**※ 시나리오별로 가장 적합한 pASM 전략**

- 시나리오 1과 2: Sz가 발생하기 전에는 pASM 투약하지 않음
  - Early Sz가 발생하면 short-term (7 days) secondary pASM
  - Late Sz가 발생하면 long-term ASM
- 시나리오 3: Long-term primary pASM
- 시나리오 4
  - Short-term (7 days) primary pASM
  - Late Sz가 발생하면 long-term ASM

### 3) Traumatic Brain Injury (TBI)

- at any time after TBI: Immediate (within 24 h of injury onset), Eary (>24 h, ≤1 week), Late (>1 week)
- 8% in mild TBI (GCS 13~15), 17% in severe TBI (GCS 3~8), 35~50% in penetrating injuries
- Late post-traumatic Sz (PTS) is highest in the 1st yr, 82% within the first 2-yr post injury
- Priamry pASM is recommended for 7 days post-injury
  → however, not routinely recommended beyond 7days following head injury

- PHT: useful for prophylaxis of early PTS (<1 weeks after injury)
  → NO support for using PTH in the prevention of late PTS
- CBZ: early PTS prophylaxis (+), late PTS prophylaxis (–)
- Early and late PTS should be treated for at least 24 mo unless a causal time-limited intracranial abnormality (hemorrhage, hydrocephalus, infection) is present.

**※ Risk factors ∝ late PTS**

- Severity of injury
- Penetrating head injury
- Intracranial hemorrhage: e.g., EDH, SDH
- Depressed skull fracture
- Acute age
- Premorbid alcohol abuse
- Family history of PTS
- Early PTS

## 참고문헌



[1] Aaron F. Struck, Mohammad Tabaeizadeh, Sarah E. Schmitt, et al.: Assessment of the Validity of the 2HELPS2B Score for Inpatient Seizure Risk Prediction. *JAMA Neurol.* 2020 Apr 1;77(4):500-507

[2] Bassel W Abou-Khalil: Antiseizure Medications for Adults With Epilepsy. *Continuum (Minneap Minn).* 2022 Apr 1;28(2):500-535

[3] Daou BJ, Maher CO, Holste K, et al.: Seizure Prophylaxis in Unruptured Aneurysm Repair: A Randomized Controlled Trial. *J Stroke Cerebrovasc Dis.* Vol. 29, No. 10 (October), 2020: 105171

[4] David Panczykowski, Matthew Pease, Yin Zhao et al.: Prophylactic Antiepileptics and Seizure Incidence Following Subarachnoid Hemorrhage: A Propensity Score–Matched Analysis. *Stroke.* 2016;47:1754-1760

[5] Felipe J.S. Jones, Paula R. Sanches, Jason R. Smith, et al.: Anticonvulsant Primary and Secondary Prophylaxis for Acute Ischemic Stroke Patients: A Decision Analysis *Stroke.* 2021;52:2782–2791

[6] Felipe J. S. Jones, Paula R. Sanches, Jason R. Smith, et al.: Seizure Prophylaxis After Spontaneous Intracerebral Hemorrhage. JAMA Neurol. 2021 Sep 1;78(9):1128-1136

[7] Haapaniemi E, Strbian D, Rossi C, et al.: The CAVE Score for Predicting Late Seizures After Intracerebral Hemorrhage. *Stroke.* 2014;45:1971-1976

[8] Kanner AM and Bicchi MM.: Antiseizure Medications for Adults With Epilepsy: A Review. *JAMA.* 2022 Apr 5;327(13):1269-1281

[9] Laura Giraldi, Jørgen Vinsløv Hansen, Jan Wohlfahrt, et al.: Postoperative de novo epilepsy after craniotomy: a nationwide register-based cohort study. *J Neurol Neurosurg Psychiatry* 2022;93:436–444

[10] Lidia M V R Moura, Maria A Donahue, Zhiyu Yan et al.: Comparative Effectiveness and Safety of Seizure Prophylaxis Among Adults After Acute Ischemic Stroke. *Stroke.* 2023;54:527–536

[11] Susan M. Chang, Hans Messersmith, Manmeet Ahluwalia, et al.: Anticonvulsant prophylaxis and steroid use in adults with metastatic brain tumors: summary of SNO and ASCO endorsement of the Congress of Neurological Surgeons guidelines. *Neuro Oncol.* 2019 Mar 18;21(4):424-427

[12] Tracy Glauser, Shlomo Shinnar, David Gloss, et al.: Evidence-Based Guideline: Treatment of Convulsive Status Epilepticus in Children

and Adults: Report of the Guideline Committee of the American Epilepsy Society. *Epilepsy Curr.* 2016 Jan-Feb;16(1):48-61

[13] Valeria Pingue, Chiara Mele, and Antonio Nardone: Post–traumatic seizures and antiepileptic therapy as predictors of the functional outcome in patients with traumatic brain injury. *Sci Rep.* 2021, 11:4708

[14] Walbert T, Harrison RA, Schiff D, et al.: SNO and EANO practice guideline update: Anticonvulsant prophylaxis in patients with newly diagnosed brain tumors. *Neuro Oncol.* 2021 Nov 2;23(11):1835-1844

[15] Wirsching HG, Morel C, Gmür C, et al.: Predicting outcome of epilepsy after meningioma resection. *Neuro Oncol.* 18(7), 1002–1010, 2016

CHAPTER 09

# 환자의 영양 상태 평가 및 영양 공급

중증 뇌손상 환자들의 치료 과정에서 대사과다증(hypermetabolism)이나 과분해대사증(hypercatabolism)의 발생으로 인한 전신 염증 반응 상태의 발생은 흔한 상황이다. 이러한 염증 반응은 결국 감염, 다발성 장기 부전, 입원 기간 연장 및 사망률을 높이는 주요한 요인이다. 신경계 집중치료실(NSICU)에서의 적절한 영양 공급은 항상성 유지와 면역 기능을 유지하며, 대사성 합병증을 막기 위한 기본적인 방법으로 볼 수 있다. 이 장에서는 신경계 중환자들의 영양 상태 평가 및 적절한 영양 공급에 대해서 알아보고자 한다.

**핵심 요약**

1. 사망률을 줄이기 위하여 최소 3~5일, 최대 7일 이내에 환자의 기초대사량을 근거로 영양 공급을 시행을 할 것을 권고한다.

**'Earlier, the Better'**

2. 초기에 영양 공급 방법의 결정
   1) 적응증 및 환자 상태를 고려하여 공급 방법의 결정; 위장관 또는 정맥 영양
   2) 전체 투여 칼로리를 결정(각 병원별 ICU protocol / HB equation 또는 The Penn state equation / Indirect calorimetry를 이용하거나 또는 각 병원 영양팀의 협조를 통하여 계산)
   3) 금식 기간을 고려하여 refeeding syndrome의 위험도를 고려한다. 만약 금식의 기간이 4~5일 이상이 되었거나, 만성 알코올 환자 또는 영양 상태가 불량한 환자는 2항의 계산식의 50%로 시작을 하여 1주일에 걸쳐 서서히 목표량까지 증량을 한다. 이 시기에 전해질 불균형에 유의하며, 각종 미네랄과 비타민을 추가해 주는 것이 도움이 된다.
   4) 동반된 당뇨, 신장 질환, 간 질환이 있는 경우 고려를 해야 한다.
3. Transgastric jejunal feeding은 인공 호흡기 관련 폐렴의 빈도를 낮추는 데 도움이 된다.
4. 영양집중치료팀(nutritional support team, NST)의 협진을 조기에 실시하여 영양 공급 계획을 작성하는 것은 치료에 도움이 된다.

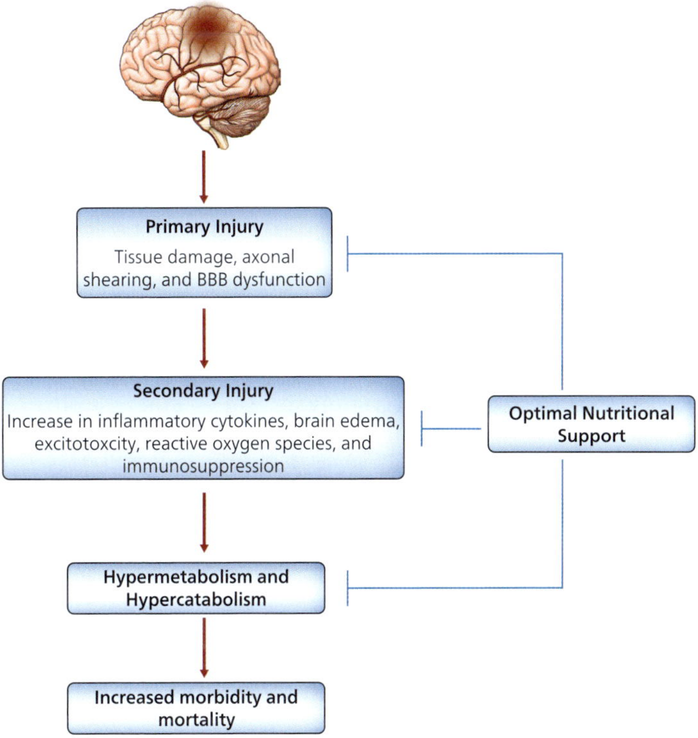


**그림 9.1** 적절한 영양 공급은 뇌 손상의 주요 과정에 관여하여, 환자의 사망률과 장애율을 줄이는 데 도움을 줄 수 있다.

## 1. 이론적 배경 및 고려해야 할 사항

① 뇌손상을 동반한 신경중환자는 일반 내외과중환자들과 아래와 같은 차이가 있어서 보다 세심한 고려가 필요하다.

- 적절한 뇌압의 조절을 위하여 많은 양의 진정제(deep sedation), 진통제(analgesics), 바비튜레이트 혼수 치료, 근이완제, 저체온 치료 등을 최소 5일 이상 시행하는 경우가 많다.

- 뇌 손상은 장 운동에 영향을 주어, 위장관 배출을 늦추게 되고, 위장관 영양 공급 시 잔류량을 증가시키게 된다.
- 악화된 신경학적인 상태로 인하여 장기간의 인공호흡기 적용이 필요할 수 있으며, 재활 기간까지 상당 기간 동안 활동이 제한이 된다.
- 많은 뇌질환 환자들이 고령이거나 당뇨, 이상 지혈증 등의 대사 관련 합병증을 가지고 있어서 주의해야 한다.

② 적절한 영양 공급의 장점
- 면역 기능을 유지하고, 감염의 위험을 줄일 수 있다.
- 뇌손상을 줄여 신경학적인 예후를 좋게 하는 데 도움이 된다.
- 수술 부위 또는 다른 상처의 회복에 도움이 된다.
- 근 소실을 줄여, 재활 시에 도움이 된다.

## 2. 영양 상태의 평가

### 1) Nutritional Risk Screening (NRS 2002)

이 방법에 따른 급성기 환자의 평가는 어려움이 있다. 점수에 반영되는 내용을 보면 최근 1~3개월 내의 체중 감소와 최근의 식사량을 반영해야 하는 데 이러한 내용은 신경계 중환실의 급성기 환자에게 병력 청취로 정확하게 알기가 어렵기 때문이다. 외래나 장기 입원 환자의 평가에서 이용할 수 있을 것이다.

NRS2002: 사망률과 연관성도 밝혀진 입원환자에게 타당한 영양 평가 지표이지만 중환자 특이적이지 못함

### 2) NUTRIC Score

중환자를 대상으로 개발되어 타당도 검증됨. 하지만 음식 섭취와 체중 감소와 같은 영양지표가 포함되어 있지 않은 단점이 있다.

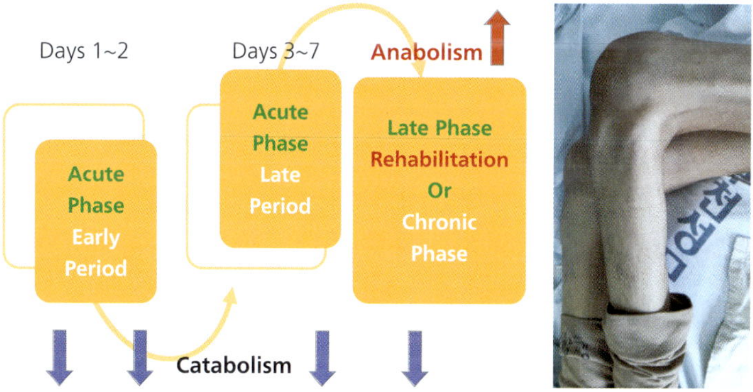


**그림 9.2** 급성기 대사량의 증가는 손상 3~7일 사이에 이루어지며, 이 시기에 적절한 영양 공급과 재활이 이루어지지 않은 경우에는 관절의 구축과 근 소실로 인하여 심각한 장애를 영구히 남길 수 있다.

6개의 평가 인자로 구성되어 있다[나이, APACHE II, SOFA, 동반 질환의 수, 중환자실 체류 기간, IL-6 (interleukin 6)]. 여기에는 전통적으로 영양 상태 평가에 인자로 사용된 Body mass index (BMI),

**표 9.1** Nutritional risk screening 2002 (NRS 2002)

| Screening | | | |
|---|---|---|---|
| Nutritional status | score | Stress metabolism (severity of the disease) | score |
| Normal | 0 | Normal | 0 |
| Mild<br>Weight loss >5% in 3 months OR 50-75% of the normal food intake in the last week | 1 | Mild stress metabolism<br>Patient is mobile<br>Increased protein requirement can be covered with oral nutrition<br>Hip fracture, chronic disease especially with complications e.g., liver cirrhosis, COPD, diabetes, cancer, chronic hemodialysis | 1 |

(계속)

**표 9.1** (계속)

| Screening | | | |
|---|---|---|---|
| Moderate<br>Weight loss >5% in 2 months OR BMI 18.5–20.5 kg/m2 AND reduced general condition OR 25–50% of the normal food intake in the last week | 2 | Moderate stress metabolism<br>Patient is bedridden due to illness Highly increased protein requirement,<br>Stroke, hematologic cancer, severe pneumonia, extended abdominal surgery | 2 |
| Severe<br>Weight loss >5% in 1 month<br>OR<br>BMI <18.5 kg/m2 AND reduced general condition<br>OR<br>0–25% of the normal food intake in the last week | 3 | Severe stress metabolism<br>Patient is critically ill (intensive care unit)<br>Very strongly increased protein requirement can only be achieved with (par) enteral nutrition<br>APACHE-II >10, bone marrow transplantation, head traumas | 3 |
| Total (A) | | Total (B) | |
| <70 years: 0 pt, ≥70 years: 1 pt<br>TOTAL = (A) + (B) + Age<br>≥3 points: patient is at nutritional risk. Nutritional care plan should be set up | | | |

COPD, chronic obstructive pulmonary disease, BMI, body mass index

최근 체중 감소, 최근 식사량 등은 포함되지 않았다. 또한 뇌와 척수 손상과 관련된 인자도 반영이 되지 않아서 신경중환자 관련된 공식은 아직 없는 상태이다. 추가적인 연구와 그 신뢰도에 대한 평가가 이루어져야 한다.

Modified-NUTRIC (mNUTRIC) score: 지표 중 IL-6는 일반적으로 측정하는 지표는 아니므로 이를 제외한 mNUTRIC score를 사용할 수 있다.

표 9.2 NUTRIC Score variables

| Variable | Range | Points |
|---|---|---|
| Age | <50 | 0 |
| | 50~<75 | 1 |
| | ≥75 | 2 |
| APACHE II | <15 | 0 |
| | 15~<20 | 1 |
| | 20~28 | 2 |
| | ≥28 | 3 |
| SOFA | <6 | 0 |
| | 6~<10 | 1 |
| | ≥10 | 2 |
| Number of Co-morbidities | 0~1 | 0 |
| | ≥2 | 1 |
| Days from hospital to ICU admission | 0~<1 | 0 |
| | ≥1 | 1 |
| IL-6 | 0~<400 | 0 |
| | ≥400 | 1 |

표 9.3 NUTRIC score scoring system: if IL-6 available

| Sum of points | Category | Explanation |
|---|---|---|
| 6~10 | High Score | • Associated with worse clinical outcomes (mortality, ventilation).<br>• These patients are the most likely to benefit from aggressive nutrition therapy. |
| 0~5 | Low Score | • These patients have a low malnutrition risk. |

표 9.4 NUTRIC score scoring system: If no IL 6 available*

| Sum of points | Category | Explanation |
|---|---|---|
| 5~9 | High Score | • Associated with worse clinical outcomes (mortality, ventilation).<br>• These patients are the most likely to benefit from aggressive nutrition therapy. |
| 0~4 | Low Score | • These patients have a low malnutrition risk. |

*It is acceptable to not include IL-6 data when it is not routinely available; it was shown to contribute very little to the overall prediction of the NUTRIC score.

두 지표 모두 5점 이상일 경우 영양 불량으로 정의하며 이에 따라 영양 중재 계획을 실시하도록 한다.

| Assessment tool | Score associated with malnutrition risk | |
|---|---|---|
| | Risk | High risk |
| NRS 2002 | >3 | ≥ 5 |
| NUTRIC | 0~5 | ≥ 5 |
| mNUTRIC | 0~4 | ≥ 5 |

## 3. 각 영양소의 기능 및 요구량

### 1) 단백질(Protein): 1 g = 4 kcal

① 주요 기능은 아래와 같다.

- 근육을 이루는 주요한 요소
- 대사와 에너지 생성에 필수적인 효소(enzymes)의 기능
- 세포 운반체
- 면역 기능의 유지
- 장기와 조직의 기본 구조

② 기초 요구량: 하루 전체 대사량의 12~15%가 필요하다.

- ASPEN/SCCM (미국) guideline (2022): 1.2~2.0 g/kg/day
- Traumatic Brain Injury: 1.5~2.0 g/kg/day
- ESPEN (유럽) guideline (2019): 1.3 g/kg/day
- Neurocritical patient: 1.3~1.5 g/kg/day

### 2) 탄수화물(Carbohydrate): 1 g dextrose = 3. 4 kcal

① 당(glucose, 정맥공급) 또는 탄수화물(carbohydrates, 위장관

공급) 공급량은 5 mg/kg/min을 넘지 않도록 한다.

② 투여 시 초기에 고혈당 발생에 주의한다.

### 3) 지질(Lipid intake):

1 g lipid emulsion with glycerol = 10 kcal

주로 PN으로 공급되는 영양소로 0.7 to 1.9 g/kg/day(기초대사량의 60~80%까지 공급한다.

## 4. 공급의 방법 및 시기

### 1) 위장관 영양 공급(Enteral nutritional support, EN)

① 가능하면 24~48 시간에 가능하면 투여를 시작한다.

② 장기간 금식(4~5일 이상) 후 위장관 영양 공급을 하는 경우 re-feeding syndrome의 가능성에 염두에 두어야 한다.

③ 당뇨, 간, 신부전의 기저 질환을 고려하여야 한다.

④ 위장내 잔류량은 500~200 ml까지 가능하다. 근거 수준이 높지는 않지만 위장내 잔류량이 많은 경우 흡인성 폐렴의 위험을 올릴 수 있어서 주의해야 한다. 이에 대한 전문가의 합의(consensus)가 필요한 상황이다.

⑤ 흡인성 폐렴의 위험성이 높은 경우 Post-pyloric feeding을 고려해 볼 수 있다(transgastric jejunal feeding).

⑥ 위장관 영양 공급의 시작 시기를 결정하는 데 있어서 청진상 장음(bowel sound)이 절대적인 요건은 아니다.

⑦ 혈역학적으로 불안정한 경우는 위장관 영양 공급은 하지 않는다(MAP <60 mmHg 또는 승압제 조절을 하는 경우). 하지만 심폐소생술을 한 경우라도 승압제 유지하에 혈역학적인 상태가 안정적인 경우는 시행을 고려할 수 있다.

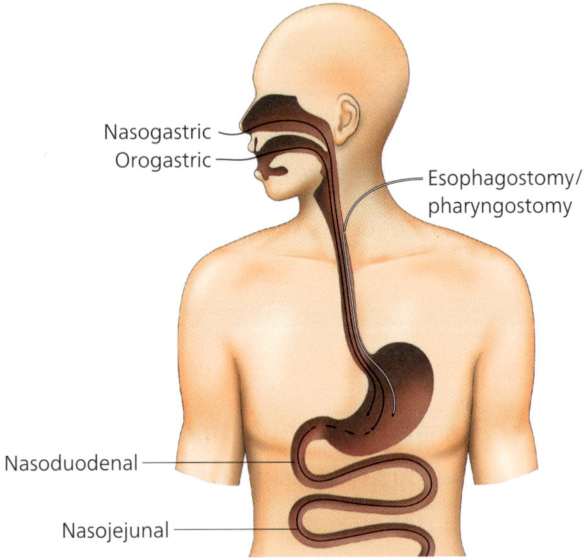


**그림 9.3** 위장내 잔류량을 줄이고, 흡인성 폐렴을 줄이기 위해서는 feeding tube를 small bowel에 위치하는 방법을 고려해 볼 수 있다.

## 5. 적절한 열량의 계산

환자의 성별, 키, 나이, 체중에 따른 기초대사량은 아래의 공식에 의해서 계산을 할 수 있다. 많은 병원에서 이에 대해서는 자동화된 프로그램을 수치를 제공하고 있어서 담당의가 실제 계산을 하는 일을 많지 않다.

신경계 중환자실 환자의 경우 Harrris-Benedict equation에서 injury factors는 2가 일반적이다. 체온은 측정된 값을 이용하지만, 목표제온치료(TTM)를 하는 경우는 설정된 체온을 적용하는 것이 좋을 것이다. 외상성 뇌손상(TBI) 환자의 경우 계산된 기초대사량보다 100~200%의 열량이 필요할 수 있어, 보다 많은 열량 공급이 필요하다.

표 9.5 predictive equation

| |
|---|
| **Harris-Benedict equation** |
| Caloric requirements-Harris benedict Eqn X injury factor X activity factor REE calculation for men (metric) |
| REE = 66.47 + (13.75 × weight in kg) + (5.003 × height in cm) − (6.755 × age in years) |
| REE calculation for women (metric) |
| REE = 655.1 + (9.563 × weight in kg) + (1.850 × height in cm) − (4.676 × age in years) |
| Injury factors: Ranges from 1 to 2 depending upon the severity of illness Activity factor: Calculate by adding 1.1 for each °C >37°C |
| **Penn state 2003 equation** |
| REE (0.85 × calorie requirement as calculated from Harris-Benedict equation) + (175 × Tmax) + (33 × VE) − 6,433. Calculate using actual body weight |
| $T_{max}$ = Maximum body temperature in past 24 hrs (in Celsius) |
| $V_E$ = Minute ventilation in L/min |

REE, resting energy expenditure

## 1) Indirect calorimetry

중환자실에서 열량 계산의 gold standard 법으로 알려져 있다. 산소소모량과 이산소탄소 생성량을 바탕으로 계산하는 방법이다. 이 방법의 경우 산-염기의 대사 상태 및 이산화탄소 생성이 일정해야 한다. 하지만 이러한 방식을 측정이 쉽지 않고, 주가적인 장비가 필요하여 널리 사용되고 있지는 않다.

$$
\begin{aligned}
\text{Energy expenditure} &= (3.9\ \text{VO2} - 1.1\ \text{VCO2}) - 2.17 \\
&\quad (\text{urinary nitrogen}) - \text{Abbreviated} \\
&\quad \text{Weir Equation} \\
&= \text{used to calculate REE: REE} \\
&= (3.94 \times \text{VO2}) + (1.1 \times \text{VCO2})
\end{aligned}
$$

### 2) 단백질 요구량의 계산 (질소 평형의 계산: Calculation of nitrogen balance)

6.25 g의 단백질에는 1 g의 nitrogen이 있으며, 주로 소변으로 배출이 된다. 단백질 투여량과 24시간 소변에서 nitrogen의 양을 아래와 같이 계산하여 단백질의 투여량을 결정할 수 있다. 이 방법으로 계산된 값은 전날의 상태를 반영하는 것으로 예방적인 방법으로 볼 수는 없으나, 단백질의 적절 투여량을 판단하는 기준으로 이용되고 있다.

Nitrogen balance = (nitrogen intake) – (nitrogen loss)

1 g nitrogen = 6.25 g / protein

nitrogen intake(단백질 투여량) = daily protein intake (g) / 6.25

nitrogen loss(단백질 대사량) = (24-hr urinary urea nitrogen) + 4

### 3) 정맥영양지원(Parenteral nutritional support)

고혈당(hyperglycemia), 감염(infection), hepatic steatosis, 위점막의 구조적, 기능적 이상, 면역 저하(immunosuppression), NRS 2002 ≥5 or NUTRIC score ≥5) or 심한 영양 malnourished 환자에서 위장관 영양 공급이 어려운 경우에는 가능한 빨리 정맥영양공급(PN)을 고려해야 한다.

## 6. 기타 고려해야 할 사항

### 1) 신부전(Renal failure)

신부전 환자의 열량 요구량은 신부전이 없는 환자의 열량 요구량과 비슷하다. 즉 신기능이 감소한다고 하여 열량 요구량이 변화하지 않는다. 기저질환의 심각도와 투석의 종류, 환자의 영양상태 평가에 따라 열량 목표량을 설정한다. 환자의 상태에 따라 20~30 kcal/kg/day로 공급한다.

- 탄수화물은 총 열량 공급량에서 50~60%를 공급한다. 복막투석 식, 투석액 내 포도당의 체내 흡수로 인하여 하루에 500~1,000 kcal의 열량 흡수가 가능하므로 주의해야 한다. 투석액으로부터 흡수된 열량을 산출하는 식은 다음과 같다.
- 투석액으로부터 흡수된 열량 = 투석액 속도(L/h) × 시간 × 포도당 농도(g/L) × 체내 포도당 흡수율(%)
- 복막투석 시 포도상 흡수율은 다음 표를 참고한다.
- 시간에 따른 복막투석액의 체내 포도당 흡수율

| 투석액 체내 유치시간(h) | 복막투석액의 체내 포도당 흡수율(%) |
|---|---|
| 1 | 29 |
| 4 | 74 |
| 8 | 86 |

Kidney International. 1983;22:22-28

- 급성 또는 만성 신부전 환자에서 투석을 하지 않는 경우 소변량, 혈중 요소 수치, 전해질 균형 등을 주의 깊게 확인해서 영양 공급 방법 및 조성을 결정해야 한다.
- 단백질의 경우 투석 진행하지 않는 경우 투석하지 않을 경우 신부전 환자에서 0.6~0.8 g/kg/day를 공급한다. 신대체요법의 종류에 따라 단백질 공급량은 변화가 필요하다. 복막투석과 혈액투석 시 1.2~1.3 g/kg/day에서 1.5~1.8 g/kg/day를 공급한다. 지속적 신대체요법시에는 1.2~1.3 g/kg/day에서 최대 2.0~2.5 g/kg/day 투여가 가능하다. 하지만 항상 환자의 임상상태를 평가하면서 조절하도록 한다.
- 지질의 경우 만성신부전환자에서는 지방의 체내 제거율이 감소되므로 고중성지방혈증을 예방하기 위하여 열량 공급량

에서 지질은 20~30%를 공급하되 0.8~1.2 g/kg/day로 공급한다.

- 전해질, 미네랄의 경우 신기능 저하 시 전해질 배설 능력이 감소되어 나트륨, 칼륨, 인, 마그네슘의 혈액내 농도가 증가하게 된다. 그러나 지속적 신대체요법 시에는 나트륨, 칼륨, 인, 마그네슘의 체내 제거율이 크므로 공급시 주의해야 한다.
- 신대체요법을 받고 있는 환자의 경우에는 고단백, 수액 제한 등의 신장 식이에 대한 제한을 환자의 상태에 따라서 결정한다.

### 2) 간 부전(Hepatic failure)

간 부전 환자의 영양상태를 평가하는 데는 한계가 있다. 간성 혼수를 동반하지 않는 간 부전환자에서 단백질 및 열량 제한은 필요하지 않다.

### 3) 급성 호흡 부전 (Acute respiratory distress syndrome, ARDS)

과다 열량 공급은 이산화탄소 생성의 원인이 될 수 있어 주의해야 한다.

Phosphate는 normal diaphragmatic contractility, optimal pulmonary function 유지에 중요한 요소이므로 serum phosphate level을 확인하고 부족 시 보충한다.

### 4) 영양재개증후군(Refeeding syndrome)

영양 불량 환자에게 고농도 영양 공급을 시작할 경우 발생하는 대사적 합병증으로 체내에서 포도당, 칼륨, 마그네슘, 인의 대사적 변화가 일어난다. 고농도 영양 재개 시 인슐린의 분비가 자극되어 포도당, 칼륨, 마그네슘, 인, 수분을 세포 안으로 이동시키므로 혈중 칼륨, 마그네슘, 인 농도가 급격하게 감소하게 된다. 이러한 수치 변화는 신체

기능에 직접적인 영향을 끼쳐 심부전, 부정맥, 경련, 빈혈 등 중대한 심혈관계, 신경계와 혈액 이상 등을 유발할 수 있다. 영양재개증후군의 위험군이 선별이 되면 전해질 이상, 비타민 결핍, 체내 수분 이상 상태 등을 영양 공급 이전에 교정하는 것이 중요하다. 영양재개 증후군 위험군에서 예방하기 위한 적절한 영양공급 방법에 대해서는 다양한 방법들이 제시되고 있으나 5~10 kcal/kg/day로 시작하여 4~7일에 거쳐 서서히 목표열량까지 증량하는 것이 권장된다.

(1) 위험인자 확인

| Significant risk | 위험인자 | Moderate risk |
|---|---|---|
| <16 kg/$m^2$ | BMI | 16~18.5 kg/$m^2$ |
| 3개월 이내 7.5% 감소 또는 6개월 이내 10% 이상 감소 | 체중감소 | 1개월 이내 5% 감소 |
| >10일 이상 | 영양 섭취가 적거나 없었던 일수 | > 5일 이상 |
| 영양공급 전 K <3.4 또는 P <2.5 또는 Mg <2.0 | 기타 | 과도한 알코올 섭취 이력 |

(2) K, P, Mg & BST 확인 및 교정

(3) Refeeding syndrome prophylaxis 투여

- medications: thiamine 100 mg/day, multivitamin, 미량원소
- 영양공급 시작 전 시작하여 7일까지 투여

(4) 영양공급 방법

① 심한 저인산, 저칼륨, 저마그네슘혈증이 있는 경우 교정 후 영양 공급을 권고한다.

② Dextrose 100~150 g 또는 첫 24시간 동안은 10~20 kcal/kg로 공급하여 1~2일 동안 목표열량의 33%씩 증량하여 공급한다.

## 7. 경관 영양을 받는 환자에서 흡인성 폐렴을 막기 위한 처치

식사시에 30-45도 정도의 두부 거상을 유지한다.

- chlorhexidine을 이용한 구강 청결을 유지한다.
- L-tube의 위치를 정기적으로 확인하고, 조정한다.
- bolus gastric EN이 어려운 경우 continuous infusion으로 변경을 고려한다.
- sedatives and opioid analgesics 사용을 최소화 한다.
- prokinetics (intravenous metoclopramide or erythromycin) 사용을 고려한다.

## 참고문헌



[1] Compher C., Bingham A, McCall M et al. Guidelines for the provision of nutrition support therapy in the adult critically ill patient: The American Society for Parenteral and Enteral Nutrition. *JPEN J Parenter Enteral Nutr*. 46:12-41, 2022

[2] Cook A, Peppard A, Magnuson B. Nutrition consideration in traumatic brain injury. *Nutr Clin Pract*. 23(6):608-620, 2008

[3] da Silva J., Seres D., Sabino K., et al. ASPEN consensus recommendation for refeeding syndrome. *Nutr Clin Pract*. Apr:35(2):178-195, 2020.

[4] Escribano JA, Meseguer IH, Garcia-Quijada RC et al. Guidelines for specialized nutritional and metabolic support in the critically-ill patient;update. Consensus SEMICYUC-SENPE: neurocritical patient. *Nutr Hosp*. Nov:26 Suppl 2:72-75, 2011

[5] Carney N, Totten AM, O'Reilly C, Ullman JS et al. Guidelines for the management of severe traumatic brain injury, fourth edition. *Neurosurgery*. 1:80(1):6-15, 2017

[6] Kondrup J, Rasmussen HH, Hamberg O. et al. Nutritional risk screening (NRS 2002): a new method based on an analysis of controlled clinical trials. *Clin Nutr*. 22(3):321-336, 2003.

[7] Lepelletier D., Roquilly A, Demeure dit latte D, et al. Retrospective analysis of the risk factors and pathogens associated with early-onset ventilator-associated pneumonia in surgical-ICU head-trauma patients. *J Neurosurg Anesthesiol*. 22(1):32-37, 2010.

[8] McClave S., Taylor B., Martindale R. et al. Society of Critical Care Medicine; American Society for Parenteral and Enteral Nutrition. Guidelines for the provision and assessment of nutrition support therapy in the adult critically ill patient: society of Critical Care Medicine (SCCM) and American Society for Parenteral and Enteral Nutrition (A.S.P.E.N.). *JPEN J Parenter Enter Nutr*. 40(2):159-211, 2016

[9] Mousavian SZ, Pasdar Y, Ranjbar G. et al.: Randomized controlled trial of comparative hypocaloric vs full-energy enteral feeding during the first week of hospitalization in neurosurgical patients at the intensive care unit. *JPEN J Parenter Enteral Nutr*. Nov;44(8):1475-1483, 2020

[10] Mueller C, Lord L, Marian M. et al. The ASPEN nutrition support practice manual. 3rd edition. Chapter 29. Renal disease. *American*

*Society for Parenteral and Enteral Nutrition*. 565-586, 2017.

[11] Nwafor D, Goeckeritz J, Hasanpour Z et al. Nutritional support following traumatic brain injury: a comprehensive review. *Explor Res Hypothesis Med*. 8(3):236-247, 2023

[12] Singer P., Blaser A., Berger M. et al. ESPEN guideline on clinical nutrition in the intensive care unit. *Clin Nutr* 38:48-79, 2019

CHAPTER 10

# 감염 및 항생제 사용



1. 패혈증에 대해 이해 한다.
2. 패혈증에 대한 적절한 치료 전략을 세울 수 있다.
3. 두개강내 감염 진단의 원칙을 이해한다.
4. 치료 시 사용되는 항생제의 종류와 용량을 이해한다.
5. 감염 예방을 위한 번들을 이해한다.

# 10.1 패혈증의 진단 및 치료

## 1. 패혈증 간략히 보기

| 원인 |
|---|
| • 폐렴<br>• 카테터 관련 혈류 감염<br>• 복부내 (담낭염, 농양, 복막염)<br>• 요로감염, 신우신염<br>• 수막염, 뇌염<br>• 피부염, 괴사성 연조직 감염, 상처 감염<br>• 패혈성 관절염, 골수염<br>• 부비동염<br>• 클로스트리디움 디피실(Clostridium difficile)<br>• 심내막염<br>• 진균감염(candidemia 등) |
| **검사** |
| • CBC, 전해질, BUN/Cr, PT/INR, 간기능 검사<br>• 혈액 배양, 소변 배양, 가래 등 배양<br>• ABG/lactate/CK<br>• 심전도<br>• 영상학적 검사: 흉부 X-선, 감염 또는 염증 부위별 CT 스캔(예, 흉부 및 복부 CT), 초음파 등 |
| **처치** |
| • 산소공급<br>• 정맥 확보, 가능하면 중심정맥<br>• Serum lactate 추적<br>• Capillary refill time(손가락 끝을 눌러서 창백하게 한 후 다시 붉은색으로 돌아오는데까지 걸리는 시간이 2초 이내를 목표)을 초기 소생 시 적용<br>• 침습적 동맥압 측정(Invasive arterial pressure monitoring)<br>• 저산소혈증 호흡부전이 있을 경우 high flow nasal oxygen 사용 |

(계속)

| 치료 |
|---|
| • 가능한 빠른 시간 안에 원인을 찾고 이를 제거<br>• 초기 1시간 이내에 광범위한 IV 항생제 요법(MRSA가 의심되는 경우 MRSA에 효과적인 항생제 추가)<br>• 패혈성 쇽이 발생하면 첫 3시간 이내에 30 mL/kg crystalloid 용액을 투여한다.<br>• 평균동맥압(MAP) ≥65 mmHg 유지<br>• 평균동맥압(MAP) ≥65 mmHg 유지를 위해 혈관수축제 투여(norepinephrine을 먼저 선택하고 norepinephrine 용량이 0.25~0.5 ug/kg/min 사이면 vasopression 추가, 이후에도 혈압이 낮을 경우 epinephrine 추가)<br>• 혈관수축제 투여를 하는 경우 IV hydrocortisone 50 mg qid를 같이 투여(norepinephrine 또는 epinephrine을 0.25 mcg/kg/min 이상 4시간 이상 사용하는 경우)<br>• 패혈성쇽에서 중증의 대사성산증(pH ≤7.2)과 급성콩팥손상(AKIN 2기 이상)이 있는 경우 sodium bicarbonate 주사<br>• 혈색소가 7 g/dL 이하면 수혈(출혈이 있거나 급성심근경색이 있는 경우는 예외) |

ABG: arterial blood gas; AKIN: acute kidney injury network

## 2. 패혈증의 정의

패혈증은 감염에 대한 조절되지 않은 숙주(호스트)의 반응으로 인한 생명을 위협하는 장기부전이다.

패혈증은 감염이 의심되고 SOFA (SOFA = Sequential Organ Failure Assessment) 점수가 2 이상(감염에 의해서)인 상태로 성의한다. 각 장기 부전의 정의와 점수는 표 10.1.1과 같다. 병원 입원 환자 중 의심되는 감염이 있으면서 SOFA 2점은 사망률이 10% 정도이다.

패혈성쇽은 패혈증 환자에서 충분한 수액공급에도 불구하고 평균 동맥압(MAP)을 65 mmHg 이상으로 유지하기 위해 승압제(표 10.1.2)가 필요하며, 젖산(lactate) 수치가 2 mmol/L 이상인 경우로 정의한다.

표 10.1.1 sequential organ failure assessment (SOFA)

| Points | 0 | 1 | 2 | 3 | 4 |
|---|---|---|---|---|---|
| PaO2/FiO2 | ≥400 | <400 | <300 | <200 + mechanical ventilation | <100 + mechanical ventilation |
| Platelets | ≥150 | <150 | <100 | <50 | <20 |
| Bilirubin | <1.2 | 1.2~1.9 | 2.0~5.9 | 6.0~11.9 | >12.0 |
| Blood Pressure | MAP ≥70 | MAP <70 | Dopamine <5 or Dobutamine | Dopamine 5.1~15 or Epinephrine <0.1 or Norepinephrine <0.1 | Dopamine >15 or Epinephrine >0.1 or Norepinephrine >0.1 |
| Glasgow Coma Scale | 15 | 13~14 | 10~12 | 6~9 | <6 |
| Creatinine | <1.2 | 1.2~1.9 | 2.0~3.4 | 3.5~4.9 or <500cc urine/d | >5.0 or <200cc urine/d |

## 3. 패혈증의 조기 진단 및 치료

– 병원에서 패혈증의 진단과 치료와 관련해서 표준화를 하고, 진단과 치료 과정을 지속적으로 모니터링해서 개선책을 제시할 필요가 있다.

– qSOFA (Quick SOFA)는 패혈증 스크리닝 도구로 더 이상 권장되지 않는다. (Quick SOFA: qSOFA; 호흡수 ≥22/분, 의식 이상, 수축기 혈압 SBP ≤100 mmHg)

– Systemic Inflammatory Response Syndrome (SIRS)는 비특이적인 반응으로 감염뿐만 아니라 비감염성 질환에서도 이러한 현상이 발생한다. 다음의 항목 중에서 2가지 이상이면 SIRS에 해당된다. 체온 >38°C 또는 <36°C, 맥박수 >90/분, 호흡수 >20분

당 또는 PaCO2 <32 mmHg, 백혈구 수 >12,000 또는 <4,000/ $mm^3$).

- SIRS는 패혈증의 진단도구로는 사용되지 않지만 민감도가 높아 스크리닝으로 사용할 수 있다.
- Sepsis(패혈증)의 원인이 되는 주요 감염 부위는 폐, 복부, 요로, 피부 및 연조직, 중추 신경계 등을 들 수 있으나, 30%는 원인을 알 수 없다.
- 동맥 pH를 7.30 이상으로 유지하기 위해 중탄산염(bicarbonate)을 투여하는 경우, 4.2% bicarbonate를 30분간 125~250 mL 주입하며 24시간 동안 최대 1000 mL까지 투여할 수 있다.

**표 10.1.2** 패혈증과 패혈성쇽에서 승압제의 용량

| Drug | Dose range | Dose range (usual dose) | mix | Drug concen-tration | IV rate |
|---|---|---|---|---|---|
| Norepi | 0.02~0.3 mcg/kg/min | 2~200 mcg/min* | 5% D/W 250 ml+ 4 mg mix | 16 mcg/ml | 7.5~750 ml/hr |
| Norepi | 0.02~3 mcg/kg/min | 2~200 mcg/min* | 5% D/W 250 ml+ 8 mg mix | 32 mcg/ml | 1.5~150 ml/hr |
| Norepi | 0.02~3 mcg/kg/min | 2~200 mcg/min* | 5% D/W 250 ml+ 40 mg mix | 160 mcg/ml | 0.75~75 ml/hr |
| Epineph-rine | 0.05~2 mcg/kg/min | 3~100 mcg/min | 5% D/W 100 ml+ 10 mg mix | 100 mcg/ml | 2~60 ml/hr |
| Vaso-pressin | | 0.01~0.04 Units/min | 20 Unit/100 ml | 0.2 Unit/ml | 9 ml/hr (0.03 U/min) |

*Usual norepinephrine dose: 2~20 mcg/min

## 10.2 두개강내 감염의 진단 및 치료

두부 외상 후 중증뇌부종으로 Decompressive Craniectomy 또는 EVD 등의 surgical procedure를 받은 많은 환자들이 수술 후 감염을 경험하고, 개방성 골절로 인하여 뇌실염 또는 뇌염을 진단 받는 경우도 흔하게 볼 수 있다. 이 장에서는 뇌수술 후 환자들에서 항생제 사용에 대해서 알아보고자 한다.

**핵심 요약**

중증두부외상으로 수술을 받은 환자
수막염의 임상 증상이 있습니까?

↓ 예

뇌영상검사 실시하여 mass lesion 및
뇌압상승의 소견이 있습니까?

↓ 예

뇌척수액 검사 및 균배양 검사 실시
뇌수막염의 진단 기준에 맞습니까?

↓ 예

EVD 또는 lumbar drain이 있습니까?

↓ 아니요

EVD 또는 lumbar drain
시행 후 경험적 항생제 사용
+ Intrathecal antibiotics
3일후 균 배양 검사 결과 확인
감염내과 협진

↓ 예

경험적 항생제 사용
+ Intrathecal antibiotics
3일후 균 배양 검사 결과 확인
감염내과 협진

1. 뇌척수액 검사시 반드시 혈액 배양 검사도 같이 진행하도록 한다.
2. 뇌척수액 검사의 결과가 모호한 경우에는 균 배양 검사가 나오기 전까지 경험적 항생제를 사용하는 것을 권고한다.
3. 균배양 검사의 민감도가 낮고 시간이 오래 걸리므로, 단순 배양 검사 외에 16s RNA와 같이 균의 종류를 감별하는데 도움이 되는 방법을 추가적으로 사용해볼 수 있다.
4. 항생제 사용과 관련하여 감염 내과와 협의 진단을 할 것을 권고한다.
5. Refractory ventriculitis, abscess에서는 intrathecal antibiotics의 사용의 고려를 권고한다.
6. 관 관련 감염은 예방이 더 중요하다.

## 1. 수술 후 수막염/뇌실염의 정의 및 진단

미국 질병관리본부(CDC)에서 제정한 정의에 의하면 다음 기준들 중 적어도 하나는 만족하여야 한다.

1) 뇌척수액에서 원인균이 배양되어야 한다.
2) 임상 양상(38°C 이상의 열, 두통, 경부 강직, 뇌수막염 자극 증상, 뇌신경 이상 소견) 중 적어도 한 가지, 그리고 아래 검사 결과 중 적어도 하나가 맞아야 한다.
   (1) 뇌척수액 검사 소견에서 백혈구 증가, 단백질 증가 및 당 감소
   (2) 그람 염색에서 균 발견
   (3) 혈액 배양에서 균이 자람
   (4) 뇌척수액, 혈액, 요 등에서 특정 병원체 항원 양성

## 2. 수술 후 수막염/뇌실염의 임상 양상과 진단

### 1) 임상 양상

수술 후 일반적인 뇌수막염 환자와는 달리 의사 표현을 잘 할 수 없는 경우가 많고, 발열, 두통, 경부 강직 등의 양상이 상대적으로 잘 두드

러지지 않기 때문에 임상 양상만으로 단서를 얻기가 쉽지 않다. 그러므로 수막염으로 판단하는 통상적인 이학적 소견으로 진단하기에는 어렵다.

## 2) 영상 진단

뇌 영상 촬영은 뇌척수액이 누수되는 부위가 없는지, 혹은 출혈이나 농으로 인해 뇌 내부를 물리적으로 차지하는 병변은 없는지, 그리고 이로 인해 뇌 실질이 한쪽으로 밀린 현상은 없는지 등을 찾아내는 것에 목적을 둔다. 특히 후자의 경우는 반드시 확인한 다음 뇌척수액 채취 검사에 들어가도록 한다.

## 3) 뇌척수액 검사 (표 10.2.1)

$$\text{Cell index} = \frac{(\text{뇌척수액 내의 백혈구/적혈구 비율})}{(\text{말초 혈액의 백혈구/적혈구 비율})}$$

만약 백혈구의 증가가 감염에 의한 것이 아니고 순수하게 뇌내 출혈로 인한 것이라면, 말초 혈액의 백혈구/적혈구 비율 그대로 뇌척수액 내에 존재할 것이기 때문에 cell index는 1이 될 것이다.

**표 10.2.1** 병의 종류에 따른 뇌척수액 검사 소견

| | Normal | Bacterial Meningitis | Viral Meningitis | Fungal/ Tb Meningitis | PM Focus/ Abscess | Viral Encephalitis | Post-Seizure |
|---|---|---|---|---|---|---|---|
| WBC (/uL) | 0~5 | >1,000 | 100~1,000 | 100~500 | 10~500 | 10~500 | 10~100 |
| % PMNs | 0~15 | >90 | <50 | <50 | <50 | <50 | <50 |
| Glucose (mg/dL) | 45~65 | <40 | 45~65 | 30~45 | 45~65 | 45~65 | 45~65 |
| CSF/blood (mg/dL) | 0.6 | <0.4 | 0.6 | <0.4 | 0.6 | 0.6 | 0.6 |
| Protein (mg/dL) | 20~45 | >150 | 50~100 | 100~500 | 50->150 | 50->150 | 50~100 |

그러나 뇌척수액내 백혈구가 감염에 의하여 증가한 것이라면 cell index는 그 이상으로 증가할 수밖에 없다. 얼마부터 감염에 의한 유의한 증가로 잡는지에 대해서는 정립되지 않았으나, 통상적으로 5 이상일 때 유의한 것으로 간주한다.

이는 뇌척수액 배양결과가 나오기 3일 전에 미리 알 수 있다는 점에서 실제 임상에서 항생제 투여 여부를 결정하는 데에 실용적인 가치가 있다.

다만, 항생제 사용 후 반응 평가 및 배액관 유지 시 감염 악화 여부를 평가하기 위한 목적의 연속적인 뇌척수액 검사가 필요한지에 대해서는 민감도가 낮고 특이도 역시 낮아 필요성에 대한 의문이 제기되고 있다.

### 4) 무균성 수막염

수술 후 무균성 수막염/뇌실염은 잔존하는 적혈구나 그 부산물, 혹은 수술 과정 중 건드려서 뇌내로 유리되는 뇌막(경막)의 구성 성분들이 발열 원인 물질로 작용하여 생기는 것이다. 실제로 수술 후 수막염의 70%는 무균성 수막염이 차지하고 있다. 따라서 불필요한 항생제 투여를 방지하기 위하여 세균성 수막염과의 감별이 중요하지만 어려움이 많다.

### 5) 배양과 그람염색

균 배양이 양성이면 확진이 되지만, 적어도 3일 정도의 배양 시일이 필요하다는 점에서 신속한 판단과 조치에 걸림돌이 된다. 그람 염색은 배양에 비해 좀 더 빨리 확인이 가능하며, 일단 검출이 되면 높은 특이도를 보이기 때문에 확진에 가깝지만, 이렇게 검출되는 경우가 그리 많지 않으므로 민감도가 20% 미만을 보여서 신속 진단에 큰 도움이 되지는 않는다.

### 6) 16sRNA

뇌척수액내에 박테리아 특이적인 16sRNA를 검출하는 방법으로 매우 빠르며, 민감도가 높다. 다만 아직 가능한 센터가 많지 않고, 가양성에 대한 문제와 항생제 감수성 평가가 불가능한 점은 한계이다. 다만 무균성 수막염과의 감별 등에 있어서는 도움이 될 수 있다.

## 3. 수술 후 수막염/뇌실염의 치료

### 1) 경험적 치료

두개골 절개술을 받았거나 뇌실 카테터 시술을 받은 환자의 경우, 포도알균(methicillin 내성 황색포도알균과 coagulase 음성 포도알균; MRSA와 MRCoNS)과 그람 음성균(특히 *Pseudomonas aeruginosa*)를 염두에 두고 항생제를 선택해야 하며, 두개골 기저부 골절인 경우는 폐렴알균을 우선적으로 고려하여 항생제를 투여하여야 한다.

표 10.2.2 뇌수술 후 두개강내 감염, 수막염, 뇌실염의 경험적 항생제

| 균주 | 항생제 | 투여 방법 | 기타 사항 |
|---|---|---|---|
| 포도알균 (Staphylococcus aureus) (특히 MRSA / MRCoNS) | Vancomycin | 15 mg/kg q 8-12 hrs | 치료 농도 15-20 mg/L 유지, 3일 간격으로 검사한다. |
| | Linezolid | 600 mg q 12 hrs | |
| 그람음성균 | Ceftriaxone | 2g q 12 hrs | |
| | Cefotaxime | 2g q 4-6 hrs | |
| | Meropenem | 2g q 8 hrs | |
| | Ceftazidime | 2g q 8 hrs | |
| | Cefepime | 2g q 8 hrs | |
| | Aztreonam | 2g q 6-8 hrs | Cephalosporin에 중증 알러지가 있을 경우에 대체 할 수 있다. |
| | Ciprofloxacin | 400 mg q 8-12 hrs | |

## 2) 경막 내 혹은 뇌실 내 주입 (표 10.2.3)

Vancomycin은 수용성 약제라서 지용성 물질의 투과를 선호하는

표 10.2.3 intrathecal antibiotics agents and dose

| Antimicrobial Agent | Daily Intraventricular Dose (mg) |
|---|---|
| Vancomycin | 5~20[a-c] |
| Gentamicin | 1~8[b-d] |
| Tobramycin | 5~20 |
| Amikacin | 5~50[e] |
| Polymyxin B | 5[f] |
| Colistin | 10 |
| Quinupristin-dalfopristin | 2~5 |
| Teicoplanin | 5~40[g] |
| Amphotericin B deoxycholate[h] | 0.01~0.5 mg in 2 mL of 5% dextrose in water |

[a] Most studies have used a 10- or 20-mg dose.

[b] Dosage recommendations in adults based on ventricular size orvolume are as follows:

- Slit ventricles: 5 mg vancomycin and 2 mg gentamicin
- Normal size: 10 mg vancomycin and 3 mg gentamicin
- Enlarged ventricles: 15-20 mg vancomycin and 4-5 mg gentamicin

[c] Recommendations for frequency of administration based on external ventricular drain output over 24 h are as follows:

- <50 mL/24h: every third day
- 50 100 mL/24h: every second day
- 100-150 mL/24 h: once daily
- 150-200 mL/24 h: increase dosage by 5 mg of vancomycin and 1 mg of gentamicin and give once daily
- 200-250 mL/24 h: increase the dosage by 10 mg of vancomycin and 2 mg of gentamicin and give once daily d Usual daily dose is 1-2 mg for infants and children and 4-8 mg for adults.

[e] The usual daily intraventricular dose is 30 mg.

[f] Dosage in children is 2 mg daily.

[g] Dosage of 5-10 mg every 48-72

[h] Not usually necessary but may be needed if removal of the device is too risky or the patient has not responded to systemic antifungal therapy.

Blood brain barrier (BBB)를 잘 통과하지 못하기 때문에, 정맥 주사로 투여하면 뇌척수액에 유효한 농도로 도달하기가 불가능하다. 따라서 통상적인 정맥 주사가 수막염/뇌실염 치료에 효과가 있을지는 매우 회의적이다. 뇌수막염의 경우에는 BBB가 평소보다 헐거워져서 수용성 약제라도 어느 정도는 통과할 수 있음을 기대할 수 있지만, 뇌실염의 경우는 이러한 변수도 작용하기 어렵기 때 문에 더욱 불리하다. 게다가 뇌실의 감염증은 그 병소가 잘 은폐되어서 꾸준히 균을 뿜어내는 본거지로 작용하며, 궁극적으로는 뇌척수액 순환을 틀어막을 수 있다. 따라서, 항생제를 정맥으로 주입하기보다는 척수 천자를 통해서 경막내(intrathecal)로 주거나 뇌실로 직접 투입(intraventricular injection)하는 방법이 치료 성패에 더 유리할 것이다.

이러한 경로를 통한 주입은 확립된 것은 아니지만 여러 공식 지침안에서 권장 사항이기도 하다. 경막내 혹은 뇌실 주입을 할 경우 우려되는 것은 약제 자체의 독성일 것이다. 그러나 이러한 독성은 과한 용량을 준 경우에 발생하는 것이기 때문에 지침 안에서 권장하는 적정 용량을 잘 준수해서 투여하면 무난히 수행할 수 있을 것이다. 또한 병소에 직접 주입하는 것이기 때문에, 정맥 주사로 투여했을 때 생길 수도 있는 전신적인 부작용의 가능성이 사전 방지된다는 역설적인 장점도 있다. 용량은 정맥 주사로 주는 것보다 훨씬 적게 주어야 한다. 그람 양성균이 원인인 경우 Vancomycin을 고려한다.

Vancomycin은 5~20 mg, Vancomycin의 경우는 뇌실의 크기(즉 뇌척수액의 순환양)에 따라 유동성 있게 용량을 조절해서 주어야 한다. 뇌실 크기가 정상 범위이면 10 mg을, 수두증이면 두 배로 늘리며, 위축된 경우에는 5 mg으로 준다. 투여 직후 약 1시간 동안은 카테터를 잠가 놓는다. 치료 시작 후 매일 뇌척수액 순환양을 점검하는 데, 100~200 mL 정도이면 그대로 유지하고, 50 mL 미만이면 매 3일마다, 50~100 mL이면 하루 걸러서, 200 mL 이상 많이 나오면 용량을 증량하도록 한다.

그람 음성균에 대해서는 Gentamicin은 4~8 mg (소아는 1~2 mg), Tobramycin은 5~20 mg, Amikacin은 5~50 mg을 고려할 수 있으며, 다재내성균인 IRAB, CRAB 등에 대해서는 Polymyxin B는 5 mg(소아는 2 mg), Colistimethate는 10 mg 한 번, 혹은 5 mg 씩 12시간 마다 주입할 수 있다.

뇌실내 항생제 주입 기간은 그람 음성균은 3~21일, 대개 7일, 그람 양성균은 5~21일을 보고하고 있다. 결국 주입 기간은 개인에 맞춰져야 하는데 균이 음전되고 48~72시간까지가 대부분 주입기간으로 권고되고 있다.

### 3) 무균성 수막염의 치료 원칙

무균성 수막염의 경우는 항생제 투여 여부에 대한 논란이 많지만, 2003년에 Neurosurgery working party of the British society for antimicrobial chemotherapy가 발표한 지침에 의하면 일단 세균성이건 무균성이건 수막염 소견이 있는 모든 경우에 항생제를 투여하도록 권하고 있다.

감별이 불가능한 가운데에서, 비록 무균성보다 발생 빈도가 낮지만 세균성의 치료를 지체해서는 안 되기 때문이다. 투여 시작 후 3일 지나서 뇌척수액을 다시 점검 배양하여 음성으로 나온다면 무균성에 준해 스테로이드 제제 투여 등의 치료로 전환하도록 한다.

O'Malley 등이 제시한 항생제 종결 및 조기 퇴원 기준을 신중히 적용하는 것을 권한다. 기준안은 다음과 같으며, 모두를 충족해야 한다:

(1) 임상적으로 양호한 양상

(2) 뇌척수액의 누수가 없음
(3) 창상 감염이 없음
(4) 의식 수준의 저하나 더 이상의 신경학적 이상 소견 없음
(5) 39°C 이상 고열 없음
(6) 뇌척수액 백혈구 <2,000/mm$^3$
(7) 뇌척수액 및 혈중 당수치－정상
(8) 말초 혈액 백혈구 <12,000/mm$^3$
(9) 퇴원하더라도 증상 재발 시 즉시 병원에 복귀 가능한 조건을 갖춤

### 4) 다약제 내성균의 경우

최근 들어 다약제 내성 그람 음성균, 특히 Acinetobacter 종에 의한 감염인 경우 치료 방침을 정하기가 쉽지 않기 때문에 새로운 문제로 대두하고 있다. 이들은 비록 포도알균, 녹농균보다 상대적인 빈도는 적지만 내성 양상에서 다약제 내성인 경우가 많아서, 무시할 수 없는 난치 과제이다.

Meropenem 정맥 주사와 더불어 aminoglycoside의 경막내/뇌실내 주입이 권장되며, carbapenem에 마저 내성인 균주일 경우에는 polymyxin B나 colistimethate를 투여한다. 이들 약제 역시 경막내/뇌실내 주입하는데, 독성이 가장 우려가 되지만 현재까지의 보고 성적은 비교적 좋은 편이다.

### 5) 카테터의 제거

원칙적으로 수술 후 수막염/뇌실염 발생 시에는 카테터를 제거하는 것이 좋다. 제거 후 어느 정도 항생제 치료가 잘 되었으면 다시 카테터를 삽입하게 되는데, 이는 원인균에 따라 적절한 시기를 정해야 한

다. Coagulase 음성 포도알균이나 *P. acne*의 경우는 제거 후 적어도 일주일은 충분히 항생제를 주고 나서, 추적 배양에서 음성임을 확인 후 새 카테터를 삽입한다. 만약 추적 배양에서 여전히 양성이면 배양 음성될 때까지 항생제를 계속하며, 새 카테터 삽입하기 전 10일간은 지속해야 한다. 황색 포도알균이나 그람 음성균의 경우는 배양이 음전 되었음을 확인한 후 적어도 10일간 항생제를 지속하고 나서 새 카테터를 삽입한다.

다만, 뇌압의 조절이 필요하거나 농양이 존재하는 경우에는 기존의 카테터는 제거하되, 새로운 카테터를 다른 쪽에 삽입하는 것을 반드시 고려해야 한다. 농양이 발생한 경우, 농양의 drain이 가장 중요한 치료이다.

### 6) Surgical drainage (endoscopic lavage) or Continuous irrigation via EVD

뇌실내 농양이 지속적으로 문제를 일으킬 경우 endoscopic lavage나 continuous EVD irrigation을 고려해 볼 수 있다. 이 방법은 매우 효과적으로 dependant position에 고여 있는 농양을 제거하거나 배액관의 막힘을 방지하고 지속적으로 drain하여 농양 및 균의 burden을 줄일 수 있어 고려해볼 만하다(그림 10.2.1).

Irrigation은 배양 결과가 음전되거나 3일 경과 뒤 irrigation을 멈추고 12시간 후 CSF lab상 WBC <100 cell/ml라면 중단을 고려해 볼 수 있다(그림 10.2.2).

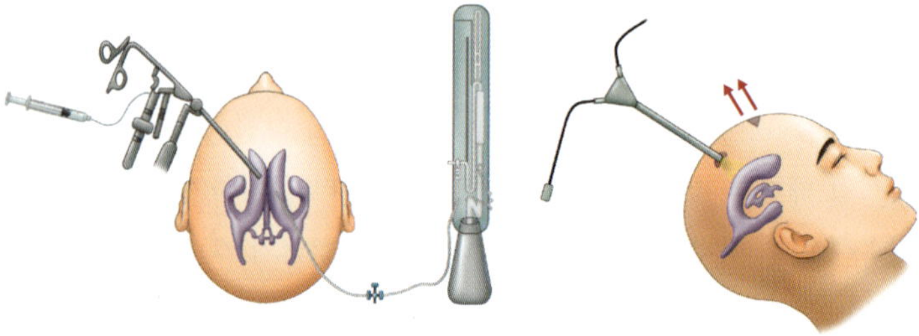

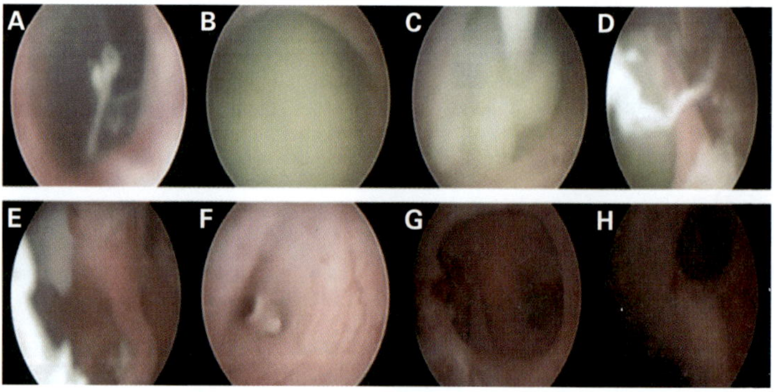


**Detailed information for Endoscopic lavage**

- **Irrigation Fluid**
  - 1 L or normal saline and 100-200 mg of Vancomycin over 30 minutes
- **Irrigation Pressure**
  - 200 mmHg to 300 mmHg
  - Not exceed 150 mmHg if, patient has undergone TSA

그림 10.2.1 endoscopic lavage의 방법 및 irrigation method의 예

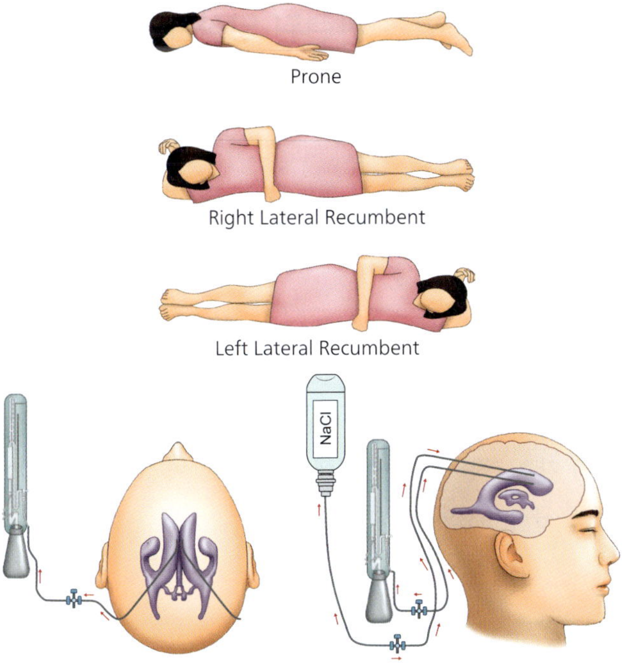


아래의 사항을 고려하여 irrigation의 방법을 정해야 한다.

1. EVD와 관련하여
   - 편측의 dual lumen catheter인가?
   - 편측인지 양측인지
2. 수액의 성분 조성에 따라서 선택
   - 가능하면 뇌척수액의 조성과 가장 유사한 성분의 수액을 사용하는 것이 필요할 것이다.
3. Irrigation 수액의 주입 속도와 배액 속도.
   - 환자의 뇌압의 변화와 나이에 따른 뇌척수액의 turnover 성노, 수누승의 유부에 따라 결정을 하는 것이 좋을 것이다.
   - 일반적으로 20-40 cc/hr의 속도로 주입과 배액을 하는 것이 좋으며, 주입 수액은 24시간 간격으로 교체하는 것이 필요하다.
   - 수액 세트는 3일 간격으로 균배양 검사를 하면서 교체하는 것이 필요하다.
4. CSF lab상 WBC <100 cell/ml라면 irrigation 중단을 고려 할 수 있다.
5. Irrigation에 사용되는 항생제의 종류와 농도는 기존의 intrathecal 용량과 하루 irrigation 양을 고려하여 결정한다.

**그림 10.2.2 EVD를 활용한 irrigation의 예**

## 10.3 도관 삽입과 관련된 뇌실염과 뇌수막염의 예방

관 관련 감염은 반드시 예방하기 위한 노력이 훨씬 더 중요하다. 중심정맥관 관리는 bundle의 접근, 병원 내 감염관리팀의 적극적 감시가 이뤄진다. 혈류 감염만큼 치명적인 것이 뇌실염과 수막염이다. 또한 중심정맥관과 같은 기전을 공유하는 catheter related ventriculitis와 meningitis에 있어서도 당연히 유사한 예방 지침과 활동이 필요하다. 삽입, dressing, 유지, handling, 제거 등 모든 과정에서 철저한 감시와 관리가 필요하다. 이는 최근 발표되고 있는 많은 신경중환자 및 신경중환자 간호 관련 가이드라인에서 언급되고 있다. 국내 실정에 맞는 적절한 관리 지침이 필요하다.

## 참고문헌




[1] Choo YH, Shim Y, Kim H, et al. Significant Reduction in External Ventricular Drain -Related Infections After Introducing a Novel Bundle Protocol : A Before and After Trial. J Korean Med Sci. 2023 Nov;38:e386.

[2] Evans L, Rhodes A, Alhazzani W, et al. Surviving Sepsis Campaign: International Guidelines for Management of Sepsis and Septic Shock 2021. Critical Care Medicine. 2021 Nov;49(11):e1063-e1143.

[3] Guan F, Peng WC, Huang H, et al. Application of neuroendoscopic surgical techniques in the assessment and treatment of cerebral ventricular infection. Neural Regen Res. 2019 Dec;14(12):2095-2103.

[4] Hong B, Apedjinou A, Heissler HE, et al. Effect of a bundle approach on external ventricular drain-related infection. Acta Neurochir (Wien). 2021 A pr; 163(4):1135- 114 2.

[5] Jang Y, Kim S, Kim N, et al. Nanopore 16S sequencing enhances the detection of bacterial meningitis after neurosurgery . Ann Clin Transl Neurol. 2022 Mar;9(3):312-325.

[6] Nau R, Blei C, Eiffert H, et al . Intrathecal Antibacterial and Antifungal Therapies. Clin Microbiol Rev. 2020 Apr 29;33(3):e00190-19.

[7] Shane AL, Mody RK, Crump JA, et al. Infectious Diseases Society of America Clinical Practice Guidelines for the Diagnosis and Management of Infectious Diarrhea. Clin Infect Dis. 2017 Nov 29;65(12):e45-e80.

**Neurointensive Care**
& Medicine

CHAPTER 11

# 신경외과 중환자실에서 흔하게 만나는 내과적인 문제들



1. 중증두부외상 환자들 치료 과정에서 각종 약물/다량의 수액 치료/패혈증을 포함한 감염증, 고삼투압 치료로 인한 신기능 장애는 흔하게 겪는다. 급성콩팥손상은 사망률을 높이는 주요한 인자이기도 하다. 이에 대한 처치에 대해서 알아보고자 한다.
2. 중증두부외상 환자의 치료 회복기에 주로 발생하는 발작교감과활성증은 진단에 대한 정확한 인지가 없을 경우 적절한 치료 시기를 놓치기 쉽다. 뿐만 아니라 타질환과의 감별을 어렵게 한다. 그래서 집중치료기를 잘 넘겼음에도 불구하고 환자의 예후를 불량하게 하는 원인이 된다. 따라서 이를 예방하기 위해 질환의 증상과 처치에 대해 명확하게 알고자 한다.

# 11.1 급성콩팥손상의 치료 (Management of acute kidney injury)

**핵심 요약**

1. 급성콩팥손상 위험도가 높은 경우 혈청 크레아티닌, 소변량 측정을 통해 조기진단
2. 급성콩팥손상 원인을 식별
3. 유발 인자 제거
4. 적절한 혈류량 및 혈압유지와 합병증의 관리가 중요하다.

## 1. 정의 (표 11.1.1)

- 48시간 이내 혈청크레아티닌이 0.3 mg/dL 이상 상승한 경우
- 7일 이내 혈청크레아티닌이 1.5배 이상 상승한 경우
- 6시간 이상 소변량이 0.5 mL/kg/hr 미만으로 감소한 경우

표 11.1.1 KDIGO (kidney disease improving global outcomes) criteria

| Criteria | Creatinine definition | Urine output |
|---|---|---|
| Stage I | ≥0.3 mg/dl, increase within 48 hrs or 1.5~1.9 times baseline within 7 days | <0.5 mL/kg/h for 6 hrs |
| Stage II | 2.0 –2.9 times baseline within 7 days | <0.5 mL/kg/h for 12 hrs |
| Stage III | ≥3 times baseline within 7 days or increase to ≥4.0 mg/dl with an acute incerase of 0.5 mg/dL or initiation of RRT | <0.3 mL/kg/h for 24 hrs or anuria for >12 hrs |

## 2. 원인 및 분류 (그림 11.1.1)

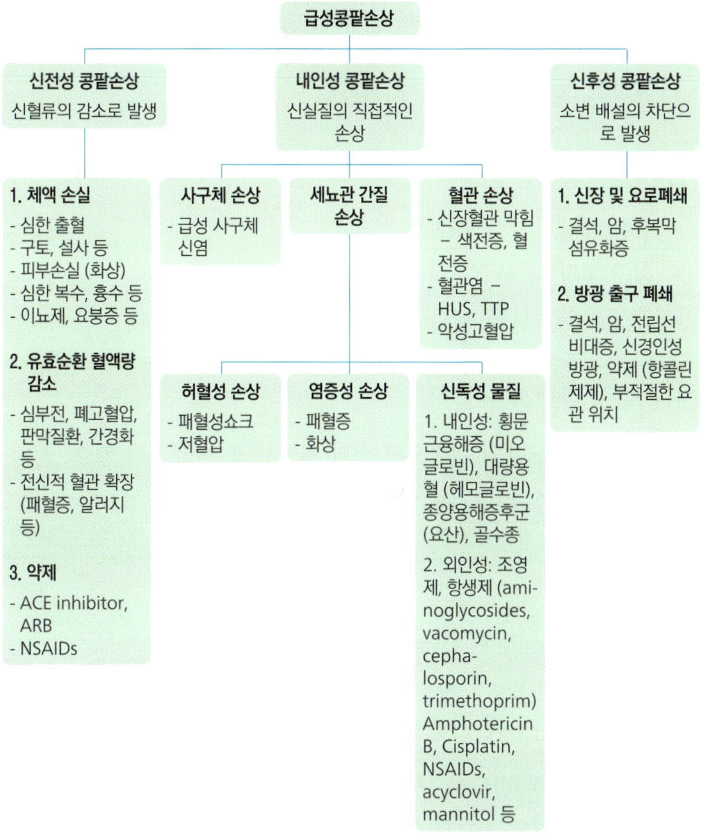


그림 11.1.1 급성콩팥손상의 분류 및 원인

## 3. 진단: 임상적 단서, 혈액, 소변, 영상검사를 활용하여 진단한다

### 1) 임상적 단서

#### (1) 신전성 콩팥손상

- 구갈, 기립성 저혈압, 빈맥, 피부긴장도 감소, 건조한 구강점막 등

이학적 소견

- 최근의 구토, 설사 증세 및 소변량과 체중의 감소
- NSAIDs 또는 ACE inhibitor, ARB 사용
- 간경화, 심부전, 패혈증 등 기왕력

(2) 내인성 콩팥손상

- 심한 혈량저하 및 패혈성 쇼크 후
- 최근 신장 독소나 조영제 노출
- 급성 사구체신염, 혈관염 혹은 신우신염 진단

(3) 신후성 콩팥손상

- 방광 및 비뇨계의 팽창으로 인한 치골상 또는 옆구리 통증
- 소변줄 및 신루 설치로 인한 빠른 해결

## 2) 혈액 검사

(1) 혈청크레아티닌의 연속적인 측정

- 신전성 콩팥손상 – 혈류의 변화에 따른 크레아티닌 변화를 보임
- 내인성 콩팥손상 – 조영제 유발 콩팥손상은 조영제 투여 후 3일째 가장 높은 빈도를 보이며, 7일째까지 발생할 수 있으며, 7~14일에 회복되는 것으로 알려져 있음. 구분을 위해 참고할 수 있는 지표들(표 11.1.2, 표 11.1.3)
- 신후성 콩팥손상 – 원인 해결 후 빠르게 호전을 보임

**표 11.1.2** 신전성과 신장내 급성콩팥손상을 구분하는 데 사용되는 지표들

| 진단적 지수 | 신전성 콩팥손상 | 신장내 콩팥손상 |
|---|---|---|
| 요나트륨분획배설률(%) | <1 | >1 |
| 요나트륨(mEq/L) | <20(또는 10) | >40(또는 20) |
| 유리수분청소율 | <-20 | >-1 |
| 크레아티닌청소율 | >20 | <20 |
| 요 : 혈장크레아티닌비 | >40 | <20 |
| 요 : 혈장요소질소비 | >10(또는 8) | <10(또는 3) |
| 요 : 혈장 삼투질농도비 | >1.5 | < 1.1 |
| 요비중 | >1.020 | <1.010 |
| 요 삼투질농도 (mOsm/kg H2O) | >500 | <350 |
| 혈장 혈액요소질소: 크레아티닌비 | > 20 | < 10~15 |

* 요나트륨분획배설률 = (요량 × 요나트륨농도 × 100)/(신사구체여과율 × 혈장나트륨농도)
= (요나트륨농도 × 혈청크레아티닌농도 × 100)/(요크레아티닌농도 × 혈장나트륨종도)

**표 11.1.3** BUN/Cr ratio가 매우 높이 나타나는 임상적 상황(정상치 10:1)

체액고갈
위장출혈
코르티코스테로이드
고단백식이
폐쇄요로병증
패혈증
조직 손상으로 인한 이화 상태(catabolic state)
대량 수혈

### (2) 혈청 전해질 검사

- 고칼륨혈증, 고인산혈증, 저칼슘혈증, 고요산혈증, CPK 증가 – 횡문근 융해증, 종양 융해 증후군

## 3) 소변 검사(표 11.1.4)

**표 11.1.4** 소변검사 이상 한눈에 보기

| | |
|---|---|
| **색** | Foamy: 단백뇨<br>Milky: 요산염결정, 인산염, 감염(고름), 정자<br>Green: Pseudomonas 감염<br>Pink/Red: 혈뇨, 미오글로빈뇨, 포르피린증<br>Orange: 리팜핀, 유로빌리노겐뇨<br>Brown/Black(콜라색): 오래된 헤모글로빈, 미오글로빈뇨, L-dopa |
| **요비중 Specific Gravity (SG)** | 요비중, 소변의 농축정도 1.005~1.030<br>SG와 농도(Osmolarity)<br>1.010 → 10 × 40 = 400 mOsm/kg$H_2O$ |
| **pH** | 4.5~8.0 Urine alkalization 확인 |
| **Nitrite** | 세균이 nitrate를 nitrite로 환원시키므로 감염증 의미 |
| **Glucose** | 혈당치가 180~200 mg/dL 이상이면 overflow glucosuria 발생<br>그 이하에서 발생하면 근위 세뇨관질환 의심 또는 SGLT2 inhibitor 사용 중 |
| **Ketone** | 장시간 탄수화물 섭취가 없는 경우 양성<br>강양성이면 당뇨병성 케토산증을 의심 |
| **Protein** | +: >30 mg/dL<br>++: >100 mg/dL<br>+++: >300 mg/dL<br>++++: >1,000 mg/dL |
| **Urine sediment** | RBC: 혈뇨 male > 3/HPF, Female > 5/HPF<br>Dysmorphic RBC: 사구체성 혈뇨<br>WBC: 농뇨 male > 2/HPF, Female > 5/HPF<br>요로감염 또는 오염<br>심한 간질성 신장염<br>원주(cast): 세뇨관에서 만들어짐 – 사구체 또는 세뇨관 질환 의심<br>RBC cast – 사구체신염<br>WBC cast – 신세뇨관 질환, 예) 신우신염<br>Epithelial cast – 급성 세뇨관 괴사<br>Hyaline cast – 농축뇨<br>상피세포: 중간뇨의 채취가 잘 안 된 검체임을 시사함<br>결정체(crystals): 요산결정체, 칼슘옥살산, 칼슘인산 |

## 4) 영상검사

### (1) 신장 초음파 또는 비조영 복부/골반 CT

- 신후성 콩팥손상 – 요로폐쇄 감별
- 만성콩팥병 (작고 실질위축)

### (2) 조영증강 복부 CT 또는 MRI

- 요로 폐쇄의 원인이 암이 의심될 때, 신장암, 신장주위 농양 또는 혈종 진단
- 급성 콩팥손상 원인 진단을 위해 꼭 필요한 경우(예: 폐혈증)
- 그림 11.1.2 조영제 유발 콩팥손상 예방

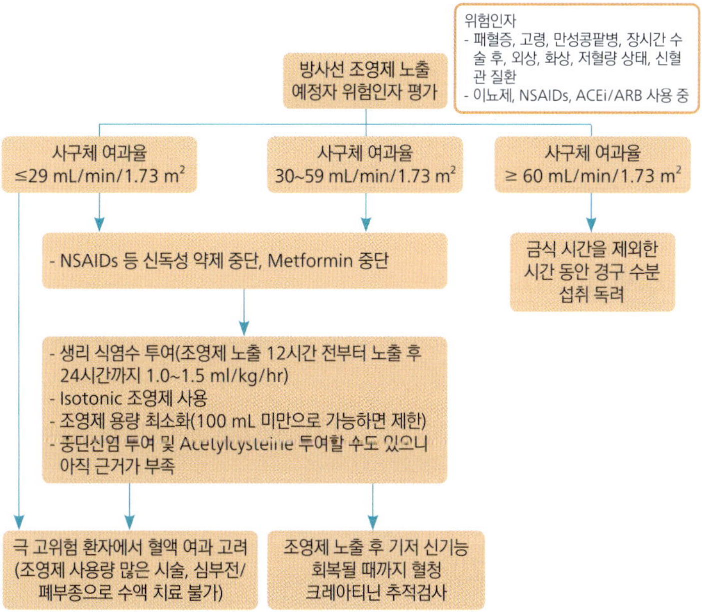


**그림 11.1.2 조영제 유발 콩팥손상 예방**

** MRI 조영제(gadolinium)을 사용하는 경우 콩팥손상을 유발하지는 않는 것으로 알려져 있으나 심한기능 저하(eGFR <30 mL/min/1.73 m$^2$) 환자에서 매우 드물게 신장기원 전신섬유증(nephrogenic systemic fibrosis, NSF)을 유발할 수 있다는 보고가 있어 주의를 요함.

표 11.1.5 신기능에 따른 Gadolium 조영제 노출 시 권고사항

| 신기능 | 권고사항 |
|---|---|
| eGFR 30~60 mL/min/1.73 $m^2$ | 관찰 |
| eGFR 15~30 mL/min/1.73 $m^2$ | 가능하면 비조영 MRI 고려<br>최소한의 용량으로 사용<br>48시간 이내 반복 투여를 피한다.<br>환자에게 충분한 설명 후 동의를 받는다.<br>투석 접근로가 있다면 조영제 노출 직후 투석 시행 |
| eGFR <15 mL/min/1.73 $m^2$ | 투석 접근로가 있다면 조영제 노출 직후 투석 시행<br>접근로가 없다면 혈액투석용 도관삽입을 시행 고려 |
| Hemodialysis | 조영증강 CT로 대체 고려<br>최소 용량으로 촬영, 촬영 직후 투석 진행<br>촬영 후 2번 이상의 투석세션 후 다음 사용 고려 |
| Peritoneal Dialysis | 48시간 동안 복강내를 비우지 않고 자주 투석을 시행<br>혈액투석용 도관을 삽입하여 혈액투석 시행 |

### 5) 신생검

- 신전성, 신후성 급성콩팥손상이 제외되고 내인성 급성콩팥손상의 원인이 불명확할 때
- 예: 사구체신염, 혈관염, HUS, TTP, allergic interstitial nephritis

## 4. 치료

### 1) 예방이 가장 중요!!!

- 고위험 환자 및 임상적 상황 고려
  (패혈증, 장기간 수술, 고령, 외상 등)

- 신독성 약제의 중복 사용 주의, 꼭 필요 시 최소한으로 최단기간으로
- 약물 농도 확인, 혈청 크레아티닌 연속 확인, 소변량 확인
- 충분한 혈류량/혈압 유지

## 2) 혈역학적 치료

- 일반중환자 혈압조절 목표 MAP ≥ 80 mmHg
- 급성뇌손상(acute brain injury, ABI) 환자는 뇌관류압(cerebral perfusion pressure, CPP) 60~70 mmHg 목표로 혈압 조절
- 급성콩팥손상과 급성뇌손상 동반된 패혈성쇼크 – 1st line vasopressor = Norepinephrine
- 모니터링 – 소변량, 혈압, 중심정맥압의 변화

## 3) 수액치료

- 권장 – Crystalloid solution
  → Balanced/buffered (Ringer's Lactate, plasma) > Isotonic (0.9% saline)
  ∵ Isotonic saline → $Cl^-$ 고함량으로 다량 투여 시 hyperchloremic metabolic acidosis 발생 위험
- 권장 안 함 – Albumin, hypotonic solution, synthetic colloids (Starch, gelatin)
- 두개내압 상승 치료로 고장식염수 투여 시 급성콩팥손상 위험을 줄이기 위한 상한선:
  - Serum Na 150~155 mmol/L
  - Serum Cl 110~115 mmol/L
  - Continuous infusion보다는 bolus 투여 권장

### 4) 합병증 치료

- 고칼륨혈증 – 칼륨 식이제한(신부전식이), 유발 약제(칼륨 보충제 spironolactone, ARB, ACEi, NSAID) 중단
  - Polystyrene sulfonate 투여
  - Glucose + insulin (100 mL 50% dextrose + RI 10 U)
  - Calcium gluconate (10 mL of 10% solution for 5 mins)
  - 중탄산염나트륨 (50~100 mmol)
- 대산성 산증 – $HCO_3$ <15 mmol/L or arterial pH <7.2 → 중탄산염 투여
- 고인산혈증 – 인산염의 식이 제한, 경구 calcium carbonate 투여
- Anemia – 수혈, erythropoeitin stimulating agents
  - Uremic bleeding – 빈혈교정, desmopressin or estrogen, dialysis
  - Gastrointestinal bleeding – H2 antagnonists or proton pump inhibitor

### 5) 필요 시 신대체요법(예, CRRT) 적용에 대해서 신장내과와 협의 진단을 한다

### 6) 콩팥손상 시 용량 조절이 필요한 대표적인 약제들

- 진통제(morphine, meperidine, gabapentin, pregabalin)
- 항경련제(표 11.1.6)
- 항바이러스제, 항진균제, 항생제(표 11.1.7)
- 당뇨약제(glimepiride, metformin)
- 통풍약(allopurinol, colchicine)

- Baclofen
- Lithium
- Digoxin, Low-molecular-weight heparin, NOACs

표 11.1.6 콩팥 기능에 따른 항경련제 용량 및 투여 간격 조절

| 약제 | eGFR에 따른 투여간격 또는 용량 조절 | | | 신대체요법 환자에서 용량 조절 | | |
|---|---|---|---|---|---|---|
| | >50 | 10~50 | <10 | 혈액투석 | 복막투석 | CRRT |
| Carbamazepine | 100% | 100% | 75% | 75% 투석 후 | 75% | 100% |
| Clonazepam | 100% | 100% | 100% | 100% | 100% | 100% |
| Diazepam | 100% | 100% | 100% | 100% | 100% | 100% |
| Fosphenytoin | 100% | 100% | 100% | 100% | 100% | 100% |
| Gabapentin | 75% | 50% BID | 50% QD | 50% 투석 후 | 50% QD | 50% BID |
| Lamotrigine | 100% | 75% | 100 mg QD | 100 mg 투석 후 | 100 mg QD | 50% |
| Levetiracetam | 500~1000 mg BID | 250~750 mg BID | 500~1000 mg QD | 250~500 mg 투석 후 | 500~1000 mg QD | 250~750 mg BID |
| Lorazepam | 100% | 100% | 100% | 100% | 100% | 100% |
| Midazolam | 100% | 100% | 50% | N/A | N/A | 100% |
| Oxcarbazepine | 100% | 75~100% | 50% | 50% | 50% | 50% |
| Phenobarbital | 50~100 mg q8~12 hr | q8~12 hr | q12~16 hr | 100% 투석 전<br>50% 투석 후 | 50% | 100% |
| Phenytoin | 100% | 100% | 100% | 100% | 100% | 100% |
| Pregabalin | 25~100 mg TID | 25~75 mg BID | 25~75 mg QD | 25~75 mg QD + 투석 후 | 25~75 mg QD | 25~75 mg BID |
| Topiramate | 100% | 50% | 25% | 100% 투석 후 | 50% | 50% |

*(계속)*

**표 11.1.6** (계속)

| 약제 | eGFR에 따른 투여간격 또는 용량 조절 | | | 신대체요법 환자에서 용량 조절 | | |
|---|---|---|---|---|---|---|
| | >50 | 10~50 | <10 | 혈액투석 | 복막투석 | CRRT |
| Valproic acid | 100% | 100% | 100% | 100% 투석 후 | 100% | 100% |
| Vigabatrin | 1~2 g q 24 hr | 1~2 g q 48 hr | 1~2 g q 48~72 hr | 100% 투석 후 | 1~2 g q 48~72 hr | 1~2 g q 48~72 hr |
| Zonis-amide | 75~100% | 50~75% | 50% | 50% | 50% | no data |

**표 11.1.7** 콩팥 기능에 따른 항생제 용량 및 투여 간격 조절

| 약제 | eGFR에 따른 투여간격 또는 용량 조절 | | | 신대체요법 환자에서 용량 조절 | | |
|---|---|---|---|---|---|---|
| | >50 | 10~50 | <10 | 혈액투석 | 복막투석 | CRRT |
| Acyclovir | 5 mg/kg q8 hr | 5 mg/kg q12~24 hr | 2.5~5 mg/kg q24 hr | 2.5~5 mg/kg q24 hr | 2.5~5 mg/kg q24 hr | 5 mg/kg q12~24 hr |
| Amikacin | 5~6 mg/kg q12 hr | 3~4 mg/kg q24 hr | 2 mg/kg q24~48 hr | 5 mg/kg after HD | 15~20 mg/L/day | 7.5 mg/kg q24 hr |
| Amphoteri-cin B | q 24 hr | q 24 hr | q 24 hr | q 24 hr | q 24 hr | q 24 hr |
| Ampicillin | 250 mg-2 g q 4~6 hr | 250 mg-2 g q 6 hr | 250 mg-1 g q 6 hr | 250 mg-1 g q 6 hr | 250 mg-1 g q 6 hr | 250 mg-2 g q 6 hr |
| Cefazolin | q 8 hr | q 12 hr | 50% q 24~48 hr | 15~20 mg/kg after HD | q 12 hr | q 12 hr |
| Cefepime | q 12 hr | 50~100% q 24 hr | 25~50% q 24 hr | 25~50% q 24 hr | 25~50% q 24 hr | 1~2 g q 12 hr |
| Cefotaxime | q 6 hr | q 6~12 hr | 1 g q 8~12 hr | 1 g q 8~12 hr | 1 g q 8~12 hr | 1~2 g q 12 hr |
| Cefotetan | q 12 hr | q 24 hr | q 48 hr | 1 g after HD | 1 g q 24 hr | q 24 hr |
| Ceftazidime | 100% | 1~2 g q 24 hr | 0.5~1 g q 48 hr | 1 g after HD | 0.5~1 g q 24 hr | 1~2 g q 12 hr |
| Cefuroxime | 100% q 8 hr | q 8~12 hr | 750 mg q 12 hr | 750 mg q 12 hr | 750 mg q 12 hr | q 8~12 hr |

*(계속)*

**표 11.1.7** (계속)

| 약제 | eGFR에 따른 투여간격 또는 용량 조절 | | | 신대체요법 환자에서 용량 조절 | | |
|---|---|---|---|---|---|---|
| | >50 | 10~50 | <10 | 혈액투석 | 복막투석 | CRRT |
| Ciprofloxacin | 100% | 50~100% | 50% | 250 mg q 12 hr | 250 mg q 8 hr | 200 mg IV q 12 hr |
| Clarithromy-cin | 100% | 75% | 50~75% | 50~75% | 50~75% | 75% |
| Ertapenem | 100% | 100% | 50% | 50% | 50% | 100% |
| Famciclovir | 100% | q 12~24 hr | 50% q24~48 hr | 50% q24~48 hr | 50% q24~48 hr | q 12~24 hr |
| Fluconazole | 100% | 100% | 50% | 50% | 50% | 100% |
| Ganciclovir | 2.5~5 mg/kg q12 hr | 1.25~2.5 mg/kg q24 hr | 1.25 mg/kg q24 hr | 1.25 mg/kg q24 hr | 1.25 mg/kg q24 hr | 2.5 mg/kg q24 hr |
| Gentamicin | 5~7 mg/kg q24 hr | 2~3 mg/kg q24 hr (by levels) | 2 mg/kg q24~72 hr (by levels) | 3 mg/kg after HD (by levels) | 3~4 mg/kg q24 hr (by levels) | 2~3 mg/kg q24 hr (by levels) |
| Imipenem | 100% | 50% | 25% | 25% | 25% | 50% |
| Levofloxacin | 100% | 50% | 25~50% | 25~50% | 25~50% | 50% |
| Meropenem | 500 mg-2 g q 8 hr | 500 mg-1 g q 12 hr | 500 mg-1 g q 24 hr | 500 mg-1 g q 24 hr | 500 mg-1 g q 24 hr | 500 mg-1 g q 12 hr |
| Rifampin | 100% | 50~100% | 50~100% | 50~100% | 50~100% | 100% |
| Trimetho-prime/ Sulfa-methoxazole | 100% | 50% | not recom-mend | 25~50% after HD | 100% q 24 hr | 100% |
| Piperacillin/ Tazobactam | 100% | 50% | 50% q 8 hrs | 2.5 g q 12 hrs + 0.75 g after HD | 50% q 12 hrs | 100% |
| Teicoplanin | q 24 hr | q 24~48 hr | q 48~72 hr | q 48~72 hr | q 48~72 hr | q 24~48 hr |
| Valganciclo-vir | 50~100% | 450 mg q 24~48 hr | 450 mg q 72~96 hr | Avoid | Avoid | 450 mg q 48 hr |
| Vancomycin | 1 g q 12~24 hr | 1 g q 24~96 hr | 1 g q 4~7 d | 1 g q 4~7 d | 1 g q 4~7 d | 1 g q 24~96 hr |

# 11.2 신경중환자에서 급성콩팥손상 및 투석치료

## 1. 신경중환자에서 급성콩팥손상(AKI)의 발생과 원인

### 1) 신경중환자에서 급성콩팥손상 및 신기능 저하와 예후

신경중환자에서 급성콩팥손상은 약 11.6%에 발생하는 것으로 보고되어 대략 열명에 한명 이상에서 급성콩팥손상이 발생한다. 급성콩팥손상의 발생률은 외상성뇌손상 환자에서는 약 9.2%, 급성허혈성뇌경색에서는 11.5~20.9%, 경막하뇌출혈 환자에서는 12~23.1%로 보고되어 각 신경손상의 종류에 따라 급성콩팥손상의 발생 위험이 다를 수 있음을 시사한다. 신경중환자에서 급성콩팥손상이 발생하는 경우 환자의 사망률이 높으며 급성콩팥손상의 중증도가 상승할수록 사망률이 증가한다. 이는 환자의 중증도를 반영하는 결과일 수 있지만 급성콩팥손상이 아닌 기저신기능이 떨어진 경우에도 정상 신기능에 비해 사망률이 증가하여 신기능 저하 자체가 환자의 예후에 악영향을 줄 수 있다는 것을 시사한다. 따라서 급성콩팥손상이 발생하지 않도록 예방하고, 발생한 경우 적절히 치료하는 것이 매우 중요하다.

### 2) 신경중환자에서 급성콩팥손상의 원인

신경중환자들은 급성콩팥손상에 취약할 수 있다. 이는 신경계와 신장이 직간접적으로 영향을 주고받기 때문이다. 신경계 손상으로 인한 신경호르몬계의 활성 변화는 신장의 기능에 영향을 주며 반대로 신기능의 저하는 뇌신경계에 영향을 주게 된다. 뇌신경계 손상에 의해 유발된 전신적인 염증반응은 신장을 포함하는 전신의 장기에 영향을 줄 수 있다. 또한 신경계 손상 환자에서는 혈류조절 기능에 장애가 발생하여 뇌혈관뿐만 아니라 신장혈관에도 조절기능 장애를 유발할 수 있다.

이러한 뇌신경계 손상에 의한 영향뿐만 아니라 환자 치료과정에서의 다양한 원인에 의해 급성콩팥손상이 발생할 수 있다. 환자의 상태에 따라 예방하기 어려운 경우도 많지만 osmotic diuresis에 의한 volume depletion이나 NSAIDs와 같은 신독성 약물에 의한 급성콩팥손상은 주의한다면 충분히 예방이 가능하며 심부전 환자에서 발생하는 심신증후군에 의한 급성콩팥손상은 조심스러운 수액 치료를 통해 예방이 가능하므로 각별한 관심이 필요하다. C.I.A 캡슐과 Mypol과 같은 복합진통제는 ibuprofen과 같은 NSAIDs가 함유되어 있어 급성콩팥손상의 원인이 될 수 있으므로 주의한다(표 11.2.1).

**표 11.2.1** 신경중환자에서 급성콩팥손상의 원인

| | |
|---|---|
| **Infection** | Urinary tract infection<br>Pneumonia<br>CNS infection |
| **Ischemic AKI** | Hemodynamic instability due to CNS dys-function<br>Mannitol or hyperglycemia induced diuresis<br>Central diabetes insipidus |
| **Nephrotoxic agents** | Non-steroidal anti-inflammatory drugs (NSAIDs)<br>Antibiobics<br>Aminoglycoside<br>  Vancomycin<br>  Colistimate<br>  Antifungal agents – Amphotericin B<br>Antiviral agents – IV acyclovir<br>Iodinated contrast media |
| **Osmotic nephrosis** | Mannitol |
| **Cardiorenal syndrome** | Volume overload in patients with heart failure |

## 2. Osmotic nephrosis (Mannitol induced AKI)

신경중환자에서 뇌압이 상승한 경우 이를 낮추기 위해 흔히 mannitol과 같은 고장성 용액이 투여된다. 하지만 일부 성분에 의한 고장성 용액을 투여하는 경우 급성콩팥손상이 발생할 수 있고 신장세뇨관 세포에 특징적인 vacuole이 발생하는데 이를 osmotic nephrosis라고 한다. Osmotic nephrosis는 mannitol뿐만 아니라 sucrose, maltose, dextran, 또는 iodinated contrast media에 의해서도 발생할 수 있다.

### 1) Pathogenesis and risk factors of osmotic nephrosis

Osmotic nephrosis는 초기에 높은 삼투압 자체에 의해 발생하는 것으로 생각되었으나 현재는 이러한 생각의 근거는 없으며 고삼투성 물질들이 세뇨관 세포에 의해 pinocytosis 되어 흡수된 뒤 적절한 속도로 분해되지 못하여 발생하는 것으로 알려져 있다.

표 11.2.2 mannitol induced osmotic nephrosis의 위험인자

- Older age
- Preexisting renal insufficiency
- Higher total dose (>1,100 g in normal kidney function)
- Daily dose >200 g and osmolar gap >60 mOsm/kg
- Concomitant furosemide or cyclosporin

### 2) Clinical course of osmotic nephrosis

Mannitol 투여 후 2~6일 후 발생하는 경우가 많고 보통은 mannitol 중단 후 호전되는 것으로 알려져 있다. 하지만 다른 원인에 의한 급성콩팥손상과 동반되거나 mannitol 투여가 지속되는 경우 회복되지 않거나 부분적으로만 회복될 수도 있으므로 mannitol 유발 osmotic nephrosis가 의심되는 경우 빠른 중단을 고려한다.

### 3) Treatment of mannitol induced osmotic nephrosis

Mannitol 중단 및 AKI에 대한 supportive care를 시행하는 것이 기본적인 치료이다. 하지만 mannitol 중단 후 IICP에 대해서는 다른 치료로 대체할 필요가 있다. 이러한 경우 고장성 식염수(hypertonic saline)를 통한 고나트륨혈증 유발 치료를 권고한다.

## 3. 신기능 저하 환자에서 고장성 식염수 (Hypertonic saline) 치료

IICP 치료를 위한 고장성 식염수의 경우 문헌들에서 1.7~29.2%까지 다양한 농도의 식염수의 사용을 보고하였다. 7.5% 고장성 식염수가 흔하게 사용되나 각 병원의 경험과 프로토콜에 따라 사용하면 된다. 고장성 식염수는 체액량 부족 환자들에서는 체액량을 상승시키는 효과가 있으므로 도움이 되나 반대로 체액량 과다 환자나 심부전 환자에서는 체액량 과다가 심해지지 않도록 주의가 필요하다. 또한 기존에 저나트륨혈증이 있는 환자에서는 지나치게 빠른 속도로 교정될 위험이 있으므로 일반적인 저나트륨혈증의 교정 방법에 따라 교정한 후에 고장성 식염수를 통해 고나트륨혈증 유발 치료를 하는 것이 적절할 것이다. 현재까지는 고장성 식염수 투여와 급성콩팥손상 발생 사이의 연관성에 대한 근거는 없으므로 신기능 저하 위험이 크거나 신기능이 저하된 환자에서 신기능 악화 없이 사용 가능하다. 다만, 신기능 저하 환자는 체액량 과다의 위험이 높으므로 주의가 필요하다. 현재 지속적 신대체요법(continuous renal replacement therapy, CRRT)을 시행 중인 환자에서는 투석액에 NaCl 40 meq/20 mL를 첨가함으로써 고장성용액을 따로 투여하지 않더라도 혈청 나트륨 농도를 높게 유지할 수 있다. 이때 5% dextrose water나 half saline과 같은 저장성 용량을 함께 투여하면 원하는 나트륨 농도로 유지되

표 11.2.3 CKRT 투석액에 NaCl 혼합 시 투석색의 나트륨 농도

| CKRT 투석액에 NaCl 40 mmol/ 20 mL 혼합 용량 | CKRT 투석액 나트륨 농도 |
|---|---|
| 20 mmol (0.5 ampoule) | 144 mmol/L |
| 40 mmol (1 ampoule) | 148 mmol/L |
| 60 mmol (1.5 ampoule) | 152 mmol/L |
| 80 mmol (2 ampoule) | 156 mmol/L |
| 100 mmol (2.5 ampoule) | 160 mmol/L |
| 120 mmol (3 ampoule) | 164 mmol/L |

지 않을 수 있으므로 주의한다. 일반적인 CRRT 투석액은 나트륨 농도 140 mmol/L이고 1 bag은 5 L이므로 여기에 혼합되는 NaCl 양으로 나트륨 농도를 간단히 계산할 수 있다(표 11.2.3). 환자의 혈청 나트륨 농도는 CRRT 투석액의 나트륨 농도에 근접할 것으로 기대한다 IICP로 적극적인 치료를 요하는 환자에서는 혈액투석은 권고하지 않는다.

## 4. 신대체요법(Renal replacement therapy)의 적응증

기존에 말기신부전으로 투석을 시행하는 환자가 아니라면 급성콩팥손상이 발생한 환자에서는 표 11.2.4와 같은 상황에서 투석 시작을 고려한다.

투석이 필요한 경우 표 11.2.5와 같은 경우에 간헐적 투석보다는 지속적인 신대체요법을 고려한다. 뇌압의 상승이 의심되거나 있는 경우, 그리고 뇌손상 환자에서는 일차적으로 CRRT를 고려하므로 신경중환자는 대부분 일차적으로 CRRT를 고려하게 된다.

**표 11.2.4** 신대체요법(투석)의 적응증

- 요독증으로 인한 증상이나 합병증[요독성 뇌병증(uremic encephalopathy), 요독성 심낭염(uremic pericarditis), 또는 요독성 출혈(uremic bleeding)
- 약물로 조절되지 않는 심한 고칼륨혈증(즉각적으로 교정되지 않는 혈청 칼륨 농도 6.5 mmol/L 이상에는 투석 시작을 고려한다)
- 약물로 조절되지 않는 심한 대사성 산증(pH <7.15~7.2)
- 이뇨제로 조절되지 않는 심한 체액량과다(특히, 폐부종 동반)
- 위의 상황으로 진행할 것으로 예상될 때

**표 11.2.5** 지속적 신대체요법(CRRT)의 적응증

- 혈압저하 또는 심한 빈맥 등 혈역학적으로 불안정한 경우
- 대사성 요구량이 큰 경우[심한 패혈증 또는 심한 종양용해증후군(tumor lysis syndrome) 등 심한 이화상태(catabolic state)로 인한 심한 대사성 산증 또는 전해질 불균형으로 통상적인 투석으로 조절을 기대하기 어려운 경우]
- 대량의 수액치료나 수혈로 인해 통상적인 투석으로 적절한 체액량 조절을 기대하기 어렵거나 심한 심부전으로 인해 매우 엄격한 체액량 조절이 필요한 경우
- 뇌압의 상승이나 심한 뇌손상이 동반된 경우

## 5. 투석 관련 뇌혈관 손상 (Dialysis-associated neurovascular injury, DANI)

투석 관련 뇌혈관 손상(DANI)은 투석 중 또는 후에 뇌혈류의 장애와 뇌부종이 더 악화되는 임상증후군이다. 이전에 혈액투석으로 인해 급성으로 발생하는 신경학적 변화를 지칭하는 투석불균형 증후군(dialysis disequilibrium syndrome)을 포괄하는 개념이다. 이는 뇌병변이 없는 경우에도 발생할 수 있으나 기존의 급성 뇌병변이 있는 환자에서 이차적인 뇌손상을 유발할 수 있다.

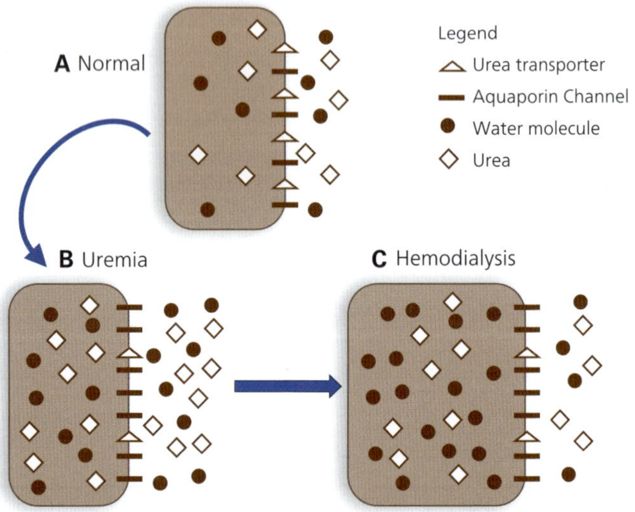


그림 11.2.1 **reverse urea effect**

## 1) DANI의 병태생리

DANI 발생의 가장 중요한 병태생리는 주로 'reverse urea effect'로 설명하는데 이는 세포외액에서 urea가 투석을 통해 급격히 제거되면서 세포내에 있는 urea가 단기적으로 삼투압 차이를 만들어내어 세포의 부종을 조장하고 뇌압을 상승시키는 것이다. 또한 간헐적인 혈액투석 시 단시간에 많이 용질과 수분을 제거하면서 혈압의 저하를 가져오는데 이는 reverse urea effect로 인한 뇌압상승과 더해 cerebral blood flow를 더욱 감소시킨다. Cerebral blood flow의 감소는 뇌조직의 허혈을 유발하고 이는 다시 뇌부종을 악화시키는 요인이 된다. 이외에도 투석을 통해 세포외액의 산증을 교정하는 과정에서 bicarbonate의 투여는 역설적으로 세포내의 산증을 조장할 수 있고 산소에 대한 hemoglobin의 affinity를 증가시켜 산소전달을 더 어렵게 만들 수 있다. 이와 함께 여러 잠재적인 기전으로 인하여 혈액투석 중 또는 후에 환자의 신경학적 상태를 악화시키게 된다.

**표 11.2.6** DANI의 위험인자

| |
|---|
| **Preexisting cerebral edema or increased intracranial pressure** |
| **Preexisting neurologic abnormalities** |
| Hemodynamic instability |
| First hemodialysis treatment |
| Elderly |
| Children |
| High BUN |
| Hypernatremia |
| Hyperglycemia |
| Metabolic acidosis |
| Conditions associated with an increased permeability of the blood brain barriers (meningitis, vasculitis, CNS tumors) |

## 2) DANI의 위험인자

현재 이미 cerebral edema가 있거나 IICP가 존재하는 급성 뇌손상 상태에서는 그 위험이 매우 높다(표 11.2.6).

## 3) Neuro-monitoring in DANI during or after RRT

투석 시행하게 된다면 투석 중 환자의 상태를 면밀해 관찰하여 환자 상태의 악화가 확인된다면 투석의 중단이나 또는 투석 처방의 조정을 고려해야 한다(표 11.2.7).

## 4) DANI를 예방하기 위한 전략

DANI를 예방하기 위해서는 DANI의 위험이 높은 환자에서 RRT가 필요한 경우 CRRT를 고려해야 한다(표 11.2.8).

일반적으로 급성 허혈성 뇌경색 이후 비가역적인 손상 주변에 가

표 11.2.7 neuro-monitoring in DANI during or after RRT

- Clinical monitoring
  Neurological deterioration during or after RRT
- Invasive monitoring
  External ventricular drain or subarachnoid bolt
- Non-invasive monitoring
  Near-infrared spectroscopy (NIRS) and TCD ultrasound

표 11.2.8 뇌손상 환자에서 RRT가 필요한 경우 CRRT를 고려해야 하는 상황

- **CRRT is preferred** in patient with **acute** brain injury than iHD
  - CRRT in patients **acute brain injury during early stage**
  - CRRT in patients **with or at high risk of IICP**
  - CRRT in patients **with or at high risk of hemodynamic instability**
- Clinical conditions at high risk of DANI

역적인 손상 부위는 12~14일 이후 안정화되는 것으로 알려져 있으므로 일부에서는 이 기간 동안 CRRT를 유지하는 것을 권고한다. 하지만 일부에서는 손상이 크지 않은 경우는 초기 3일의 기간에만 CRRT를 해도 충분하다고 주장한다. 따라서 환자의 전반적인 컨디션과 뇌손상의 정도를 고려하여 CRRT 적용 여부 및 기간을 판단해야 한다. 이는 투석 여부 및 투석의 종류를 결정하는 신장내과 또는 중환자실 담당 의사와 함께 환자 상태에 대한 논의가 필요하다.

DANI의 위험이 높은 환자에서는 CRRT 시행 시에도 투석량을 줄여 uremia나 metabolic acidosis가 천천히 교정되도록 하는 것이 좋다. 적절한 solute removal rate에 대해서는 정립되어 있지는 않으나 소아환자들을 대상으로 한 연구에서 30 mmol/kg/day 이상인 경

**표 11.2.9** 뇌손상 환자에서 RRT 시행 시 DANI를 예방하기 위한 전략

- Reduced osmotic gradient during or after RRT
  - Reduced dose of RRT
    - Low dialysate and replacement flow rate in CRRT
    - Small dialyzer, low blood flow rate, low dialysate flow rate, and short RRT time per session in hemodialysis
  - Daily-dialysis (short and daily) for intermittent hemodialysis
  - Ultrafiltration only for patients who only need volume control
  - Higher dialysate sodium (<10 mmol/L above serum Na)
  - Hypertonic saline or mannitol during RRT
- Avoiding interdialytic hypotension
  - Daily-dialysis (lower ultrafiltration per session) for hemodialysis
  - Cooled dialysate temperature
  - Higher dialysate sodium or sodium modeling
  - Avoid antihypertensive agents or use vasopressors during hemodialysis.
- Slow correction of metabolic acidosis
  - Decreased dialysate bicarbonate

우 뇌부종을 유발한 결과를 근거로 25 mmol/kg/day 미만의 solute removal rate을 권고한다. 하지만 임상에서 이러한 수치를 CRRT 처방에 직접 반영하기는 어렵고 빠른 교정이 필요한 다른 이유가 없다면 가능한 낮은 용량으로 CRRT를 시행한다.

만일 RRT가 필요한 환자에서 통상적인 혈액투석을 시행하기로 결정하였다면 급격한 삼투압 변화를 최소로 하고 환자의 혈역학적 안정성을 유지할 수 있도록 주의해야 한다.

RRT를 시행하게 되면 대부분 anticoagulation이 필요하다. 일반적으로는 heparin을 사용하게 되나 anticoagulation의 금기인 경우

anticoagulation을 사용하기 않고 투석을 RRT를 시도하거나 heparin 대신 nafamostat mesilate를 대신 사용할 수 있으므로 RRT를 처방하는 의료진과 논의가 필요하다. 원칙적으로는 regional citrate anticoagulation을 고려할 수 있으나 한국에서는 사용이 어려운 실정이다.

## 6. 신경중환자에서 체액량 조절

정상체액량(euvolemia)을 목표로 하며 예방적인 혈량과다(hypervolemia)를 피하도록 한다. 혈량과다를 목표로 하는 다량의 수액 투여는 환자의 예후를 악화시킬 수 있다. 혈관조영술(angiography)시에도 혈관연축(vasospasm)을 예방하기 위한 예방적 혈량과다는 추천하지 않는다. 수액 투여 시에 혈청 나트륨 농도의 이상이 없다면 등장성 전해질용액(isotonic crystalloid) 투여를 일차적으로 추천하나 환자의 신기능과 혈청 나트륨 농도 및 체액량 상태에 따라 결정해야 한다.

## 7. 신기능 저하 환자에서 CT 또는 MRI 조영제 사용

혈관조영술 또는 조영제 CT는 요오드 조영제(iodinated contrast)를 사용하는데 이는 조영제 유발 신독성의 위험이 있다. 하지만 조영제 유발 신독성의 위험이 알려진 이후 현재는 신독성의 위험을 줄인 조용제가 사용되고 있어 적절히 수액치료를 하는 경우 조영제 유발 신독성 자체로 인한 심한 급성콩팥손상 발생 위험은 높지 않고 대부분 저절로 호전되는 경과를 보인다. 따라서 혈관조영술 또는 조영제 CT를 시행하는 것의 잠재적 이득이 조영제 유발 신독성으로 인한 위험보다 클 것으로 예상된다면 조영제를 사용하여 검사나 시술을 시행하도록 해야 할 것이며 조영제 유발 신독성을 피하기 위해 환자에게 필요한 검사나 시술을 미루어서는 안 된다. 요오드 조영제 투여 후 이를 제거하기 위해 투석을 시행하는 것이 조영제 유발 신독성을 예방할 수 있다는 근거는 없으므로 요오드 조영제 투여 후 예방적 투석은 권고하지 않는다.

MRI 조영제는 gadolinium 조영제로 통상적인 MRI를 위한 용량을 사용시 신독성은 없다. 대신 신기능이 저하된 환자에서 nephrogenic systemic fibrosis (NSF)의 위험이 있다. NSF는 신장으로 배출되지 못한 gadolinium 조영제에서 방출된 free gadolinium이 조직에 침착되어 여러 장기에 섬유화를 유발하는 상태로 상당히 지연되어 발생할 수 있고 비가역적이다. 다만, 이 역시 NSF의 위험이 알려진 이후 free gadolinium의 방출이 적은 gadolinium 조영제가 사용되면서 그 발생이 매우 드문 것으로 알려져 있다. 하지만 여전히 신기능 저하 환자에서 NSF의 발생 가능성을 배제할 수 없으므로 주의가 필요하다. 일반적으로 GFR 30 mL/min/1.73 $m^2$ 미만에서는 gadolinium 조영제를 이용한 검사를 피하는 것이 좋으나 검사를 시행해야 하는 경우라면 가능하면 통상 용량의 절반을 사용하도록 권고한다. Gadolinium 조영제는 투석을 통해 제거되므로 투석환자에서 Gadolinium 조영제를 투여하는 경우 보통 4시간 이내에 투석을 시행하도록 권고하므로 투석 스케쥴과 MRI 스케쥴을 조율할 필요가 있다. MRI 시행 다음 날 추가 투석을 권고하기도 하나 이는 각 기관의 방침을 따른다. 투석을 시행하지 않는 환자에서 gadolinium 조영제를 투여하였다는 이유로 예방적 투석을 시행하는 것은 불필요한 중심정맥 카테터의 유치 및 잠재적 투석 관련 합병증의 위험을 고려하여 권고하지 않는다.

# 11.3 전해질 불균형의 조절

중증 뇌손상 환자의 고삼투압 치료, 저체온 요법, 뇌압 상승으로 인한 요붕증 다양한 원인으로 전해질 불균형은 흔하게 만나게 된다. 이러한 전해질 불균형의 원인을 파악하고 적절한 처치를 하는 것은 중요하다. 이 장에서는 흔하게 경험하는 전해질 불균형에 대해서 알아보고자 한다.

## 1. 나트륨(Sodium, $Na^+$)

나트륨(sodium, $Na^+$)은 혈청 또는 혈장 삼투압(serum or plasma osmolality)을 결정하는 주된 전해질이다. 혈장 삼투압의 체내 삼투물질의 양 대비 상대적인 물의 양으로 결정되는데 우리 몸에서 혈장 삼투압을 조절하는 기전은 나트륨의 양을 조절하는 것이 아닌 물의 양을 조절하는 것이다. 따라서 혈장 삼투압의 이상은 우리 몸에서 물의 양을 조절하는 기능의 이상 또는 조절 기능을 초과하여 물이 섭취되거나 배출된 상태를 의미한다. 이는 체내 나트륨의 양이 변화하더라도 상대적인 물의 양을 조절하는 기능이 적절히 작동한다면 나트륨 농도는 적절히 유지될 것이기 때문이다.

이러한 개염을 바탕으로 체내 나트륨 농도 이상은 아래와 같이 정의할 수 있다.

- 저나트륨혈증(hyponatremia)
  = (나트륨 양에 상대적인) 물의 과다(water excess)
- 고나트륨혈증(hypernatremia)
  = (나트륨 양에 상대적인) 물의 부족(water deficit)

따라서 저나트륨혈증 또는 고나트륨혈증을 나트륨의 부족 또는 나트륨의 과다로 파악하게 되면 종종 환자의 나트륨 농도와 관련된 문제에 대해 잘못된 결정을 내리게 된다. 나트륨 농도의 문제를 (나트륨 양에 대한 상대적인) 물의 양 조절에 대한 문제로 생각하면 저나트륨혈증은 왜 물이 지나치게 많아지게 되었는지와 그에 대한 치료, 고나트륨혈증은 왜 물이 지나치게 적어지게 되었는지와 그에 대한 치료로 접근할 수 있다. 반대로 체내 나트륨의 양은 세포외액의 양을 의미하므로 나트륨 양의 증가 또는 부족은 세포외액 양의 증가 또는 부족으로 이해해야 한다.

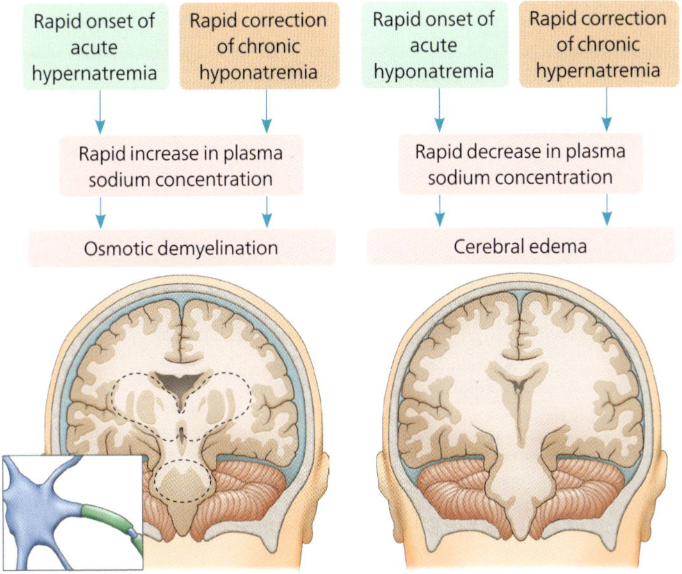


## 1) 저나트륨혈증(Hyponatremia): <135 mmol/L

저나트륨혈증은 물이 과다한 상태이다. 따라서 원인은 물을 배출하는 기능이 떨어지거나 배출 기능을 초과하여 물을 섭취한 상태이다. 예외적인 경우로 고장성 저나트륨혈증(hyper-osmolar hypernatremia)과 등장성 저나트륨혈증(iso-osmolar hyponatremia or pseudohyponatremia)이 있다.

## (1) 원인

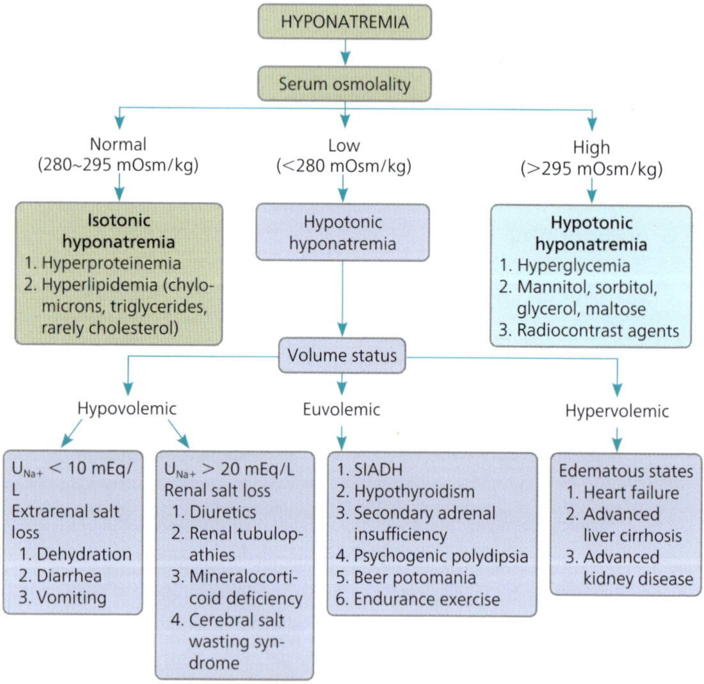


Source: Maxine A. Papadakis, Stephen J. McPhee, Michael W. Rabow: Current Medical Diagnosis & Treatment 2018


첫 번째 감별은 혈청 삼투압을 측정하여 고장성 및 등장성 저나트륨혈증을 감별하는 것이다. 고장성 저나트륨혈증 심한 고혈당증(hyperglycemia) 또는 mannitol 투여 등으로 인해 혈청 삼투압이 증가되면서 수분량 증가로 이차적으로 발생하는 고나트륨혈증이다. 혈당 측정 또는 mannitol 투여 병력으로 손쉽게 감별이 가능하다. 당뇨 또는 중증 뇌손상 환자 초기에 고혈당으로 인한 저나트륨혈증(hyponatremia)가 의심되면 아래의 공식에 따라서 수정된 나트륨 수치를 적용해서 치료에 반영한다. Serum glucose가 200 mg/L이면 혈청 나트륨에 2 mmol/L를 더해주고 300 mg/dL이면 4 mmol/L, 400 mg/dL이면 6 mmol/L를 더해주면 된다.

Corrected Sodium
= Measured sodium + 0.02 × (Serum glucose – 100)

등장성 저나트륨혈증은 혈액내 혈장(plasma)의 비율이 상대적으로 감소되어 혈청(serum) 나트륨 농도가 잘못 측정되는 경우로 실제 나트륨 농도는 낮지 않으므로 가성 저나트륨혈증(pseudohyponatremia)라고도 한다. 저나트륨 혈증의 판단함에 있어서 고지혈증(hyperlipidemia)이나 이상단백증(hyperproteinemia)에 의해 혈장의 비율이 감소된 경우가 의심되면 일반적으로 사용하는 간접측정법이 아닌 직접측정법(direct ion selective electrode)으로 측정해야 한다.

저장성 저나트륨혈증(hypo-osmolar hyponatremia)은 물 과다로 인해 나트륨 농도의 이상으로 인하여 혈장 삼투압이 감소한 상태를 의미하며 일반적으로 이야기하는 저나트륨혈증이다. 신기능이 정상인 경우 정상 성인에서 신장은 하루 6~10 L 이상의 물을 배출할 수 있다. 따라서 신기능이 정상이고 소변을 배출하는 능력이 잘 유지된다면 저나트륨혈증이 발생하기 어렵다. 신장에서 물의 배출을 조절하는 것은 항이뇨 호르몬(antidiuretic hormone, ADH)이다. 항이뇨 호르몬이 분비되는 경우 신장은 물을 배출하지 않고 재흡수한다. 따라서 정상 신기능 환자에서 저나트륨혈증이 발생한 경우 항이뇨 호르몬의 분비가 증가된 상태이다.

저장성 저나트륨혈증의 원인은 다음과 같이 분류할 수 있다.

① 항이뇨 호르문의 분비가 부적절하게 과다
- 항이뇨 호르몬 분비 이상 증후군(악성종양 등)
- 통증, 스트레스, 수술, 감염, 각종 중추신경계 질환이나 폐질환 등이 항이뇨 호르몬의 분비를 촉진할 수 있다.

- 약물(항이뇨 호르몬 분비 자극 또는 효과 증폭)

② 항이뇨 호르몬의 분비가 생리적으로 과다
- 혈액량 감소(intravascular volume depletion)
- 유효 혈액량의 감소(effective circulating volume depletion)(심부전, 진행된 간경화)
- 부신기능저하증(adrenal insufficiency), 심한 갑상선 기능저하증(severe hypothyroidism)

③ 신기능의 저하로 물을 배출하는 능력 자체가 크게 감소된 상태에 배출 능력 이상으로 물을 섭취(급성콩팥손상 또는 만성신질환)

④ 정상 신장의 배출 능력 이상으로 물을 섭취(primary polydipsia)

통증, 스트레스, 수술, 감염, 각종 중추신경계 질환이나 폐질환 등이 항이뇨 호르몬의 분비를 촉진할 수 있으므로 입원한 대부분의 환자들은 어느 정도의 항이뇨 호르몬 과다 상태일 수 있으며 경한 저나트륨혈증(130~135 mmol/L) 매우 흔하며 일반적으로 적극적인 치료를 요하지 않다. 나트륨의 과다한 배출이 저나트륨혈증의 원인이 될 수 있으나 이 역시 나트륨 배출로 인하여 혈액량이 감소하여 이차적으로 항이뇨 호르몬의 분비가 증가되어 발생하는 저나트륨혈증이므로 체내 나트륨 양에 대해 물의 양을 조절하여 삼투압을 유지하는 기능에 문제가 발생한 물이 과다한 상태로 파악해야 한다. 이뇨제에 의해 발생하는 저나트륨혈증 역시 이뇨제가 나트륨을 배출시켜 혈액량을 감소시킴으로써 이차적으로 항이뇨 호르몬의 분비를 자극하여 발생하는 저나트륨혈증이다.

### (2) 치료

따라서 치료의 원칙은 다음과 같다.

① 항이뇨 호르몬을 과다 분비하게 만드는 질환이나 문제를 치료

원인이 해결된다면 항이뇨 효르몬의 분비가 감소되고 신장이 물을 배출시키면서 저나트륨혈증이 저절로 교정된다. 손쉽게 교정이 가능한 가장 흔한 원인은 혈액량 감소와 약물이다. 혈액량 감소를 수액을 교정하거나 demopressin과 같은 약물을 중단하는 경우 저나트륨혈증이 매우 빠르게 교정되어 과교정되는 경우가 흔하다. 하지만 악성 종양 등의 원인은 근본적으로 치료하기 어렵다.

② 수분 제한

- 원인이 빠르게 교정될 것으로 예상되는 상태가 아니라면 수분제한이 일차적으로 가장 중요하다. 수분은 환자가 견딜 수 있는 한도에서 최대한 섭취를 제한하는 것이 좋으며 보통 1,000 mL/day 이하로 시작해서 환자가 잘 견딘다면 500 mL/day 이하로 제한한다. 저나트륨혈증이 지속되는 상태에서 500 mL까지는 괜찮다는 의미는 아니고 최대한 적게 먹어야 한다는 의미이다.
- Tube feeding 중인 경우는 tube를 통한 물의 섭취를 최소로 하도록 하고 가능하면 농축하여 투여한다. 다만, 농축 시 설사를 유발할 수 있으므로 주의한다.
- 수액의 투여를 최소로 하되 수액 투여가 반드시 필요한 경우에는 저장성 수액(hypotonic fluid)의 투여를 최소로 한다.

③ 3% 식염수 투여

- 원인 교정이 어렵거나 수분제한으로 효과가 없거나 또는 현재 증상이나 합병증으로 빠른 교정이 필요한 경우 투여한다. 체내 수분을 제거하는 약물로 이뇨제에 상응하는 약물은 tolvaptan이 있으나 현재 보험 기준 등을 고려할 때 통상적으로 사용하기는 어

려우므로 차선책으로 고농도 식염수를 투여하여 교정한다.

3% 식염수를 초기에 투여하는 방법은 다음과 같이 3가지가 있다.

- 원하는 교정 목표에 필요한 나트륨의 양을 계산하여 해당되는 양의 3% 식염수를 정해진 시간 동안 투여
- 1 mL/kg/hr로 시작 후 3~4시간 후 교정 속도에 따라 조정
- 100 mL over 10 min을 반복적으로 총 3회 투여 또는 150 mL over 20 min을 반복하여 총 2회 투여

- 저나트륨 혈증을 교정하는 데 필요한 나트륨의 양은 아래 공식으로 계산할 수 있다. 아래 공식은 총 교정 정도를 정해서 필요한 3% 식염수의 총량을 계산하여 일정 시간에 투여할 수 있다는 장점이 있다. 예를 들어 60 kg인 남성 환자에서 나트륨 농도 120 mmol/L를 130 mmol/L로 교정하기 위해서는 360 mmol의 나트륨이 필요하며 이는 대략 3% 식염수 700 mL에 해당한다. 따라서 24시간 동안 700 mL/day를 투여하면 나트륨 농도가 10 mmol/L 교정될 것으로 기대하여 처방할 수 있다.

$$Na^{+}\text{ deficit} = [\text{desired }[Na^{+}] - \text{current }[Na^{+}])\ 0.6^{*} \times \text{body wt (kg)}$$

(*usc 0.6 for men and 0.5 for women).

- 교정 속도에 초점을 둔 더 간단한 공식으로는 환자의 체중만큼 3% 식염수를 투여하였을 때 1 mmol/L가 교정될 것으로 기대하는 것이다. 이 공식의 장점은 더 간단하고 주입 속도로 환산하기 쉽다는 것이다. 즉, 60 kg 환자에서 0.5 mmol/L/h의 속도로 교정하고 싶다면 3% 식염수를 30 mL/hr로 투여하면 된다. 또한 이 공식을 이용하면 60 kg 환자에서 나트륨 농도 120 mmol/를 130 mmol/L로 교정하기 위해서는 600 m의 3% 식염수가 필요한 것

으로 계산된다. 보통 초기에는 체중당 1 mL/kg/hr로 시작하여 3~4시간 투여 후 교정되는 속도를 보고 0.5 mL/kg/hr로 낮추는 것을 고려한다.

1 mL/kg/hr (3~4 hr) → 교정 정도 확인 → 0.5 mL/kg/hr (고려)

- 이러한 공식을 이용하여 천천히 교정하는 것은 과교정을 예방하는 데 도움은 되지만 기본적으로 환자의 수분 상태가 닫힌 공간임을 가정해야 한다. 하지만 환자는 닫힌 공간이 아니므로 실제 항이뇨 호르몬이 지속적으로 분비되어 신장을 통해 수분 저류가 일어나거나 저장성 용액을 투여하거나 수분을 섭취하는 환자에서는 원하는 만큼 교정되지 않을 수 있다. 따라서 경우 오심, 구토, 두통과 같은 증상을 호소하는 환자에서 뇌부종과 뇌압상승으로 인한 합병증으로 예방하기 위해서는 초기에 더 빠른 교정이 필요하다. 증상이 동반되거나 뇌압상승으로 인한 합병증 위험이 높은 경우는 일반적인 성인의 체구에서 300 mL의 3% 식염수를 빠르게 투여하여 4~6 mmol/L의 나트륨 농도를 단기간에 상승시킬 수 있다. 환자의 반응을 보면서 10분에 100 mL씩 3번에 나누어 투여하거나 20분에 150 mL씩 2번에 나누어 총 300 mL를 투여한다.

④ 교정속도

- 급격히 교정 시 탈수초화 증후군(osmotic demyelination syndrome, ODS)을 예방하기 위해 하루 <8~10 mmol/L/day의 속도로 교정한다. 특히, ODS의 위험이 높은 경우 8 mmol/L/day 미만의 속도로 교정한다. 대부분 6~8 mmol/L를 교정하면 증상이 호전되고 및 합병증의 위험을 크게 낮출 수 있는 반면, ODS가 발생하는 경우 영구적인 신경학적 손상을 가져올 수 있기 때문이다.
- 과교정되는 경우 다시 낮추는 치료가 필요하다. 부적절 항이뇨

호르몬 증후군의 경우 과교정은 잘 발생하지 않는다. 하지만 원인이 빠르게 교정되는 경우, 특히 혈액량 부족으로 저나트륨혈증이 발생한 경우 식염수 주입으로 혈액량 부족이 교정되어 매우 빠르게 나트륨 농도가 상승할 수 있다. 이러한 경우 5DW를 3 mL/kg/hr의 속도로 투여하면서 demopressin을 2~4 μg q 8 hr 투여해야 한다. 일반적으로 5DW 만으로 다시 낮추기는 어려운 경우가 많다. 초기 빠르게 나트륨 농도를 낮추기 위해서는 5DW를 급속 주입할 수 있는데 60 kg인 환자에서 5DW를 1 L 빠르게 투여하면 나트륨 농도를 5 mmol/L 정도 낮추게 되므로 과교정된 환자에서 매우 안전하므로 부담 없이 투여할 수 있다.

(3) 뇌성 염분소실(Cerebral salt wasting)

- 뇌성 염분소실은 저나트륨혈증의 원인 중 하나이며 특히 중추신경에 질환에서 동반된다. 지주막하출혈(subarachnoid hemorrhage) 가장 흔하게 동반되는 것으로 보고되고 있으며 큰 뇌경색이나 뇌출혈에서도 동반될 수 있다. 이러한 현상의 기전에 대해서는 두 가지 가설이 있는데 뇌에서 brain natriuretic peptide (BNP)가 혈액으로 다량 분비되면서 신장에서 나트륨의 재흡수를 억제하고 레닌(renin)의 분비를 감소시킨다는 가설과 교감신경계의 손상으로 인하여 신장에서 나트륨의 재흡수가 감소하고 레닌의 분비가 감소된다는 가설이다.
- 뇌성 염분소실에서 저나트륨혈증이 발생하는 기전은 신장에서 나트륨이 소실되면서 환자는 염분 부족, 즉 혈액량 감소에 빠지게 되고 이차적으로 항이뇨 호르몬이 분비되는 것이다. 따라서 소변 검사나 혈액검사만으로 부적절 항이뇨 호르몬 증후군과의 감별하기 어려울 수 있는데, 가장 큰 차이점은 뇌성 염분소실에서는 반드시 혈액량 감소가 동반되는 반면 부적절 항이뇨 호르몬

증후군에서는 정상 혈액량을 보이는 것이다.

- 나트륨 소실에 따른 혈액량 감소가 저나트륨혈증의 원인으므로 그 치료는 일차적으로 생리식염수를 다량 투여하여 저혈량증을 교정하는 것이다.

## 2) 고나트륨혈증(Hypernatremia): > 145 mmol/L

### (1) 원인

고나트륨혈증은 체내 나트륨에 비해 수분이 적은 상태도 파악한다. 이는 수분섭취량을 초과하여 과다하게 수분이 소실되거나 소실되는 수분을 적절하게 보충하지 못하여 발생하는 것이다. 체내에 적절한 수분량을 유지하기 위해서는 신장에서 수분의 재흡수와 수분의 섭취량이 매우 중요하다. 이때 수분의 재흡수를 결정하는 것이 항이뇨 호르몬이다. 또한 많은 경우 수분의 재흡수가 부적절하더라도 수분의 섭취가 충분하다면 고나트륨혈증은 잘 발생하지 않는다. 수분섭취를 잘 하는 요붕증(Diabetes inspidus) 환자들은 upper-normal range의 나트륨 농도를 유지하는 경우가 많다. 예외적인 경우로 고장성식염수 투여를 통해 고나트륨혈증이 발생할 수 있지만 치료적 목적이 아니다. 일반적으로 고려할 수 있는 상황은 아니다. 가끔 0.9% 생리식염수에 NaHCO3를 혼합하는 경우 고장석식염수가 의도하기 않게 투여되는 경우가 있으므로 주의한다.

고나트륨혈증은 항이뇨 호르몬(vasopression)의 효과를 반영하는 소변 삼투압(urine osmolality)에 따라 아래와 같이 분류할 수 있다.

① 소변삼투압 <100 mOsm/kg

- Central diabetes insipidus (DI): traumatic brain injury, anoxic encephalopathy, meningitis, and brain death
- Nephrogenic DI: hypercalcemia, hypokalemia, lithium, recov-

ery phase of ATN

② 소변삼투압 100~300 mOsm/kg

- Partial central DI or nephrogenic DI

③ 소변삼투압 >300 mOsm/kg

신장 외 수분 소실(extrarenal water loss): fever/hyperthermia, burn, exercise, osmotic diarrhea, L-tube 등을 통한 배출

- 요붕증 이외에 신장을 통한 수분 소실: 주로 solute diuresis이며 이러한 solute에는 hyperglycemia, mannitol, excess nutrition, hypercatabolic state (excess urea) 등이 있다.
- 뇌하수체(pituitary gland) 손상을 입은 신경중환자를 제외하고 일반적으로 입원 환자에서 가장 흔하게 볼 수 있는 고나트륨혈증은 소변삼투압이 300 mOsm/kg 이상인 상태에서 수분의 소실을 적절히 보충하지 않는 것이다. 소변삼투압이 300 mOsm/kg 이상이라면 신장은 체내와 등장성 이상의 소변을 배출할 수 있는 능력이 있는 것으로 항이뇨 호르몬에 의해 어느 정도 수분을 재흡수할 수 있는 능력이 있다고 볼 수 있다. 따라서 이러한 경우 소실되는 양을 적절히 보충하는 것이 가장 중요하다.

**Calculate electrolyte-free water clearance**

Calculate free-water clearance, $C_eH_2O$:

$$C_eH_2O = V\left(1 - \frac{U_{Na} + U_K}{S_{Na}}\right)$$

where V is urinary volume, $U_{Na}$ is urinary $[Na^+]$, $U_K$ is urinary $[K^+]$, and $S_{Na}$ is serum $[Na^+]$.

신장 외 수분 소실과 신장을 통한 수분 소실은 electrocyte-free water clearance를 계산하여 감별에 도움을 받을 수 있다. Electrolyte-free water clearance가 양의 숫자이면 신장을 통한 수분소실을 의미하고, 0에 가깝거나 음성이면 신장 외 수분소실을 의미한다.

### (2) 치료

- 요붕증의 유무는 소변 삼투압을 측정함으로써 비교적 손쉽게 초기 감별이 가능한다. 요붕증이 의심되면 적절한 검사를 통해 중추성 및 신성 요붕증을 감별해야 한다. 중추성 요붕증은 desmopressin을 투여함으로써 비교적 쉽게 치료가 가능한다. Hyperglycemia, mannitol, excess nutrition에 의한 solute diuresis의 경우 원인 교정을 시도할 수 있다.
- 고나트륨혈증은 수분이 부족한 상태이므로 원인에 관계없이 치료의 원칙은 수분의 손실을 보충할 수 있을 정도의 다량의 수분을 투여하는 것이다. 가장 흔하게 하는 실수는 고나트륨혈증을 나트륨의 양이 과도한 것으로 파악하여 투여하던 생리식염수의 양을 줄이는 것이다. 예를 들면, 0.9% 식염수(normal saline)를 80 mL/hr 투여하던 환자에서 고나트륨혈증이 발생하였을 때 0.9% 식염수를 40 mL/hr로 감량하거나 중단하는 것은 전혀 도움이 되지 않는다. 이는 0.9% 식염수에는 수분균형에 영향을 주는 수분(electrolyte free water)이 없기 때문이다. 따라서 0.9% 식염수 유지 여부에 관계없이 5DW 등으로 추가적인 수분으로 공급해야 한다.

① 수분 투여

- 환자의 현재 수분 부족량은 아래 공식으로 계산할 수 있다.

$$\text{Water deficit (in liters)} = \frac{\text{Plasma Na}^{+}\text{ concentration} - 140}{140} \times \text{total body water}$$

- 좀 더 간단하게는 나트륨 농도가 1 mmol/L 증가할 때 수분이 3 × 체중(kg) mL 부족한 것으로 계산하는 것이다. 즉, 60 kg인 환자가 나트륨 농도가 145 mmol/L에서 155 mmol/L로 증가하는 경우 환자에게 부족한 수분의 양은 10 × 3 × 60 = 1800 mL로 계산할 수 있다.

Water deficit (in milliliters)
= 체중(kg) × 3 × (serum Na – target Na)

Ongoing loss: 소변을 통한 수분의 손실은 free water clearance 공식으로 계산할 수 있으나 이는 소변을 통한 소실만이 계산이 가능하고 신장 외 수분 손실은 고려하지 못한다는 단점이 있다.

이러한 공식 이외에 수분 소실 속도를 추정하는 좀 더 현실적인 방법은 환자의 전날 수분 공급량에 전날에서 오늘까지 수분소실량을 더하는 것이다. 이는 금식 상태이거나 tube feeding 중으로 수분 섭취량을 알기 쉬운 환자에서 특히 유용한다. 예를 들면 60 kg이 환자에서 전날 1 L의 수분을 수액을 통해 공급했는데 혈청 나트륨의 농도가 145 mmol/L에서 155 mmol/L로 증가하였다면 총 1.8 L(위의 공식에 따르면 60 × 3 × 10 = 1,800 mL)의 수분 손실(net loss)이 발생한 것이다. 따라서 환자의 하루 동안 수분 손실은 1 L + 1.8 L = 2.8 L (ongoing loss)로 추정할 수 있다. 이는 하루 2.5 L/day의 수분을 공급해야 고나트륨혈증이 악화되지 않을 것임을 의미한다. 최종적으로 155 mmol/L를 하루 동안 145 mmol/L로 교정하기 위해 필요한 물의 양은 ongoing loss에 free water deficit을 더하면 되므로 2.8 L/day에 1.8 L/day를 더한 4.6 L/day가 된다. 이는 5DW 약 180 mL/hr로 하루 동안 공급할 수 있는 양이다.

② 교정속도

고나트륨혈증이 과교정되었을 때 발생하는 문제는 저나트륨혈증의 과교정과 달리 탈수초화 증후군과 같은 만성후유증을 남기는 합병증은 없으나 뇌부종으로 인한 합병증이 발생할 수 있다. 따라서 일반적으로 저나트륨혈증의 교정 속도인 0.5 mmol/L/hr 이하, 하루 12 mmol/L/day 이하로 교정하지만 저나트륨혈증과 달리 과교정되었다고 하더라도 뇌압 상승의 증상(오심, 구토, 두통)이 없거나 그로 인한 위험이 낮다면 다시 높이지는 않는다.

## 2. 칼륨(Potassium, $K^+$)

세포내에 가장 많이 있는 양이온으로 혈장(plasma)에 전체 양의 0.4%가 있다. 칼륨은 신경과 근육 세포막의 차이에 따라서 흥분도를 결정하기도 하며, 세포내외의 이동으로 인하여 급격한 변화가 발생할 수 있다.

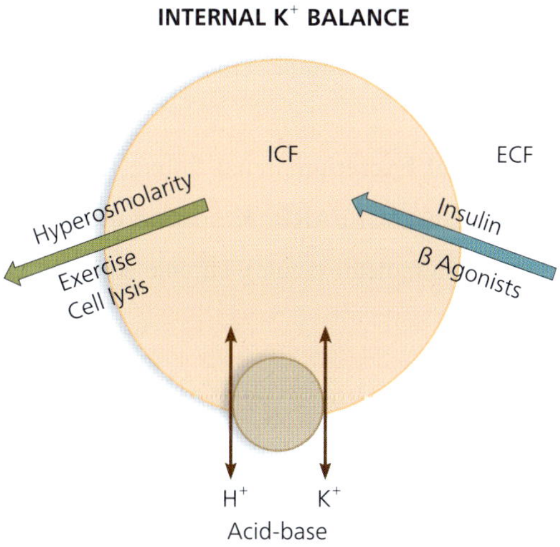

## 1) 고칼륨혈증(Hyperkalemia): <5~5.5 mmol/L

### (1) 원인

90% 이상이 신장을 통해서 배설된다. 따라서 신기능이 저하된 급성 콩팥손상이나 만성 신질환의 경우 고칼륨혈증이 흔하게 동반될 수 있다. 반면, 신기능이 정상인 경우 신장을 통해 매우 신속하게 배출될 수 있으므로 신기능이 정상이 환자에서 고칼륨혈증이 있다면 신장에서 칼륨 배출이 저해되는 요인이 있는 것이다. 정상 신기능에서 다량의 칼륨 섭취로 고칼륨혈증이 발생하는 경우는 칼륨 보충제를 실수로 다량 투여하는 경우가 드물게 있으므로 주의가 필요하다. 간혹 채혈 시에 혈구 손상 또는 심한 백혈구 증가증, 심한 혈소판 증가증이 있는 경우에 채혈 과정에서 또는 채혈 후 혈액 내 세포에서 혈장이나 혈청으로 칼륨이 유리되어 위양성으로 나타날 수 있다.

- **Transcellular Shift**: acidosis, beta blocker, digitalis, succinylcholine, tumor lysis syndrome, familial hyperkalemia periodic paralysis
- **Impaired Renal Excretion**: renal failure, drugs that inhibit the RAS system (ACEi/ARB, K sparing diuretics, NSAIDs, Trimethoprim-sulfamethoxazole), chronic adrenal insufficiency

### (2) 치료

칼륨 농도가 6.5 mmoL/L 이상인 경우 또는 빠르게 상승하는 상태인 경우 투석을 준비하면서 치료를 시작한다. 즉, 약물을 통해 칼륨 농도를 낮추는 치료를 하되 약물의 효과가 충분하지 않을 수 있다는 점을 염두해두고 치료를 해야 한다.

- 경도(5 to 6 mEq/L): $K^+$ 배출을 증가시킨다.
  - Kayexalate PO: 15 to 30 g(최근에는 장허혈 등의 위험으로

sorbital은 함께 투여하지 않는다.)

- Kayexalate enema: 대장에서 분비되는 칼륨을 흡착하여 배출하는 것이므로 경구 투여 시에는 약물에 대장에 도달할 때까지 효과가 없다. 따라서 관장을 통해 대장에 직접 투여하면 즉각적인 효과를 볼 수 있다.
- 이뇨제(Diuretics): furosemide 40 to 80 mg IV
  - 체액량 감소가 심한 경우 오히려 신기능을 저해하여 칼륨배출을 억제할 수 있으므로 주의가 필요하다.

- 중등도(6 to 7 mEq/L): $K^+$을 세포내로 이동 – 위의 치료와 함께 시행
  - 50 mL of D50 (glucose 25 g) + 10U regular insulin (RI)를 IV로 15 to 30 분간 투여한다. RI의 반감기를 고려할 때 hypoglycemia가 발생할 위험이 있으므로 고혈당증이 있는 경우가 아니라면 10 DW를 정맥 투여를 이어서 유지한다.
  - Sodium bicarbonate: 50 mEq를 IV로 5 minutes 간 주입하거나 main fluid에 혼합하여 투여한다. 대사성 산증이 없다면 효과가 없으므로 대사성 산증이 동반된 환자에서 고려한다.
  - Nebulized albuterol: 10 to 20 mg nebulized를15 minutes 분간. 부정맥 유발 부작용 우려 및 불편 등을 고려할 때 효과가 떨어져 잘 사용하지 않는다.
- 중증(>7 mEq/L 또는 심전도 이상)
  - 10% Calcium gluconate 10 mL or 10% Calcium chloride 5~10 mL를 IV로 3분 이상에 걸쳐서 투여한다.
  - 투석(dialysis): 간헐적 투석을 1차로 고려하되 혈역학적으로 불안정한 경우에는 CRRT를 고려한다.

### 2) 저칼륨혈증(Hypokalemia): <3.5 mmol/L

(1) 원인

① 위장관을 통한 소실
② 신장을 통한 소실[hyperaldosteronism, 구토, 심한 고혈당, $K^+$ 손실을 동반하는 이뇨제, 마그네슘 부족, 항생제(amphotericin B) 등]
③ Transcelluar shift

(2) 치료

- 심전도 이상을 동반한 심한 저칼륨혈증(< 2.5 mEq/L) IV로 공급: 최대 20 mEq/hr를 중심정맥으로 심전도를 확인하면서 주입한다. (20 mEq of KCL in 100 mL isotonic saline를 1 hr 시간 이상에 걸쳐서 서서히 투여한다.)
- 부정맥이 있거나 또는 심한 경우(severe hypokalemia < 1.5 mmol/L)에는 40 mEq/hr를 투여를 고려할 수 있다.
- 말초(peripheral)(<40 mEq/L), 중심 정맥(central)(< 100 mEq/L)
- 잘 교정이 되지 않는 저칼륨혈증의 경우 저마그네슘혈증(hypomagnesemia)에 대해서 확인하고, 반드시 교정이 되어야 한다.

## 3. 마그네슘(Magnesium)

- 칼륨($K^+$) 다음으로 세포내에 가장 풍부한 양이온이다.
- 혈장에는 전체 용량의 0.3%만 있어서 혈장 마그네슘 농도가 전체 농도를 반영하지는 못한다.
- 마그네슘은 나트륨, 칼륨, 칼슘이 세포내외로 이동하는 데 있어서 필수적이다. 따라서 저마그네슘혈증은 저칼륨과 저칼슘혈증을 유발할 수 있다.

마그네슘은 뇌손상과 관련하여 아래와 같은 역할을 하고 있다.

- 비 경쟁적 NMDA receptor blocker
- glutamate 분비 억제
- BBB integrity 를 유지하여 뇌부종의 악화 방지
- Vasospasm의 예방
- ROS scavenger
- 항 고혈압 효과

## 1) 저마그네슘혈증(Hypomagnesemia): <1.3 mEq/L

### (1) 원인

– 이뇨제, Prolonged use of PPI, digitalis, epinephrine, cisplatin and cyclosporine, alcohol abuse; insulin-dependent diabetes, AMI

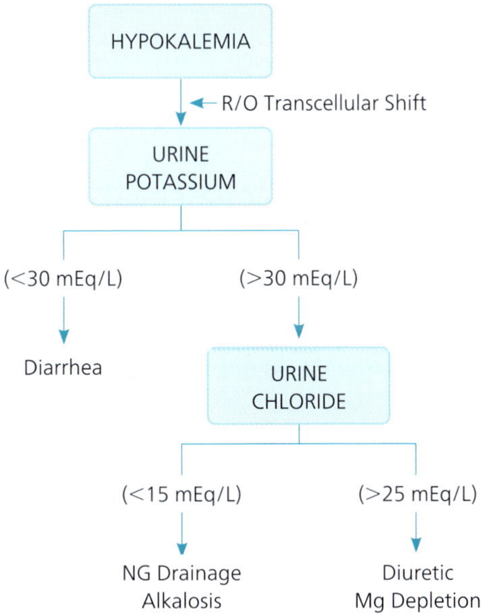


그림 11.3.1

### (2) 증상

Muscular tremors fasciculations, ocular nystagmus, and cardiac arrhythmias such as torsade de pointes, independent risk factor for CAD, arrythmia, frequently associated with hypoCa & hypoK

### (3) 치료

- For torsade de pointes with cardiac arrest or generalized seizures IV MgSO4 2 g over 2~5 min (intermittent and not associated with arrest, over 5 to 60 min)
- Follow with 5 g MgSO4 in 250 mL isotonic saline infused over next 6 hrs
- Continue with 5 g MgSO4 every 12 hrs (by continuous infusion) for the next 5 days
- Renal insufficiency, no more than 50% of the Mg in the standard replacement protocols should be administered

## 2) 고마그네슘혈증(Hypermagnesemia): >2.2 mEq/L

### (1) 원인

Renal failure, hemolysis,
magnesium administration (during pre-eclampsia treatment)

### (2) 증상

Delayed cardiac conduction (due to calcium antagonism in cardiovascular system),
contractility and vascular tone are relatively unaffected

#### (3) 치료

IV calcium gluconate 1000 mg (over 2~3min),
IV normal saline with diuretics (with calcium monitoring),
dialysis for severe hypermagnesemia

## 4. 칼슘($Ca^{2+}$, Calcium)

- The most abundant electrolyte in the human body (99% is bone)
- Calcium participates in blood coagulation, neuromuscular transmission, and smooth muscle contraction
- Half of all calcium in the ECF is bound to albumin; the other half is in the biologically active, ionized form

■ Corrected Ca (mg/dL) = [0.8 × (normal albumin (4 g/dL) − patient's albumin)] + serum Ca level

### 1) 저칼슘(Hypocalcemia): <8.5 mEq/L, iCa <4.2mg/dL)

#### (1) 원인

Magnesium depletion, sepsis, alkalosis, blood transfusions, necrotizing pancreatitis, Toxic shock syndrome, tumor lysis syndrome, after thyroid surgery/parathyroidectomy

#### (2) 증상

Muscle cramp, HF, bronchospasm, seizure, laryngospasm
Reduced contractile force in cardiac muscle and vascular smooth muscle

(3) 치료

10% Calcium gluconate or 10% Calcium chloride (via large central vein, if possible), correct hypomagnesemia (particularly if hypocalcemia is refractory to initial calcium therapy)

### 2) 고칼슘(Hypercalcemia): >10.5 mEq/L iCa>5.0 mg/dL

(1) 원인

Primary hyperparathyroidism, malignancy hypercalcemia interfering renal concentration of urine (the diuresis can cause hypovolemia, which reduces calcium excretion in the urine and precipitates a rapid rise in the serum calcium)

- Frequently associated with hypokalemia (due to diuresis)

(2) 증상

QT shortening (refractory period shortened),
Atrioventricular block

(3) 치료

IV normal saline to restore intravascular volume and promoting calcium excretion in the urine (± furosemide),
dialysis for patients with heart failure or renal failure

## 5. 저인산혈증(Hypophosphatemia): serum PO4 <2.5 mg/dL

### 1) 원인

- Intracellular shift of PO4 (Refeeding syndrome after severe malnutrition & malabsorption)

- Severe hyperglycemia
- Increase renal excretion (diuretic & including CRRT),
- Antacid including aluminum containing compounds (sucralfate),
- Severe systemic inflammation (utilized by activated neutrophils)
- Severe respiratory alkalosis (decreased PCO2)
- Eletrolyte imbalance (Hypo Mg & Hypo $K^+$)
- Vitamin D deficiency
- 그 외 burn, theophylline, hyperparathyroidism, Cushing's synfrome 등

### 2) 증상

- Muscle weakness & pain
- Heart & Respiratory failure
- (Impair myocardial contractility, respiratory muscle weakness & diaphragmatic contractility)
- Confusion, irritability & coma
- Seizure
- 그 외 bone fracture & pain, loss of appetite

### 3) 치료

- IV phosphate replacement with severe hypophosphatemia (serum PO4 <1.0 mg/dL) and systolic heart failure
- Potassium phosphate (if the [$K^+$] >4.0 mEq/L use sodium phosphate)
- Phosphate containing replacement/dialysate solution

## 11.4 스트레스궤양의 예방(Stress ulcer prophylaxis in patients with traumatic brain injury)

중증 두부외상 환자의 치료 과정에서 스트레스 궤양(stress ulcer)으로 인한 위장관의 출혈을 종종 경험하게 된다. 위장관 출혈은 두부 외상 환자에서 빈혈과 저혈압, 쇼크 및 반복적 수혈로 인한 혈액응고 장애 등을 유발하여 환자의 예후를 나쁘게 하는 주요 요인 중 하나이다. 스트레스성 궤양으로 인한 출혈을 예방하기 위해 proton pump inhibitors (PPI)와 histamine-2 receptor blocker (H2차단제)가 주로 사용된다. 이 장에서는 스트레스 궤양의 기본적인 내용에 대해서 알아보고 기존에 보고된 자료를 참고하여 신경외과 중환자실에서 사용할 수 있는 stress ulcer 예방에 대한 의견을 제시하고자 한다.

**핵심 요약**

1. 중증 두부외상으로 신경외과 중환자실에 입원하는 환자는 두부외상 그 자체가 출혈의 상당한 위험 인자라고 할 수 있다. 뿐만 아니라 48시간 이상 기계 환기를 요하는 경우, 1주일 이상 중환자실에 입원하는 경우, 및 혈액 응고 장애를 동반하는 경우 출혈의 위험도가 증가하며, 중증 두부 외상 환자의 경우 스트레스 궤양의 예방이 필요하다.
2. PPI, H2차단제, sucralfate가 주로 사용되는 약제이며, 다른 두 약제들에 비해 PPI의 예방 효과가 좋은 것으로 알려져 있다.
3. 경장요법 또는 식이가 가능한 경우에는 경구 약제로 사용하면 된다.
4. 예방 요법의 유지 기간에 대해서는 권고되는 사항이 없으며 환자

에 따라 case-by case로 결정한다.

5. 임상적으로 스트레스 궤양이 의심이 되는 경우, 24시간 이내 내시경을 통해서 확진 및 지혈을 하는 것을 권고하며 내시경으로 지혈이 되지 않을 경우 경동맥 색전술을 권고한다. 환자의 상태로 인하여 내시경의 시행이 어려운 경우에는 고용량 PPI를 사용할 것을 권고한다.

## 1. 정의

스트레스 궤양(stress ulcer)은 입원 도중 발생하는 상부위장관 궤양으로 식도, 위, 십이지장에서 발생하는 궤양을 뜻한다. 임상양상은 무증상에서 급성 출혈로 인한 쇼크 등 다양하게 발생하게 된다. 원발성 소화성 궤양과는 조금 다른 병인과 예방 전략이 필요하다.

## 2. 병인(Pathophysiology)

위 점막의 방어인자는 중탄산(bicarbonate), 점액(mucous) 등이 있다. 저혈량, 쇼크, 패혈증, 외상 등의 상황에서는 위 점막 방어인자의 합성 능력이 감소하여 스트레스 궤양의 원인이 된다. 따라서 혈역학적 불안정이 있는 경우에는 충분한 수액 공급, 승압제 사용 등으로 혈압을 유지하는 것이 중요하다. 이외에도 48시간 이상의 기계 환기, 응고장애(coagulopathy) 등이 스트레스 궤양의 주된 원인이다.

## 3. 진단

### 1) 임상 양상

스트레스 궤양은 빈혈, 흑색변(melena), 혈변(hematochezia), 토혈

**표 11.4.1** 스트레스 궤양의 원인

| 주 원인(major) |
|---|
| • 점막 방어 손상: 저혈량, 쇼크, 패혈증, 심부전, 말기신장병(end stage renal disease)<br>• 기계 환기 >48시간<br>• 응고장애<br>• 두부외상<br>• 척수 손상 |
| **기타** |
| • 위장관 출혈 과거력<br>• 화상<br>• 신장애<br>• 항혈소판제 사용<br>• 비스테로이드 항염증제(NSAID) 사용<br>• 위산 분비 과다<br>• 3개 이상의 동반질환(comorbidities) |

(hematemesis), 저혈압, 및 쇼크 등의 양상으로 나타나게 된다. 비위관이 삽입되어 있는 환자의 경우에는 비위관을 통해 혈액이 역류되기도 한다. 혈변은 주로 하부위장관 출혈에서 보이나 스트레스 궤양에서 대량 출혈이 있는 경우에는 환자가 혈변을 볼 수 있으며, 저혈압, 쇼크 등의 혈역학적 불안정이 발생할 수 있다.

## 4. 치료

### 1) 기본 치료

일반적으로, 스트레스 궤양의 치료는 상부위장관 출혈의 치료와 비슷하다. 수액 공급(fluid resuscitation)은 위장관 출혈의 기본적인 치료이며, 생리식염수, 하트만용액 등이 주로 이용된다. 수혈은 심, 뇌혈관계 합병증이 없는 환자의 경우 혈색소 7 g/dl 이하인 경우 시행하고, 심, 뇌혈관계 질환이 있는 환자의 경우에는 혈색소 수치를 9 g/dl 이상으로 유지하도록 한다. 저혈압, 쇼크의 경우에는 혈색소 수치에 상관없이 수혈을 할 수 있다.

### 2) 비위관(Nasogastric tube) 삽입

스트레스 궤양을 포함한 상부위장관 출혈에서 비위관 삽입은 일반적으로 추천되지는 않는다. 비위관 삽입을 하지 않았던 환자군과 비교하여 비위관 삽입을 했던 환자군에서 내시경 치료를 앞당길 수 있다는 장점이 있었으나, 사망률, 수혈요구량, 및 재원기간 등을 포함하는 임상경과를 호전하는 데 있어 이득이 없었다. 비위관을 통한 위 세척(gastric lavage)은 멈추지 않는 활동성 출혈의 경우 위 내에 응고된 혈액을 제거함으로써 내시경 시행 시 시야를 개선할 수 있다는 장점이 있어, 일부환자에서 제한적으로 시행할 것을 권고한다.

### 3) 약물 치료

스트레스 궤양의 주된 약물치료제는 양성자펌프억제제(proton pump inhibitor, PPI)이다. 내시경 치료 전 PPI 80 mg(판토프라졸, 에소메프라졸)을 bolus로 투여하고 시간낭 8 mg 용량(하루 200 mg)으로 3일간 투여할 것을 권고한다. 4일차부터는 하루 한 번 투여하는 것을 권고한다.

- 실제 사용 예) 80 mg bolus → (200 cc 생리식염수에 PPI 200 mg mix), 시간당 8~10 cc로 3일간 투여

- 동일 용량) 에소메프라졸 40 mg = 판토프라졸 40 mg = 란소프라졸 40 mg = 오메프라졸 20 mg = 라베프라졸 20 mg
- 경구 제제: 위에서 언급한 모든 약제
- 정주 제제: 판토프라졸, 에소메프라졸

### 4) 내시경 치료

스트레스 궤양을 포함한 위장관 출혈이 의심되는 경우 내시경의 적응증이 된다. 적절한 내시경 시행 시점은 언제나 임상현장에서 결정하기 힘든 문제이며, 논란의 여지가 있다. 일반적으로 내시경은 출혈 24시간 이내에 시행하는 것을 권고하고 있다. 혈역학적으로 불안정한 환자의 경우, 24시간이 아닌 6시간, 또는 12시간 이내에 내시경을 시행해볼 수도 있는데 이러한 경우 24시간 이내에 시행하였을 경우보다 이른 시간에 내시경을 시행하였던 환자군에서 경과가 더 좋지 않았던 경우가 있었다. 이는 이른 시간에 내시경을 시행하였을 경우에, 수액 공급 등 내시경 치료 전 보존적 치료가 충분하지 못한 원인으로 생각되나, 혈역학적으로 불안정한 응급환자의 경우 잘 디자인된 무작위 배정 연구를 시행하기에 어려움이 있어, 이를 모든 환자에서 일괄적으로 적용하기에는 제한이 있다. 적절한 내시경 시점은 환자 상황에 근거하여 임상의가 판단해야 할 것으로 보인다. 특히 중증 두부외상 환자의 경우 내시경을 시행하기 힘든 경우가 있어 환자 상태에 따라 시행여부를 신중히 결정해야 할 것이다. 상대적으로 환자 상태가 혈역학적으로 안정되어 있으면서 소량의 흑색변을 보이는 경우 혈색소 수치가 감소하지 않는 경우도 있어, 보존적 치료 후에 내시경 시행여부를 결정해도 될 것이다.

### 5) 기타 치료

내시경 치료에 실패하거나 내시경을 시행하지 못하는 환자의 경우 영상의학과에 의뢰하여 경동맥색전술을 시행할 수 있다.

## 5. 예방

스트레스 궤양의 예방은 환자 개개인의 특성에 따라 시행여부를 결정해야 하며, 일반적으로 고위험군으로 알려진 경우에는 예방치료를 하는 것을 권고한다. 혈소판 5만 이하, international normalized ratio 1.5 이상의 혈액응고장애, 48시간 이상의 기계환기, 항혈소판제 및 항응고제 사용환자들은 스트레스 궤양의 예방이 필요한 환자군이며, 중증 두부외상 자체가 하나의 고위험군으로 분류되므로, 중증 두부외상 환자의 경우 스트레스 궤양의 예방이 필요하겠다.

스트레스 궤양 예방에 주로 사용되는 약제는 PPI와 H2차단제(H2 receptor blocker, 파모티딘 등)이다. H2차단제는 PPI에 비해 위산 분비 억제 능력이 떨어지며, 수일에서 수주 사이에 내성이 발생하여 위산 분비 억제 능력이 감소하게 된다. 따라서 스트레스 궤양의 예방에 PPI를 사용할 것을 권고한다. 메타분석에서는 PPI가 H2차단제에 비하여 유의하게 출혈 예방효과가 있는 것으로 보고되었다. 경구식이 또는 경장식이가 가능한 환자들의 경우 경구약제로 사용이 가능하며, 예방약제 사용 시기에 대해서는 정해진 바가 없으므로, 환자에 따라 치료 시기 여부를 결정하면 된다.

## 11.5 중환자실 설사의 원인과 치료 (Cause and management of diarrhea in critically ill patients)

중환자에서 설사는 가장 흔하게 발생하는 위장관 증상 중 하나이다. 중환자에서 발생하는 설사의 원인은 일반적인 설사의 원인과는 다른 경우가 많으며, 주로 환자 치료 과정 중에 발생하는 합병증 및 환자 상태에 기인하여 발생하는 경우가 많다. 이 장에서는 중환자에서 발생하는 설사의 원인, 기본적인 접근법 및 치료에 대해 알아보고자 한다.

**핵심 요약**

1. 설사는 중환자실에 입원하는 환자에서 흔하게 발생하며 30~50%까지 발생한다고 알려져 있다.
2. 중환자에서 발생하는 설사는 치료 과정에서 발생하는 합병증으로 발생하는 경우가 많으며, 경장식이(enteral feeding), 혈역학적 불안정 등 환자자체의 요인이 설사 발생의 위험요소로 작용하여 설사가 발생하기도 한다.
3. 경미한 설사는 약제 등 대증치료로 조절이 가능하나, 약제 치료에 반응하지 않는 경우, 또는 혈변 등의 증상을 보이는 경우에는 보다 적극적인 원인 규명이 필요하다.
4. 설사 원인 감별을 위해, 대변검사 및 내시경(구불결장내시경, 대장내시경), 경우에 따라서는 복부CT 등이 필요하다.
5. *C. difficile* 감염병, 허혈성 대장염, 및 경장식이 등이 중환자에서 발생하는 설사의 흔한 원인이며, 원인에 따른 치료가 필요하다.

## 1. 설사의 정의

설사의 정의는 WHO 기준을 따르며 24시간 이내 3회 이상 또는 평소보다 대변을 자주 보면서 묽은 변(loose stool) 또는 액상 변(liquid stool)을 보는 경우에 설사로 정의한다. 중환자의 경우 대변실금(fecal incontinence)이 자주 발생하기도 하는데 이는 설사로 혼동되는 경우가 있다.

## 2. 원인

2주 이내로 지속되는 설사를 급성설사라고 정의하는데, 일반인에서 발생하는 급성설사의 대부분은 음식 등으로 인해 발생하는 감염성 원인이 많으나, 입원환자 특히 중환자에서 발생하는 설사는 원인이 다른 경우가 많으며, 중환자의 경우 사용하는 약제가 많아 약제에 의한 설사가 발생할 수 있고 혈역학적 불안정, 침상 생활 및 경장 식이 등 중환자 자체가 설사에 대한 고위험군이라 할 수 있다.

**표 11.5.1** 중환자에서 발생하는 설사의 원인

| |
|---|
| 경장식이(enteral feeding) |
| 클로스트리디오이데스 디피실 감염병(*Clostridioides difficile* infection) |
| 허혈성 대장염(ischemic colitis) |
| 숙변궤양(stercoral ulcer) |
| 약제 |
| 　항생제(antibiotic associated diarrhea) |
| 　Prokinetics: mosapride, itopride, prucalopride, 마그밀, 락툴로스 등 |
| 　PPI |
| 기타: 거대세포 바이러스 장염(CMV colitis) |

## 3. 진단

### 1) 일반적 접근

특별한 원인 없이 환자가 사용하는 약제로 인해 설사가 발생할 수 있으므로 설사를 유발할 수 있는 약제를 사용하고 있지 않은지 살펴볼 필요가 있다. 설사를 유발하는 약제로는 항생제, prokinetics, 및 PPI 등이 있다. 설사가 발생하는 경우 설사를 유발할 수 있는 약제, 특히 항생제는 중단할 수 있으면 중단하도록 한다.

### 2) 원인 감별을 위한 검사

대변검사(*C. difficile* 관련 검사), 내시경(구불결장내시경, 대장내시경)

## 4. 원인에 따른 치료

### 1) 일반적 치료(약제)

설사가 발생할 경우 위장관 운동 조절제(tiropramide, octylonium bromide), 스멕타, 로페라마이드 등으로 설사를 조절할 수 있다. 로페라마이드는 가장 강력한 지사제로 2 mg부터 시작하여 하루 최대 16 mg까지 투여할 수 있다. 일반적으로 발열, 혈변 등 세균성 설사가 의심되는 상황이라면 로페라마이드는 금기이다.

### 2) *C. difficile* 감염병

① 병원내에서 발생하는 대표적인 설사 질환으로 *C. difficile* 독소에 의해 설사가 발생

② 원인 및 위험인자: 항생제 사용, 전신 상태가 좋지 않은 환자, 장내 미생물 불균형

③ 진단: 설사가 있으면서, 대변검사 양성 또는 내시경에서 위막성 대장염이 있는 경우 *C. difficile* 감염병으로 진단

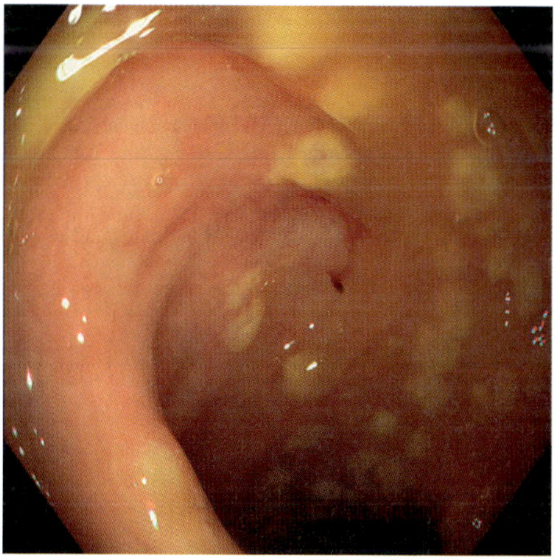

그림 11.5.1 위막성대장염

④ 대변검사: *C. difficile* toxin, PCR, GDH 등을 조합해서 진단하게 됨. GDH만 양성인 경우 위양성의 가능성이 높다.

⑤ 위막성 대장염(그림 11.5.1)
특징적으로 노락색 또는 하얀색의 위막이 대장에 덮여있는 소견

⑥ 치료: 중등도에 따라 경구 반코마이신, 경구 메트로니타졸, 경구 반코마이신 + IV 메트로니다졸 등을 사용하여 치료할 수 있다.

⑦ 대변이식: 일반적으로 약제에 반응하지 않는 경우 대변이식으로 치료하기도 한다.

### 3) 항생제 연관 설사

항생제는 설사를 일으키는 주된 약제이다. 항생제를 사용하면서 *C. difficile* 감염병의 진단 기준에 합당하지 않는 경우(*C. difficile* 독소 등이 검출되지 않는 경우 등) 항생제 연관 설사로 정의할 수 있다. 주된 치료는 원인이 되는 항생제를 중단하는 것이며, 항생제를 중단하지 못하는 경우에는 위장관 운동 조절제, 로페라마이드 등으로 설사

를 조절하도록 한다.

### 4) 허혈성 대장염(Ischemic colitis)

혈역학적 불안정 등으로 대장에 혈액 순환이 불충분할 경우, 대장 점막에 염증, 궤양 등이 발생하는 질환으로 혈변을 동반하는 경우가 있다. 광범위 항생제로 치료하며, 염증이 심하여 괴사가 발생한 경우에는 수술이 필요할 수도 있다. 이러한 경우 예후가 매우 불량하다.

### 5) 숙변 궤양(Stercoral ulcer)

Bed-ridden 환자에서 발생할 수 있으며 직장에 대변이 장기간 머물러 있으면서 직장벽에 압력을 가하게 되면 궤양이 발생하게 되고, 이로 인해 설사, 혈변이 발생할 수 있다. 대변이 딱딱하게 나오면 치료가 잘 되지 않으므로, 대변을 묽게 볼 수 있도록 하는 것이 치료에 도움이 된다. Bed-ridden state 이외에, 고령, 당뇨 등의 합병증 등이 위험 인자인데, 이러한 위험 인자들이 대부분 교정이 불가능하므로 치료가 더딘 경우가 많다.

### 6) 경장 식이(Enteral feeding induced diarrhea)

경장식이를 하는 환자의 30~50%에서 설사가 발생.

① 경장 식이 경로
- L tube feeding, PEG (percutaneous endoscopic gastrostomy), PEJ (percutaneous jejunostomy)

② 경장 식이 종류: 엔커버, 하모닐란 등

③ 경장 식이로 인한 설사가 발생하는 경우 식사량을 줄이거나 간격을 늘리도록 한다. 농도를 묽게 하여 투여하는 방법도 있다. 이러한 방법에도 효과가 없을 경우 식이 종류를 바꾸거나, 섬유소가 높은 식이로 교체하는 것이 도움이 된다.

# 11.6 심장과 관련된 문제들

## 1. 급성관상동맥증후군

급성관상동맥증후군(acute coronary syndrome, ACS)은 관상동맥 내 취약한 죽상경화반(vulnarable plaque) 파열에 의해 급격하게 혈전이 생성되면서 관상동맥이 심하게 폐쇄되어 심장에 혈류 공급이 부족해지는 질환을 의미한다. 최근 가이드라인에서는 초기 심전도 패턴에 따라 불안정 협심증(unstable angina, UA)과 비ST분절 상승 심근경색증(non-ST elevation myocardial infarction)을 묶어 비ST분절 상승 급성관상동맥증후군(non-ST elevation ACS)과 ST분절 상승 심근경색증(ST-segment elevation myocardial infarction) 두 형태로 분류한다. 급성관상동맥증후군의 병태생리를 고려했을 때 고령, 당뇨, 고혈압, 이상지질혈증, 만성신부전 등 만성 질환, 말초 혈관질환 과거력 등이 있는 경우 발생 위험성이 증가하게 되는데, 이는 심혈관 질환의 주요 위험인자인 동시에 신경계 질환의 위험인자이기도 한다. 따라서 신경계 중환자들을 치료하는 과정 중에도 급성관상동맥증후군이 발생할 가능성은 얼마든지 있으며, 발생하는 경우 진행 경과가 빠르고 임상예후가 매우 불량한 질환인만큼 진단 및 치료가 신속하게 이루어질 필요가 있다.

### 1) 진단

비ST분절상승 급성관상동맥증후군의 경우 심전도 변화가 미미할 수 있어 심전도 단독이 아닌, 환자의 임상병력, 심근 생화학지표(cardiac biomarker) 등을 종합하여 판단해야 한다. 미국심장협회(ACC/AHA) 진료 지침에서는 전형적인 허혈성 흉통, 이전에 심근경색을 비롯해 관상동맥 질환을 앓았던 경우, 울혈성 심부전, 새로운 심전도 변화 또

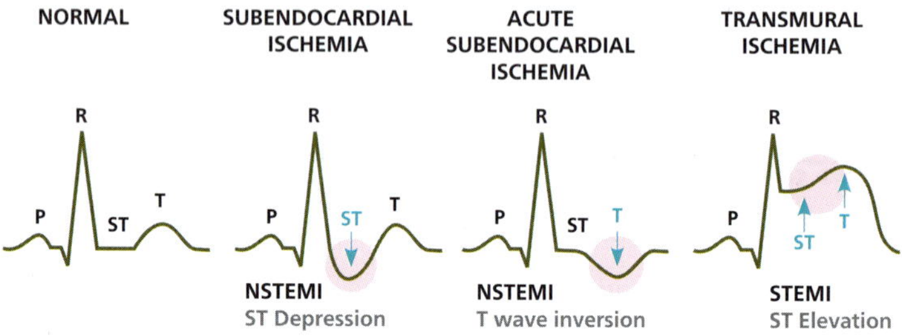


그림 11.6.1 ACS에서 나타나는 특징적인 심전도 변화

는 심근 생화학 지표 상승이 확인된 경우 급성관상동맥증후군의 가능성이 높음을 제시하였다.

### (1) 심전도 검사

급성관상동맥증후군이 의심되는 경우 가장 먼저 신속하게 심전도 검사를 시행해야 한다. 급성관상동맥증후군에서는 ST분절의 상승 또는 하강, T파 역위(inversion) 등 다양한 소견이 관찰될 수 있으며 만약 이전 심전도를 확인할 수 있다면 interval change가 있는지 비교가 필요하다. 초기 심전도에서 특이적인 소견이 보이지 않는다고 하더라도 시간 경과에 따라 뒤늦게 심전도 변화가 나타날 수도 있으므로 반드시 수시간 간격으로 검사를 반복해야 한다.

그림 11.6.1은 ST분절 상승 심근경색과 비ST분절 상승 심근경색증에서 나타나는 특징적인 심전도 변화를 보여주는 그림이다.

심전도에서 ST분절 상승이 보인다고 반드시 ST분절 상승 심근경색인 것은 아니며, 스트레스 심근증(stress cardiomyopathy), 심근염, 심막염 등 심전도상 ST분절 상승이 동반될 수 있는 질환들과의 감별 진단이 필요하다(그림 11.6.2). 하지만 가장 먼저 ST분절 상승 심근경색을 의심하고 심장내과에 연락을 취해야 한다.

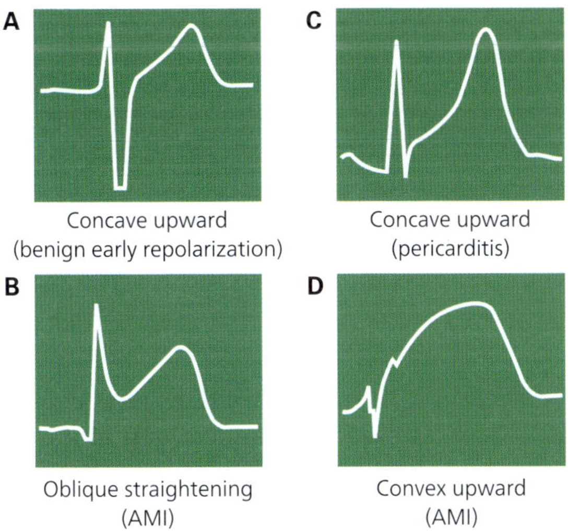


**그림 11.6.2 ST분절 상승이 동반될 수 있는 질환들**

### (2) 심근효소 검사

임상적으로 CK-MB, troponin I, troponin T 등 다양한 심근효소 검사가 이용되고 있지만, 이 중 troponin만 심근 손상에 가장 특이적인 지표로서 최신 심근경색의 정의(2018 4th Universal definition)에 따르면 여러 심근효소 중 오직 troponin의 상승만 포함되어 있다. 뿐만 아니라 troponin의 상승 정도와 사망률은 직접적인 연관관계가 있는 것으로 알려져 있다. 따라서 troponin 상승 없이 다른 심근효소만 상승해 있다면 급성관상동맥증후군을 비롯해 심근 손상을 유발하는 질환들의 가능성은 낮다.

다만 급성관상동맥증후군 외에도 troponin 상승을 보이는 다양한 심장 및 심장외 질환과 임상적 상황들에 대한 감별이 필요하다(표 11.6.1). 심전도와 마찬가지로 troponin 검사 역시 초기에 정상 또는 상승 소견과 관계없이 일회성이 아니라 수시간 간격으로 검사를 반복

**표 11.6.1** 급성심근경색증 외에 cTn이 상승할 수 있는 임상적 상황들

| |
|---|
| 1. **흔한 이유**: 빈맥, 심부전, 고혈압성 위기, 심각한 의학적 상태(쇼크, 패혈증, 심한 화상), 심근염, 스트레스 유발 심근증, 판막성 심장병(특히, 대동맥판막협착증), 대동맥박리증, 폐동맥색전증 또는 폐고혈압, 심기능저하에 따른 신기능이상, 급성 신경학적 상황(예: 뇌졸중, 지주막하출혈 등), 과도한 지구력 운동 |
| 2. **드문 이유**: 외력에 의한 심근외상이나 관상동맥중재술(PCI) 또는 관상동맥우회로술(CABG), 고주파시술, 박동기, 심장율동전환, 심내막조직검사 후, 갑상선기능이상, 침윤성전신질환(아밀로이드증, 혈색소침착증, 유육종증, 피부경화증), 심근독성물질(독소루비신, 5-FU, 허셉틴등의 항암제, 뱀독 등)에 노출, 횡문근융해증 |

cTn, cardiac troponin; PCI, percutaneous coronary intervention; CABG, coronary artery bypass graft surgery; 5-FU, 5-fluorouracil.

출처: Early diagnosis and Management of Non ST-segment Elevation Acute Myocardial Infarct, The Korean Journal of Medicine: Vol. 97, No. 2, 2022

하여 수치의 변화를 확인해야 한다. Troponin은 체내 반감기가 비교적 길어서 수일에서 수주까지도 상승 상태가 유지될 수 있으며 수치 상승이 있더라도 시간에 따른 변화가 없다면 다른 원인을 고려해야 한다.

이 외에도 BNP 또는 NT-proBNP 수치 증가는 심부전 동반 가능성을 의미하므로 급성관상동맥증후군 의심시 심장효소 검사와 함께 시행하여 추가적인 심부전 치료 여부를 결정해야 한다.

### (3) 심장초음파

심장초음파 검사를 통해 국소 벽 운동장애(regional wall motion abnormality) 여부 및 형태를 파악할 수 있어 급성관상동맥증후군의 진단 및 원인이 되는 허혈 혈관을 추정할 수 있으며 심실의 수축 기능을 평가할 수 있다. 또한 각각의 특징적인 소견을 통해 스트레스 심근증, 심근염, 심막염 등과의 감별진단도 비교적 가능하다. 이외에도 도플

러를 이용해 급성관상동맥증후군의 중대한 합병증인 심실중격결손, 급성 승모판막 역류 등을 진단하는 데에도 도움이 된다. 따라서 급성 관상동맥증후군이 의심될 때는 심전도 및 심근효소 검사뿐만 아니라 심장초음파 역시 신속하게 시행해야 한다.

## 2) 치료

### (1) 약물요법

급성관상동맥증후군이 의심되면 초기에 [아스피린 + P2Y12 수용체 억제제] 조합의 이중 항혈소판제 및 헤파린 등의 항응고제 투여를 동시에 시행하는 것이 약물치료의 핵심이다. 다만 이러한 약물들은 필연적으로 출혈 부작용이 동반될 수 밖에 없다. 신경계 중환자들의 경우 이미 뇌출혈 등의 기저질환이 있거나 발생 가능성이 높기 때문에 항혈소판제 또는 항응고제 투여 시 심장내과와 충분히 상의하여 결정할 필요가 있다.

① 아스피린은 급성관상동맥증후군을 비롯해 관상동맥질환 및 말초혈관질환 환자에서 가장 기본이 되는 항혈소판 약물이다. 이러한 환자들에서 아스피린의 장기 복용은 심혈관 사건을 감소시키는 것으로 밝혀져 있다.

② P2Y12 수용체 억제제에는 clopidogrel뿐 아니라 potent drug인 prasugrel, ticagrelor 등이 포함된다. prasugrel과 ticagrelor는 clopidogrel과 비교해 빠르고 강력한 항혈소판 효과를 보이지만 그만큼 출혈 위험성도 높으므로 주의가 필요하다. 급성관상동맥증후군에서는 clopidogrel 보다 potent P2Y12 수용체 억제제를 사용하도록 권고하고 있지만 출혈 위험성이 높은 경우에는 clopidogrel을 투여하도록 한다. 항응고제와 병용 투여 시 출혈 위험성이 증가하므로 potent P2Y12 수용체 억제제를 사용해서는 안 되며 clopidogrel을 투여해야 한다.

③ 급성관상동맥증후군 초기에 이중 항혈소판제와 함께 비경구적 항응고제를 투여한다. 저분자량 헤파린(low molecular weight heparin)은 비분획 헤파린(unfractionated heparin)에 비해 출혈 위험성은 비슷하거나 낮지만 임상경과 개선효과가 다소 우월한 것으로 알려져 있다. 비분획 헤파린의 경우 aPTT 목표치가 정상의 1.5~2.5배가 되도록(약 60~80초) 설정하고 수시간 간격으로 aPTT 수치를 지속적으로 추적해야 한다.

저분자량 헤파린(enoxaparin이 대표적)은 ST분절 비상승 심근경색증에서 신장 사구체여과율에 따라 하단과 같은 방법으로 투여한다.

- 사구체여과율 ≥30 ml/min/1.73 $m^2$: 1 mg/kg의 용량을 하루 2번 투약.
- 사구체여과율 <30 ml/min/1.73 $m^2$: 1 mg/kg의 용량을 하루 1번 투약.
- 사구체여과율 <15 ml/min/1.73 $m^2$: 사용하지 않음

단, 미분획 헤파린과 저분자량 헤파린의 교차 투여는 출혈을 증가시킬 수 있어 금기이다.

④ 항혈소판제 및 항응고제 이외의 약물치료는 다음과 같다. 이 중 고강도 스타틴은 급성관상동맥증후군 의심시 곧바로 투여하고 나머지 약물들은 심장내과와 투여 여부를 상의하도록 한다.

- 특별한 금기가 없으면 혈중 콜레스테롤 수치와 관계없이 고강도 스타틴 치료를 시작한다.
- 베타차단제는 비보상성 심부전, 저심박출량 상태, 심장성 쇼크 등의 고위험군 혹은 서맥, 심방심실전도 이상, 천식 혹은 호흡기 질환의 금기 사항이 없는 한 첫 24시간 내 투여를 시작한다.
- 좌심실 구혈률(LVEF) 40% 이하, 고혈압, 당뇨, 안정적 만성신부전 환자는 안지오텐신 전환효소 차단제가 권장되며, 사용이

어려운 경우 안지오텐신 수용제 차단제로 대체한다.

- 좌심실 구혈률 40% 이하 환자에서 미네랄코르티코이드 수용체 길항제 사용이 권고된다.

(2) 관상동맥 재관류(Revascularization) 전략

**① ST분절 상승 심근경색증**

증상 발생 후 2시간 이내 즉각적인 재관류가 매우 중요하며 일차적 관상동맥 중재술(percutaneous coronary intervention, PCI)이 가장 효과적이다. 일차적 관상동맥 중재술의 적응증은 흉통 발생 후 12시간 이내이거나 12시간 이후라도 심근허혈에 의한 증상 지속, 혈역학적 불안정, 급성 심부전, 생명을 위협하는 부정맥이 동반되는 상황이다.

만약 적절한 시간 내에 PCI를 시행할 수 없는 병원에서 PCI가 가능한 병원으로의 이송이 불가능하고 내원 30분 이내에 혈전용해제 투여가 가능하다면 혈전용해술을 고려할 수 있다. 하지만 혈전용해술은 출혈 위험성이 매우 높기 때문에 두개내 출혈이나 뇌경색 등의 기저질환이 있는 신경계 중환자들의 경우 반드시 심장내과와 상의를 통해 결정하도록 한다.

**② 비ST분절 상승 급성관상동맥증후군**

비교적 다양한 환자군을 포함하는 질환으로 심근허혈의 중증도와 환자 상태 등을 고려하여 약물치료, 관상동맥 중재술 시행 여부 및 시기를 결정한다. 허혈 혹은 경색 유발 병변의 혈전을 억제하기 위해 약제를 투여하고 재관류가 필요하다면 관상동맥 중재술을 시행한다.

유럽심장학회(ESC) 2020 guideline에서 제시한 비ST분절상승 급성관상동맥증후군 환자에서의 관상동맥 재관류 시점은 아래 표와 같다(표 11.6.2).

표 11.6.2 recommendations for coronary revascularization

| Recommendations | Class[a] | Level[b] |
|---|---|---|
| **Timing of invasive strategy** | | |
| An immediate invasive strategy (<2 h) is recommended in patients with at least one of the following very high-risk criteria:<br>• Haemodynamic instability or CS.<br>• Recurrent or refractory chest pain despite medical treatment.<br>• Life- threatening arrhythmias.<br>• Mechanical complications of MI.<br>• Heart failure clearly related to NSTE-ACS.<br>• Presence of ST-segment depression > 1 mm In 6 leads additional to ST-segment elevation in aVR and/or V1. | I | C |
| An early invasive strategy within 24 h is recommended in patients with any of the following highrisk criteria:<br>• Diagnosis of NSTEMI suggested by the diagnostic algorithm recommended in section 3.<br>• Dynamic or presumably new contiguous ST/T-segment changes suggesting ongoing ischaemia.<br>• Transient ST-segment elevation.<br>• GRACE risk score > 140. | I | A |
| A selective invasive strategy after appropriate ischaemia testing or detection of obstructive CAD by CCTA is recommended in patients considered at low risk. | I | A |
| Delayed as opposed to immediate angiography should be considered among haemodynamically stable patients without ST-segment elevation successfully resuscitated after out-of-hospital cardiac arrest. | IIa | B |

출처: 2020 ESC guideline for the management of acute coronary syndromes in patients presenting without persistent ST-segment elevation, European Heart Journal (2021) 42, 12891367

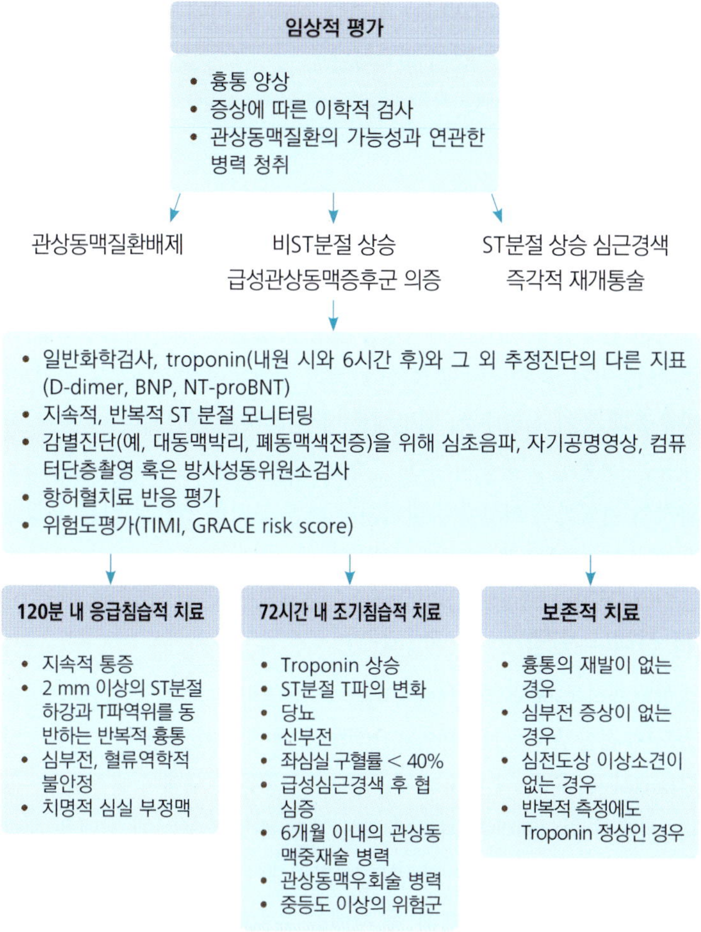


**그림 11.6.3 급성관상동맥증후군의 치료전략**

출처: chapter 30. 급성관상동맥증후군, 중환자의학, 대한중환자의학회, Editor.2020, 군자출판사:Korea

지금까지 설명한 내용들을 종합하여 급성관상동맥증후군의 치료 전략을 그림 11.6.3에 나타내었다. 결국 급성관상동맥증후군의 정의, 종류 및 진단기준 등에 대한 철저한 숙지가 필요하며, 의심될 때는 지체 없이 심장내과와 상의하여 정확한 진단 및 이에 따른 전문적인 치료가 진행되도록 하는 것이 필요하다.

## 2. 부정맥

부정맥은 심장박동의 빠르기, 규칙성에 이상이 생기는 것을 의미한다. 이는 혈역학적 이상을 유발하여 두근거림, 흉부 불편감, 어지럼증, 실신, 심지어 돌연사와 같은 문제를 유발할 수 있다. 대부분 중환자실에서는 연속적 심전도 모니터링을 적용하고 있기 때문에 심전도를 통한 빠른 인지 및 진단이 중요하다. 특히 신경계 중환자에서는 조기 심방수축과 조기 심실수축, 심방세동 등이 흔하게 관찰되며 이 중 심방세동은 허혈성 뇌졸중의 주요 원인이 되기도 한다. 여기에서는 주로 환자의 혈역학적 이상을 유발하거나 빠른 조치를 필요로 하는 부정맥을 위주로 다루어 볼 것이다.

### 1) 서맥(느린맥)

정상인에서도 수면 중 심박동수는 30~40회/분 정도까지 감소할 수 있으며 접합부율동(junctional rhythm), 동정지(sinus pause), 방실차단[atrioventricular (AV) block] 등 여러 종류의 서맥이 발생할 수 있다. 서맥이 확인된다면 치료에 대한 계획 수립과 동시에 서맥을 유발하는 가역적 원인이 없는지 반드시 확인해야 한다. 베타차단제, 칼슘차단제, 디곡신, 항부정맥제 등 서맥을 유발하는 약물과 고칼륨혈증, 대사성 산증과 같은 전해질 이상, 관상동맥 질환 등이 서맥을 유발하는 주요 원인들에 해당한다. 이와 더불어 중환자들의 경우 진통/진정약물 및 suction, intubation 등의 처치로 인한 parasympathetic tone의 증가로 인해 서맥이 빈번하게 유발될 수 있다는 특징이 있다.

(1) 서맥의 종류

### ① 동기능 부전(Sinus node dysfunction)

동결절 기능 감소로 동서맥이나 동정지 반복, 운동시 적절하게 맥박수가 상승하지 않는 상태를 일컫는다. 노화에 따라 발생빈도가 증가하나 이외에도 서맥 유발 약물의 부작용, 고칼륨혈증 등전해질 이상, 관상동맥 질환, 과도한 진정 등에 의해 발생할 수 있다.

### ② 방실차단

방실전도 차단은 심방의 전기자극이 방실 전도계의 병적인 불응현상이나 절단에 의해 심실로 전도되는 데에 장애가 생긴 현상을 의미한다. 방실결절(AV node) 부위에서 방실차단이 일어나면 비교적 예후가 좋으나 히스속(bundle of His) 이하에서 차단이 일어나는 경우 예후가 불량하다. 주로 심장 전도계의 섬유화, 경화증에 의해 유발되나 관상동맥 질환에 의해 발생할 수 있다.

- 1도 방실전도 장애

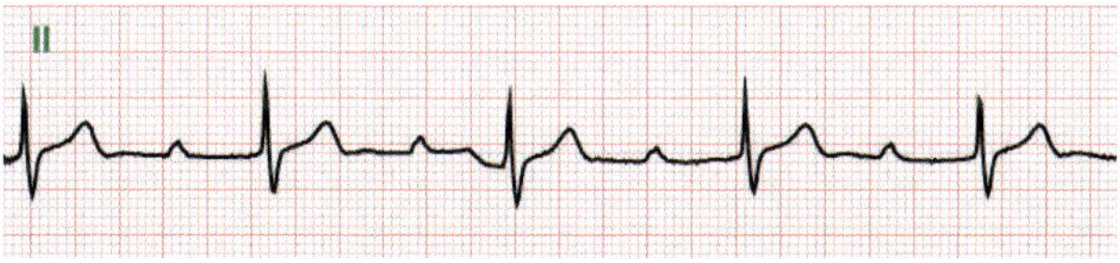


심방의 전기자극이 심실에 모두 1:1로 전달되지만 PR 간격이 0.2초를 초과하는 것으로 예후는 양호한 편이다.

- 2도 방실전도 장애 – Mobitz I형

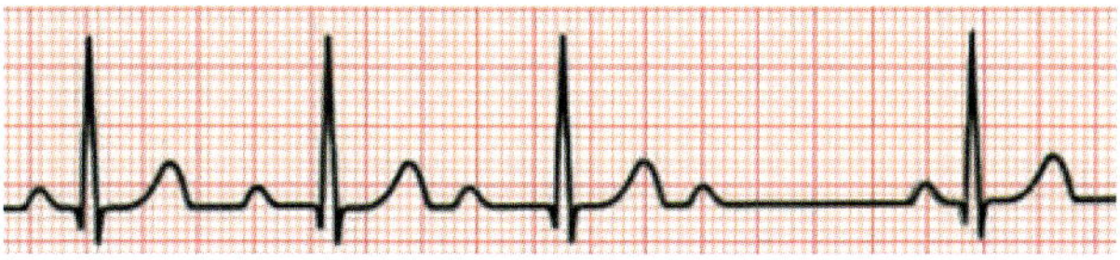

PR 간격이 점차 길어지다가 심실 전도가 차단되는 경우로 QRS는 대부분 정상이며 예후는 양호하다.

- 2도 방실전도 장애 – Mobitz II형

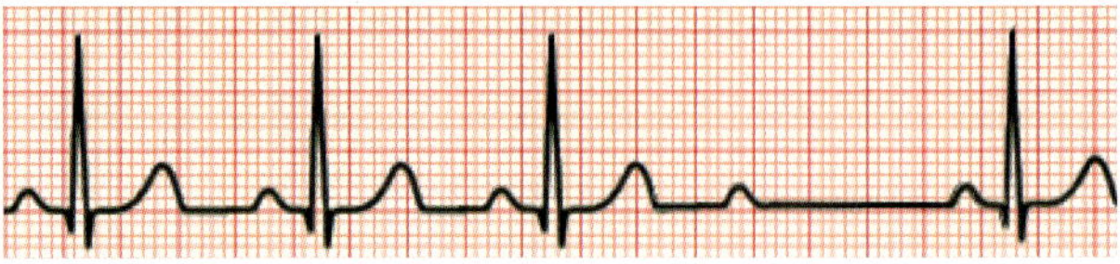

PR 간격이 일정하다가 심실로의 자극 전달이 차단되는 경우에 해당된다.

- 고도(High degree) 방실차단

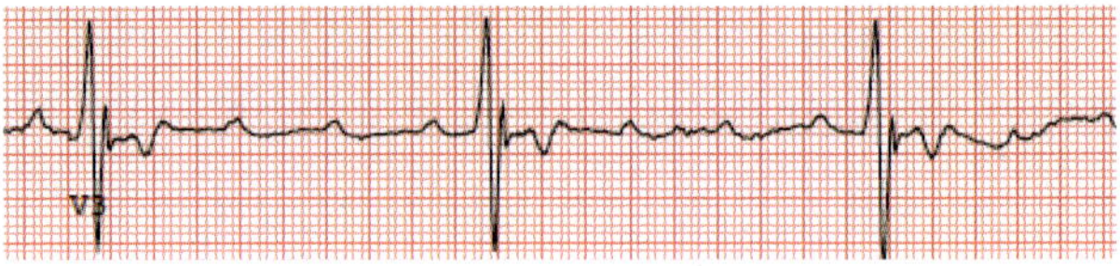


2개 이상의 P파 후에 QRS군이 나타나는 2:1, 3:1, 4:1 등의 방실전도 장애를 의미하며 매우 느린 서맥을 보이기 때문에 예후가 불량하여 많은 경우 심박동기 치료가 필요하다.

- 완전 방실전도 장애(3도 혹은 완전 방실차단)

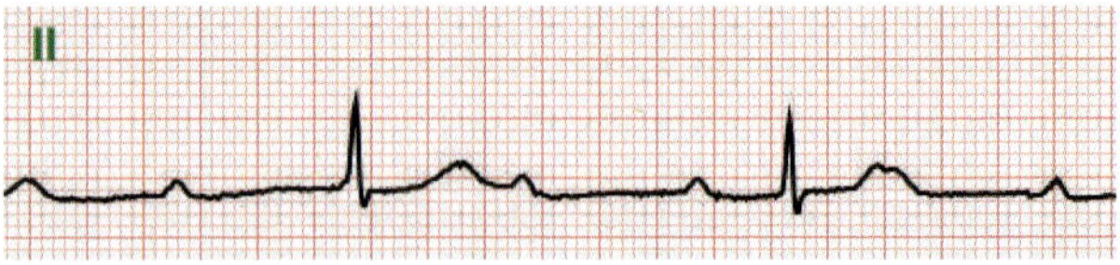


완전한 방실차단으로 심방의 전기자극이 전혀 심실에 전달되지 못하기 때문에 심전도상 P파 이후 QRS파가 연결되어 나타나는 것이 아니라 P파와 QRS파가 해리, 즉 서로 상관없이 각자 나타나는 현상이다. 가장 불량한 예후를 가지며 매우 느린 서맥을 보이기 때문에 많은 경우 심박동기 치료가 필요하다.

### (2) 서맥의 약물 치료

서맥이 확인되면 가장 먼저 서맥을 유발하는 가역적 원인 확인 및 교정과 함께 환자에게 저혈압, 쇼크, 어지러움, 호흡곤란, 급격한 의식 변화 등의 증상이나 징후 여부를 확인한다. 만약 이러한 서맥 관련 증상이나 징후가 확인되면 신속한 서맥 교정이 필요하다. 활력징후를 비롯한 환자의 상태가 비교적 안정적이라면 12유도 심전도 등 추가적인 검사를 통해 리듬 분석 및 감별진단을 하면서 경과를 지켜볼 수 있다.

① 아트로핀은 증상이 있는 급성 서맥의 일차 치료약제이다. 0.5 mg 미만의 초회 아트로핀 용량은 역설적으로 심박동수의 감소를 유발할 수 있으므로 1 mg 용량을 정맥 내로 3~5분마다 최대 3 mg까지 투여할 수 있다. 다만 심근경색을 비롯한 관상동맥질환, 심장이식, Mobitz 2형 혹은 완전 방실차단 환자에서는 아트로핀을 투약하지 않도록 한다.

② 도파민은 알파, 베타 아드레날린성 및 도파민성 효과를 나타내는 카테콜아민으로 투여 용량에 따라 심박동수나 혈관수축에 작용하는 효과가 다르게 나타난다. 2~10 mcg/kg/min 용량은 심장의 수축력, 심박동수를 증가시킬 수 있다.

③ 이소프로테레놀은 아트로핀에 반응이 없거나 아트로핀이 지속적으로 필요할 때 대체약물로 고려할 수 있는데 심박동수를 모니터링하며 1~20 mcg/min의 용량으로 투여한다.

④ 에피네프린은 증상을 동반한 서맥 환자 중에서도 혈압이 낮아 아트로핀 투여만으로는 부족한 경우 권장되는 약물이다. 심박동수를 모니터링하며 0.1~0.5 mcg/kg/min 용량으로 투여한다.

### (3) 서맥의 심박조율 치료

아트로핀을 비롯한 약물 치료에 효과가 없는 경우 인공 심박조율이 필요하다. 인공 심박조율에는 제세동기 겸 심박조율기를 이용하는 경피적 심박조율과 침습적 시술이 필요한 경정맥 심박조율이 있다. 경피적 심박조율은 빠른 시간 내에 비침습적으로 적용이 가능하지만 고에너지가 들어가는 경우 통증을 유발하므로 진통/진정제 사용이 필요하고 심박조율이 제대로 이루어지지 않는 경우가 많다. 반면, 경정맥 심박조율은 침습적인 시술이 필요하지만, 확실하고 안정적인 인공 심박조율을 유지할 수 있다. 따라서 경정맥 심박조율 시술이 가능한 병원에서는 경정맥 심박조율을 시행하도록 하고 시술 전까지 임시적으로 경피적 심박조율을 시행하도록 한다.

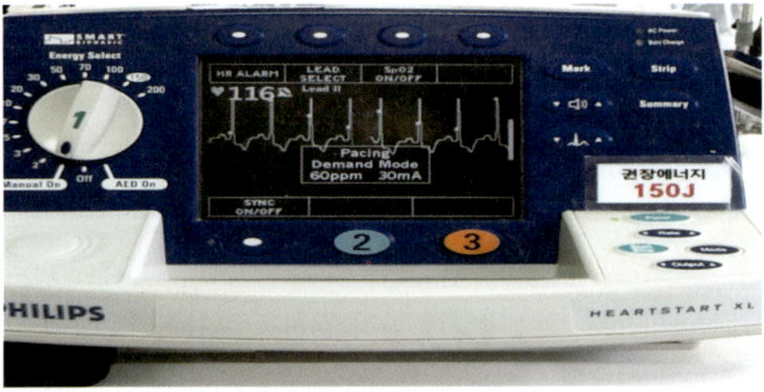


* 경피적 심박조율 방법

1. Pacing mode는 Demand로 설정
2. 초기 pacing HR을 60 PPM 정도로 설정
3. Output을 조금씩 증가시키며 심전도에서 pacing spike에 capture가 되는지 확인하고 맥박 및 증상 호전 여부도 함께 확인
4. Capture가 유지되나 증상이 지속되면 pacing HR 증가

## 2) 빈맥(빠른맥)

빈맥은 발열, 탈수, 통증, 흥분 등 일반적인 원인뿐 아니라 저혈압, 저산소증과 같은 중환자실 환경에서 빈번하게 발생하는 생체반응일 수

있으므로 일차적 원인인지 다른 원인에 의한 것인지 판단하는 것이 중요하다. 만약 환자가 통증이나 흥분, 섬망 등으로 인해 빈맥이 발생한 경우라면 빈맥 자체가 아니라 빈맥을 유발하는 요인들을 먼저 교정해야 한다. 빈맥이 저혈압, 쇼크, 호흡곤란, 급격한 의식변화 등을 동반하면 즉각적인 심율동 전환(심정지 상황에서는 제세동)을 시행해야 한다. 활력징후를 비롯한 환자의 상태가 비교적 안정적이라면 12유도 심전도 등 추가적인 검사를 통해 리듬 분석 및 감별진단 후 치료를 진행하도록 한다.

### (1) 상심실성 빈맥(Supraventricular tachycardia)

상심실성 빈맥은 심실빈맥과 구별하여 심실의 위쪽에서 발생하는 빠른 맥으로 일반적으로 좁은 QRS 폭과 규칙적인 간격을 가지고 있다. 이 중 방실결절 회귀빈맥, 방실 회귀빈맥, 심방빈맥을 발작성 상심실성 빈맥이라 한다.

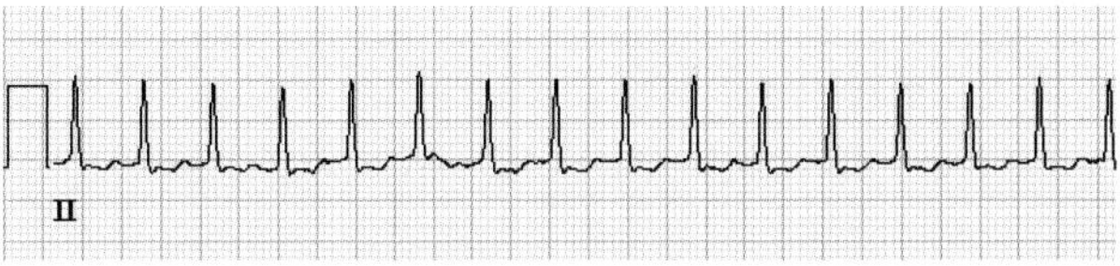


상심실성 빈맥

상심실성 빈맥의 치료 및 감별진단을 위해 일시적으로 방실결절 전도를 차단하는 약물인 아데노신을 투여해 볼 수 있다. 아데노신 투여 후 빈맥이 종료된다면 방실결절 회귀빈맥이나 방실 회귀빈맥의 가능성이 높고, 수초 정도 박동수가 감소했다가 다시 빈맥이 시작된다면 심방빈맥일 가능성이 높다. 아데노신은 초회 6 mg을 정주하고 반응이 없으면 12 mg으로 증량해 볼 수 있다. 아데노신은 반감기가 수초 정도로 매우 짧기 때문에 팔에 있는 말초정맥을 통해 신속하게 주입하고 이어 일정량의 생리식염수를 투여한다. 단, 심장과 연결되어 있는 중심정맥관(PICC 포함)을 통해 투여할 경우 반드시 용량을 절반으로 감량해야 한다. 아데노신 투약 전후로는 심전도를 실시간으로 모니터링하면서 리듬 변화를 확인하도록 한다.

### (2) 심방세동

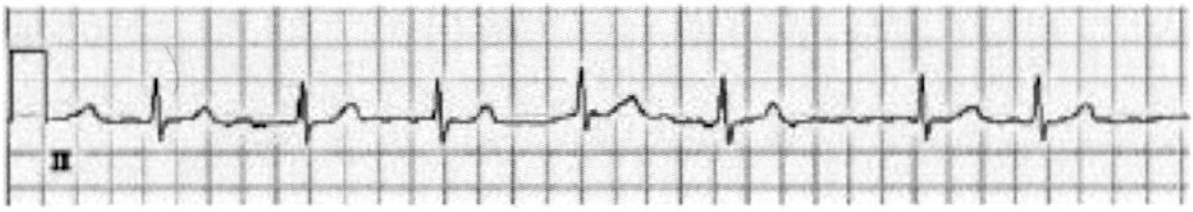

심방세동의 유병률은 고령일수록 급격히 증가하게 되는데 특히 허혈성 뇌졸중으로 입원한 환자의 경우 약 20%에서 이미 심방세동을 가지고 있는 것으로 알려져 있다. 일반적으로 중환자들은 혈역학적으로 불안정한 경우가 많은데 심방세동이 동반되는 경우 심방 수축력 소실 및 빠른맥으로 인한 좌심실 충만압 상승 등으로 인해 심박출량이 감소하여 혈역학적 불안정성이 악화되는 경우가 많다. 혈역학적으로 불안정한 심방세동의 경우 120~200 J의 에너지로 신속한 동기화 심율동 전환을 시행한다.

일반적으로 심방세동의 치료방향은 항응고 치료 및 리듬 혹은 맥박수 조절 크게 두 가지로 나누어 고려한다.

#### ① 항응고 치료

심방세동은 정상 리듬에 비해 뇌졸중을 비롯한 전신 색전증(systemic embolism) 발생 가능성이 크게 증가한다. 따라서 전신 색전증 발생 위험도가 높은 경우 항응고 치료가 반드시 필요하며 일반적으로 심방세동이 새롭게 발생하여 48시간 이상 지속되면 $CHA_2DS_2$-VASc 점수를 계산하여 2점 이상인 경우 항응고 치료를 고려하게 된다(표 11.6.3). 단, 승모판 협착, 비후성 심근증이 동반된 경우에는 $CHA_2DS_2$-VASc 점수와 상관없이 항응고 치료가 필요하다. 하지만

표 11.6.3 $CHA_2DS_2$-VASc 점수

| 약어 | 위험요소 | 점수 |
|---|---|---|
| C | Congestive heart failure/LV dysfunction | 1 |
| H | Hypertension | 1 |
| $A_2$ | Age: 75세 이상 | 2 |
| D | Diabetes mellitus | 1 |
| $S_2$ | Stroke/TIA/thrombo-embolism | 2 |
| V | Vascular disease | 1 |
| A | Age: 65~74세 | 1 |
| Sc | Sex: 여성의 경우 | 1 |
| | 최대 점수 | 9 |

항응고 치료에는 필연적으로 출혈 합병증 위험성이 동반되기 때문에 두개내 출혈이나 뇌경색 등의 기저질환이 있는 신경계 중환자들의 경우 색전증 위험성과 출혈 위험성을 동시에 고려하여 치료 여부를 신중히 결정하도록 한다.

### ② 리듬 혹은 맥박수 조절

임상적으로 리듬조절을 시도해야 하는 환자는 정상리듬으로 잘 유지가 될 것으로 판단되는 경우로 초기의 발작성 심방세동, 1년 이하의 지속성 심방세동 환자이거나 좌심방의 크기가 작은 환자가 해당된다. 하지만 심방세동의 리듬조절은 항부정맥제 또는 동기화 율동 전환을 통해서 시행되므로 반드시 심장내과와 상의해 결정하도록 한다. 중환자들의 경우 혈역학적 불안정, 염증, 감염, 통증 등 기저상태로 인해 정상 동율동으로 전환될 가능성이 낮고 48시간 이상 지속된 상태에서의 전기적 동기화 전환은 오히려 전신 색전증을 유발할 수 있으

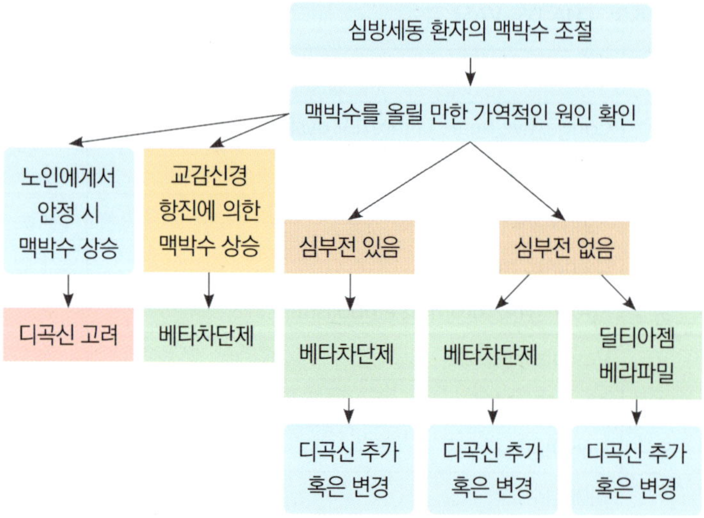


**그림 11.6.4 심방세동의 맥박수 조절을 위한 약제 선택**

출처: 중환자의학, 대한중환자의학회, Editor.2020, 군자출판사: Korea

므로 무리한 리듬조절은 피하고 맥박수 조절을 시도하는 것이 나을 것으로 판단된다. 심방세동의 맥박수 조절을 위한 약제 선택은 그림 11.6.4와 같다.

### (3) 심실빈맥

심실빈맥은 비정상적으로 심실에서 발생하는 빠른맥으로 분당 100회 이상의 3개 이상 연속된 박동으로 정의한다. 심전도상 넓은 QRS 폭을 보이며 QRS 형태에 따라 한가지 형태로만 나타나는 단형(monomorphic) 심실빈맥과 여러 형태가 나타나는 다형(polymorphic) 심실빈맥으로 구분할 수 있다. QRS 형태 자체가 일정하지 않게 변화하면서 진폭이 불규칙하면 심실세동이며 이는 곧 심정지 상황을 의미한다. 심실빈맥은 상심실성 빈맥보다 혈역학적 불안정성이 빈번하고 심정지 가능성이 매우 높으며, 특히 단형보다 다형 심실빈맥에서 위험성이 높기 때문에 발견 즉시 신속한 처치가 필요하다.

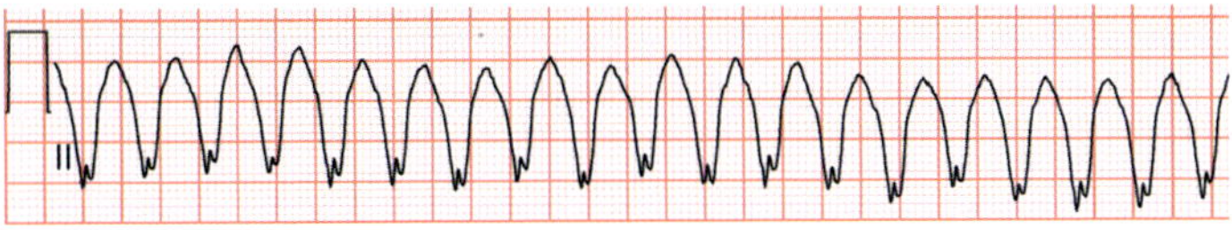

단형 심실빈맥

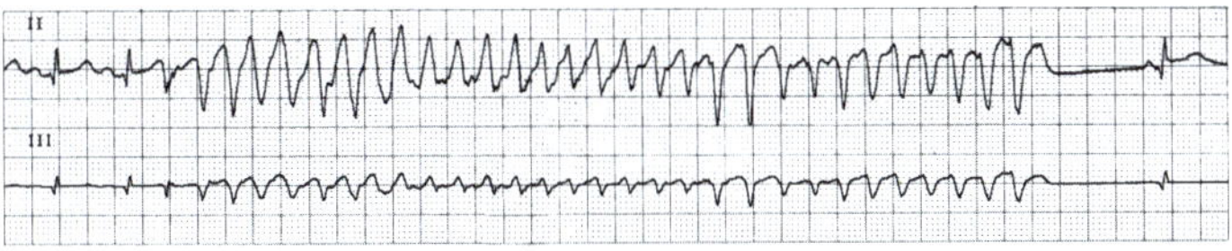

다형 심실빈맥

심실빈맥의 급성기 치료에서 혈역학적 안정성 여부가 가장 중요하다. 불안정한 경우 제세동기를 사용해 신속하게 동기화 심율동 전환(synchronized cardioversion) 또는 제세동(defibrillation)을 시행해야 한다(그림 11.6.5). 제세동기에서 심전도상 QRS 형태 인지 가능

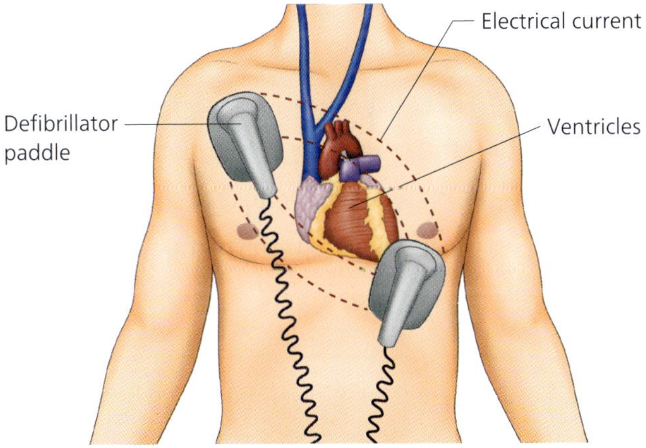


**그림 11.6.5** **동기화 전환/제세동 시 패들의 위치**

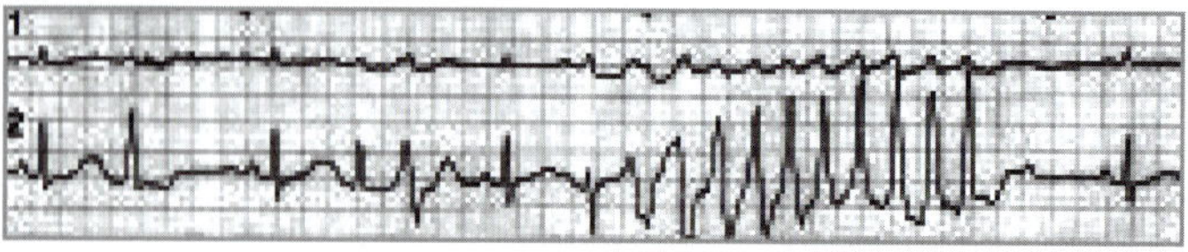

염전성 심실빈맥(Torsades de Pointes)

**표 11.6.4** 동기화 전환과 제세동의 구분

| 분류 | 대상 | 첫 번째 에너지 | QRS 동조화 여부 |
|---|---|---|---|
| 동기화 전환 | QRS를 인지할 수 있는 빈맥 (심방세동, 단형 심실빈맥) | 100~150 J | 반드시 필요함 |
| 제세동 | QRS를 인지할 수 없는 빈맥 (다형 심실빈맥, 심실세동) | 150~200 J | 하면 안 됨 |

여부에 따라 동기화 전환과 제세동으로 구분할 수 있다. QRS 형태 인지가 가능한 단형 심실빈맥에서는 동기화 전환 모드(Sync mode)를 사용하고 QRS 형태 인지가 불가능한 다형 심실빈맥이나 심실세동에서는 반드시 동기화 전환이 아니라 제세동을 사용해야 한다(표 11.6.4).

심실빈맥은 대부분 급성관상동맥증후군, 심부전, 심근증 등 심장의 구조적 기능장애에 의해 발생하므로 치료와 동시에 신속한 심장초음파 시행과 관상동맥질환 유무 확인이 필요하다. 또한 염전성 심실빈맥(Torsades de Pointes)은 연장된 QT 간격(prolonged QT interval)이 동반된 서맥에서 주로 발생하는 다형 심실빈맥으로 저칼륨혈증, 저마그네슘혈증 등 전해질 불균형이나 아미오다론, 디곡신 등의 항부정맥제, fluoroquinolone, macrolides계 항생제, antidepressant, antipsychotics 등의 약물에 의해 유발되는 경우가 많다. 따라서 심전도상 QT 간격 연장이 동반된 서맥이 확인된다면 상기 언급한 약물 투여 여부를 확인해 중단하도록 하고, 전해질 검사를 시행해 저칼륨혈증, 저마그네슘혈증 등의 전해질 불균형이 확인되는 경우 교정하도록 한다. 특히 신경계 중환자들 중 두개내압 감소를 위해 만니톨 등의 약제를 투여하는 경우 저칼륨혈증, 저마그네슘혈증 등에 의해 염전성 심실빈맥 발생 위험성이 높아지므로 반드시 정기적인 전해질 검사를 통해 필요 시 신속하게 전해질을 보충하도록 한다. 염전성 심실빈맥이 발생하면 대부분 혈역학적으로 불안정한 상태가 되므로 신속한 제세동과 함께 원인 교정 및 마그네슘 4~6 g을 혈중 농도에 상관없이 정주하도록 한다.

## 3. Stress-induced cardiomyopathy in neurocritical care

**핵심 요약**

1. 뇌압상승 혹은 신경중환자에서 나타나는 스트레스성 심근병증은 여성에서 흔히 발생하며 저혈압, 경미한 폐부종을 흔히 동반하며 높지 않은 수준의 troponin 상승을 보인다.
2. 관상동맥 증후군과의 차이는 심장효소 추적 검사에서 troponin 상승이 급격하게 진행하지 않고 보통 정상치의 3~5배 이내이며, 심전도상 Q wave 부재, reciprocal ST depression 부재, aVR에서 ST depression, V1에서 ST elevation을 동반하지 않는 특징이 있다.
3. 심초음파 검사가 반드시 필요하며, 가장 전형적인 형태는 심장 첨부의 수축 이상 (apical ballooning) 형태로 나타나지만 중간부 수축이상, 기저부 수축이상 등 다양한 형태로 나타날 수 있다.
4. 혈역학적 치료: 혈역학적으로 안정한지, 심초음파에서 좌심실 유

출로 폐쇄(LVoT obstruction)여부에 따라 달라진다.

| | 혈역학적 안정 | 혈역학적 불안정 |
|---|---|---|
| LVoT 폐쇄 동반 (O) | 베타 차단제(esmolol, labetalol)<br>→ 심근 스트레스 감소, 부정맥 발생 감소 효과 | 수액 보충 (저혈량증 동반 시) 후, pure vasocontrictor (phenylephrine)<br>cf) 빈맥이 동반되고, 혈압이 안정화 된 후에는 베타차단제 고려가능 |
| LVOT 폐쇄 동반 (x) | 베타 차단제(esmolol, labetalol)<br>후부하 감소(ACE inhibitor) | 수액 보충 후, pure vasoconstrictor (phenylephrine)<br>• 승압제 (inotropes) 고려 가능 (가급적 최소량) cf) 수일 이상 사용시 심실부정맥 가능성 증가<br>• Milrinone: 유럽심장학회에서는 inotrope보다는 milrinone을 일차치료약물로 권고 |

5. 적절한 치료에도 혈압이 유지되지 않는 스트레스성 심근병증 환자는 bridge-to-recovery의 목적으로 ECMO를 고려할 수 있다.
6. 항응고제 치료: 심초음파 검사에서 광범위한 무운동 영역을 동반하거나 심장내 혈전이 관찰되는 경우에 한해 사용을 추천한다.
7. 예후: 스트레스성 심근병증의 원내 사망율은 2~5%이며, 원인질환의 해소가 가장 중요하다. 심근 수축력은 대부분 12주 이내 정상화된다.

### 1) 서론(Introduction)

스트레스성 심근병증(stress-induced cardiomyopathy, SCMP)는 apical ballooning syndrome, Takotsubo cardiomyopathy, broken heart syndrome으로 불리기도 한다. 주로 좌심실의 일시적인 국소 수축기 기능 장애를 특징으로 하는 증후군으로 심근경색(MI)과 유사한 임

상증상을 보일 수 있지만 대부분 폐쇄성 관상동맥 질환이나 급성 플라크 파열의 혈관 조영학적 증거가 없는 것이 특징적이다. 스트레스성 심근병증에서 관찰되는 국소 벽 운동 이상(regional wall motion abnormality)은 일반적으로 단일 심외막 관상동맥(single epicardial coronary artery)에 의해 관류되는 영역을 넘어 나타난다. "Takotsubo"라는 용어는 문어 덫의 일본 이름에서 따온 것으로, 이 장애의 가장 흔하고 전형적인 형태인 좌심실의 수축기 정단부 풍선 모양(systolic apical ballooning)과 유사한 모양을 나타내는 것에서 유래되었다. 좌심실의 중간 및 정단부는 저운동성/무운동성(hypokinetic/akinetic)이며 기저벽 과운동(hyperkinesis in basal wall)이 나타난다. 중심실형(midventricular type) 및 기타의 변형도 존재한다. 본문에서는 스트레스성 심근증의 역학, 발병 기전, 임상 증상 및 진단, 치료와 예후에 대해 다루고자 한다.

## 2) 역학(Epidermioligy)

스트레스성 심근병증은 1990년 일본에서 처음 기술되었다. 일차성 스트레스성 심근병증(primary SCMP)은 트로포닌 양성 급성 관상동맥 증후군(troponin-positive ACS) 또는 ST분절 상승 심근경색(ST-elevation MI)이 의심되는 환자의 약 1~2%에서 발생한다. 트로포닌 양성 급성 관상동맥 증후군 환자 3265명의 레지스트리에서 1.2%의 유병률이 보고되었으며, 체계적 문헌고찰에서 ST분절 상승 심근경색이 의심되는 사례의 1.7~2.2%에서 관찰되었다.

신체적 또는 정서적 스트레스에 노출된 사람의 스트레스성 심근병증 발생률은 명확히 알려져 있지 않다. 기존 심장 질환이 없고 중환자실에 입원한 92명의 환자를 대상으로 한 전향적 연구에 따르면 26명(28%)의 환자에서 스트레스성 심근증과 일치하는 좌심실 정단부 팽창(LV apical ballooning)이 발견되었다. 이 중 20명의 환자에서는 평균 7일 내에 좌심실 기능이 정상화되었다. 추가 분석에서 패혈증은 좌심실 정단부 팽창의 유일한 예측 인자였다. 이 연구를 통해 일시적인 좌심실 정단부 팽창이 중환자실 환자에서 드물지 않게 나타난 것으로 밝혀졌다는 데 의의가 있다.

스트레스성 심근병증은 남성보다 여성에게 훨씬 더 흔하며 주로 고령자에게서 발생한다. 1750명의 스트레스성 심근병증 환자를 대상으로 한 international takotsubo registry(유럽과 미국의 26개 센터 컨소시엄)에서 89.9%가 여성이었으며 평균 연령은 66.4세였다. 마찬가지로, 10개의 소규모 전향적 시리즈에서도 여성이 80~100%를 차지했으며 평균 연령은 61~76세였다.

### 3) 병인(Pathogenesis)

이 질환의 병인은 명확하지 않으나 여러 이론이 대두되고 있다. 또한 폐경 후 여성에게 더 빈번하게 나타나는 이유와 좌심실 중단부(midventricular SCMP)와 정점(apical ballooning type)이 주로 영향을 받는 이유 또한 명확히 알려져 있지 않다. 스트레스성 심근병증 환자의 좌심실 수축기 및 이완기 기능과 급성 심근경색증 환자의 기능을 비교한 연구들은 서로 다른 결론을 나타냈다. 초기 수축기 기능은 급성 심근증과 비교하여 스트레스성 심근병증에서 비슷하거나 더 나빴으며, 이완기 기능은 스트레스성 심근병증에서 비슷하거나 더 좋은 것으로 나타났다.

추정되는 기전으로는 카테콜아민 과잉(catecholamine excess), 미세혈관 기능 장애(microvascular dysfunction) 및 관상동맥 경련(coronary artery spasm)이 있다. 또한 일부 환자에서 동적(dynamic) 중강(midventricular) 또는 좌심실 유출로 폐쇄(LV outflow tract obstruction)가 정단부 기능 장애(apical dysfunction)의 원인이 되기도 한다. 심실중격 폐쇄(midventricular obstruction)를 동반한 비후성 심

근증(hypertrophic cardiomyopathy) 환자에서도 스트레스성 심근병증과 유사한 형태의 영구적 심실 정단부 박출(apical outpouching) 변형이 발생하기도 한다.

### (1) 카테콜아민(Catecholamine)의 역할

신체적 또는 정서적 스트레스와의 연관성을 포함한 스트레스성 심근병증의 여러 특징은 이 질환이 카테콜아민에 의한 미세혈관 경련 또는 기능 장애로 인해 심근 기절(myocardial stunning) 또는 직접적인 카테콜아민 관련 심근 독성(myocardial toxicity)에 의해 발생할 수 있음을 시사한다. 스트레스성 심근병증은 치료 용량의 카테콜아민과 일상적인 임상 진료에서 사용되는 표준 용량의 도부타민(dobutamine) 노출에 의해서도 촉발될 수 있다.

카테콜아민 병인성에 대한 근거는 스트레스성 심근병증 발생 시 카테콜아민 농도를 측정한 연구에서 기인한다. 이러한 연구결과들을 종합하면 35명의 스트레스성 심근병증 환자 중 26명(74%)에서 혈장 노르에피네프린 수치가 상승한 것으로 나타났다. 스트레스 유도 쥐 모델에서도 카테콜아민 수치 상승과 가역적 좌심실 팽창이 관찰되었다.

이 질환과 관련된 카테콜아민 과잉 정도는 스트레스성 심근병증 환자 13명과 Killip class 3등급 심근경색 환자 7명의 혈장 카테콜아민 수치를 측정한 보고서에 설명되어 있다(표 11.5.1). 스트레스성 심근병증 환자의 혈장 카테콜아민 수치는 에피네프린(1264 대 376 pg/mL)과 노르에피네프린(2284 대 1100 pg/mL)이 모두 심근경색 환자에 비해 유의하게 높았다. 그러나 혈중 카테콜아민 수치의 상승은 균일하게 나타나지 않으며 일부 연구에서는 정상 수치가 보고되기도 하였다.

카테콜아민 가설에 대한 추가적인 근거는 갈색세포종 환자에서 전신 또는 국소 기능 장애를 동반한 유사한 가역적 심근병증이 관찰되고, 카테콜아민 과잉과 관련이 있는 것으로 추정되는 급성 뇌손상

환경에서도 카테콜아민 가설이 뒷받침되고 있다.

(2) 관상동맥 질환 또는 혈관 운동 기능 장애의 역할

임상 양상은 급성 심근경색과 유사하지만 관상동맥 조영술에서는 일반적으로 폐쇄성 병변이 나타나지 않으며, 소수의 환자에서만 아세틸콜린 유발 검사(acetylcholine provocation test)에서 관상동맥 경련(coronary spasm)을 보인다.

다음은 카테콜아민 증가에 의한 관상동맥 혈관 기능 장애의 가설을 뒷받침하는 근거이다.

- 심근병증 개선으로 해결되는 일시적인 심근 관류 이상.
- 스트레스성 심근병증 병력이 있는 폐경 후 여성은 연령이 일치하는 대조군 환자와 비교했을 때 과도한 혈관 수축, 내피 의존성 혈관 확장 장애, 정신적 스트레스에 대한 교감신경 활성화가 관찰된다.
- 스트레스성 심근병증 여성의 대다수에서 아세틸콜린 또는 아데노신에 반응하는 관상동맥 미세혈관 기능이 비정상적이고 종종 심각하게 손상된 것으로 보고된다.

(3) 염증의 역할

스트레스성 심근증에서 심장 및 전신 염증이 보고되었지만 이것이 심근 손상의 비특이적 결과인지 아니면 병리 생리학적 메커니즘인지는 알려져 있지 않다.

### 4) 스트레스성 심근병증에 대한 회의론

일부 연구자들은 스트레스성 심근병증이 뚜렷한 임상적 실체가 아니라 긴 “warp-around” LAD를 가진 환자에서 “중단된 전방 MI (aborted anterior MI)”의 징후라는 가설을 주장하기도 한다. 이러한 혈관의 일시적 폐색과 그에 따른 자발적 혈전 용해는 추후 호전될 수 있는 가

역적인 apical stunning 및 regional wall abnormality를 유발할 수 있다. 그러나 다른 연구에서 스트레스성 심근병증에서 “wrap-around” LAD의 유병률은 27%로 낮고 전방 ST 분절 상승 심근경색 진단을 받은 환자와 차이가 없어 이 이론에 대한 반론 또한 존재한다.

## 5) 소인 요인(Predisposing factors)

스트레스성 심근증의 소인 요인에 대한 데이터는 제한적이다. 가족력에 대한 보고가 있어 유전적 소인의 가능성이 제기되고 있으나, 스트레스성 심근병증 환자를 대상으로 한 일부 연구에서 유전적 이질성이 발견되었으며 다유전적 근거가 있을 수 있음을 시사하는 연구들도 있다.

정신과적 또는 신경학적 장애가 있는 환자는 스트레스성 심근병증이 발생할 가능성이 높은 것으로 알려져 있다. International Takotsudo registry 연구에서 스트레스성 심근병증 환자의 55.8%가 급성, 이전 또는 만성 정신과적(정서 장애 또는 불안 장애 등) 또는 신경학적 장애(발작 또는 두통 장애 등)를 앓고 있는 반면, ACS 환자는 25.7%에 그치는 것으로 나타났다. 스트레스성 심근병증 환자를 대상으로 한 연구에 따르면 건강한 대조군에 비해 자율 기능(autonomic function) 및 변연계 조절(limbic control)과 관련된 중추 뇌 영역 간의 연결성이 낮은 것(hypoconnectivity)으로 나타나기도 하였다. $^{18}$F-플루오로데옥시글루코스 양전자 방출 단층 촬영 영상(FDG-PET)은 스트레스성 심근병증이 발생하기 전에 편도체(amygdala) 활동이 증가하는 것이 입증되기도 하였지만, 이러한 소견의 병리 생리학적 의미는 아직 밝혀지지 않았다.

## 6) 임상증상(Clinical manifestations)

심근증의 임상 양상은 급성 관상동맥 증후군(ACS; ST분절 상승 심근증, 비ST분절 상승 심근증 또는 불안정 협심증)과 유사하다.

**증상 및 징후** – 가장 흔한 증상은 급성 흉부 통증이지만 일부 환자는 호흡 곤란이나 실신을 호소하기도 한다. International Takotsubo registry 연구에서 나타난 가장 흔한 증상은 흉통(chest pain, 75.9%), 호흡곤란(dyspnea, 46.9%), 실신(syncope, 7.7%)이었다. 다만 중환자실에서는 기관 삽관, 진정약물 사용, 신경학적 악화로 인한 의식저하 등으로 증상을 발견하기 어렵고 혈압 저하, 폐부종 등으로 발견되는 경우가 흔하다. 증상을 정리하면 아래와 같다.

① 흉통(Chest pain)
- 발한(diaphoresis)
- 흉부압박감(chest pressure

② 부정맥(Arrhythmia) (Polymorphic ventricular tachycardia, VF, AF, bradycardia, asystole)
- 실신, 심계항진
- 심정지

③ 심부전(Heart failure)
- 호흡곤란, 폐부종
- 심인성 쇼크(기도 삽관 된 환자에서 초기 증상인 경우가 흔하다)

## 7) 검사 결과

### (1) EKG

심전도 이상은 스트레스성 심근병증 환자에서 흔히 나타나지만 심근경색과 구별에는 도움이 되지 않는다. 그럼에도 스트레스성 심근병증에서 특징적으로 관찰되는 광범위한 T파 역전(TWI, diffuse T-wave inversion) 패턴은 알아 둘 필요가 있다.

- Rhythm: 심방세동이 흔하고, Tosade de Points (TdP) 혹은 monomorphic VP와 같은 심각한 부정맥이 발생하기도 한다.

- Interval: QT prolongation (QTc > 500 ms)가 흔히 나타나고 이 자체가 TdP, VF과 같은 심각한 부정맥을 유발할 수 있다.
- T wave inversion (TWI) 패턴(주로 1~3일째 발생)
  - 광범위한 TWI (V2-V6, I, II)
  - 심근경색에 비해서 TWI의 magnitude가 크다.
  - Bizarre and wide TWI morphology
- 심근경색보다는 Takotsubo syndrome을 시사하는 EKG소견
  - Pathologic Q wave 부재
  - Reciprocal ST depression 부재
  - ST-depression in aVR
  - V1에서 ST-elevation 부재

### (2) 심초음파(Echocardiography)

심초음파는 스트레스성 심근병증 진단에 가장 유용하며 예후 판정 및 경과 관찰에도 유용하게 쓰인다. 특징적인 소견을 나타나는 전형적 패턴(classic pattern)과 비전형적 패턴(variant pattern)으로 나눌 수 있다.

#### ① 전형적 패턴(Classic pattern) (60%)

- 전형적 소견은 심장 기저부의 과운동을 동반한 심장 첨부의 무운동(akinesia of the apex with hypercontractility of the base)
- Classic "apical ballooning pattern"
  - 만약 단일 관상동맥의 관류 영역을 넘어서는 circumferential wall motion 이상은 심근경색과는 구별되는 스트레스성 심근병색에서 나타나는 소견이지만, 이러한 소견만으로는 100% 구별할 수 있는 것은 아니다.
  - 심장 기저부의 과운동으로 인해 승모판막의 수축기 전방전위

가 발생하여 좌심실 유출로 폐쇄(*LV outflow tract obstruction, LVOTO*)가 나타날 수 있다. 혈역학적 변화를 초래하여 치료를 달리 요하므로 주의깊게 인지하는 것이 필요하다.

**② 비전형적 패턴(Variant pattern) (~40%)**

- 스트레스성 심근병증에서 관찰되는 심초음파 비전형적 패턴은 다음과 같다.
  - (1) Mid-ventricular wall variant – 심첨부(apex)의 운동은 정상이며 중간부의 심실 운동이 저하된 형태
  - (2) Basal ("Reversed") variant – 심첨부의 운동은 정상이며 기저부의 운동이 저하된 형태
  - (3) Focal variants – 전방외측 부위의 국소적 운동저하가 관찰되며 이는 심근경색과 가장 구별이 어려운 형태이다.
  - (4) Global hypokinesis – 심장 전체부위의 운동저하로 중대한 심부전을 유발하나 드물다.
  - 스트레스성 심근병증에서 심장운동저하는 시기별로 진화하기도 하는데 초기에는 심첨부(apex)가 가장 흔히 저하되고, 이후 심첨부의 운동은 회복되고 기저부(basal)에서 심장운동저하가 나타나기도 한다.

③ 우심실 운동 저하(RV involvement)

스트레스성 심근병증 환자의 15%에서는 우측 심실의 부전이 동반되고 이런 경우가 예후가 불량한 것으로 알려져 있다.

**④ 심장바이오마커**

트로포닌(troponin)과 뇌유래-이뇨펩타이드(brain-derived natriuretic peptide, BNP)가 스트레스성 심근병증에서 증가하지만 즉각적인 진단에는 도움이 되지 않는 경우가 많다.

- 트로포닌(troponin)은 스트레스성 심근병증 환자의 90%에서 증가된 것으로 나타나지만 특징적으로 wall motion 이상에 비해서 증가폭이 크지 않은 것이 특징이다.
- 뇌유래-이뇨펩타이드(BNP)는 80%의 스트레스성 심근병증 환자에서 뇌 이뇨 펩타이드(BNP) 또는 N-terminal pro-BNP 수치가 상승한다. 다만 중증환자에서는 이뇨 펩타이드 증가가 아주 흔하여 진단적 가치는 낮은 편이다.

### ⑤ 진단 접근법(Diagnostic approach)

심장의 급성 심부전을 유발할 수 있는 모든 경우가 스트레스성 심근병증과의 감별대상이 될 수 있다. 이러한 상황은 바이러스성 심근염(viral myocarditis), 산후 심근병증(postpartum cardiomyopathy), 갑상선 기능항진증(hyperthyroidism), 심근경색(myocardial infarction)이 될 수 있다. 이중 가장 중요한 감별 대상은 심근경색이다.

급성 관상동맥 증후군(acute coronary syndrome) 혹은 심근경색과의 감별을 위한 접근법은 아래와 같다.

- 심전도에서 ST-elevation을 보이면 심근경색과의 감별을 위해서 cardiac catheterization(관상동맥 혈관조영술)은 보통 필요하게 된다.
- 심전도에서 심근경색의 특징과 거리가 있으면 즉각적인 관상동맥 혈관조영술은 꼭 필요한 것은 아니다. 임상증상을 관찰하면서 경과 관찰할 수 있다. 심초음파에서 wall motion 이상에 비해서 트로포닌(troponin)의 상승이 현저하지 않은 경우에는 스트레스성 심근병증(e.g. Takotsubo cardiomyopathy)를 시사하는 소견에 가깝다.

### 8) 치료(Management)

**관리 접근법** – 스트레스성 심근병증은 일반적으로 보존적 요법으로 관리될 수 있는 일시적인 문제인 경우가 많다. 일부 환자는 집중 치료가 필요한 쇼크 및 급성 심부전(HF)과 같은 급성 합병증이 발생하지만, 보존적 치료와 원인 질환의 해소로 빠른 시일내 증상 완화를 기대할 수 있다. 쇼크에 대한 치료는 심각한 좌심실 유출로(LVOT) 폐쇄 여부에 따라 달라진다. 급성 심부전 발생 시와 안정화 후의 심부전 관리는 일반적으로 LVOT 폐쇄 환자의 체액량 부족 및 혈관확장제 치료를 피하기 위해 특별한 주의를 기울이는 것을 제외하고는 일반적인 박출률 감소 심부전(Heart Failure with reduced ejection fraction, HFrEF)에 대한 치료와 동일하다. 좌심실 혈전 또는 중증 좌심실 수축기 기능 장애가 있는 스트레스성 심근병증 환자의 혈전 색전증 예방을 위한 항응고제 권장 사항은 심근경색 후 환자에 대한 권장 사항과 유사하다.

치료는 크게 급성기의 LVOT 폐쇄 여부에 따른 저혈압 관리, 동반된 부정맥 치료, 항응고제 치료로 나누어 접근한다.

#### (1) 혈역학적으로 안정된 환자의 치료 (Treatment in patients with hemodynamically stable)

**① 베타차단제(Beta-blocker)**

베타차단제는 심초음파 검사에서 좌심실의 심박출량이 혈역학적으로 안정될 정도이면 사용하는 것이 추천된다. 이것은 스트레스성 심근병증의 발생 병인이 과도한 아드레날린 분비에 있기 때문에 병인을 완화하는 측면에서 의미가 있다. 또한 베타차단제가 스트레스성 상황에서 심근에 대한 스트레스를 감소시키며 부정맥의 발생도 감소시키는 것으로 알려져 있다.

베타차단제에 의한 심박동수가 감소되는데 LVOT 폐쇄가 있는 환자에서는 좌심실 이완기의 filling time을 길게 하여 좌심실 심박출량 향상에 도움이 된다. 그러나 좌심실의 심박출량의 감소가 심한 환자에서는 베타차단제가 심근 수축력을 저해하여 심박출량을 더욱 저하 시킬 수 있으므로 주의하여야 한다.

**② 후부하 감소(Afterload reduction)**

특히 혈압이 높은 환자에서 유용하다. 후부하 감소를 위해 ACE inhibitor를 가장 흔히 사용한다. 후부하를 감소시켜 좌심실 수축시의 일을 감소시키는 의미가 있으나 신기능 문제가 있는 환자에서는 신기능 악화를 유발할 수 있다. 심초음파에서 LVOT 폐쇄가 동반된 환자에서는 좌심실 유출로 전후 압력차이를 심화 시켜 유출로 폐쇄가 더욱 악화되므로 사용해서는 안된다.

### (2) 혈역학적으로 불안정한 환자의 치료(Treatment in patients with Hemodynamically unstable)

혈액학적으로 불안정한 환자의 치료는 다시, 좌심실 유출로폐쇄(LV-outflow tract obstruction, LVOTO)가 있는 환자와 그렇지 않은 환자로 나누어 치료한다.

**① 좌심실 유출로 폐쇄(LVOTO)가 동반된 혈역학적으로 불안정한 환자의 치료**

스트레스성 신근병증 환자의 10%에서 좌심실 유출로 페쇄가 나타나는 것으로 알려져 있다. 스트레스성 심근병증 환자에서 좌심실 유출로 폐쇄는 주로 첨부형(apical variant)에서 주로 나타난다. 첨부형 스트레스성 심근병증에서는 첨부의 운동저하와 좌심실 기저부(base)의 과도한 움직임으로 aortic outflow에서 와류(turbulent flow)가 발생한다. 이렇게 발생된 와류는 승모판(mitral valve)의 전엽(anterior leaflet)을 끌어당기는 효과를 유발하여 승모판 역류(mitral regurgitation)가 발생한다.

좌심실 유출로 폐쇄를 동반한 환자는 일반적인 심부전 환자의 치료와는 다르기 때문에 인지하는 것이 중요하다. 치료의 차이점은 아래와 같다.

- Nitroglycerine, ACE inhibitor와 같이 후부하 감소(afterload reduction) 시키는 약제와 혈액량을 감소시키는 이뇨제의 과도한 사용은 좌심실 유출로 폐쇄를 악화시킨다.
- Beta-blocker와 수액치료는 좌심실 유출로 폐쇄를 개선시킨다.
- 좌심실 유출로 폐쇄를 동반한 혈압이 낮은 환자의 치료에서 phenylephrine과 같은 pure vasoconstrictor가 좌심실 폐쇄를 개선하는 경향이 있다. 이와는 반대로 심장의 수축력(inotropic effect)을 주로 높이는 약물(epinephrine, dopamine etc)은 좌심실 유출로 폐쇄를 악화시킬 수 있다.

좌심실 유출로 폐쇄를 동반한 저혈압 환자 치료의 핵심사항은 다음과 같다.

- 저혈량증(hypovolemia)가 있으면 수액 보충(fluid resuscitation)이 필요하다.
- 수액 보충이 이루어지고 난 후 혈압유지를 위해서 phenylephrine과 같은 vasoconstrictor가 도움이 된다.
- 빈맥(tachycardia)이 심할 경우에는 esmolol과 같은 속효성beta-blocker를 조심스럽게 사용할 수 있으며, 지속 사용이 가능한 경우에는 지속성 beta-blocker (e.g. labetalol)로 변경해 볼 수 있다.

### ② 좌심실 유출로 폐쇄(LVOTO)가 동반되지 않은 혈역학적으로 불안정한 환자의 치료

스트레스성 심근병증 환자에서 혈역학적으로 불안정하지만 좌심실 유출로 폐쇄가 동반되지 않은 경우는 심한 수축기 심부전(systolic heart failure) 환자의 치료와 유사하다.

이러한 임상 상황에서 승압제(inotropes)는 양날의 칼과 같은 효과를 나타낸다. 스트레스성 심근병증의 병인이 아드레날린의 과도한 작용이라는 점을 고려하면 외인성 아드레날린 효현성 약물인 inotropes의 사용은 병인 자체를 악화시키는 요인이 된다. 물론, 승압제 자체는 심박출량을 증가시켜 장기관류(organ perfusion)를 개선하지만 승압제 사용으로 인한 심장의 과도한 수축운동 증가는 좌심실 유출로 폐쇄(LVOTO)를 악화시킬 수 있다. 최근에는 스트레스성 심근병증 환자에서 승압제를 지속적으로 사용하는 경우 심실 부정맥(ventricular arrhythmia)의 발생이 증가하는 것으로 밝혀지고 있다.

좌심실 유출로 폐쇄가 없는 스트레스성 심근병증 환자에서 혈역학적으로 불안정한 경우에는 조직 관류 유지를 위해서 가급적 수액보충(fluid resuscitation)과 phenylephrine과 같은 vasoconstrictor를 주로 사용한다. 승압제(inotropes)의 사용은 심장근의 스트레스를 증가시키므로 위와 같은 치료에도 혈압이 낮은 경우에 혈압 유지를 위해서 최소한의 용량을 사용한다. European Society of Cardiology 가이드라인에서는 승압제(inotopes)와 비교해서 milrinone의 치료효과가 우세하여 일차 치료 약물로 권고하고 있다.

심각한 쇼크(severe shock) 환자에서는 회복을 위한 중간단계(bridge-to-recovery)로서 ECMO와 같은 기계적 처치를 요하기도 한다.

### (3) 항응고 치료(Anticoagulation)

이전의 연구에서는 스트레스성 심근병증 환자 중 전형적인 형태의 apical ballooning 형태에서 항응고 치료를 주로 고려하였다. 역학적으로 apical ballooning 형태의 스트레스성 심근병증 환자의 5%에서 첨부(apex) 내에 mural thrombus가 형성되어 있는 것으로 알려져 있다. 이러한 혈전의 위험은 심장 첨부 내에 혈액의 저류가 심해질수록

심해지는 경향이 있기 때문에 개인마다 다를 수 있다. 따라서 최근에는 심장의 특정 부위의 운동저하에서만 항응고 치료를 고려하는 것이 아니라 광범위한 무운동 영역(large akinetic zone)이 있는 경우에는 단기간의 항응제 치료를 추천한다.

혈전형성은 주로 스트레스성 심근병증으로 인한 증상 발생 후 2~5일 이내에 발생하는 경우가 많으나 14일까지도 보고되고 있다. 혈전 위험을 평가할 수 있는 가장 좋은 방법은 심초음파를 연속적으로 시행하여 혈전형성 여부와 심장 수축 기능을 동시에 평가하는 것이다. 스트레스성 심근병증 환자에서 항응고제 치료가 생존율을 증가시킨다는 대규모 전향적 연구는 없다. 따라서 항응고 치료 여부는 심초음파 검사를 통해 혈전의 여부, 심장의 무운동 영역의 범위를 평가하여 이익-위험의 비를 고려하여 개인별 맞춤 치료하는 것이 바람직하다.

### 9) 예후(Prognosis)

스트레스성 심근병증의 병원내 사망률은 2~5%이다. 이러한 수치는 급성 관상동맥 증후군(acute coronary syndrome)과 유사한 수준으로 임상 예후가 양호하다고 할 수 없다. 대부분의 스트레스성 심근병증 환자는 회복하지만 심부전의 회복이 지연되는 경우, 심실성 빈맥이 발생하거나 혈전색전증이 발생하는 경우 사망률이 증가하게 된다.

좌심실의 수축력은 대부분 12주까지 회복된다. 하지만 심장 수축력의 일부 감소는 지속되는 경우가 있어 1~2개월 간격으로 심초음파를 시행하여 경과 관찰하는 것이 필요하다.

## 4. 발작교감과활성증 (Paroxysmal sympathetic hyperactivity)

### 1) 정의

발작교감과활성증(paroxysmal sympathetic hyperactivity, PSH)이란,

자율신경계 조절의 이상으로 인해 교감신경의 활성도가 발작적으로 증가하면서 나타나는 다양한 임상 양상의 증후군을 말한다. 주로 심한 뇌 손상, 특히 외상성 뇌 손상 환자에서 많이 관찰된다. 반복적으로 빠르게 나타나는 과도한 교감신경 활동이 특징이며, 주로 외부 자극 때문에 일어나는 경우가 많다. 발작교감과활성증이 발생한 환자는 예후가 불량하고 재원 기간이 늘어나므로, 신경중환자 전문의는 환자를 볼 때 이를 잘 알고 적절히 다루어야 한다.

## 2) 질환의 역사 및 용어

1929년 Wilder Penfield에 의해 최초로 아래와 같이 문헌에 보고되었다.

> *제3뇌실 근처의 종양을 앓고 있던 환자에게서 발작적인 두통과 혈압상승, 발한 및 동공확장 증세가 관찰되었고, 치료 과정 중에 사망하게 되었다. 발작적인 증상과 병변의 위치로 인해 비전형적 간뇌발작(atypical diencephalic fit or seizure)으로 명명하였다.*

비슷한 증상을 보인 환자들에서 연구가 진행되면서, 증상이 있을 때 뇌파를 촬영하여도 뇌전증모양방전(epileptiform discharge)이 확인되지 않아, 간질발작과는 관련이 없는 것으로 확인되었다. 이후 자율신경이상증(dysautonomia), 발작자율신경불안정증 및 근긴장이상증(paroxysmal autonomic instability with dystonia, PAID), 교감신경폭풍(sympathetic storming), 자율신경폭풍(autonomic storming) 및 시상하부-중뇌조절증후군(hypothalamic- midbrain regulation syndrome) 등으로 불리다, 2014년도에 발작교감과활성증이란 명명과 함께 진단분류기준이 함께 만들어졌다.

### 3) 원인과 역학적 관계

발작교감과활성증은 심한 외상성 뇌 손상 환자에서 주로 발생한다. 대체로 외상성 뇌 손상 환자의 치료 경과 중 약 7.7% 내지 많게는 33%에서 발작교감과활성증이 발생한다고 알려져 있는데, 외상의 중증도와 유병률과는 유의한 관계가 밝혀지지 않았다. 그 외에도 심한 저산소뇌손상(hypoxic brain injury), 심한 뇌출혈, 특히 거미막밑출혈이나 교뇌출혈(pontine hemorrhage) 환자에서 종종 발생한다. 그 외에 자가면역 뇌염이나 뇌수두증 등에서도 발견된 적이 있으며, 미만성축삭손상(diffuse axonal injury)를 보이거나 젊은 환자에서 더 흔하다는 보고가 있다.

### 4) 병태생리 및 발생기전(Pathophysiology)

정확한 발병 기전은 알려져 있지 않다. 간뇌의 자율신경센터와 피질, 피질하부 및 뇌간 사이에 자율신경 연결 이상이 생겨 발생하는 것으로 추정되고 있다. 외상성 뇌손상이 발생하면 피질하백질의 미만성 축삭손상(diffuse axonal injury)이 잘 동반되는데, 이 경우 피질하부의 교감신경흥분구조(sympathoexcitatory structure)가 탈억제(disinhibition) 되어 증상이 발생한다고 알려져 있다.

또 다른 가설로, 정상적인 자극에 대해 비정상적인 과도한 반응으로 인해 증상이 유발된다는 흥분-억제 비율모델(excitatory-inhibitory ratio model)가설이 있다. 피질 하부의 억제신호가 뇌손상에 의해 탈억제되어(disinhibition), 척수의 흥분성 신경세포간 활동(excitatory interneuronal activity)을 증가시켜, 작은 자극에도 과한 교감신경 활성반응을 유도한다는 가설이다. 이는 척수손상 후에 발생하는 자율신경이상증을 설명하는 데에도 사용된다.

### 5) 증상

교감신경이 과도하게 활성화되면 아래와 같은 증상들이 관찰된다.

① 분당 120회 이상의 빈맥

② 분당 30회 이상의 과호흡

③ 35.5°C 이상의 발열이나 발한(diasphoresis)

④ 수축기압 160 mmHg 이상의 고혈압

⑤ 동공 확대, 불안, 근긴장이상증(dystonia)이나 병적 반사(pathologic posturing reflex)와 같은 이상운동증상

대체로 증상은 빠르게 시작하여, 치료하지 않으면 2~30분간 지속된다. 중환자실에서는 기관내관흡입(endotracheal suction)이나 의식사정, 체위변경 등의 자극으로 유발되는 경우가 많지만, 자극 없이도 일어날 수 있다. 진정제를 투여한 경우, 약의 용량을 줄이면서 증상이 뒤늦게 나타난 것처럼 보일 수 있다.

한편 드물게는 부교감신경의 활성에 의한 증상이 주로 나타나면서, 발작적으로 저혈압 및 저체온증이 발생하는 비전형적인 형태도 있는데, 대체로 뇌량무형성증(corpus callosum agenesis)이 동반된 선천성뇌기형 환자에서 주로 나타난다. 이 경우 서맥, 호흡수 감소, 저체온, 동곡축소, 하품, 한숨, 딸꾹질 등의 증상이 주기적으로 나타난다.

### 6) 진단

발작교감과활성증은 임상적으로 진단하며, 따라서 감별이 매우 중요하다. 진단을 위해 앞에서 설명한 5가지의 교감신경 과활성 증상 중 4가지 이상이 발생하고, 비슷한 양상을 유발할 수 있는 패혈증, 저산소증, 통증, 저혈당증 등이 배제된 상태여야 한다. 최근에 발표된 객관적 진단지표(paroxysmal sympathetic hyperactivity assessment measure, 표 11.6.5)는 진단뿐만 아니라 질병의 정량적인 평가가 가능하여, 유용하게 쓰일 수 있다.

진단지표는 각 증상의 중증도를 측정하는 '임상양상척도(clinical feature scale)'와, 진단의 확실성을 높이기 위한 '진단가능성도구(diasgnostic likelihood tool)'의 두 가지 요소로 구성되어 있다. 총점이 17점 이상인 경우 발작교감과활성증의 가능성이 높다고 할 수 있다. 진단 지표는 정확한 진단뿐만 아니라 시간에 따른 중증도의 변화를 관찰하는 데도 사용할 수 있다.

**표 11.6.5** 발작교감과활성증 평가 척도(PSH hyperactivity assessment scale)

| 임상 양상 척도(clinical feature scale, CSF) | | | | | |
|---|---|---|---|---|---|
| | 0 | 1 | 2 | 3 | Score |
| 심박수 | <100 | 100~119 | 120~139 | ≥140 | 1 |
| 호흡수 | <18 | 18~23 | 24~29 | ≥30 | 3 |
| 수축기혈압 | <140 | 140~159 | 160~179 | ≥180 | 2 |
| 체온 | <37 | 37~37.9 | 38~38.9 | ≥39 | 3 |
| 발한 | No | Mild | Moderate | Severe | 2 |
| 이상운동증상 | No | Mild | Moderate | Severe | 2 |
| | | | | CSF total | 13 |
| 임상양상의 중증도 | | | Nil<br>Mild<br>Moderate<br>Severe | 0<br>1~6<br>7~12<br>≥13 | |

(계속)

표 11.6.5 (계속)

| 진단 가능성 도구(diagnostic likelihood tool, DLT) | | | |
|---|---|---|---|
| 증상이 동시에 나타난다. | | | |
| 증상이 발작적으로 나타난다. | | | |
| 일반적인 자극에도 과반응이 나타난다. | | | |
| 3일 이상 연속적으로 증상이 나타난다. | | | |
| 뇌 손상 이후 2주 동안 증상이 지속된다. | | | |
| 다른 감별 질환 치료에도 불구하고 증상이 지속된다. | | | |
| 교감신경 억제제를 매일 2회 이상 투여해야 한다. | | | |
| 증상이 나타나는 동안 부교감신경 기능이 저하되어 있다. | | | |
| 다른 원인 되는 질환에서 나타나는 증상이 없다. | | | |
| 후천적인 뇌손상이 선행되어 있다. | | | |
| **(각 항목당 해당하는 경우 1점)** | | **DLT 총점** | **11** |
| Combined total (CSF + DLT) | | | |
| **발작교감과활성증의 진단** | **Unlikely**<br>**Possible**<br>**Probable** | **<8**<br>**8~16**<br>**≥17** | |

## 7) 감별진단

교감신경의 항진을 유발하는 다양한 질환 증후군이 있으므로, 진단을 내릴 때는 감별에 매우 유의해야 한다. 특히, 진정제 용량을 줄이면 비슷한 증상이 발현되어 혼동할 수 있는 여지가 있고, 중환자실에서 흔히 발생하는 패혈증 및 전신염증반응증후군(systemic inflammatory response syndrome, SIRS)에 의한 증상과도 감별이 어렵다. 이때는 증상의 지속 여부나 혈압 등 세부 지표를 보며 감별하여야 한다.

**표 11.6.6** 발작교감과활성증의 감별질환

| | 의식저하 | 체온 | 심박수 | 호흡수 | 동공확대 | 과행동 (agitation) | 경직 (rigidity) | 경련 (clonus) | CK | myoblobulin |
|---|---|---|---|---|---|---|---|---|---|---|
| PSH | o | ↑ | ↑ | ↑ | o | ↑ | ↑ | – | – | – |
| NMS | o | ↑ | ↑ | ↑ | – | – | ↑ | – | ↑ | ↑ |
| SS | o | ↑ | ↑ | ↑ | o | ↑ | – | ↑ | – | – |
| MH | o | ↑ | ↑ | ↑ | – | – | ↑ | – | ↑ | ↑ |
| ADR | – | ↑ | ↑/↓ | ↑ | – | – | – | – | – | – |

진정제 중단 직후에 나타나는 증상은 대체로 매우 짧은 기간에만 일시적으로 발생하여, 패혈증이나 염증반응의 경우에는 주로 혈압이 감소하므로 감별할 수 있다. 발작교감과활성증과 감별해야 할 주요 질환들은 표 11.6.6과 같다.

### (1) 신경이완제악성증후군 (Neuroleptic malignant syndrome, NMS)

도파민D2수용체에 길항효과를 가지는 항정신병약제를 투여한 후 약 3일 내지 9일이 경과한 환자에서 도파민 신경전달이 급격히 감소하면, 근긴장도가 증가하고 의식이 저하되며, 체온 조절중추인 시각전핵(preoptic nucleus)에 영향을 미쳐 발열반응과 자율신경항진 증상이 나타나게 된다. 근육의 수축에 의해 근 세포의 손상이 발생하여 횡문근융해증(rhabdomyolysis)이 동반될 수 있다. 할로페리돌이나 클로로프로마진 등의 고전적 항정신병약제를 사용한 경우에 흔하지만, 비전형항정병약제에서도 유발된 보고가 있어 유의하여야 한다.

신경이완제악성증후군 환자는 발작교감과활성증과는 달리 동공은 대체로 정상이며, 심부건반사가 저하되며, 근육효소 수치가 증가하는 것이 감별점이다. 정확한 진단을 위해서 도파민 길항제를 투약하였거나, 도파민 작용제를 갑자기 중단한 병력이 있는지를 잘 파악하여야 한다.

### (2) 세로토닌증후군(Serotonin syndrome, SS)

세로토닌의 활성도가 증가되어 발생하는 질환이다. 세로토닌의 농도를 증가시키는 약물, 즉 선택적세로토닌재흡수억제제(selective serotonin reuptake inhibitor, SSRI)나 항우울제, 모노아민산화억제제(monoamine oxidase, MAO inhibitor) 혹은 식욕억제제나 감기약 또는 트립탄계 편두통약물 등의 복용력이 있는 환자들에서 약물 상호작용에 의해 세로토닌 재흡수가 억제되면, 과활성된 세로토닌에 의해 증상이 발생한다. 이 외에도 리네졸리드 등의 항균제나 온단세트론 등의 항구토제 복용 후에도 발생할 수 있기 때문에 주의를 요한다.

소화기계 증상으로 장운동이 항진되고 설사가 발생할 수 있고, 초조 불안과 발한, 빈맥, 혈압상승, 체온상승 및 동공확장이 발생하여 발작교감과활성증과 혼동될 수 있다. 세로토닌증후군은 과운동반응(hyperkinetic) 질환으로서 진전이나 근간대(clonus) 등의 증상과 함께 하지에 신전근 반사(extensor stretch reflex)가 항진되지만 추체외로(extrapyramidal tract) 증상은 동반되지 않는 것이 특징이다.

### (3) 악성고열(Malignant hyperthermia, MH)

휘발성 흡입마취제(volatile inhalation agent)나 탈분극근이완제(depolarizing muscle relaxant)에 민감도가 있는 환자에서 해당 약제를 사용한 후에 드물게 발생하는 질환이다. 근형질세망(sarcoplasmic reticulum)으로부터 칼슘이 세포내로 분비되면 근수축이 유발되는 과정에서 고열이 발생한다. 증상을 유발하는 약물로는 할로테인(halothane) 및 석시닐콜린(succinylcholine)이 있는데, 최근에는 사용 빈도가 줄어들면서 발생도 감소하고 있다. 증상으로는 빈맥, 횡문근융해증과 발열반응이 발생하며, 전신대사가 항진되어 혈중 이산화탄소 농도가 증가하고, 저산소증 및 대사성산증이 동반된다.

### (4) 자율신경이상조절증(Autonomic dysreflexia, AD)

척수손상을 받은 환자에서 주로 발생하는 질환이다. 손상된 척수신경 아래 부위에서는 신경 재생의 과정으로 탈신경과민성(denervation hypersensitivity)과 함께 교감신경절이전신경세포(sympathetic preganglionic neuron)와 체성감각신경의 뒤뿌리신경절(dorsal root ganglion) 사이에 다양한 신경연결이 발생하게 되는데, 이러한 신경의 새로운 연결과정이 자율신경이상조절증 발생의 신경학적 기전이 된다.

신경연결의 재배열이 이루어지기까지 시간이 필요하므로, 척수손상이 발생한 지 약 한 달 후부터 주로 나타난다. 손상이 발생한 척수 분절 하부에서 자극이 발생하면, 과도한 운동반사 및 교감신경 반사에 의해 혈압상승, 두통, 시력감소, 빈맥, 발한 등의 증상이 발생한다. 원인은 주로 방광이나 대장의 자극에서 유도되는 경우가 많고, 일단 한번 증상이 발생하면 발생 역치가 낮아져서 약 3일 동안은 작은 자극으로도 비슷한 증상이 잘 재발한다. 손상된 척수의 하부분절에는 교감신경의 과민증상이 발생하여 피부가 창백해지지만, 손상 상부분절은 보상기전에 의해 부교감신경이 항진되면서 발한, 털세움(piloerection), 홍조(flushing) 및 반사성서맥이 발생하는 경우도 있기에, 발작교감항진증과 감별할 수 있는 임상적 참고점이 된다.

### 8) 치료

보존적 치료 요법과 약물치료가 병행되어야 한다. 증상을 유발하는 자극을 줄이고 필요한 경우 진정제 투여도 고려해야 한다. 발열은 약제에 반응하지 않는 경우가 많아, 해열제보다는 질병 자체를 치료하는 것이 효과를 볼 수 있다. 또한, 교감신경 과활성화로 인해 대사 요구가 늘어난 상태이므로 영양결핍을 막기 위해 적절한 용량의 열량보충에도 신경을 써야 한다.

일반적으로 모르핀을 일차적으로 선택하며, 혈압상승이 주요 증상인 경우는 연접전알파2수용체작용제나 베타차단제를, 발열이 동반되면 브로모크립틴 계열의 약물을 추가하여 치료한다.

#### (1) 아편유사제(Opioid)

발작교감과활성증의 일차 치료제이며, 모르핀을 주로 사용한다. 교감신경의 과활성을 유도하는 통증 자극에 대한 강력한 진통효과를 가지고 있으며, 연수의 미주신경핵(nucleus nervi vagi)을 자극하여 부교감신경을 활성화하며, 콜린성 작용을 통해 서맥을 유도하여, 교감신경항진 증상을 완화시키는 효과가 있다. 효과적인 약물의 용량은 환자마다 다른데, 발현 증상이 수분 이상 지속될 경우 2 mg의 용량으로 시작해볼 수 있다. 일반적으로 황산모르핀(morphine sulfate) 경구제를 사용한다.

#### (2) 연접전알파2수용체작용제 (Presynaptic alpha 2 receptor agonist)

클로니딘(clonidine)이나 덱스메데토미딘(dexmedetomidine) 등의 중추 알파2수용체작용제는 음성되먹이기(negative feedback)에 의해 교감신경 활성도를 감소시키는 작용을 한다. 따라서 혈압 상승에 효과가 있다. 하지만, 혈압 이외의 발한, 빈맥, 과호흡 등의 증상에는 효과가 적기 때문에, 환자의 증상에 따라 다른 약물과 병행하는 것을 고려해야 한다.

### (3) 베타수용체 차단제(Betablocker)

빈맥과 혈압 상승 증상을 조절하는 목적으로 사용한다. 교감신경절에서의 신경전달을 억제하여, 교감신경 활성도를 낮추므로 혈중 카테콜아민 농도를 감소시킨다고 알려져 있다. 주로 사용되는 프로프라놀롤(propranolol)은 뇌 손상 후 발열반응을 감소시키는 데에 효과가 있는 것으로 알려져, 발작교감과활성증 환자에서 모르핀과 함께 사용해볼 수 있다. 단, 저혈압을 유발할 수 있으므로 유의하여야 한다.

### (4) GABA-A수용체작용제(GABA-A agonist)

일반적으로 디아제팜, 아티반, 클로나제팜 등의 벤조다이아제핀 계열의 약물이 해당된다. 교감 신경 항진에 동반되어 발생하는 불안 초조 반응, 혈압 상승, 빈맥 등의 증상을 조절하는 데에는 효과적이지만 근원적 치료제는 아니므로 선택에 주의해야 한다.

### (5) 선택적 GABA-B수용체 작용제(Selective GABA-B agonist)

바클로펜(baclofen)이 해당된다. 근긴장도가 주된 증상인 환자에게 사용해 볼 수 있다. 경구제로 반응이 적은 경우는 척수강내 주사로 투약하면 전신의 근긴장도를 낮추는 데에 도움이 되기도 한다.

### (6) 도파민작용제

브로모크립틴(bromocriptin)이 해당하며, 시상하부의 도파민2형 수용체를 자극하고 1형수용체를 길항하는 효과를 낸다. 기전상으로는 신경이완제악성증후군을 치료하는 데에 적절한 약물이지만, 발작교감과활성증에도 효과가 있다. 정확한 기전은 밝혀지지 않았고, 단독으로 사용하기보다는 모르핀 등과 함께 부가적으로 사용하는 것이 일반적이다.

(7) 기타

근긴장도가 조절되지 않는 경우에는 단트롤렌(dantrolene)을 추가해 볼 수 있지만 간 독성의 위험이 있으므로 주의해서 사용해야 한다. 그 외에 드물게 고압산소치료도 시도된 적이 있지만 일반적으로 받아들여지지는 않는다.

## 9) 예후

발작교감과활성증이 동반된 환자들은 입원기간이 길고 예후가 불량하다. 다만, 질환 자체에 의한 영향인지, 예후가 좋지 않은 환자들일수록 발작교감과활성증이 더 많이 발생하는지는 불분명하다. 그러나 질병으로 인해 신체의 대사가 항진되고 체중이 감소하며 면역이 억제되고 재원기간이 증가한다는 보고가 있다. 또한, 이차적으로 신경성 폐부종이나 고혈당, 신기능저하, 고나트륨혈증 등이 동반될 수 있다.

질환에 대한 지식이 없을 경우 환자에게 불필요한 검사가 늘고 재원 기간이 증가하므로 중환자를 담당하는 의사는 이를 조기에 발견하여 적절한 치료를 하여야 한다.

# 11.7 내분비 문제

## 1. 성인 및 소아 중환자에서 혈당 조절

**핵심 요약**

1. 중환자에서 목표 혈당치는 140~180 mg/dL 사이로 한다.
2. 지속적으로 고혈당이 발생하는 경우 슬라이딩 스케일로 속효성 인슐린을 피하주사 하거나 지속적 인슐린 정맥주사로 혈당을 조절한다.
3. 저혈당 발생 시 지체 없이 당 공급이 되어야 한다(경구로 오렌지 주스 반 컵 혹은 정맥으로 50% dextrose 50 mL).

중환자에서 혈당이 잘 조절되지 않는 것은 흔히 접할 수 있는 일이나, 고혈당과 저혈당은 각각 중환자의 예후를 악화시키는 원인으로 작용할 수 있으므로 환자 예후 향상을 위해서 혈당을 적절하게 유지하는 것이 매우 중요하다.

### 1) 이론적 배경

중환자에서 급성 질환(acute illness)에 대한 신체 반응으로 인해 체내 코르티솔, 카테콜아민, 글루카곤, 성장 호르몬 등의 호르몬분비가 증가하게 되는데, 이로 인해 고혈당이 발생할 수 있으며, 이를 스트레스성 고혈당증(stress hyperglycemia) 혹은 중증 질환에 의한 고혈당증(critical illness hyperglycemia)이라고 부르기도 한다. 스트레스 호르몬의 증가는 포도당신생합성 및 글리코겐의 분해를 증가시켜 고혈당을 유발할 수 있으며, 인슐린 저항성 역시 증가하여 고혈당 발생에 기여할 수 있다. 또한 질환의 치료를 위해서 사용되는 스테로이드 제제도 고혈당 유발의 원인으로 작용한다.

중환자를 대상으로 시행한 여러 관찰연구에서 지속적인 고혈당은 환자 사망률을 증가시키며, 병원뿐만 아니라 중환자실 재원 기간을 늘리고, 병원 감염률을 높이는 것으로 보고되었다. 따라서, 중환자의 혈당 조절에 대한 초기 연구에서는 엄격하게 혈당을 조절하는 것이 환자의 임상 경과를 호전 시킨다는 보고가 있었다. 하지만 이후에 발표된 연구에서는 엄격한 혈당 조절이 오히려 저혈당 발생의 빈도를 높이며 환자의 예후에 악영향을 미친다는 결과가 발표되기도 하였다.

환자가 과다한 인슐린을 투약받거나, 패혈증이 발생하거나, 식이 공급이 급격히 변하는 환경에서는 저혈당이 유발될 수 있다. 저혈당 증상이 발생하는 혈당의 기준치는 개인차가 매우 크지만, 일반적으로 당뇨가 없는 사람의 경우 혈중 포도당 농도가 60 mg/dL 이하로 감소하면 배가 고프고, 땀이 나고, 가슴이 뛰며 불안해 하는 등 자율신경계 증상이 나타난다. 혈중 포도당 농도가 50 mg/dL 이하로 떨어지면 두통, 쇠약감, 피로감이 나타나며 심한 경우에는 시야 장애 및 경련, 혼수 등 신경당 결핍증상이 발생할 수 있고, 사망에까지 이를 수 있다. 당뇨병 환자에서의 저혈당은 절대적인 수치나 증상만으로 정의하기에는 혈당치와 증상 유무가 개인에 따라 다를 수 있어 개별적인 접근이 필요하다.

저혈당의 발생 빈도는 저혈당의 기준치 및 환자의 당뇨 유무에 따라 다를 수 있다. 저혈당의 기준을 혈중 포도당 농도 <40 mg/dL (2.2 mmol/L)로 정의하게 되면 저혈당은 약 19%의 환자에서 발생하는 것으로 알려져 있으며, 혈중 포도당 농도 <60 mg/dL (3.3 mmol/L)를 기준으로 하게 되면 최대 32% 환자에서 저혈당이 발생하는 것으로 알려져 있다.

**표 11.7.1** 여러 학회에서 제안하는 중환자에서 혈당 목표치

| Organization | Year | Target glucose (mg/dL) |
|---|---|---|
| European Society of Cardiology | 2009 | 140~180 |
| American Association of Clinical Endocrinologists | 2009 | 140~180 |
| American College of Physicians | 2011 | 140~200 |
| Society of Critical Care Medicine | 2012 | 110~150 |
| Joint British Diabetes Societies for Inpatient Care | 2015 | 140~180 |
| Korean Diabetes Association | 2015 | 140~180 |
| American Diabetes Association | 2018 | 140~180 |

## 2) 목표 혈당 범위

현재까지 연구 중 가장 대규모 연구인 NICE-SUGAR 연구에서 중환자와 수술환자가 혼합된 성인 집단의 데이터를 기반으로 하며 80~110 mg/dL (4.4~6.1 mml/L)의 엄격한 혈당 범위를 목표로 하는 경우에는 심한 저혈당 발생 발생률이 증가할 수 있으며 이는 사망률을 증가시킬 수도 있다고 보고되어, 좀 더 넓은 혈당 범위가 (140~180 mg/dL (7.7~10 mml/L)) 목표치로 제안되었다. 이후 연구들에서도 비슷한 결과가 발표되어서 최근 여러 학회에서는 중환자의 목표 혈당을 140~180로 제시하고 있다(표 11.7.1).

성인에서만큼 데이터가 충분하지는 않지만 소아 중환자에서도 비슷한 연구가 진행되었으며, 소아 환자군에서도 비슷한 혈당치를 권고하는 것으로 결론짓고 있다.

### 3) 치료 지침

중환자의 목표 혈당을 140에서 180 mg/dL (7.7 to 10 mml/L)으로 유지하기 위해서 포도당을 함유하고 있는 수액의 사용을 최소화하고 인슐린은 꼭 필요한 경우에만 사용하도록 권고된다. 소아 환자에서도 비슷한 기준이 적용되고 있지만, 급성장을 하는 시기(특히 영유아)에 환자에서 적절한 장관 영양(enteral feeding)을 할 수 없는 경우에는 저혈당이 발생할 수 있어 이를 예방하기 위해 정맥으로 포도당을 포함한 수액을 사용하고 있다.

#### (1) 인슐린 투여 요법

투여 시작 – 중환자에서 고혈당이 지속적으로 발생할 경우 혈당 조절은 인슐린 투여를 원칙으로 한다. 혈당 조절을 위해서 일반적으로 통용되는 인슐린 투여 요법은 없지만, 일반적으로 속효성 제제를 4시간에서 6시간마다 피하에 반복적으로 투약하거나 정맥으로 지속 주입함으로서 혈당을 적절(140~180 mg/dL, 7.7 to 10 mml/L)하게 유지하는 방법이 많이 사용된다. 질병의 급성기에는 경장 혹은 정맥 영양의 공급이 변경되거나 혹은 중단되기도 하고, 글루코코티코이드 등의 약제가 추가되는 등의 이유로 환자의 인슐린 요구량이 급격하게 변할 수가 있어, 저혈당 발생의 위험이 상대적으로 높은 지속형 인슐린의 사용을 지양하는 것이 권고된다.

일반적으로, 혈당이 12시간 이상 지속적으로 180 mg/dL (>10 mmol/L) 이상으로 높이 측정되는 환자의 경우, 환자가 당뇨병성케톤산증이 아님을 확인하고 난 뒤에, 인슐린 슬라이딩 스케일에 따라 간헐적으로 인슐린을 피하에 주사한다. 그럼에도 고혈당이 24시간 이상 지속되는 경우에는 좀 더 높은 용량의 슬라이딩 스케일을 사용하고 (용량을 증량하거나 빈도를 증량), 이후에도 혈당이 잘 조절되지 않으면 지속적 인슐린 정맥 주입(continuous insulin infusion)를 시작한

**표 11.7.2** 영국 당뇨협회에서 제안하는 입원환자의 지속적 인슐린 정맥 주입 프로토콜

| Glucose (mg/dL) | Insulin rates (mL/h) (start on standard rate unless otherwise indicated) | | |
|---|---|---|---|
| | Reduced rate (for use in insulin sensitive patients, e.g. ≤24 units/day) | Standard rate (first choice in most patients) | Increased rate (for insulin-resistant patients, e.g. ≥100 units/day) |
| <72 | 0 | 0 | 0 |
| 73~144 | 0.5 | 1 | 2 |
| 145~216 | 1 | 2 | 4 |
| 217~288 | 2 | 4 | 6 |
| 289~360 | 3 | 5 | 7 |
| 361~432 | 4 | 6 | 8 |
| >433 | 6 | 8 | 10 |

다. 하지만 최근 흉부외과 수술을 받은 환자 군에서 간헐적 인슐린 피하 주사 요법보다 지속적 인슐린 정맥 주입을 받은 환자에서 감염률이 감소하고 임상 지표의 개선되었다는 연구가 발표되어 고혈당이 지속될 때 처음부터 지속적 인슐린 정맥 주입 치료를 시작하는 것에 대한 관심이 커지고 있다. 지속적 인슐린 정맥 주입 프로토콜은 각 기관마다 자체적인 프로토콜을 만들어 사용하기도 하나 영국 당뇨학회에서 추천하는 프로토콜은 다음과 같다(표 11.7.2).

소아 환자에서도 환자의 체중당 0.01에서 0.1 unit/kg/hr의 인슐린이 주입되도록 인슐린 정주 속도를 조절하도록 하는 기본 원리는 비슷하지만, 일부 환자에서는 드물게 0.3 unit/kg/hr의 고용량 인슐린 정맥주사 요법이 필요할 수도 있다.

### (2) 지속형 인슐린 사용으로의 전환

환자가 급성기에서 회복되고 인슐린 요구량이 안정적으로 유지되면, 지속형 인슐린으로의 전환이 가능하다. 지속형 인슐린은 안전하며, 특히 환자가 경장 영양을 하는 경우에는 안전성이 좀 더 높은 것으로 알려져 있다.

### (3) 정맥영양을 공급받는 환자에서 주의 사항

정맥영양(parenteral nutrition)을 공급받는 환자에서도 위와 같은 치료법을 사용할 수 있다. 다만, 정맥영양의 경우 주사관의 막힘 등으로 인해 갑자기 영양 공급이 중단되거나 하는 경우에는 혈당이 급격히 변할 수가 있어서 정맥영양과 인슐린을 함께 공급할 경우에는 주의가 필요하다. 정맥영양이 중단되어서 발생하는 저혈당을 예방하기 위해서 속효성 인슐린을 정맥영양제 추가하는 것도 한 가지 방법일 수 있다.

## 4) 모니터링

목표에 맞는 혈당을 유지하고 저혈당을 피하기 위해서는 혈당을 주의 깊게 관찰하는 것이 중요하다. 혈당 측정을 위해서 여러 기구들이 사용되고 있지만, 그 정확도 및 사용 편의성은 각기 다르다. 일반적으로 병원에서 인증되고, 이상적으로는 ICU에서 인증된 기구를 사용해서 침상에서 간단하게 혈당을 측정하는데 만약 측정값에 오류가 의심되는 경우에는 동맥혈 혹은 정맥혈을 채혈하여 재검사를 하는 것이 추천된다. 동맥혈에서 측정한 혈당이 다른 방법으로 측정한 혈당보다 더 정확한것으로 알려져 있지만, 동맥혈 채혈은 어려움이 있을 수 있어 필요한 경우에만 시행하도록 권고된다.

지속적 인슐린 정맥 주입을 하는 중에는 매시간 혈당을 측정하는 것이 적절하며, 간헐적 인슐린 요법을 사용하는 환자는 4~6시간마다 혈당을 측정하는 것이 추천된다. 이후 환자가 지속형 인슐린을 사용하면서 혈당이 안정적으로 유지되는 경우에는 검사 빈도를 줄이는 것이 가능하다.

### 4) 저혈당의 치료

저혈당 발생 시 혈중 포도당 수치가 낮으면 낮을 수록 환자 사망 위험성이 증가하는 것으로 알려져 있어 저혈당이 의심되는 경우에는 즉각적인 치료가 필요하다. 저혈당의 치료는 혈액 내 포도당 농도를 상승시키는 것이며 이를 위해 필요한 단순당의 양은 15~20 g 정도로 오렌지 주스 혹은 콜라 반 컵 또는 사탕 3~4개 정도에 해당한다. 경구 섭취가 불가능한 경우라면 정맥 내로 50% 포도당 수액 50 mL를 투여한 뒤 5~10% 포도당 용액을 지속적으로 주입해야 한다. 수액 요법이 불가능한 상황에서는 글루카곤 주사를 고려해 볼 수 있는데, 성인 및 청소년의 경우 글루카곤 1 mg, 5세 미만의 소아는 0.5 mg, 유아의 경우에는 0.25 mg을 피하 또는 근육 주사하는 것을 추천한다. 이후에도 혈당이 감소할 수 있어서 저혈당에 대한 원인을 파악하고 필요 시 지속적인 혈당 공급을 하는 것이 중요하겠다.

## 2. 중환자와 관련된 스테로이드 결핍(Critically Illness related corticosteroid insufficiency, CIRCI)

**핵심 요약**

- 중환자실에 입실하는 다양한 환자의 급성 스트레스 정도에 따라 CIRCI가 발생할 수 있다.
- CIRCI는 다양한 증상으로 나타날 수 있다(의식저하, 발열, 혈압저하, 저혈당, 전해질 이상 등).
- 고용량 Cosyntropin (250 μg)을 사용한 ACTH stimulation test로 CIRCI를 진단할 수 있다.
- CIRCI 진단 혹은 의심되는 경우 스테로이드 보충이 필요하다.

### 1) 정의

중환자에서 원인이 불명확한 의식 장애가 지속되거나, 승압제 및 적절한 수액요법에도 불구하고 혈역학적 불안정이 지속되거나, 경험적 항균 요법에 반응하지 않고 명확한 감염원 밝혀지지 않는 발열, 원인이 불명확한 저혈당, 전해질 불균형 등의 증상을 보일 때가 종종 있다. 2008년 중환자의학회(Society of Critical Care Medicine, SCCM) 에서 중환자들에서 발생하는 시상하부-뇌하수체-부신(hypothalamus pituitary adrenal) 축의 손상을 설명히기 위헤 중환자와 관련된 스테로이드 결핍(critical illness-related corticosteroid insufficiency, CIRCI)이라는 용어를 만들었다. 부신기능 저하증(adrenal insufficiency, AI)는 중환자들에서 흔하게 나타난다. 전반적인 유병률은 10~20%이지만 severe sepsis 그리고 패혈증 쇼크(septic shock) 환자에서는 최고 50~60%까지 보고된다. 중환자에서 나타나는 부신 억제는 흔히 가역적이며 이를 CIRCI라고 정의한다. CIRCI

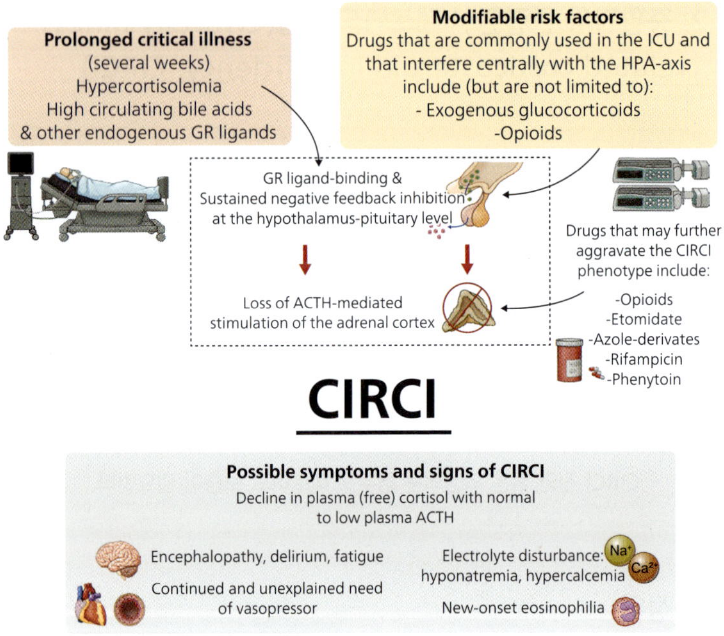


**그림 11.7.1** CIRCI의 대략적 개요

는 glucocorticoid-glucocorticoid 수용체를 통해 염증 전사 인자의 불충분한 하향조절에 의해 나타나는 반응으로, 중환자 중증 질환에 대한 부적절한 세포 단위의 corticosteroid 활성으로 정의되었다.

CIRCI는 패혈증 및 패혈성 쇼크, 심각한 폐렴, 급성 호흡 곤란 증후군(ARDS), 심장 마비, 두부 손상, 외상, 화상 및 대수술 후를 포함한 여러 급성 상태에서 발생하는 것으로 간주되며, 입원하는 중환자들 중에 약 10~20% 정도 발생하며 패혈증 쇼크 환자들의 경우 약 60%가량 발생하는 것으로 알려져 있다. 이러한 CIRCI 발생 시 시간 경과에 따른 염증 및 응고인자들의 증가와 환자들의 이환율, 중환자실(ICU) 입원 기간 및 사망률 증가와 관련이 있다.

## 2) 발생 기전

급성 스트레스의 심각한 상태에서는 부신에서의 코르티솔 분비량이 질병의 심각성에 따라 최대 6배 증가한다. 이는 일부로 코르티코트로핀 방출 호르몬(CRH) 및 부신 피질 자극 호르몬(ACTH)의 분비량 증가로 인한 것이다. 여러 사이토카인들도 다수의 수준에서 HPA 축에 간섭하는 것으로 알려져 있으며 글루코코르티코이드 수용체 및 친화도도 증가한다. 그 기전으로는 ACTH와 CRH 증가와 코르티솔의 음성되먹임 기능의 저하가 있으며, ACTH의 경우 locus coeruleus에서 생성되는 노르에피네프린에 의해 추가로 자극된다. 그리고 손상된 조직의 자율 신경계(ANS) 구심성 섬유의 신경 말단에는 손상 관련 분자 패턴(damageassociated molecular patterns, DAMP) 및 병원체 관련 분자 패턴(pathogenassociated molecular patterns, PAMP)에 대한 수용체가 있어 위협을 감지하고 노르아드레날린성/CRH 시스템을 활성화시킨다. 또한 DAMP와 PAMP는 Toll 유사 수용체(Toll-like receptor, TLR)를 소유한 부신 피질 세포를 직접 자극하여 코르티솔 합성을 유발할 수 있다(그림 11.7.2). 염증세포에서 발생하는 사이토카인은 전신 작용 외에도 말초 코르티솔 수치를 증가시킬 수 있으며 코르티솔에 대한 코르티솔 수용체의 친화도를 증가시킬 수 있다. 코르티솔의 이러한 활성 변화는 염증 반응을 조절하는 중요한 적응 기전으로 간주된다(그림 11.7.3). 일반적으로 코르티솔에 결합하는 코르티코스테로이드 결합 글로불린(CBG) 및 알부민의 수준이 감소하여 자유 코르티솔의 수준이 증가한다, 또한, 에토미데이트와 같은 마취제도 HPA 축과 간섭할 수 있다, 코르티솔 분비는 아침의 최고치와 저녁 및 밤시간의 최저치의 정상적인 일일 패턴을 유지하지 못하게 된다. 중환자 상태의 만성 단계에서는 코르티솔 수준이 천천히 감소하고 환자가 회복되면 정상으로 돌아간다. 그러나 ACTH 수준은 낮고, CBG 수준은 증가한다.

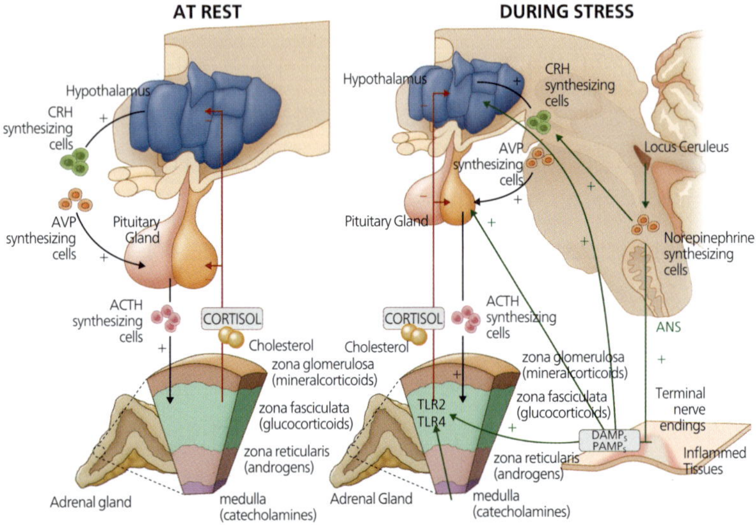


**그림 11.7.2 평상시와 스트레스 상황에서의 스테로이드 합성 비교**

특히 중환자들에게 코르티솔의 활성 저하가 자주 관찰되는데, 이에 대한 기전은 부신 코르티솔 호르몬 합성 장애 및 조직의 코르티솔 저항성으로 설명할 수 있다. 부신 코르티솔 합성 장애는 신경내분비세포의 손상으로 나타나는데, 패혈증 및 패혈증 쇼크의 경우 부신 조직의 괴사 및 출혈로 발생할 수 있고, 또한 뇌하수체 및 시상의 뇌졸증, 손상으로도 발생할 수 있다. 또한 패혈증과 같은 스트레스 상황에서 산화질소 분비가 증가되어 신경세포의 사멸과 ACTH 합성을 저해한다. 그리고 부신 피질에서의 지방 및 콜레스테롤 저장량이 감소하여 반응물인 코르티솔 합성도 감소하며, 에토미데이트(etomidate) 같은 마취 유도제 및 ketoconazole 같은 항진균제 또한 코르티솔 합성 저하를 일으킬 수 있다.

조직의 코르티솔 저항성은 정상적인 혈장 코르티솔의 농도에도 불구하고 glucocorticoid receptor alpha (GR-α)의 활성 저하로 나타

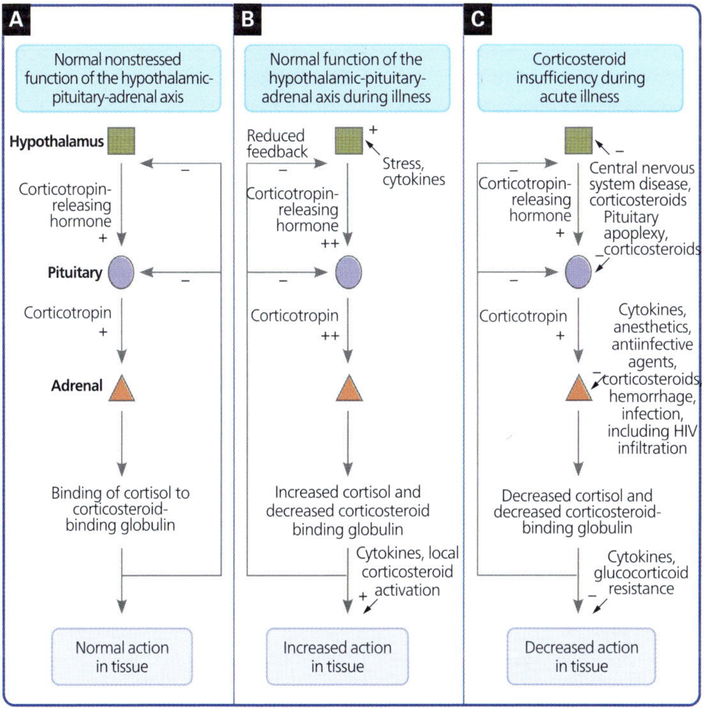


**그림 11.7.3** 정상 조건에서의 뇌하수체-각질부신축의 활동(A), 스트레스에 대한 적절한 반응 시(B), 그리고 중환자병에 대한 부적절한 반응 시(C)의 활동

나는 현상으로, GR-α가 코르티솔의 결합 친화도, 농도, 핵으로의 수송 및 glucocorticoid rcsponsivc clcmcnt(세포핵, 미토콘드리아) 또는 기타 관련 전사 인자와 같은 코르티솔 매개 활성을 조절하여 결국 코르티솔에 대한 세포의 반응에 영향을 미칠 수 있다.

또한 패혈증과 같은 스트레스 상황에서 산화질 소 분비가 증가되어 신경세포 의 사멸과 ACTH 합성을 저해한다(표 11.7.3).

**표 11.7.3** CIRCI 발생의 주요 기전

| General defect | Main mechanisms | Key factors |
|---|---|---|
| Decrease in cortisol production | | |
| Altered adrenal synthesis of cortisol | Necrosis/hemorrhage | Acute kidney failure; hypo-coagulation; disseminated intravascular coagulation; cardiovascular collapse; tyrosine kinase inhibitors |
| | Decreased availability of esterified cholesterol | Depletion in adrenal storage regulated by annexin A1—formyl peptide receptors downregulated scavenger receptor-B1 |
| | Inhibition of steroidogenesis | Immune cells/toll-like receptors/cytokines<br>Drugs e.g., sedatives, corticosteroids<br>ACTH-like molecules e.g., corticostatins |
| Altered synthesis of CRH/ACTH | Necrosis/hemorrhage | Cardiovascular collapse; disseminated intravascular coagulation; treatment with vasopressor agents |
| | Inhibition of ACTH synthesis | Glial cells/nitric oxide mediated neuronal apoptosis<br>Increased negative feedback from circulating cortisol following up-regulation of ACTH-independent mechanisms of cortisol synthesis<br>Drugs e.g., sedatives, anti-infective, psychoactive agents<br>Inappropriate cessation of glucocorticoid treatment |

(계속)

표 11.7.3 (계속)

| General defect | Main mechanisms | Key factors |
|---|---|---|
| Alteration of cortisol metabolism | Decreased cortisol transport | Downregulation of liver synthesis of cortisol-binding globulins and albumin |
| | Reduced cortisol breakdown | Decreased expression and activity of the glucocorticoid-inactivating 5-reductase enzymes in the liver with putative role of bile acids;<br>Decreased expression and activity of the hydroxysteroid dehydrogenase in the kidney |
| Tissue resistance to cortisol | Inadequate glucocorticoid receptor alpha (GR-α) activity | Multifactorial etiology including reduced GR-α density and transcription and excessive NF-kappa β activation |

## 3) 주요 증상(Clinical symptoms)

CIRCI의 임상적 증상은 다양한 양상으로 나타날 수 있다. 특히 중환자의 경우 다른 감별원인 없이 의식 장애가 지속되거나, 승압제 사용에도 불구하고 혈역학적 불안정소견을 보이거나, 교정에도 불구하고 저혈당, 발열 및 전해질 불균형 등의 증상을 보일 때, CIRCI를 의심하고 스테로이드 투여를 고려해야 한다.

## 4) 진단(Diagnosis)

Adrenal suppression은 충분한 수액치료에 반응하지 않는 저혈압, 반복되는 저혈당, 전해질 이상 등의 ICU 환자 누구에서나 의심을 해야 한다. CIRCI의 임상적 증상은 다양한 양상으로 나타날 수 있다(표 11.7.4).

**표 11.7.4** CIRCI의 다양한 임상적 증상

| Clinical | |
|---|---|
| General | Fever, asthenia |
| Neurological | Confusion<br>Delirium Coma |
| Cardiovascular | • hypotension refractory to fluid resuscitation<br>• Decreased sensitivity to catecholamines<br>• High cardiac index |
| Digestive | Nausea Vomiting<br>Intolerance to enteral nutrition |
| Respiratory | Persistent hypoxia |
| Laboratory | Hypoglycemia<br>Hyponatremia<br>Hyperkalemia Metabolic acidosis Hypereosinophilia |
| Imaging | Hemorrhage or necrosis in hypothalamus, pituitary gland or adrenal gland |

- 고용량(250-μg) ACTH stimulation test

Cosyntropin (250 μg) 투약 이후 30분, 60분째 코르티솔 수치가 18 μg/dl 이하일 때 CIRCI 진단할 수 있다. 미국 내분비학회(Endocrine Society)의 가이드라인에서는 high-dose (250 μg) ACTH stimulation test(30분 또는 60분 코르티솔 수치가 18 μg/dL 미만)가 다른 진단검사들보다 일차성 부신 기능저하를 진단하는 데 우수한 것으로 권고하고 있다. 하지만, 실제 임상에서 ACTH stimulation test는 절대적인 진단도구로 사용되기보다는 보조적인 수단으로 사용되며, 환자의 중증도, 증상 및 상태에 따라 임상의의 판단으로 진단 되는 경우

가 많다[이전 2008년 가이드라인 CIRCI의 진단은 cosyntropin (250 μg) 투여 후 혈청 코르티솔 변화량이 9 μg/dl 미만이거나 무작위 총 코르티솔 <10 μg/dl일 때 진단 가능하다고 하였는데 이것은 더 이상 사용이 추천되지 않는다].

2차적인 방법으로 low-dose (1 μg) ACTH stimulation test와 hydrocortisone (50~300 mg) 투여 후 혈역학적 불안정의 개선 여부을 사용해볼 수 있으나 high-dose (250 μg) ACTH stimulation test보다 진단적 가치가 떨어진다고 알려져 있다. 그 외에 혈장 총 코르티솔, 무작위 혈장 또는 혈청 코르티솔, 타액 유리 코르티솔 등과 같은 진단 검사가 있으나 아직까지 효용성에 대해 명확하게 입증되지 않았다. 또한 ACTH (corticotropin) 수치를 일상적으로 측정하여 CIRCI 진단하는 것은 추천하지 않는다.

뇌 외상, 뇌졸중 이후에 발생하는 시상하부-뇌하수체 기능 부전은 초기뿐만 아니라 장기적으로도 발생할 수 있다. 그러므로 이를 확인하기 위해 발병 이후 초기(1~7일), 장기(1년 이후)까지 시상하부 뇌하수체 호르몬 기능 검사를 시행하는 것을 권장한다.

결론적으로 CIRCI 진단 검사로 high-dose (250-μg) ACTH stimulation test을 우선적으로 권고한다. 하지만 단일 테스트로 CIRCI를 진단하기보다는 임상적 상황을 고려하는 것이 중요하다.

### 5) 치료(Treatment)

CIRCI의 치료는 중환자들 중에 부신 기능 저하 소견이 의심되는 모든 환자들에게 공통적인 용량 및 용법의 steroid 사용을 권고하지는 않았다. 가이드라인에서도 각기 다른 질환 및 상태인 패혈증, 패혈증성 쇼크, ARDS 등에 맞추어 사용을 권고하고 있다. 이처럼 CIRCI 치료는 명확히 정립되지 않았고, 임상의의 경험과 판단에 의해 치료가 결정되는 경우가 많다.

- 패혈증(sepsis): 쇼크가 없는 성인 패혈증 환자에서 steroid 사용은 권고하지 않는다.
- 패혈증성 쇼크(septic shock): 수액 치료에 반응하지 않는 패혈증성 쇼크 및 중등도 내지 고용량의 승압제 사용 환자에서 steroid 사용을 추천한다. 그리고 steroid를 사용하는 경우, 성인 패혈증성 쇼크 환자에게 고용량 및 단기 투여보다는 장기 및 저용량(예: 전체 용량에서 3일 이상 동안 hydrocortisone IV <400 mg/day IV)을 사용하는 것이 선호된다. 일반적인 steroid 사용은 200 mg/day 용량의 hydrocortisone을 IV로 50 mg을 6시간마다 정맥 일시 주사 또는 연속 주입하는 방법이다. 주로 이러한 투약은 노르에피네프린 또는 에피네프린 ≥0.25 mcg/kg/min의 용량으로 최소 4시간 투여 후에 시작하는 것이 권유된다.
- 급성 호흡곤란 증후군 ARDS: 초기 중등도에서 중증 급성 호흡곤란 증후군($PaO_2/FiO_2$ <200 및 발병 후 14일 이내) 환자에게 steroid 사용을 권고했다. 왜냐하면 9개의 trial을 분석한 결과 경증 및 중증 ARDS 환자에서 steroid 투약이 전신 염증의 표지자(inflammatory cytokine, CRP)의 유의한 감소, 기계 환기 기간 및 사망률 감소와 관련이 있었다. 또한 2020년 발표된 다기관, 무작위 연구에서, ARDS 환자에서 dexamethasone 치료가 기계 환기 기간 및 사망률 감소와 유의함을 보였고, 부작용의 비율은 크게 다르지 않음을 보였다. 2017년도 SCCM 가이드라인에서는 지속성 ARDS 환자에서 발병 초기 7일째까지($PaO_2/FiO_2$ <200) 1 mg/kg/day, 후기(발병 6일 후)에는 2 mg/kg/day으로 methylprednisolone을 투약할 것을 제안했다. 이후에는 13일 동안 서서히 감량을 해야한다고 했다. Methylprednisolone 사용의 이유는 폐 조직 투과성이 높아 권장하였다.

중환자로 내원한 환자들 중 별다른 원인 없이 의식저하가 발생하거나, 승압제의 사용에도 불구하고 지속적인 혈역학적 불안정, 저혈당, 전해질 분균형, 발열 등과 같은 증상이 보일 때는 CIRCI를 의심해야 하고 이를 진단하는 ACTH stimulation test를 시행하거나 경험적 스테로이드 투여를 할 수 있다. 다만 무분별한 스테로이드 투여는 감염의 위험성이나 위장관 출혈을 일으킬 수 있으므로 사용에 유의해야 한다. 신경중환자에게 있어 뇌압 및 뇌부종을 조절하기 위한 스테로이드 사용은 권장되지 않고, 부신 기능 부전이나 전해질 이상과 같은 경우에 투약하길 권고한다. 그리고 장기간 스테로이드가 투약된 환자에게 있어 약물 유발성 부신 기능 부전이 발생할 수 있으므로 감량에 유의해야 한다. 뇌 외상, 뇌졸중(출혈, 허혈)에서 뇌압 및 뇌 부종 조절을 위한 스테로이드 사용은 권고하지 않는다. 장기간(2주 이상)의 스테로이드 요법 이후 감량 및 중단 시에는 부신 피질 위축으로 인한 부신 기능 부전 가능성이 있으므로 점진적인 감량이 필요하다. 그리고 prednisolone 5 mg/day (or hydrocortisone 20 mg/day)까지 감량 후 중단 시에는 AI test를 통해 정상적인 cortisol 수치를 확인 후 중단하는 것을 권고한다.

스테로이드 결핍으로 보충 시 반드시 한 종류의 스테로이드를 복용해야 하는 것은 아니다. 같은 스테로이드라도 용량 및 기능이 다르므로 이를 숙지하고 있는 것이 중요하다. 표 11.7.5에 다양한 스테로이드를 정리하였다. 중환자로 내원한 환자들 중 별다른 원인 없이 의식저하가 발생하 거나, 승압제의 사용에도 불구하고 지속적인 혈역학적 불안정, 저혈 당, 전해질 분균형, 발열 등과 같은 증상이 보일 때는 CIRCI를 의심해야 하고 이를 진단하는 ACTH stimulation test를 시행하거나 경험 적 스테로이드 투여를 할 수 있다(그림 11.7.4).

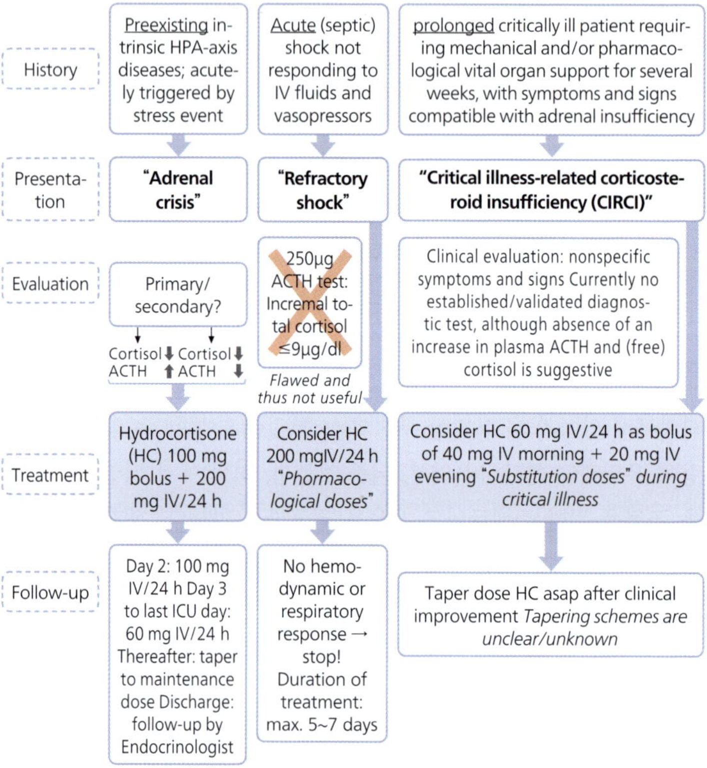


## 11.7.4 CIRCI 치료요약

**표 11.7.5** 다양한 스테로이드의 특성, 복용 등가물 및 치료 적응증

| | Approximate equivalent dose* (mg) | Relative glucocorticoid activity | Relative mineralocorticoid activity | Duration of action (hours) | General therapeutic indications |
|---|---|---|---|---|---|
| **Glucocorticoids** | | | | | |
| *Short-Acting* | | | | | |
| Hydrocortisone | 20 | 1 | 1 | 8~12 | * relatively high mineralocorticoid activity makes it suitable for use in adrenal insufficiency |
| Cortisone | 25 | 0.8 | 0.8 | 8~12 | * similar to hydrocortisone |
| *Intermediate-acting* | | | | | |
| Prednisone | 5 | 4 | 0.8 | 12~36 | * high glucocorticoid activity makes it useful for longterm treatment, and as an anti-inflammatory/ immunosuppressant |
| Prednisolone | 5 | 4 | 0.8 | 12~36 | *similar to prednisone |
| Methylprednisolone | 4 | 5 | Minimal | 12~36 | * anti-inflammatory/immunosuppressant |
| Triamcinolone | 4 | 5 | 0 | 12~36 | * anti-inflammatory/immunosuppressant |
| *Long-Acting* | | | | | |
| Dexamethasone | C.75 | 30 | Minimal | | * anti-inflammatory/immunosuppressant; used especially when water retention is undesirable given its minimal mineralocorticoid activity<br>* usually reserved for short-term use in severe, acute conditions given its high potency and long-duration of action |
| Betamethasone | ).6 | 30 | negligible | 36~72 | *similar to dexamethasone |
| **Mineralocorticoids** | | | | | |
| Fludrocortisone | ** | 10~15 | 125~150 | 12~36 | * used for aldosterone replacement |

# 11.8 호흡기 문제

## 1. 폐색전증(Pulmonary embolism)과 심부정맥혈전증 (Deep vein thrombosis)

**핵심 요약**

1. 신경중환자에서 호흡곤란, 가슴통증, 실신, 객혈 등의 증상을 보이는 경우 급성 폐색전증을 의심할 수 있다.
2. 혈역학적 불안정 상태는 폐색전증 환자에서 자주 보이는 증상은 아니지만 고위험 폐색전증의 매우 주요한 증상 중 하나이며 광범위한 폐색전증 때문에 쇼크가 발생할 수 있다.
3. 정맥혈전증의 가능성이 높은 경우에는 D-이합체 검사 없이 바로 영상검사를 진행하며, 정맥혈전증의 가능성이 낮거나 중증도의 가능성인 경우에는 D-이합체 검사를 먼저 하여 양성인 경우에만 영상 검사를 진행하는 것이 추천된다.
4. 컴퓨터단층촬영 폐동맥 조영검사(computed tomographic pulmonary angiography, CTPA)는 폐색전증의 진단에 가장 많이 사용되는 확실하고 효과적인 검사 방법이다.
5. 심초음파는 혈역학적으로 불안정한 폐색전증이 의심되는 환자의 경우 병상에서 바로 시행할 수 있고, 급성 우심부전을 시사하는 우심실의 크기확장이나 알파벳 대문자 D모양으로 좌심실이 압박되어 있는 소견이 관찰된다면 중증도 이상의 폐색전증의 가능성이 있어 신속한 치료가 반드시 필요하다.
6. 급성 폐색전 환자의 중심정맥압이 낮은 경우에 500 mL 이하의 수액투여를 하여 심장박출지수(cardiac index)를 증가시킬 수 있다. 이러한 고위험 폐색전증 환자에게 승압제(vasopressor)의 사용이 자주 필요하며, 승압제 중 노르에피네프린은 폐혈관저항의 변화를 가져오지 않고 혈압과 관상 동맥의 관류를 상승시킬 수 있다.

7. 심각한 쇼크 또는 심정지가 발생한 고위험 폐색전증 환자에서 에크모(veno-arterial extracorporeal membrane oxygenation) 치료가 도움이 될 수 있다.
8. 고위험 폐색전증 환자 중에서 출혈의 저위험군 혹은 중간위험군에 해당되는 경우에 혈전용해요법을 시행할 수 있다.
9. 신장 기능이 감소되어 있는 경우(크레아티닌청소율 <30 mL/min)에도 헤파린을 사용할 수 있다. 80 units/kg을 급속 정주 이후에 시간당 18 units/kg 용량을 지속적 정맥주입 하거나 5,000 units을 급속 정주 이후에 시간당 1,000 units 용량을 지속적 정맥주입 한다. 이후 활성화부분 트롬보플라스틴시간(activated partial thromboplastin time, aPTT)을 기저 검사 수치의 1.5~2.5배로 유지하거나, 혹은 46~70초 사이를 유지하도록 정맥주입 용량을 조절한다.
10. 중환자실에 입실한 신경중환자의 경우 신경외과적인 질환으로 움직임이 제한된 경우가 많아서 대부분 정맥혈전증 발생 고위험군이므로 적극적인 예방이 필요하다. 비약물적인 방법으로 압박 스타킹이나 간헐적 공기 압축법(intermittent pneumatic compression, IPC) 등을 적용 가능하고 출혈 위험성이 적은 경우에는 약물을 이용한 예방도 추천된다.
11. 정맥혈전증의 예방목적으로 항응고제 사용 시 용량 및 방법은, 에녹사파린 40 mg 하루 한 번 피하주사, 폰다파리눅스 2.5 mg 하루 한 번 피하주사, 리바록사반 10 mg 하루 한 번 경구 복용한다.

정맥혈전증(venous thromboembolism, VTE)은 신경외과 환자에게 적지 않은 빈도로 발생하며 예방과 치료 모두 중요한 질환이다. 특히 신경외과 환자에서 폐색전증(pulmonary embolism, PE)의 발병율은 1~5% 정도로 보고되고 있으며 이에 의한 사망률은 문헌에 따라

9~50%로 다양하게 보고되고 있다. 정맥혈전증은 크게 폐색전증과 심부정맥혈전증(deep vein thrombosis, DVT)으로 분류된다. 폐색전증은 질환의 중증도에 따라서 고위험 폐색전증(high risk PE or massive PE), 중증도 위험 폐색전증(intermediate risk PE or submassive PE), 저위험 폐색전증(low risk PE)으로 분류할 수 있다. 고위험 폐색전증은 급성 우심부전(right ventricular dysfunction)이 동반되고, 우심부전으로 인해 혈역학적 불안정 상태(hemodynamic instability)가 발생한 경우로 정의할 수 있다. 이는 곧 심정지가 발생할 수 있는 위험한 상태이고 치료를 하지 않는 경우 30~50% 정도의 사망률을 보이는 매우 위중한 질환이다. 중증도 위험 폐색전증은 우심부전이 동반되었지만 혈역학적 불안정이 동반되지 않은 경우로 정의 할 수 있다. 중증도 위험 폐색전증에서 우심부전과 심장생화학표지자인 트로포닌(troponin)이나 뇌나트륨이뇨펩티드(brain natriuretic peptide, BNP)의 상승이 둘 다 동반된 경우를 중등도-고위험군, 우심부전이나 심장생화학표지자 중 한 가지만 이상이 있는 경우를 중등도-저위험군으로 분류한다. 중등도 위험군의 폐색전증의 사망률은 8~10% 정도이다. 저위험 폐색전증은 우심부전, 혈역학적 불안정 혹은 트로포닌, 뇌나트륨펩티드(BNP) 등의 상승이 없는 상태이다. 중증도에 따른 자세한 폐색전증의 분류는 표 11.8.1에 기술하였다.

### 1) 정맥혈전증의 임상적인 증상

정맥혈전증을 진단하는 데 가장 중요한 것은 정맥혈전증을 의심하는 것이다. 신경중환자에서 심부정맥혈전증을 의심하는 경우는 신경외과적인 질환으로 움직임이 제한된 환자에서 한쪽 팔이나 다리가 반대쪽에 비해 비대칭적으로 부종이 생기는 경우 의심할 수 있다. 심부정맥혈전증은 사지의 심부 정맥에 혈전이 형성되는 질병으로 주로 하지에 발생한다. 그러나 심부정맥혈전증의 임상증상은 해부학적 위치,

**표 11.8.1** classification of pulmonary embolism severity and the risk of early (in-hospital or 30 day) death [2019 European Society of Cardiology (ESC) guidelines for the diagnosis and management of acute pulmonary embolism]

<table>
<tr><th colspan="2" rowspan="2">Early mortality risk</th><th colspan="4">Indicators of risk</th></tr>
<tr><th>Haemodynamic instability[a]</th><th>Clinical parameters of PE severity and/or comorbidity: PESI class III-V or sPESI≥1</th><th>RV dysfunction on TTE or CTPA[b]</th><th>Elevated cardiac troponin levels[c]</th></tr>
<tr><td colspan="2">High</td><td>+</td><td>(+)[d]</td><td>+</td><td>(+)</td></tr>
<tr><td rowspan="2">Intermediate</td><td>Intermediate-high</td><td>−</td><td>+[e]</td><td>+</td><td>+</td></tr>
<tr><td>Intermediate-low</td><td>−</td><td>+[e]</td><td colspan="2">One (or none) positive</td></tr>
<tr><td colspan="2">Low</td><td>−</td><td>−</td><td>−</td><td>Assesment optional; if assessed, negative</td></tr>
</table>

BP = blood pressure; CTPA = computed tomography pulmonary angiography; H-FABP = heart-type fatty acid-binding protein; NT-proBNP = N-terminal pro B-type natriuretic peptide; PE = pulmonary embolism; PESI = Pulmonary Embolism Severity Index; RV = right ventricular; sPESI = simplified Pulmonary Embolism Severity Index; TTE = transthoracic echocardiogram.

[a]One of the following clinical presentations: cardiac arrest, obstructive shock (systolic BP <90 mmHg or vasopressors required to achieve a BP ≥90 mmHg despite an adequate filling status, in combination with end-organ hypoperfusion), or persistent hypotension (systolic BP <90 mmHg or a systolic BP drop ≥40 mmHg for >15 min, not caused by new-onset arrhythmia, hypovolaemia, or sepsis).

[b]Prognostically relevant imaging (TTE or CTPA) findings in patients with acute PE. See the 2019 ESC Guidelines for details.

[c]Elevation of further laboratory biomarkers, such as NT-proBNP ≥600 ng/L, H-FABP ≥6 ng/mL, or copeptin ≥24 pmol/L, may provide additional prognostic information. These markers have been validated in cohort studies but they have not yet been used to guide treatment decisions in randomized controlled trials.

[d]Hemodynamic instability, combined with PE confirmation on CTPA and/or evidence of RV dysfunction on TTE, is sufficient to classify a patient into the high-risk PE category. In these cases, neither calculation of the PESI nor measurement of troponins or other cardiac biomarkers is necessary.

[e]Signs of RV dysfunction on TTE (or CTPA) or elevated cardiac biomarker levels may be present, despite a calculated PESI of I-II or an sPESI of 0. Until the implications of such discrepancies for the management of PE are fully understood, these patients should be classified into the intermediate-risk category.

**표 11.8.2** original and simplified Pulmonary Embolism Severity Index (PESI)

| Parameter | Original version | Simplified version |
|---|---|---|
| Age | Age in years | 1 point(if age >80 years) |
| Male sex | +10 points | – |
| Cancer | +30 points | 1 points |
| Chronic heart failure | +10 points | 1 points |
| Chronic pulmonary disease | +10 points | |
| Pulse rate ≥110 b.p.m | +20 points | 1 points |
| Systolic BP <100 mmHg | +30 points | 1 points |
| Respiratory rate >30 breaths per min | +20 points | – |
| Temperature <36℃ | +20 points | – |
| Altered mental status | +60 points | – |
| Arterial oxyhaemoglobin saturation <90% | +20 points | 1 points |
| **Risk strata[a]** | | |
| | **Class I: ≤65 points** very low 30 day mortality risk (0~1.6%) **Class II: 66~85 points** low mortality risk (1.7~3.5%) | **0 points** = 30 day mortality risk 1.0% (95% CI 0.0~2.1%) |
| | **Class III: 86~105points** Moderate mortality risk(3.2~7.1%) **Class IV: 106~125 points** High mortality risk (4.0~11.4%) **Class V: >125 points** very high mortality risk (10.0~24.5%) | **≥1 point(s)** = 30 day mortality risk 10.9% (95% CI 8.5~13.2%) |

BP, blood pressure; b.p.m., beats per minute; CI, confidence interval
[a]Based on the sum of points.

범위와 폐쇄 정도에 따라 다르며, 무증상부터 광범위 부종과 괴저를 동반한 청색증까지 다양하게 나타날 수 있다. 주로 혈전이 원위부에 있을 때보다, 근위부까지 침범할수록 증상이 심하고 폐색전증이 동반될 위험이 높으나 많게는 반수의 하지 심부정맥혈전증 환자에서 특이적인 증상이 없을 수도 있다.

한편 급성 폐색전증의 증상과 증후 역시 특이적이지 않고 다른 질환들의 증상과 비슷할 수 있다. 호흡곤란, 가슴통증, 실신, 객혈 등을 보이는 환자들에서 폐색전증을 의심할 수 있다. 게다가 혈역학적 불안정, 즉 쇼크는 드물지만 고위험 폐색전증의 매우 주요한 증상 중 하나이며 광범위한 폐색전증 때문에 쇼크가 발생할 수 있다. 실신도 17% 정도의 발병률로 폐색전증의 드물지 않은 증상인데, 실신은 혈역학적 불안정과 우심부전이 있는 경우 발생할 수 있다. 호흡곤란 역시 폐색전증의 흔한 증상이며, 특히 기저 심장질환과 폐질환이 있는 경우에 폐색전증이 동반되면 호흡곤란이 흔하게 나타날 수 있다. 가슴통증 역시 흔한 증상인데, 이는 폐의 원위부 색전(distal emboli) 때문에 폐경색증(pulmonary infarction)이 생겨 흉막을 자극하기 때문이다. 가슴통증을 호소하는 경우 심혈관 질환과 반드시 감별이 필요하다. 환자가 과호흡을 하는 경우도 많기 때문에 저이산화탄소혈증(hypocapnia)도 흔하게 동반될 수 있다. 이렇듯 폐색전증의 증상은 다양할 수가 있고 또한 아무런 증상이 없이 영상진단검사 상에서만 발견되는 경우도 있을 수 있다.

### 2) 정맥혈전증 검사

#### (1) D-이합체(D-dimer)

정맥혈전증의 가능성이 높은 경우에는 D-이합체 검사 없이 바로 영상검사를 진행하며, 정맥혈전증의 가능성이 낮거나 중증도의 가능성인 경우에는 D-이합체 검사를 먼저 하여 양성인 경우에만 영상 검사를 진행하는 것이 추천된다, 하지만 대부분의 신경중환자에서는 여러 가지 원인으로 D-이합체가 증가된 경우가 많아서 진단에 주의를 해야한다. 임상적인 평가 점수로 판단할 때 정맥혈전증의 가능성이 높은 환자에서 D-이합체 검사가 정상인 경우에도 약 10~20% 정도의 정맥혈전증 가능성이 있다. 따라서 정맥혈전증이 가능성이 높은환자에서는 D-이합체 검사만으로 정맥혈전증을 완전히 배제할 수 없고 진단을 위해서는 영상검사를 시행해야 한다. 결국 신경중환자의 경우 폐색전증이 강력하게 의심되는 경우 D-이합체 검사를 나가지 않고 바로 영상 검사를 시행할 수 있다. 신경중환자에서 정맥혈전증의 가능성이 임상적으로 낮은 경우에는 D-이합체 검사를 시행해서 정맥혈전증을 배제할 수는 있다.

### (2) 압박 초음파 검사(Compression ultrasonography)

심부정맥혈전증이 의심되는 경우에 압박 초음파 검사를 가장 먼저 시행할 수 있다. 압박 초음파검사는 비침습적이고 검사실까지 이동하지 않고 환자 병상에서도 시행할 수 있으며, 치료에 따른 변화를 관찰하기 위한 추적검사로도 쉽게 사용할 수 있다. 심부 정맥 혈전증을 진단하는 데 있어 가장 중요한 초음파 소견은 초음파 탐촉자로 정맥부위를 지그시 눌러 압박하여도 심부정맥의 혈전 때문에 정맥이 완전히 눌리지 않는 소견이다. 또한 색도플러, 도플러 파형분석, 이중(duplex) 도플러 등을 사용한 도플러 초음파 검사를 병행하면 정맥 내 혈류를 더 잘 관찰하여, 정맥의 완전폐쇄와 부분폐쇄를 구분할 수 있는 등 심부 정맥 혈전증을 더 자세히 검사할 수 있다. 물론 하지의 근위부 압박 초음파검사 결과가 정상 이더라도 무릎 아래의 원위부에 심부정맥의 혈전이 있을 수 있다. 하지만 원위부의 심부정맥혈전은 임상적으로 중요한 폐색전증이나 혈전 후 증후군을 일으킬 가능성은 매우 낮다. 따라서 신경중환자에서 폐색전증이 의심되어 심부정맥혈전을 초음파로 검사하는 경우에는 우선적으로 근위부에 대한 압박 초음파 검사를 시행한다.

(3) 컴퓨터단층촬영 폐동맥 조영검사(Computed tomographic pulmonary angiography, CTPA)

폐색전증의 진단에 가장 많이 사용되는 확실하고 효과적인 검사 방법이다. 컴퓨터단층촬영 폐동맥 조영검사를 시행하면 폐동맥에 혈전이 막혀있는 것을 영상에서 직접 볼 수가 있다. 한 전향적 연구[The Prospective Investigation On Pulmonary Embolism Diagnosis (PIOPED) II study]에서 컴퓨터단층촬영 폐동맥 조영검사의 폐색전증 진단의 민감도는 83%, 특이도는 96%로 아주 우수하였다. 또한 조영제를 사용하여 폐동맥부위를 스캔한 후 3~5분 지연 영상으로 하지를 스캔하면, 간접조영검사로 하지의 심부정맥혈전증도 같이 검사를 할 수 있다.

(4) 폐관류/환기 스캔(Lung scintigraphy)

환기스캔에서는 정상이지만, 관류스캔에서 결손이 보이는 경우 폐색전증 진단이 가능하다. 과거에는 진단에 매우 중요한 역할을 하였으나 최근에는 컴퓨터단층촬영 폐동맥 조영검사로 대부분 대체가 되고 있다.

(5) 폐동맥 조영검사(Pulmonary angiography)

과거 수십년 동안 폐동맥 조영검사는 폐색전증 진단의 최적표준(gold standard)으로 사용되어 왔었다. 하지만 최근에는 검사 빈도가 많이 줄었으며 대부분의 경우 비침습적인 컴퓨터단층촬영 폐동맥 조영검사로 대치되었다. 최근 폐동맥 조영검사는 보통 진단적 목적만으로는 사용되지 않고, 통상적으로 혈전제거술/혈전용해술 등의 중재시술치료의 적응증이 될 때 제한적으로 시행되고 있다.

(6) 심장생화학지표자

트로포닌 혹은 뇌나트륨이뇨펩티드는 진단자체 보다는 진단된 폐색증환자에서 폐색전등의 위험도를 평가하기 위해 시행을 하며, 우심부전이나 심장생화학지표자의 상승이 있는 경우 중등도 이상의 위험을 보이는 폐색전증의 가능성이 있다.

(7) 심초음파

혈역학적으로 불안정한 폐색전증이 의심되는 환자의 경우 환자 병상에서 바로 시행할 수 있다. 혈전이 광범위하고 많은 경우 폐색전증을 진단할 수 있는 폐동맥 기시부나, 우심실-우심방에서 혈전을 직접 발견할 수도 있지만 이렇게 심초음파로 혈전을 직접 관찰하는 경우는 흔하지 않다. 따라서 심초음파는 단지 폐색전증의 확진만을 위해서 사용하기에는 어려움이 있다. 하지만 심초음파에서 급성 우심부전을 시사하는 우심실의 크기확장이나 알파벳 대문자 D모양으로 좌심실이 압박되어 있는 소견이 관찰된다면 중증도 이상의 폐색전증의 가능성을 시사할 수 있으며 이러한 소견과 함께 쇼크가 동반된다면 고위험 폐색전증의 가능성이 있어 신속한 치료가 필요하다. 그러나 저혈압이 동반된 환자에서 이러한 소견들이 보이지 않는다면 저혈압 자체의 원인은 폐색전증 때문이 아닐 가능성이 높으므로 저혈압의 원인으로서 폐색전증의 배제가 가능하며, 급성심근경색이나 심낭삼출압박증(cardiac tamponade) 등의 다른 질환의 가능성을 함께 평가하는 것이 가능하다는 장점이 있다.

(8) 동반된 암의 유무에 대한 확인

암에 의한 혈액 응고 경향 때문에 정맥혈전증이 발생될 수 있다. 정맥

혈전증이 진단된 이후 나중에 활동성 암이 진단되는 경우가 있으며, 전체 암환자 중 약 5~10%에서는 암의 첫 증상이 정맥혈전증으로 나타나는 경우가 있다. 체중 감소, 암과 관련된 증상 여부를 면밀히 체크하고 검진을 시행하여 이상이 있는 경우에 시행하며, 통상적으로 모든 환자에서 시행하는 것은 권고되지 않는다.

### 3) 정맥혈전증의 치료

#### (1) 혈역학적 개선과 호흡치료

#### ① 산소 치료와 환기

저산소증은 고위험 폐색전증의 주요 증상 중에서 하나이며, 이것은 대부분 폐색전증에 의해서 환기와 관류의 불일치 때문에 기인한다. 폐색전증 환자의 산소포화도가 90% 미만인 경우 산소를 투여한다. 산소요구량이 높아지면 고유량 비강캐뉼라(high-flow nasal cannula)를 이용하거나 인공호흡기를 적용한다. 우심부전이 있는 경우에 저혈압이나 쇼크가 동반될 수 있다. 기도 삽관은 환자가 혈역학적으로 불안정 하거나 비침습적 환기(non-invasive ventilation)에도 개선이 없는 경우에 시행해야한다. 인공호흡기를 이용하여 양압환기를 시행하는 경우, 양압환기 때문에 흉곽내압이 상승할 수 있으며, 이로 인해 복귀정맥혈(venous return)이 줄어들고 심박출량이 감소하게 되어 혈압이 더 떨어질 수 있어 유의해야 한다. 또한 기도 삽관 시 사용하는 유도 약물(induction agent)에 의해서도 저혈압이 조래 될 수 있어 역시 유의해야 한다.

#### ② 우심부전의 약물 치료

고위험 폐색전증 환자에서 급성 우심부전은 쇼크를 동반해 사망에 이르게 할 가능성이 있다. 급성 우심부전이 발생하였을 때 표 11.8.3에서 권고된 약물을 사용할 수 있다(Heart Failure Association and the

**표 11.8.3** treatment of right ventricular failure in acute high-risk pulmonary embolism

| Strategy | Properties and use | Caveats |
|---|---|---|
| **Volume optimization** | | |
| Cautious volume loading, saline, or Ringer's lactate, ≤ 500ml over 15~30 min | Consider in patients with normal-low central venous pressure(due, for example, to concomitant hypovolaemia) | Volume loading can over-distend the RV, worsen ventricular interdependence, and reduce CO |
| **Vasopressors and inotropes** | | |
| Norepinephrine, 0.2~1.0 ug/kg/min[a] | Increases RV inotropy and systemic BP, promotes positive ventricular interactions, and restores coronary perfusion gradient | Excessive vasoconstriction may worsen tissue perfusion |
| Dobutamine, 2~20 ug/kg/min | Increases RV inotropy, lowers filling pressures | May aggravate arterial hypotension if used alone, without a vasopressor; may trigger or aggravate arrhythmias |
| **Mechanical circulatory support** | | |
| Veno-arterial ECMO/extracorporeal life support | Rapid short-term support combined with oxygenator | Complications with use over longer periods (>5~10days), including bleeding and infections; no clinical benefit unless combined with surgical embolectomy requires an experienced team |

CO, cardiac output; BP, blood pressure; ECMO, extracorporeal membrane oxygenation; RV, right ventricle/ventricular.
[a]Epinephrine is used in cardiac arrest.

Working Group on Pulmonary Circulation and Right Ventricular Function of the ESC).

급성 폐색전 환자의 중심정맥압이 낮은 경우에 500 mL 이하의 수액투여(fluid challenge)를 하여 심장박출지수(cardiac index)를 증가시킬 수 있다. 그러나 수액부하(volume loading)는 잠재적으로 우심실을 확장시키고 이로 인하여 심박출량을 감소 시킬 수 있어 주의가 필요하다. 또한 다량의 수액투여는 혈압 상승에 오히려 이득이 적고 오히려 우심실 기능을 악화시킬 수도 있다. 이러한 고위험 폐색전증 환자에게 승압제(vasopressor)의 사용이 자주 필요하며, 승압제 중 노르에피네프린은 폐혈관저항의 변화를 가져오지 않고 혈압과 관상동맥의 관류를 상승시킬 수 있다. 또한 도부타민의 사용 또한 도움이 될 수 있다. 한편, 혈관확장제의 경우 폐동맥압과 폐혈관 저항을 감소시키고 저혈압을 악화시킬 수 있어 주의가 필요하지만, 일부 연구에서 산화질소(nitric oxide) 흡입 치료가 혈역학적 상태와 가스 교환을 개선시킬 수 있음을 보고하였다.

### ③ 에크모 적용

심각한 쇼크 또는 심정지가 발생한 고위험 폐색전증 환자에서 에크모(veno-arterial extracorporeal membrane oxygenation) 치료가 도움이 될 수 있다. 여러연구에서 고위험 폐색전증 환자의 에크모 치료에 대한 성공적인 사례들이 보고되고는 있지만 이러한 환자들에게 에크모를 적용 할 때 효과와 안정성에 대한 대규모의 무작위대조군연구(randomized controlled trial)는 아직 시작되지 못했다. 이러한 고위험 폐색전증 환자에게 에크모의 사용은 단기간 사용하더라도 많은 합병증이 생길 수 있으며 예후와 결과는 각 치료 센터의 경험과 적절한 적응증이 되는 환자를 선택하는 데 달려 있다.

### ④ 전문심장소생술(Advanced life support in cardiac arrest)

급성 폐색전증에서 제세동이 필요하지 않는 리듬(non-shockable rhythm)의 심정지가 발생할 수 있다. 급성 폐색전증으로 인한 심정지 환자 역시 마찬가지로 다른 원인에 의한 심정지가 발생한 일반환자들과 동일하게 현재 진료지침 대로 심폐소생술을 진행한다. 추가적으로 고위험 폐색전증 환자의 심폐소생술 시에는 초기에 혈전용해요법(thrombolytic therapy) 또는 에크모 사용을 고려해야 한다. 혈전용해제를 투여한 후, 심폐소생술은 자발순환회복(return of spontaneous circulation)이 되지 않더라도 혈전용해제의 효과를 볼 때까지 최소 60분 90분 동안 계속되어야 한다.

### (2) 혈전용해요법(Thrombolytic therapy)

고위험 폐색전증 환자 중에서 출혈의 저위험군 혹은 중간위험군에 해당되는 경우에 혈전용해요법을 시행할 수 있다(고위험군에서는 일상적으로 시행하는 것은 추천되지 않는다). 중등도위험 폐색전증 환자에게서 항응고치료를 적절하게 시행하는 도중에 지속적으로 증상의 악화나 저산소증이 동반되는 경우에는 선택적으로 구조 혈전용해요법(rescue thrombolysis)을 시행할 수 있다. 혈전용해요법을 시행할 때 액티라제(alteplase; 조직플라스미노겐활성제) 100 mg을 2시간 동안 지속적 정맥내주입 혹은 15 mg을 급속 정맥내주입 후 85 mg을 2시간 동안 지속적 정맥내주입 한다. 혈전용해요법에 사용되는 약물들은 표 11.8.4에 기술되어 있다.

### (3) 혈전제거술(Thrombectomy)

폐색전증 환자에서 경피카테터를 이용한 혈전제거(percutaneous catheter-directed thrombectomy)를 하거나 수술적 혈전제거술(surgical thrombectomy)을 시행할 수 있다. 저혈압 또는 쇼크가 동반된 고위험 폐색전증 환자는 일차적 치료가 필요하지만 혈전용해제 사용이 금기인 경우이거나, 혈전용해제 치료 후에도 쇼크가 지속되거나, 혈전용해제의 효과가 나타나는 수시간 이내에 버티지 못하고 사망에 이를 정도로 심각한 중증의 폐색전증인 경우에 경험이 많은 중재시술 전문가나 흉부외과의사가 시행할 수 있다.

표 11.8.4 thrombolytic regimens, doses, and contraindications

<table>
<tr><th>Molecule</th><th>Regimen</th><th>Contraindications to fibrinolysis</th></tr>
<tr><td rowspan="2">rtPA</td><td>100 mg over 2 h</td><td rowspan="6">Absolute<br>History of haemorrhagic stroke or stroke of inknown origin<br>ischaemic stroke in previous 6 months<br>Central nervous system neoplasm<br>Major trauma, surgery, or head injury in previous 3weeks<br>Bleeding diathesis<br>Active bleeding<br>Relative<br>Transient ischaemic attack in previous 6 months<br>Oral anticoagulation<br>Pregnancy or first post-partum week<br>Non-compressible puncture sites<br>Traumatic resuscitation<br>Refractory hypertension (systolic BP > 180 mmHg)<br>Advanced liver disease<br>Infective endocarditis<br>Active peptic ulcer</td></tr>
<tr><td>0.6 mg/kg over 15 min (maximum dose 50 mg)[a]</td></tr>
<tr><td rowspan="2">Streptokinase</td><td>250 000 IU as a loading dose over 30 min, followed by<br>100 000 IU/h over 12~24 h</td></tr>
<tr><td>Accelerated regimen: 1.5 million IU over 2 h</td></tr>
<tr><td rowspan="2">Urokinase</td><td>4400 IU/kg as a loading dose over 10 min, followed by<br>4400 IU/kg/h over 12~24 h</td></tr>
<tr><td>Accelerated regimen: 3 million IU over 2 h</td></tr>
</table>

BP, blood pressure; IU, international units; rtPA, recombinant tissue-type plasminogen activator.

[a]This is the accelerated regimen for rtPA in pulmonary embolism; it is not officially approved, but it is sometimes used in extreme haemodynamic instability such as cardiac arrest.

## (4) 항응고요법(Anticoagulation)

### ① 초기 항응고치료

**a. 저분자량헤파린 혹은 폰다파리눅스(Fondaparinux) 피하주사**

대부분의 정맥혈전증환자에서 일차적으로 권고되는 치료이다. 하지만 신장 기능의 감소(크레아티닌청소율 <30 mL/min)가 있는 경우

**표 11.8.5** 초기 항응고치료에 사용되는 대표적인 약제 주사 항응고제

| 저분자량헤파린 | 용법/용량 | 비고 |
|---|---|---|
| 에녹사파린 (enoxaparin) | 하루에 두 번 1 mg/kg 피하주사 혹은, 하루에 한 번 2 mg/kg 피하주사<br>**비고)** 암과 관련된 정맥혈전증의 경우에는 하루에 두 번 1 mg/kg 피하주사 혹은 하루에 한 번 1.5 mg/kg 피하주사 | 크레아티닌청소율 <30 mL/min인 경우에는 하루 한 번 1 mg/kg 피하주사로 저분자량헤파린 중 유일하게 에녹사파린을 사용할 수 있다는 일부 보고 있음 |
| 달테파린 (dalteparin) | 하루 한 번 200 units/kg 피하주사 혹은 하루 두 번 100 units/kg 피하주사(하루 총 량 18,000 units까지 사용가능)<br>**비고)** 암과 관련된 정맥혈전증의 경우에는 첫 1개월 동안 하루 한 번 200 units/kg 피하주사, 이후 2~6개월까지 하루 한 번 150 units/kg 피하주사를 하는 용법이 권고됨. | 암과 관련된 정맥혈전증 일경우 우선적으로 사용이 권고되는 약제임(CLOT 임상연구에 근거) |
| 나드로파린 (nadroparin) | 하루 두 번 85.5 units/kg 피하주사 | |
| 폰다파리눅스 (fondaparinux) | 체중 50 kg 미만일 경우, 하루 한 번 5 mg 피하주사<br>체중 50~100 kg 사이인 경우, 하루 한 번 7.5 mg 피하주사<br>체중 100 kg 초과인 경우, 하루 한 번 10 mg 피하주사 | 투여방법이 간단하며, 합성약제로, 여러 장점이 있는 약제이지만, 가격이 상대적으로 2~3배 비싸며, 2.5 mg/0.5 mL 제형만이 사용 가능하여, 위의 3약제가 한 번에 1~2 주사기를 사용하는 반면, 폰다파리눅스의 경우 50 kg 이상의 체중인 경우 한번에 3~4개의 주사기 피하주사를 요하므로, 잘 사용하지는 않게 됨 |

에는 추천되지 않는다. 항응고치료제는 표 11.8.5를 참고하여 투여하면 된다.

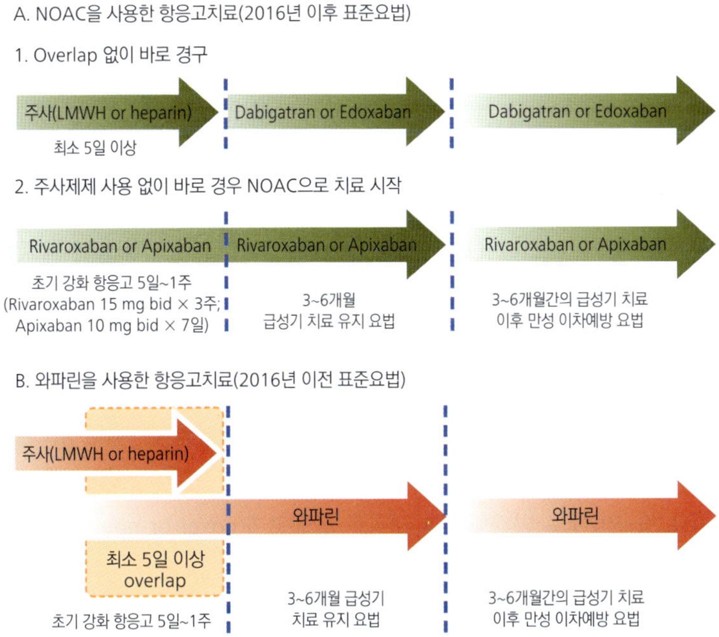


**그림 11.8.1** **와파린과 새로운 경구항응고제(NOAC)를 이용한 항응고요법의 투약방법**

### b. 헤파린(Unfractionated heparin) 정맥주사

신장 기능이 감소되어 있는 경우(크레아티닌청소율 <30 mL/min)에도 사용할 수 있다. 80 units/kg을 급속 정주 이후에 시간당 18 units/kg 용량을 지속적 정맥주입 하거나 5,000 units을 급속 정주 이후에 시간당 1,000 units 용량을 지속적 정맥주입한다. 이후 활성화부분트롬보플라스틴시간(activated partial thromboplastin time, aPTT)을 기저 검사 수치의 1.5~2.5배로 유지하거나, 혹은 46~70초 사이를 유지하도록 정맥주입 용량을 조절한다.

② 초기 항응고치료의 투여 기간 및 중단

초기치료로 사용하던 저분자량헤파린이나 헤파린은 비타민K억제제인 와파린을 사용하는 경우에는 와파린 투약 초기 5일간은 C 단백 및 S 단백이 먼저 감소하여 오히려 응고항진상태(hypercoagulable state)가 될 수 있어 최소 5일간은 와파린과 헤파린(또는 저분자량헤파린)을 중복하여 사용해야 하며, 와파린 투약 후 2.0 이상의 국제표준화비율(international normalized ratio, INR) 검사 결과가 24시간 이상 유지되면 헤파린 정맥주입을 중단할 수 있다. 와파린을 사용하여 INR 타겟을 2.5 정도(2.0~3.0)로 유지한다. 최근 진료지침들에는 활동성 암이 동반되어 있거나 신장 기능의 감소(크레아티닌청소율 <30 mL/min)가 되어 있는 2가지 경우를 제외하고는 급성기 항응고치료 경구약제로 와파린보다 새로운 항응고제(novel or non-vitamin K oral anticoagulant, NOAC)의 사용을 권고하고 있다. 새로운 경구항응고제(NOAC)들은 와파린에 비하여 치료 효과는 비슷하나 중대한 출혈 합병증(특히 뇌출혈)의 발생 위험은 절반 정도로 유의하게 감소시킨다. 그리고 새로운 경구항응고제는 투약 후 약물 농도가 안정적으로 유지되어 약물 효과에 대한 모니터링이 필요하지 않고, 음식과 약제에 의한 상호작용도 적다. 약제의 종류에 따라 초기에 주사항응고제를 최소 5일간 사용 후 경구항응고제로 전환을 하거나(다비가트란 혹은 에독사반), 초기에 새로운 경구항응고제를 고용량으로 사용 후 유지용량으로 전환(리바록사반 혹은 아픽사반)하는 방법이 있다.

## 4) 폐색전증의 중증도 진단 및 치료전략

### (1) 폐색전증의 중증도 진단

위에서 기술한 바와 같이 폐색전증의 진단을 위해서 혈장 D-이합체 측정 및 영상의학과 검사 등 여러 가지 임상검사들을 시도해볼 수 있다. 하지만 폐색전증이 의심되는 경우 진단 접근 방식은 여러 병원 및 특수한 임상 환경에서 시행될 수 있는 검사 여부에 따라 달라질 수 있다. 여러 가지 검사 중에서도 중증도 진단에 가장 중요한 요소는 혈역학적 불안정의 동반여부이다. 폐색전증이 의심되는 환자의 혈압이 떨어지는 경우 우선 우심부전이 있는지를 빠르게 심장초음파를 통해서 확인해야 한다. 만약 쇼크가 동반된 폐색전증 의심환자에서 우심부전이 없다면 쇼크는 폐색전증 때문이 아니라 다른 원인에 의해서 발생했을 가능성이 높다. 우심부전 진단의 가장 기본적인 접근은 환자 병상에서 심장초음파를 시행하는 것이다. 이를 진단할 때는 우선 검사자 본인이 가장 자신 있는 심장초음파 영상(echocardiographic view)을 빠르게 확인했을 때 우심실 크기가 좌심실보다 커졌을 때 의심해볼 수 있다. 일반적인 정상의 상황에서는 좌심실이 우심실 보다 크다. 이때 조금 더 자세히 검사한 심장초음파에서 우심부전이 확인되었다면 컴퓨터단층촬영 폐동맥 조영검사를 진행하고 쇼크가 심해서 검사실로 이동이 불가능하거나 다른 이유로 검사가 어렵다면 고위험 폐색전증에 준해서 치료를 시작한다(그림 11.8.2).

폐색전증이 의심되는 환자에서 저혈압과 쇼크의 동반이 없다면 이때는 중증도 위험 또는 저위험 폐색전증일 가능성이 많다. 따라서 이 경우에는 D-이합체 검사 또는 컴퓨터단층촬영 폐동맥 조영검사 등을 시행하여 폐색전증을 배제 또는 진단하여 그에 맞게 치료한다(그림 11.8.3).

### (2) 폐색전증의 중증도에 따른 치료

#### ① 고위험 폐색전증의 급성기 치료

고위험 폐색전증 환자에게 곧바로 헤파린을 사용하여 항응고요법을 시작하고, 혈전용해요법을 시행해야한다. 혈전용해요법의 금기인 경

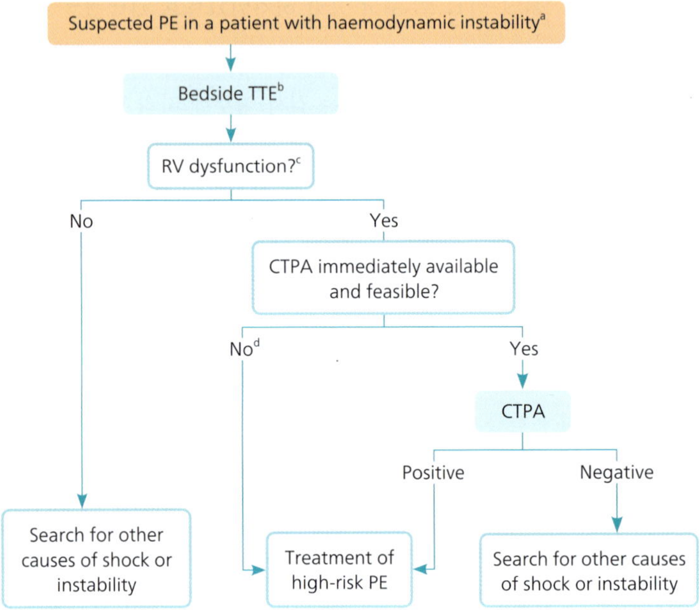


**그림 11.8.2** diagnostic algorithm for patients with suspected high-risk pulmonary embolism presenting with hemodynamic instability.

CTPA, computed tomography pulmonary angiography; CUS, compression ultrasonography; DVT, deep vein thrombosis; LV, left ventricle; PE, pulmonary embolism; RV, right ventricle; TOE, transoesophageal echocardiography; TTE, transthoracic echocardiogram.

[a]See Table 6 for definition of hemodynamic instability and high-risk PE.

[b]Ancillary bedside imaging tests may include TOE, which may detect emboli in the pulmonary artery and its main branches; and bilateral venous CUS, which may confirm DVT and thus VTE.

[c]In the emergency situation of suspected high-risk PE, this refers mainly to a RV/LV diameter ratio >1.0; the echocardiographic findings of RV dysfunction. See the 2019 ESC Guidelines for details.

[d]Includes the cases in which the patient's condition is so critical that it only allows bedside diagnostic tests. In such cases, echocardiographic findings of RV dysfunction confirm high-risk PE and emergency reperfusion therapy is recommended.

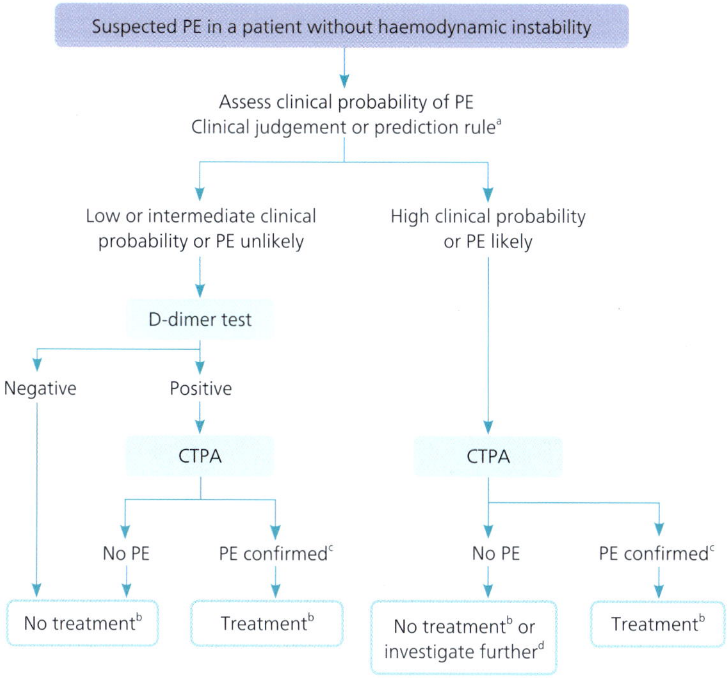


**그림 11.8.3** diagnostic algorithm for patients with suspected pulmonary embolism without hemodynamic instability.

CTPA, computed tomography pulmonary angiography/angiogram; PE, pulmonary embolism.

[a]Two alternative classification schemes may be used for clinical probability assessment, i.e. a three-level scheme (clinical probability defined as low, intermediate, or high) or a two-level scheme (PE unlikely or PE likely). When using a moderately sensitive assay, D-dimer measurement should be restricted to patients with low clinical probability or a PE-unlikely classification, while highly sensitive assays may also be used in patients with intermediate clinical probability of PE due to a higher sensitivity and negative predictive value. Note that plasma D-dimer measurement is of limited use in suspected PE occurring in hospitalized patients.

[b]Treatment refers to anticoagulation treatment for PE.

[c]CTPA is considered diagnostic of PE if it shows PE at the segmental or more proximal level.

[d]In case of a negative CTPA in patients with high clinical probability, investigation by further imaging tests may be considered before withholding PE-specific treatment.

우에는 외과적인 방법으로 혈전제거술을 시행한다. 혈전용해요법의 금기이거나 또는 혈전용해요법이 실패한 경우에는 경피카테터를 이용하여 혈전제거술을 할 수 있다. 사용한다. 또한 쇼크가 동반된 환자에게 노르에피네프린과 도부타민을 사용할 수 있다. 에크모는 수술적 또는 경피카테터 혈전제거술과 함께 적용될 수 있고 반응이 없는 심각한 쇼크이거나 심정지가 발생했을 때 역시 적용할 수 있다.

② 중증도 또는 저위험 폐색전증의 치료

중증도 또는 저위험 폐색전증 환자의 경우에도 마찬가지로 헤파린을 사용하여 곧바로 항응고 치료를 시작한다. 헤파린 정맥주사 외에도 저분자량헤파린 혹은 폰다파리눅스 피하주사를 사용할 수 있다. 새로운 항응고제의 금기가 아니라면 와파린 보다도 새로운 항응고제를 먼저 사용한다. 중증도 또는 저위험 폐색전증 환자에서 일반적인 혈전용해요법은 보통 추천되지 않는다. 다만 구조 혈전용해요법을 항응고제 사용 중 시도해볼 수 있는데, 치료 중 폐색전증에 의해 혈역학적 불안정이 발생한 환자에서 시도해볼 수 있다. 또한 구조 혈전용해요법 대신에 수술적 또는 경피카테터 혈전제거술을 할 수 있다.

## 5) 정맥혈전증 발생 예방

우리나라를 비롯한 아시아권에서의 정맥혈전증 발생 유병률은 서양보다도 훨씬 빈도가 낮은 편이라 예방 목적의 가이드라인을 서양의 진료지침대로 적용하기에는 어려움이 있을 수 있다. 하지만 중환자실에 입실한 신경중환자의 경우 신경외과적인 질환으로 움직임이 제한된 경우가 많기 때문에 정맥혈전증 발생 고위험군이므로 서양의 진료지침을 참고하여 적극적인 예방이 필요할 수 있겠다. 비약물적인 방법으로 압박 스타킹이나 간헐적 공기 압축법(intermittent pneumatic compression, IPC) 등을 적용 가능하고 출혈 위험성이 적은 경우에는 약물을 이용한 예방도 추천된다. 정맥혈전증의 예방목적으로 항응고제 사용 시 용량 및 방법은, 에녹사파린 40 mg 하루 한 번 피하주사, 폰다파리눅스 2.5 mg 하루 한 번 피하주사, 리바록사반 10 mg 하루 한 번 경구 복용으로 이는 치료 용량보다 적은 용량이다. 또한, 예방적 목적의 약물 투약의 경우 장기간 투약의 안전성은 알려져 있지 않고, 예방 용량이라 하더라도 장기간 사용 시에는 출혈 위험이 증가할 수 있으므로, 정맥혈전증의 발생가능성이 높은 시기에 단기간으로 통상 1~2주, 최대 1개월 이내의 사용이 일반적으로 권고된다. 예방 목적의 경우에도 신기능 저하자[creatinine clearance (CrCl) <30 mL/min]의 경우 헤파린을 우선적으로 사용한다.

## 2. 급성호흡부전증후군 (Adult Respiratory Distress Syndrome, AEDS)

### 1) 정의

ARDS는 폐렴, 패혈증, 외상, 수혈, 화상, 흡인 또는 외상과 같은 위험요인에 의해 급성으로 광범위한 폐의 기능이 저하되어 폐혈관과 상피의 투과성이 증가하고 폐부종 및 중력의존성무기폐(dependent atelectasis) 등에 의해 저산소혈증이 발생하는 질환이다.

ARDS의 정의는 2012년 Berlin 정의(definition)가 제정된 후 COVID를 겪으면서 좀 더 천천히 ARDS가 발생하는 경우를 경험하게 되면서 변화되었다. 또한 흉부 X선이나 흉부 CT를 이용하기 어려운 경우가 있었고, 산소포화도가 저산소혈증을 평가하는데 주로 사용해서 동맥혈산소분압을 대신해서 산소포화도를 이용해서 저산소혈증을 정의할 필요가 있었으며, 고유량비강캐뉼라(high flow nasal cannula, HFNC) 산소요법이 초기 치료에 흔히 사용되는 점을 고려해서 기계환기를 하지 못하는 곳에서도 적용할 수 있게 2023년에 ARDS의 정의가 개정되었다(표 11.8.6).

**표 11.8.6** 2023년 새로운 ARDS 정의

| **모든 범주에 해당하는 ARDS 기준** | | | |
|---|---|---|---|
| 위험인자와 부종의 기전 | 폐렴, 폐 이외의 감염, 외상, 수혈, 흡인 또는 외상과 같은 위험 요인에 의해 유발된다. 폐부종은 주로 심장과 관련된 폐부종이나 수액과다로만 설명되지 않아야 하며, 무기폐로만 저산소혈증이 설명되지 않아야 한다. ARDS에 대한 기질적 위험 요인이 함께 있는 경우 심인성폐질환/수액과다/무기폐 등이 있어도 ARDS로 진단할 수 있다. | | |
| 시점 | 위의 위험 요인이 발생하거나 호흡 증상이 새롭게 시작 또는 악화된 후, 1주 이내에 급성저산소호흡부전이 새롭게 발생하거나 악화된 경우 | | |
| 흉부 영상 | - 흉부 X선과 흉부 CT에서 양측성 침윤<br>- 초음파에서 양측성으로 B lines이나 경화(consolidation)가 관찰되는 경우<br>- 그러나 흉수, 폐 허탈 또는 폐 결절로는 위의 소견이 설명되지 않아야 한다. | | |
| **특정 상황에서 해당하는 ARDS 기준** | | | |
| | 기관삽관을 하지 않은 ARDS | 기관삽관을 한 ARDS | 자원의 이용(기계환기)의 제한이 있는 상황에서 적용할 수 있는 수정된(modified) 정의[2] |
| 산소화(oxygenation)[3] | $PaO_2/FiO_2 \leq 300$ mmHg or $SpO_2/FiO_2 \leq 315$ (if $SpO_2 \leq 97\%$) on HFNO with a flow of ≥30 liters per minute or NIV/CPAP with at least 5 cm $H_2O$ expiratory pressure | **Mild:**[4]<br>$200 < PaO_2/FiO_2 \leq 300$ or $235 \leq SpO_2/FiO_2 \leq 315$ (if $SpO_2 \leq 97\%$)<br>**Moderate:**<br>$100 < PaO_2/FiO_2 \leq 200$ or $148 < SpO_2/FiO_2 \leq 235$ (if $SpO_2 \leq 97\%$)<br>**Severe:**<br>$PaO_2/FiO_2 \leq 100$ or $SpO_2/FiO_2 \leq 148$ (if $SpO_2 \leq 97\%$) | $SpO_2/FiO_2 \leq 315$ (if $SpO_2 \leq 97\%$).[5] Neither positive end-expiratory pressure or a minimum flow rate of oxygen are required for diagnosis in resource variable settings. |

[1] 초음파는 충분히 교육된 상태에서 시행해야 하고, 양측 폐에 다수의 B 라인 또는 경화 및 심장이외의 원인으로 인한 폐부종(예: 흉막선 이상) 소견을 확인할 수 있어야 한다.
[2] 수정된 기준은 동맥혈가스 또는 고유량비강캐뉼라산소요법(HFNO), 비침습적인공호흡(NIV) 및 기계환기가 이용되지 않는 상황에서 적용할 수 있다.
[3] 동맥혈가스 및 산소 포화도 측정은 환자가 편안한 상태에서 이루어져야 하며, 자세, $FiO_2$, 또는 유량 변경 후 적어도 30분 이후에 측정해야 한다. 산소포화도 측정의 경우 적절한 wave가 나온 상태에서 수치를 확인해야 한다. 산소포화도 값이 97%를 초과하는 경우에는 $SpO_2/FiO_2$ 값은 유효하지 않다. Methemoglobinemia 또는 carboxyhemoglobinemia.가 의심되는 경우에 산소포화도 측정은 권장하지 않는다.
[4] 기관삽관을 한 ARDS의 중증도는 호기말양압을 최소 5 cm $H_2O$ 이상 적용한 상태에서 측정해야 한다.
[5] 추정 $FiO_2$ = 대기 $FiO_2$(예: 0.21) + 0.03 * 산소 유량(리터/분)
약어: ARDS, acute respiratory distress syndrome; CPAP, continuous positive airway pressure; $FiO_2$, fraction of inhaled oxygen; HFNO, high flow nasal oxygen; NIV, non-invasive ventilation; $PaO_2$, arterial oxygen tension; PEEP, positive end-expiratory pressure; $SpO_2$, pulse oximetric oxygen saturation

표 11.8.7 ARDS에서 환기기 설정법

| | |
|---|---|
| **1. 예측체중(kg)을 계산** | 남자 = 50 + 0.91 × [키(cm) − 152.4]<br>여자 = 45.5 + 0.91 × [키(cm) − 152.4] |
| **2. 환기 양식** | 압력조절환기/용적조절환기 |
| **3. 일회호흡량(VT)** | 최초 $V_T$ 6~8 mL/kg (예측체중) |
| | 이후 2~4시간에 걸쳐 6 mL/kg로 줄임(환기상태가 적절한 경우) |
| | 고원압 목표 <30 cm $H_2O$; 고원압이 이 이상이면 일회 호흡량을 4 mL/kg까지 줄일 수 있다. |
| **4. 호기말양압** | 아래에서 제시한 호기말양압 적용방법 또는 ARDS-net 프로토콜 참조 |
| **5. 산소화** | $PaO_2$ 목표 = 55~80 mmHg 혹은 맥박산소계측기로 산소 포화도 88~95% |

## 2) 급성호흡곤란증후군의 주요 치료

### (1) 기계환기기 관리 및 산소요법

#### ① 기계환기

기계환기를 할 때 압력조절환기를 선택하는 경우가 흔히 있는데 압력조절환기(pressure control)의 경우 기계가 압력을 일정하게 유지하기 위해 기류(flow rate)를 환자의 호흡에 맞추어 자동으로 조절해 주기 때문에 비교적 편하게 조작할 수 있다. 다만 상황에 따라서는 일회 환기량의 변동폭이 클 수 있다. 이에 비해 용적조절환기(volume control ventilation)의 경우 환자의 상태와 진정(sedation) 정도에 따라서 기류를 변경해 주어야 하는 불편함이 있다.

환기기의 초기 설정은 표 11.8.7을 참고하면 도움이 된다. 산소화는 $PaO_2$ = 55~80 mmHg 혹은 맥박산소계측기로 산소 포화도

88~92%를 목표로 한 군이 $PaO_2$ = 90~105 mmHg 혹은 산소 포화도 96% 이상 유지한 군에 비해 이점이 없었고 오히려 사망률이 증가한 보고가 있어서 산소 포화도가 높게 나온다고 해서 일부러 산소 목표치를 낮추어 잡을 필요는 없을 것으로 보인다.

### ② 호기말양압(Positive end-expiratory pressure, PEEP)

PEEP의 경우 과거에는 ARDSnet에서 제시한 PEEP을 참고로 했었지만, 경증의 ARDS 또는 non-ARDS hypoxemic respiratory failure에서는 높은 PEEP이 예후에 좋지 않은 영향을 미친다는 보고가 있고, 복와위 치료를 중등증 ARDS부터 적용하면서 높은 PEEP에 대한 요구가 줄고 있다. 다만 최소 PEEP은 5 cm $H_2O$ 정도를 유지하는 것이 필요하다.

실질적인 PEEP의 조절은 다음을 추천한다.

- $PaO_2/FiO_2$가 200~300 mmHg 사이인 경우 PEEP은 5~10 cm $H_2O$ 사이로 설정
- $PaO_2/FiO_2$가 200 mmHg 미만인 경우, PEEP은 고원압(plateau pressure)이 28~30 cm $H_2O$에 도달하도록 최대값으로 설정 (예를 들면, 압력조절환기에서, 일회환기량을 6~8 mL/Kg로 유지하기 위해 16 cm $H_2O$의 압력이 필요하다면, PEEP은 12~14 cm $H_2O$를 적용할 수 있다)
- $PaO_2/FiO_2$가 200 mmHg 이상을 유지하면 12시간 후에 PEEP은 5에서 10 cm $H_2O$ 사이로 조절

### ③ 구동압력(Driving pressure)과 폐포모집술(Recruitment)

Driving pressure의 경우 이것을 낮출 수 있는 방법은 일회환기량을 낮추는 것이므로, ARDS 초기에는 일회환기량을 6~8 mL/kg (예측체중)으로 유지하는 것이 중요하다.

ARDS 환자에서 recruitment를 PEEP 45 cm $H_2O$와 $P_{insp}$ 15 cm $H_2O$로 2분간 3회 적용한 경우 사망률이 높아져서 현재는 recruitment를 권장하지 않고 있다.

④ 복와위(Prone positioning)

ARDS 환자를 복와위로 변경하면 등쪽 폐의 국소적 환기가 호전되고 배쪽(ventral)의 허탈은 상대적으로 적어 전체적으로는 단락이 감소된다. 중증 저산소증을 보이는 환자($PaO_2$ /$FiO_2$ 비 100~150 mmHg 미만)에서 장시간(하루 16시간 이상)의 복와위 환기가 생존율 개선 효과(16%)를 나타낸 바 있다. 최근 연구들에 의하면 산소화 개선 외에도 복와위에서 환기기유도 폐손상이 적고 혈류역학적 개선도 있는 것이 알려졌다.

A. 복와위 금기

- 척추손상 및 다발성 골절 및 외상 환자
- 뇌압이 30 mmHg 이상 상승하거나 뇌관류압이 60 mmHg 미만인 경우
- 출혈이 지속되는 경우

B. 복와위 시 참고사항

- 앙와위(supine postion)로 시작해서 $PaO_2$/$FiO_2$ 비가 12~24시간 이내에 150 mmHg 미만인 경우 복와위로 전환한다.
- 복와위를 하기 위해서는 복와위 영상(https://www.youtube.com/watch?v=E_6jT9R7WJs)을 보면서 준비물, 순서, 자세 등의 훈련을 할 필요가 있다.
- 복와위로 바꾸면서 intubation tube가 발관되지 않게 하는 것이 중요하다.
- 복와위를 하고 16시간이 지나면 4시간 정도 앙와위(supine)로 바

꾸고 혈중 산소에 문제가 없는지 확인을 할 필요가 있다.
- 평균 환자당 4±4회 정도 적용했고, 평균 적용시간은 17±3시간 이었다.
- 첫 48시간 동안 신경근차단제 사용 및 진정제 용량이 더 필요하다.
- 복와위를 시행하는 동안에는 정맥 영양을 권장한다.
- 산소분압이 10 mmHg 이상 지속적으로 상승할 경우 복와위가 효과 있는 것으로 판정한다.

⑤ 신경근차단제

대부분의 ARDS 환자에서 환자-환기기 사이에 동조를 향상시키고 산소요구량을 감소시키기 위해서 진정이 필요하다. 지속적인 진정보다는 매일 가벼운 각성을 유도하는 표준화된 진정치료 프로토콜을 사용하는 것이 기계환기기 적용 일수, 재원 일수 및 장기 사망률까지 감소시킬 수 있다. 때때로 신경근차단제가 효과적인 기기환기를 위해 요구되기도 하는데 중증 ARDS에서 조기, 단기간(48시간) cisatracurium 지속적 정주요법이 환자들의 예후를 향상시키는 데 도움이 된다는 보고가 있었다. 그러나 최근에 마친 다기관 임상시험에서는 신경근육차단제의 사용이 사망률을 감소시키지 못한 점을 고려할 때, 기계환기와 자발호흡이 일치하지 않는 환자에서 간헐적으로 신경근육차단제 사용을 고려할 만하다.

결론적으로, $PaO_2/FiO_2$ 비가 150 mmHg 이하인 경우 2일 정도 사용할 수 있으나, ARDS에서 신경근차단제 단독 사용의 효과는 제한적이다.

(2) 비침습적 환기(Non-invasive ventilation, NIV)

NIV 치료가 만성폐쇄폐질환이나 심장성 폐부종의 경우 효과적일 수 있으나 ARDS과 같은 저산소성 호흡부전에는 도움이 되지 못하는 경우가 많다. 특히, 48시간 이상 비침습적 환기 치료 후 실패하여 기계환기기 치료 시 예후가 좋지 않다. 고유량비강캐뉼라 산소투여법(high flow nasal cannula, HFNC)은 비강내캐뉼라를 통해 가온 가습 산소를 최대 60 L/min의 유량으로 제공할 수 있는 장치로 저산소성 호흡부전에서 생존율을 개선시키고 $PaO_2/FiO_2$ 비 200 mmHg 이하인 경우에는 기도삽관율도 감소시켰다.

경증 ARDS 초기 환자에서 HFNC 사용이 점차 증가하고 있다. HFNC를 적용하고 1~2시간 후에 재평가를 해서 임상적인 상황과 저산소증이 호전되지 않을 경우 가능하면 빨리 기관내삽관(tracheal intubation) 후에 전통적인 기계환기기로 전환하는 것이 바람직하다.

#### (3) 글루코코르티코이드

ARDS 초기에 투여한 글루코코르티코이드는 사망률을 감소시키지 못하며 감염의 가능성을 증가시키는 것으로 보고되어 있다. 특히 ARDS 발생후 7일이 지난 후 스테로이드 사용은 환자에게 해로울 수 있다. 그러나, 중등도 이상의 ARDS에서 dexamethasone(첫 5일 20 mg/day, 6~10일째 10 mg/day)이 생존율을 증가시켰다는 보고가 있다. 패혈증과 동반된 쇽(shock)에서 글루코코르티코이드 유용성이 일부 입증된 점을 고려할 때, 패혈증과 쇽이 동반된 ARDS에서는 초기에 글루코코르티코이드 사용을 고려할 만하다.

## 3. 기계환기 이탈(Ventilator weaning)

### 1) 개요

기계환기를 하게 된 원인이 해결되거나 제거되면 기계환기 이탈이 가능하게 된다. 따라서 기계환기 이탈에서 가장 중요한 부분은 기계환기를 시작하게 된 원인 질환이나 상황을 치료 또는 조절하는 것이다. 두 번째 중요한 부분은 기계환기를 하는 동안에 발생한 부작용이나 합병증 때문에 원인 질환과 무관하게 기계환기 이탈을 어렵게 하므로 이러한 부분을 극복하는 것이다. 기계환기 시간이 길어지면 길어질수록 합병증은 증가할 수 밖에 없고, 이에 이탈뿐만 아니라 기관삽관의 발관 가능성이 낮아지게 된다. 이러한 점에서 기계환기를 가능하면 짧게 가져가는 전략이 필요하다. 세 번째로는 기계환기 이탈이 충분히 가능한 환자임에도 불구하고 환자와의 소통이 되지 않거나 진정제 사용 등으로 이탈에 적절한 시기를 놓치는 경우가 있다. 이러한 점을 해결하기 위해, 기계환기 환자의 상태가 안정기에 접어 들면 하루에 한 번은 진정제를 중단하고 환자의 의식 수준을 확인할 필요가 있다. 마지막으로 기계환기 이탈과 발관은 서로 다른 개념으로, 기계환기 이탈이 되면 발관이 저절로 이루어지는 것이 아니라, 기관삽관의 발관은 별도의 발관 기준에 맞아야 가능하다는 것을 잊지 말아야 한다.

### 2) 기계환기 이탈 연구에서의 교훈

1994년 Brochard 등이 발표한 논문에서는 압력보조환기(pressure support ventilation, PSV)를 적용한 군에서 기계환기 이탈 성적이 가장 우수했다. Esteban 등이 1995년 발표한 논문에서는 T자 관(T-piece) 또는 지속적양압환기(continuous positive airway pressure, CPAP)를 적용한 군에서 성적이 가장 우수했다. 두 연구에서 모두 기계환기 이탈을 위한 임상시험에 들어가기 앞서 시행한 검사에서 대상 환자의 약 70% 정도에서 추가적인 조처 없이 바로 이탈이 이루어졌다. 따라서 대상자의 약 30%만이 임상시험에 참여하게 되었다. 두 연구의 결과가 다르게 나온 점은 임상시험 참여 환자의 상태가 달라서 다르게 나온 것으로 해석되고 있다.

이러한 연구에서 얻을 수 있는 교훈은 기계환기를 계속 필요로 하는 환자가 누구인지를 알아채기가 어렵다는 점과 인공호흡기를 어떻게 조작하는지보다는 환자를 어떻게 치료하느냐가 더 중요하다는 점이다.

### 3) 자발호흡시도(Spontaneous breathing trial, SBT) 전 확인해야 할 사항들

SBT는 기계환기 이탈 가능성이 있을 때 시행하는데, 이는 주로 환자의 전신상태의 평가에 초점이 맞추어져 있다. 다음의 표 11.8.8의 항목에 만족하는지를 확인한다. 모든 항목을 만족시켜야 하는 것은 아니다. 예를 들어 원래부터 호흡수가 빠른 환자에서는 rapid shallow breathing index (RSBI)를 적용할 수 없기 때문이다. 표 11.8.8의 항목의 일부분을 만족시키지 못한다 하더라도 임상의가 안정적이라고 판단하면 SBT를 진행할 수 있다.

### 4) 자발호흡시도

SBT 전 전신상태 및 기계환기 상황이 모두 안정적일 경우 다음과 같은 형태로 SBT를 진행할 수 있다. T자 관을 이용해서 산소를 $FiO_2$ 0.4 (8 L/min)로 공급하면서 보거나, 기계환기 형태를 PEEP 4~5 cm H2O, PSV 12~18 cm $H_2O$로 자발호흡수가 분당 25회 이하로 유지되면 하루에 2회 2~4 $H_2O$만큼씩 줄여서 5~8 cm $H_2O$까지 낮춘 후 2시간 이상 유지한다.

급성기 환자에서 단기간의 기계환기를 시행한 후 T자 관을 이용해서 SBT를 하는 경우에는 30분에서 2시간 정도면 가래 양과 기침 능력을 확인한 후 발관이 가능하다. 그러나 근육쇄약이 동반된 상태이거나 기계환기 기간이 길어져서 전신상태가 불량한 경우에는 SBT를 길게 가져가서 문제가 없으면 발관하는 전략을 구사할 수도 있다.

**표 11.8.8** 자발호흡시도(SBT) 전 확인 항목

| 1. 임상적으로 안정 상태인지 확인할 것 | 확인 사항 | 예/아니오 |
|---|---|---|
| A. 혈역학적으로 안정 상태인가? | • HR ≤120회/분, MAP >65 mmHg 이상 | |
| | • dopamine or dobutamine ≤5 mcg/kg/min | |
| | • norepinephrine ≤0.05 mcg/kg/min | |
| | • minimal vasopressin or milirinone | |
| B. 심근 허혈의 대한 임상적인 증거가 없는가? | • EKG 상 심근 허혈이 소견이 없는가? | |
| | • EKG에서 심근 허혈이 의심이 될 경우 Cardiac marker 확인 | |
| | • 순환기 내과 협진 후 심장초음파 진행 | |
| C. 뇌압 상승의 증거가 없거나 또는 뇌압 상승이 호전되는 시기인가? | • ICP가 22 mmHg 이하로 안정적으로 유지되고 있으며, 신경학적으로 안정적인가? | |
| | • 향후 뇌압 상승 및 뇌부종이 진행할 가능성이 현저히 낮은가? | |
| **2. 적절한 oxygenation이 되고 있는가? : Lung의 상태를 확인** | • $FiO_2$ ≤0.4 and PEEP ≤5 $cmH_2O$에서 $SaO_2$ >90% 이상 유지가 되는가? | |
| | • ABGA 결과: $PaO_2/FiO_2$ ≥150 인가? | |
| **3. 적절한 metabolic state인가?** | • ABGA 결과: pH >7.25 | |
| **4. 폐기능은 정상적인가?** | • 호흡수 <30회/분 | |
| | • Rapid shallow breathing index (RSBI) (분당 호흡수/일회환기량) <105 | |
| **5. 추가적으로 확인해야 할 사항** | • Hb ≥7 mg/dl | |
| | • Core temperature ≤38 to 38.5°C | |

### 5) 기계환기 이탈시도(Weaning trial)의 결과 판정:

기계환기 이탈시도를 할 때 활력 징후와 일회 호흡량 및 호흡수(예: 분당 환기)와 같은 인공호흡기의 수치를 모니터링해야 한다. 또한, 환자의 호흡 곤란 및 정신 상태 변화에 대해 평가해야 하며, 의식이 있고 반응이 있는 경우 호흡 곤란 및 흉통이 있는지도 확인해야 한다. 경우에 따라서는 심전도 검사도 필요할 수 있다. SBT 종료 시 동맥혈 또는 정맥혈 가스(ABG, VBG)가 항상 필요한 것은 아니나, COPD 환자, 장기간 기계적 환기를 받은 환자, 신경근 약화가 의심되는 환자에서는 이산화탄소 분압을 확인할 필요도 있다.

일반적으로 표 11.8.9에 나열된 기준 중 하나 또는 여럿에 해당하면 기계환기 이탈 실패로 판단할 수 있지만, 임상적 상황을 모두 고려해서 성공 또는 실패에 관한 최종 결론을 내야 한다.

**표 11.8.9** 기계환기 이탈 실패의 판단 지표

| 지표(paremeter) | 임상소견 |
|---|---|
| 호흡기 | 빈호흡 >분당 호흡수 35회 |
| | 보조 근육의 사용 또는 흉복역행(thoracoabdominal paradox)가 있는 경우 |
| 심혈관 | 심박수 >140회/분 또는 20% 이상 증가된 상황이 오래 지속되는 경우 |
| | 심박수 <50회/분 |
| | 수축기 혈압 >180 mmHg 또는 <90 mmHg |
| 가스교환 | 산소포화도 <90% 또는 동맥 산소압 <50 mmHg |
| | 이산화탄소 분압이 10 mmHg 이상 상승하거나, pH가 0.1 이상 감소하는 경우 |
| 신경학적 | 의식 수준 감소 (졸음, 초조, 섬망) |
| 기타 | 발한(diaphoresis) |

### 6) 기계환기 이탈시도 실패 원인 및 치료

SBT는 다양한 이유에 의해서 실패할 수 있다. 주로 진정제 과다, 기도저항 상승과 폐유순도 감소, 횡격막을 포함한 호흡근육 쇠약, 많은 양의 흉수, 심부전, 폐렴 및 이외에도 다양한 원인으로 인해 이탈에 실패할 수 있다. 이 경우 원인 질환을 다시 찾아서 치료 또는 교정 후 이탈시도를 다시 할 수 있다(표 11.8.10).

**표 11.8.10** 기계환기 이탈 실패 이유

| 호흡기/환기 요인 | |
|---|---|
| • 환기 요구 증가<br>저산소증(예: 무기폐, 병적인 비만, 복부 팽만, 폐 질환, 패혈증), 사강 증가(예: 과팽창(hyperinflation), 폐색전증, 탈수), 과도한 이산화탄소 생성(예: 발열, 감염, 영양공급 과다, 대사성 산증 또는 신경정신과적 요인(예: 섬망, 불안, 통증)<br>• 호흡 저항 증가<br>기관지 수축(예: COPD, 천식), 기도 부종(예: 하기도 감염), 분비물(예: 기관지염, 폐렴)<br>• 폐탄성 문제<br>동적 과팽창(예: COPD, 천식, 분당 환기 증가), 폐포 충만(예: 폐부종), 무기폐, 흉막 질환(예: 흉막 삼출, 기흉), 흉벽 질환 또는 복부 팽만(예: 병적 비만, 장폐색, 복수)<br>• 신경근육관련 문제<br>전해질 이상(예: 저인산혈증, 저마그네슘혈증, 저칼슘혈증, 저칼륨혈증), 약물(예: 스테로이드, 신경근 차단제), 영양결핍, 갑상선 기능 저하증, 전신 염증(예: 패혈증), 신경병증(예: Guillain-Barré 증후군, 중증 질환 다발신경병증) 및 근육병증(예: 중증 질환 근육병증)<br>• 환기 감소<br>과도한 진정, 대사성 알칼리증(예: 비위 흡입, 체액 고갈, 이뇨제 및 기타 chloride 결핍), 중추 신경계 질환(예: 뇌졸중, 뇌병증), 중추 수면 무호흡증 또는 비만 저환기 증후군 | |
| **검사** | 신경학적 검사, 흉부 방사선 사진, 동맥혈 가스, 화학 검사, 갑상선 기능 검사, 영양 평가, 필요 시 흉부/복부 CT 또는 CT 혈관 조영술을 포함한 임상 검사, 드물게 신경 전도 검사나 기관지경술 |

*(계속)*

**표 11.8.10** (계속)

| | |
|---|---|
| **치료** | 원인 질환 치료(예: 기관지 확장제, 항생제 투여, 가래배출 촉진, 수액, 이뇨제 투여), 산소 투여, 필요 시 인공호흡기 설정 조정(예: auto-PEEP), 적절한 영양공급, 적절한 진통제 투여, 드물게 기관내관 변경, 물리 치료, 흉강천자 |
| **심장 요인** | |
| • 기계환기 이탈이 심근 허혈을 유발할 수도 있음<br>• 심장 기능 장애나 허혈이 있는 환자에서는 폐부종이 발생할 수도 있음<br>• 정상적인 심장기능을 가진 환자에서도 수액이 과다하면 심장질환이 있는 환자와 유사한 상황이 발생할 수 있음 | |
| **검사** | SBT 시행 중이나 후에 EKG 연속 모니터링 또는 심전도 확인, BNP 또는 NT pro-BNP를 SBT 전후에 측정, 경흉부 심장초음파 검사 |
| **치료** | SBT 전이나 도중 심장 약물(예: 베타 차단, 이뇨제, ACE 억제제 또는 혈관 확장제)을 최대한 사용, 드물게 관상동맥 재관류 중재 또는 inotropics 사용 |
| **심리적 요인** | |
| • 심리적 문제(예: 우울증, 불안, 섬망, 통증)<br>• 과다한 진정은 환기를 약화시키고 SBT를 어렵게 할 수 있음. | |
| 검사 | 통증을 포함한 정신 상태 평가 |
| 치료 | 진정제 및 향정신성 약물의 적절한 사용 |
| **인공호흡기 관련** | |
| 기구에 의한 dead space의 변화, 가스 압축량에 이상, 호기 밸브 기능 장애 및 저항 증가(예: 진득한 분비물 등으로 기관내관이 좁아지는 경우) | |
| **검사** | 파형, 인공호흡기 압력(예: 최고 흡기 압력, 고원 압력) 및 장비(예: 호기 밸브 차단, 과도한 응축) 확인 |
| **치료** | 장비 교체(예: 기관내관 교체, 인공호흡기, 인공호흡기 관련 튜브 등), 가래 배출 촉진 |
| **영양 요인** | |
| 단백질 분해와 영양부족으로 인해 호흡근 약화가 발생.<br>단백질 과다 섭취 시 이산화탄소 생성이 증가하고 환기 부하가 증가 | |
| **검사** | 요구 칼로리 계산 |
| **치료** | 적절한 영양 공급 |

약어: COPD, chronic obstructive pulmonary disease; CT, computed tomography; PEEP, positive end-expiratory pressure; ETT, endotracheal tube; EKG, electrocardiogram; SBT, spontaneous breathing trial; BNP, brain natriuretic peptide; ACE, angiotensin converting enzyme.

### 7) SBT 성공 후 발관(Extubation) 전 평가

SBT는 환자의 가래 배출과 관련된 정보를 제공하지 못하므로, SBT가 성공했다고 해도 발관을 위해서는 가래 양과 가래 배출을 스스로 할 수 있는지 그리고 의식상태가 명료한지 확인할 필요가 있다.

① **가래**: 가래의 양은 가래를 흡입한 통을 통해 측정할 수 있지만, 대부분 가래 흡입 빈도에 따라 분비물 제거율을 평가한다. 일반적으로 매 2~3시간 간격으로 흡인이 필요한 경우 발관은 상대적 금기이다. 분비물의 성질(예: 진득한지 묽은지)도 고려할 수 있지만, 진득한 분비물 그 자체는 발관에 금기 사항이 아니다.

② **기침**: 병상에서 기관내로 흡입(suction)하는 동안 평가된다. 그러나 기관내 흡입 시 기침이 약하거나 신경근 장애(예: 파킨슨병, 중환자 치료용 근육병증)가 있는 환자에게는 cough peak expiratory flow (CPEF) 같은 평가가 유용할 수 있다. 다음의 검사로도 기침 반응을 평가할 수 있다.

- 카드 검사 (흰 종이 검사) – 인공호흡기와 기관내관(ETT)을 분리한 후 흰 종이를 ETT 근위 말단에서 약 1~2 cm 떨어진 곳에 두고, 환자에게 기침을 하라고 한다. 3~4번의 기침으로 카드를 적실 수 없는 환자는 카드를 적실 수 있는 환자에 비해 발관 실패 확률이 3배 더 높다.

③ **정신 상태**: 이상적으로는 환자가 깨어 있고 명령을 따르고 진정제를 중단하는 것이다. 그러나 이것이 항상 실현 가능한 것은 아니며, 자극 시 깨어나면서 협조적이거나 최소 진정제를 투여 받는 환자(예: 의식이 깨어 있으면서 안정적인 저용량 dexmedetomidine으로 섬망이 해결된 환자)는 주의 깊게 모니터링하면서 발관할 수 있다.

- 100명의 신경외과 환자를 대상으로 한 연구에서, GCS ≥8인 환자는 GCS <8인 환자보다 성공적인 발관 가능성이 훨씬 더 높았

다(75% 대 37%).

④ **발관 후 천명음(Postextubation stridor) 위험 평가**: 발관 전에 모든 환자는 발관 후 천명음(stridor)의 위험을 평가할 필요가 있다. 대부분은 기관내관(ETT)과 관련된 성대 부종으로 인해 발생하지만, 후두 손상, 분비물, 성대 기능 장애 및 드물게 기관 협착증으로 인해서도 생길 수 있다. 발관 후 stridor의 위험이 높으면 기낭누출 검사(cuff leak test)를 할 수 있다. 다만, 일반 환자에서는 cuff leak test는 민감도와 특이도가 낮아 stridor 위험 인자가 있는 경우에 한해서 시행할 필요가 있다.

- 위험 요인
  - 발관 후 천명음의 위험 요인
  - 장기간 삽관(≥36시간~≥6일로 다양하게 정의)
  - 80세 이상
  - 기관내관의 직경(남성의 경우 >8 mm, 여성의 경우 >7 mm)
  - CT에서 후두 직경에 대한 ETT 비율이 45% 이상
  - GCS <8
  - 기관삽관을 하면서 손상이 발생한 경우
  - 여성
  - 천식 병력
  - 불충분한 고정으로 인한 튜브가 과도하게 이동한 경우
  - 진정이 부족한 경우
  - 흡인

⑤ **Cuff leak test 방법**: "기낭누출"은 기관내관의 기낭에 있는 공기를 다 제거한 후 인공호흡기의 흡기 시 환기량과 호기시 환기량을 비교해서 호기시 환기량이 110 mL 미만의 차이가 있거나, 12~24% 이내로 변화하는 경우 postextubation stridor 위험이 있는 것으로 판단한다.

기낭누출검사에서 stridor 발생 위험이 있는 환자의 경우 발관 전 (4시간 이상) 단기간 글루코코르티코이드 치료를 한다. Methylprednisolone (20 mg)을 발관 전에 총 4회 용량으로 4시간마다 정맥 투여하거나 발관 4시간 전에 methylprednisolone 40 mg을 한 번 투여할 수도 있다.

### 8) 발관(Extubation) 후 재삽관 위험 환자와 처치

계획된 발관을 시행한 환자의 12~14%는 48~72시간 이내에 재삽관이 필요한 것으로 추산되며, 대부분은 처음 24시간 이내에 재삽관이 이루어진다.

재삽관의 위험 요소는 다음과 같다.

- 약한 기침(기침 최대 호기 유량 ≤60 L/분)
- 잦은 suction(예: 1~2시간마다, 객담 양 >2.5 mL/시간)
- GCS <8
- 발관 전 24시간 동안의 수액 과다 공급
- 삽관의 원인이 폐렴인 경우
- 65세 이상으로 중증 만성 심장 또는 호흡기 질환을 앓고 있는 환자
- 기낭 누출 검사가 양성이거나 정신 상태 변화(예: 정신 착란)

### 9) 발관 후 고유량비강캐뉼라산소요법 (High flow nasal cannula, HFNC)

발관 후 재삽관에 대한 예방 조치로 일상적인 HFNC를 권고하지는 않지만 발관 실패 위험이 높은 환자에게는 적용할 수 있다. 또한 발관 후 호흡부전이 발생한 환자에서도 HFNC를 사용할 수 있다.

# 11.9 혈액 응고 장애

**핵심 요약**

- 외상환자에서 저체온증(hypothermia), 산증(acidosis), 응고장애(coagulopathy)가 발생할 수 있다.
- 일반적 혈액 검사 및 TEG를 사용하여 혈액응고장애를 진단할 수 있다.
- DIC 진단은 DIC 점수화 표(scoring system)를 사용한다.
- DIC의 가장 중요한 치료 원칙은 유발 원인을 식별하고 치료하는 것이다.

## 1. 다발성 외상 환자에서 DIC 진단 및 치료

### 1) 정의

다발성 외상은 전체 사망원인 중 약 12%를 차지하며, 특히 40세 이하의 젊은 연령대의 사망원인 중 1위라고 알려져 있다. 다발성 외상이 사망원인이 높은 이유 중 하나는 대량출혈이라고 알려져 있다. 응급실 내원한 다발성 외상환자의 약 30%에서는 응고장애(coagulopathy)가 진단되었으며 이로 인해 출혈이 악화되고, 결과적으로 다발성 장기 부전 및 높은 사망률을 나타내는 결과를 보이고 있다. 응고장애는 저체온(hypothermia), 산증(acidosis)과 함께 상호 인과 관계를 갖는 연결고리로 '죽음의 3 징후(lethal triad of death)'를 구성하고 있다(그림 11.9.2). 외상 이후 발생하는 응고장애는 시간 흐름에 따라 악화되며 조기 교정이 필수이다(그림 11.9.1). 신속하고 정확한 치료를 통해 이러한 연결고리를 해결하지 않는다면 사망 등의 불량한 예후를

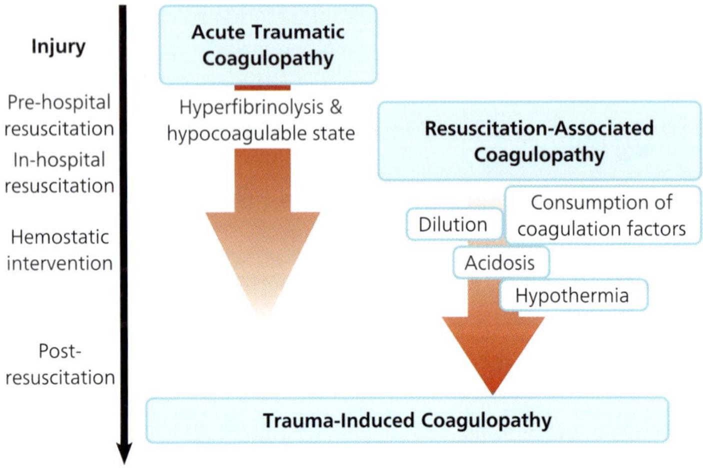


**그림 11.9.1** 외상 이후에 발생하는 외상 유발 응고장애의 2 구성 요소의 시간 단계

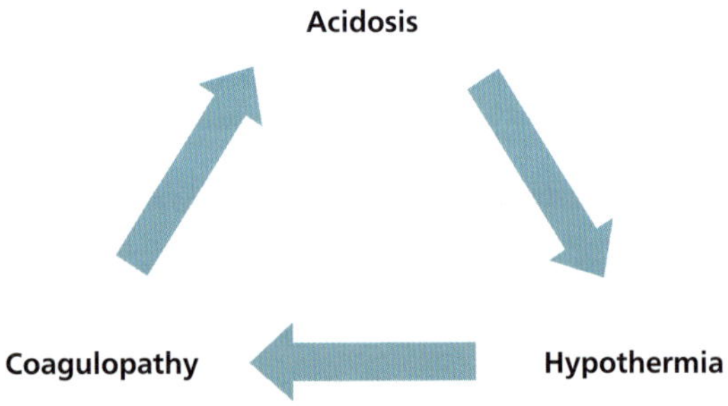


**그림 11.9.2** 죽음의 3 징후(lethal triad of death)

초래하게 한다.

응고 장애는 신체 기능 이상(acidosis, hypothermia or coagulopathy)의 결과로 발생할 수 있지만, 이와 별도로 또는 이에 추가로 중상을 입은 환자에서 급성 응고 장애가 발생할 수도 있다. 특히 외상과 관련된 응고장애의 경우 여러 용어를 사용하는데 이 중에는 외상 유

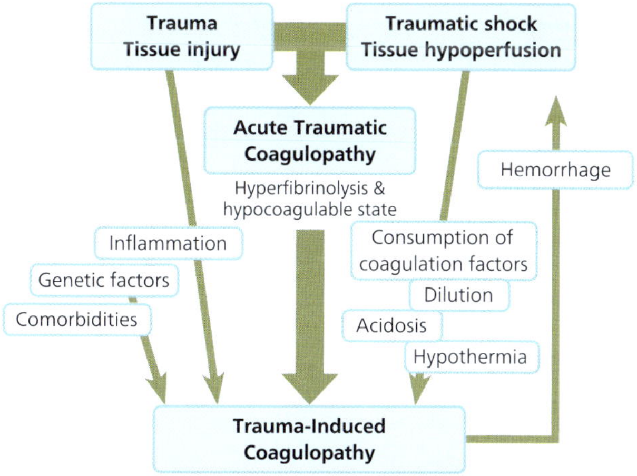


그림 11.9.3 외상 이후에 발생하는 외상 유발 응고장애 발생기전의 요약

발성 응고 장애(trauma induced coagulopathy, TIC), 급성 외상성 응고 장애(acute traumatic coagulopathy, ATC), 외상 초기 응고 장애(early coagulation of trauma, ECT) 및 외상성 충격의 급성 응고 장애(acute coagulopathy of trauma shock, ACoTS) 등이 있다. 여러 가지 용어 중 TIC를 가장 보편적으로 사용한다(그림 11.9.3).

## 2) 정상 혈액응고 과정

일반적인 혈액응고 과정은 응고(coagulation), 항응고(anticoagulation) 및 섬유용해(fibrinolysis)가 적절한 균형을 이루고 있다. 이러한 응고 단계는 여러 응고인자(factor)들의 다단계에 의해 형성된다(그림 11.9.4). 응고인자 XII, XI, IX, VIII 등이 관련되는 내인성 경로(intrinsic pathway)와 응고인자 III인 조직인자(tissue factor), 응고인자 VII 등이 관련되는 외인성 경로(extrinsic pathway)의 동시적인 작용에 의해 공통 경로(common pathway)에서 응고인자 X의 활성화, 그리고 응고인자 Va에 의해 응고인자 II인 프로트롬빈(prothrombin)을

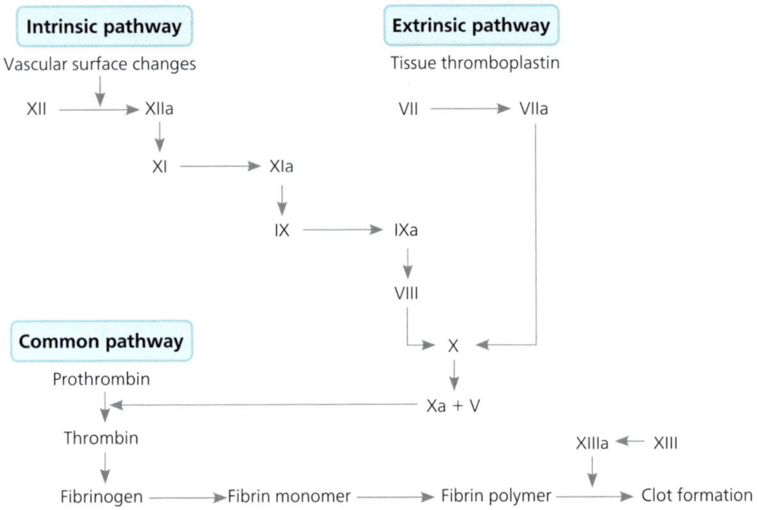


**그림 11.9.4 혈액 응고 단계**

응고인자 IIa, 트롬빈(thrombin)으로 활성화시킨다. 이 트롬빈은 응고인자 I이라고도 하는 섬유소원(fibrinogen)을 응고인자 Ia, 섬유소 단량체(fibrin monomer)로 활성화시키고 이는 응고인자 XIIIa, 섬유소 안정인자(fibrin stabilization factor)에 의해 섬유소 중합체(fibrin polymer)를 형성하게 된다. 칼슘(Ca++)은 응고인자 IV로 응고인자 XI, IX, X, VII 등의 활성화에 필요한 이온이다. 출혈이 발생하면 위와 같은 응고 단계가 활성화를 통해 섬유소 중합체와 손상 받은 혈관의 내피세포에 혈소판 응집이 생겨 혈전(clot)을 생성하여 손상된 부위가 임시적으로 막힌다. 혈소판의 겉면에는 당단백질(glycoprotein)이 있어 von Willebrand factor (vWF)에 의해 혈소판끼리, 그리고 손상된 내피세포에 응집을 유도한다. 또한 vWF 인자는 평소 응고인자 VIII와 결합되어 있으며, 트롬빈의 작용에 의해 응고인자 VIII을 유리하고, 결합되어 있지 않은 응고인자 VIII은 분해가 된다. 섬유융해는 플라스미노겐 활성화 인자(plasminogen activator)에 의해 활성화된 플라시민(plasmin)에 의해 이루어지며, 융해가 된 물질을 섬유소원 분해산물(fibrinogen degradation products, FDP)이라고 부른다. 또한 응고인자 XIV라고도 불리는 단백질 C (protein C)는 당단백질이며 단백질 S (protein S)를 cofactor로 트롬보모듈린(thrombomodulin)과 함께 활성화되었을 때는 응고인자 Va와 VIIIa를 비활성화시킨다.

### 3) 외상환자에서 응고장애의 원인

외상 환자의 응고 장애 원인은 다요인적이며(multifactorial) 부상 및 치료 종류에 따라 중첩된 원인 요소가 있다. 정상 응고는 경미한 부상 후 출혈을 통제하면서 부적절한 혈관 내 혈전 형성을 방지하는 혈전화(hemostatic) 및 피브린 용해 과정(fibrinolytic process) 간의 균형이다. 이러한 정상 균형을 깨뜨리는 원인에는 "lethal triad of death"의 고전적인 요소들이 포함된다. 조직 손상 및 충격으로 인한 acidosis, 노출 및 액체 투여로 인한 hypothermia, 액체 또는 혈액 구성 요소의 투여로 인한 혈액희석(hemodilution) 포함된다. 지속적인 응고인자(clotting factor)의 소모상태에서 충분한 혈전화 인자 보충이 부족하거나 추후에 발생할 수 있는 요소 및 자극들(예: 패혈증)에 의해 초기에 발생할 수 있다. 이러한 요소들과 구분되는 TIC는 조직 손상 및 충격으로 인한 비정상적인 응고, 변형된 피브린 용해, 혈관 내피 장애, 부상에 대한 염증 반응 및 혈소판 기능에 의해 중재되는 다요인적인 생화학적 반응이다. 뇌 조직 손상은 TIC에 노출될 수 있으며 외상성 뇌 손상(TBI)을 가진 환자의 약 1/3은 응고 장애를 가질 수 있다. 중환자실에서 출혈은 흔히 나타나므로 DIC 발견이 쉽지만, 혈전은 중증으로 진행된 경우가 아니라면 발견이 쉽지 않다. DIC는 초기에 혈전이 주된 기전이 되므로 병인을 조기에 발견하여 약제를 사용하면 효과적이지만, 대부분은 마지막에 발견되며 출혈의 위험으로 인해 임상에서는 항응고 치료가 쉽지 않다.

### (1) 산증(Acidosis)

출혈로 인한 저혈당성 충격으로 인한 환자들의 미흡한 조직 perfusion은 대사성 산성증을 유발하며, 과다한 염소 및 혈액 구성 요소 투여로 악화될 수 있다. 실험 연구에서 acidosis는 pH <7.2에서 출혈기인의 응고 장애를 유발하며, 칼슘 및 음이온이 있는 인지질을 포함하는 응고 인자 복합체의 조립을 방해함으로써 발생한다.

### (2) 저체온(Hypothermia)

외상 시에 발생하는 저온으로 인해 발생하며, 부상 시, 이송 중, 외상 검사 중에 노출되는 것에 따라 악화된다. 외상 환자의 2/3 정도가 병원 방문 시 체온이 36°C 미만이며, 외상 환자의 9%가 33°C 이하의 체온을 보이고 있다. 부상을 입은 환자의 경우 수술이 필요한 경우 수술실에서 더 많은 물리적 노출, 추가적인 액체 투여 및 전신 마취의 영향으로 인해 저온증 위험이 더 높다. Acidosis와 hypothermia 다 존재할 때 사망률이 증가하는 것으로 알려져 있다.

### (3) 파종성혈관내 응고 (Disseminated intravascular coagulation, DIC)

분산된 미세 혈관 혈전증과 함께 소비성 응고 장애를 생성하는 전체적인 과정이다. 외상 환자의 경우 조직 손상으로 인한 조직 인자 노출 및 외래 응고 과정의 활성화로 인해 부상 심도에 비례한 트로민 생성이 발생한다.

#### (4) 외상과 관련된 응고장애 (Trauma induced coagulopathy, TIC)

TIC는 부상 후 초기에 발생하며 중요한 acidosis, hypothermia 또는 hemodilution 발생 전에 생화학적으로 확인 가능한 혈액응고장애 및 피브린 용해의 손상이다. TIC의 위험은 저혈압, 높은 외상 점수, 두부 손상과 관련이 있다. TIC를 가진 환자들은 종종 DIC의 기준을 충족하며, 일부 저자들은 TIC가 DIC의 초기, 일부로 보상된 단계일 수 있다고 주장한다. 현재까지 TIC가 기계적으로는 DIC와 다를 가능성이 있지만 일부 교집합이 있다고 알려져 있다.

#### (5) 혈소판 부전(Platelet dysfunction)

부상 후 혈소판은 혈액응고에서 중요한 역할을 한다. 입원 시 혈소판 수는 혈소판 수가 정상 범위 내에 있더라도 부상 환자에서 수혈 및 초기 사망과 반비례 관계가 있는 것으로 알려져 있다. 이러한 혈소판 수치적 결함은 두부 외상 후 뇌출혈의 진행 및 사망과 관련이 있으며 다른 연구에서는 혈소판 수와 관계없는 기능적인 혈소판 기능 장애를 반영하는 외상 환자의 혈소판 기능 장애도 관찰되었다.

### 4) 진단

#### (1) 일반적 응고 검사(Standard coagulation test)

외상 이후 임상적으로 응고장애를 확인하기 위해 여러 진단 기준이 사용되었다. 대표적인 기준은 아래와 같다.

- PT >18 sec
- INR >1.5
- PTT >60 sec

일반적으로 PT의 연장 비율이 더 높지만, PTT의 연장이 더 특이성이 높다. 20,103명의 환자를 대상으로 한 외상 registry 연구에서 PT와 PTT가 각각 28%와 8%의 환자에서 연장되어 있는 것을 확인할 수 있다. 사망률의 adjusted odds ratio는 연장된 PT의 경우 1.35, PTT 연장의 경우 4.2였다.

TIC가 PT/INR 및 PTT의 정상 범위 값을 가진 환자에서 발생할 수 있는지 여부는 확실하지 않다. 80명의 외상 환자에서 응고장애 및 염증 표지자를 신중하게 조사한 연구에서 INR 및 PTT 값이 정상 범위에 있더라도 부상 및 충격 심도가 증가하면 내피세포 및 내피층 손상, 단백질 C 활성화 및 응고인자 소비 증가와 관련이 있음을 확인했다. 이는 TIC의 생화학적 이상이 부상 및 충격 심도에 의존하는 연속체에 놓여 있을 수 있음을 시사하며, 따라서 중대한 부상(ISS >15)과 base deficit (<−6)의 결합으로 내원한 환자는 표준 응고검사 결과가 정상인 상황에서도 임상 응고장애에 대해 주의 깊게 모니터링하고 치료해야 한다.

### (2) 혈전탄성 묘사도(Thromboelastography, TEG)

TEG는 실시간으로 시트르산 처리된 전체 혈액의 응고 형성의 점성 탄성(viscoelastic) 특성을 평가한다. 이 검사는 다중 응고검사(PT, PTT, 트롬빈 시간, 피브린원 농도 및 혈소판 수)에서 얻은 정보를 단일 출력으로 합성하여 응고 시작, 응고 강도 및 혈피브린 용해를 동시에 제공한다(그림 11.9.5). 임상에서는 주로 cardiopulmonary bypass나 간 이식에서 많이 사용된다. 응고 형성 및 용해의 기능 검사로서 외상 후 응고장애의 진행을 모니터링하기에 유용하다.

다음은 대표적인 질환에서의 TEG 그림이다.

| Parameter | Clot time | Clot rate | Maximum clot strength | Clot stability |
|---|---|---|---|---|
| Hemostatic activity | IIa generation fibrin formation | Fibrin X-linking Fibrin ↔ platelet | Platelet - fibrin(ogen) interactions | Reduction in clot strength |
| Hemostatic component | Coagulation pathways | Coag pathways platelets | Platelets (~80%) Fibrin(ogen) (~20%) | Fibrinolysis |
| Hypo-coagulable | ↑R (min) | ↑K (min) ↓α (deg) | ↓MA | LY30 >7.5% EPL >15% |
| Hyper-coagulable | ↓R (min) | ↓K (min) ↑α (deg) | ↑MA | N/A |

Dysfunction

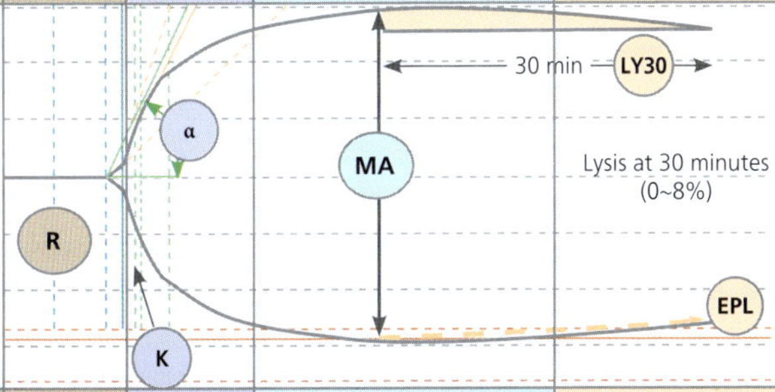


**그림 11.9.5 혈전탄성 묘사도(thromboelastography)**

## ① 1차 섬유소 용해(Primary fibrinolysis)

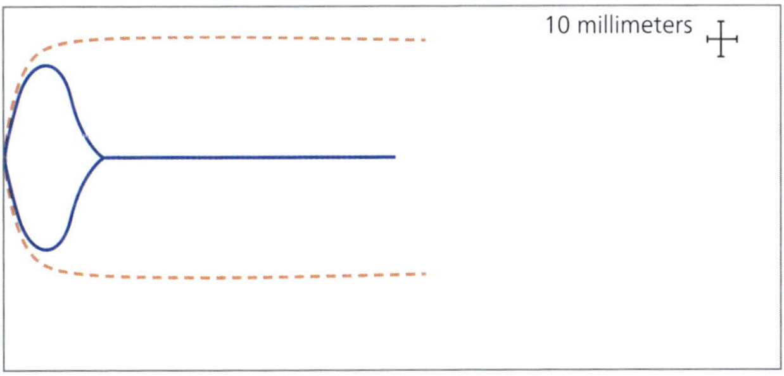

② 2차 과섬유소 용해(Secondary hyperfibrinolysis)

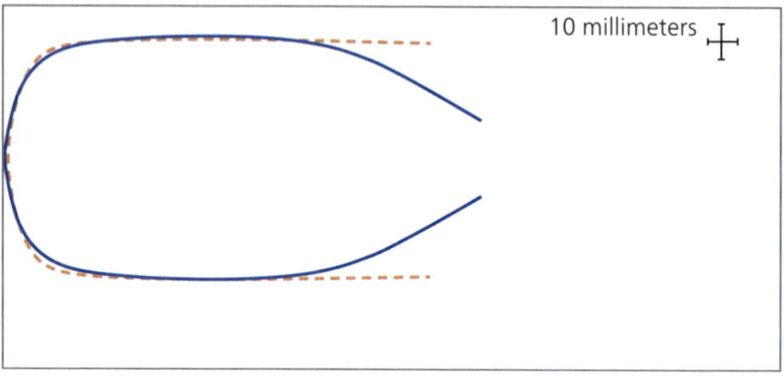


③ 혈소판저하증(Thrombocytopenia)

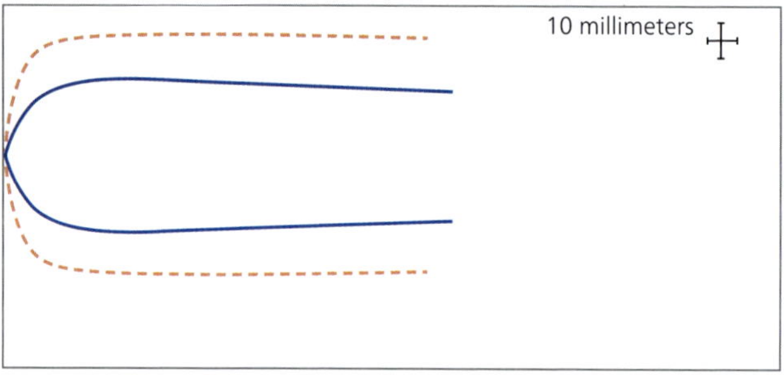


④ 응고인자 소모(Clotting factor consumption)

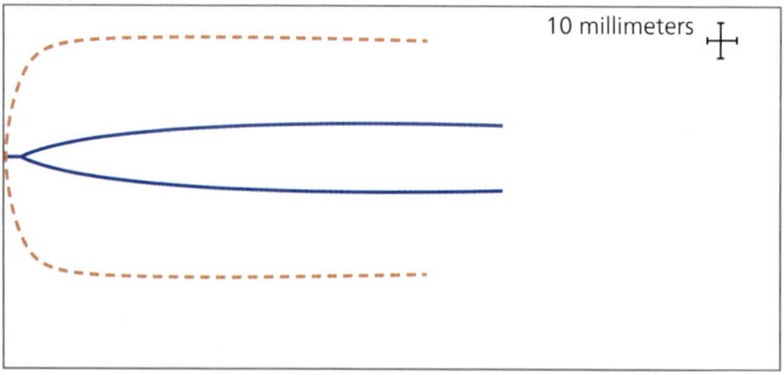

⑤ **과응고 장애(Hypercoagulability)**

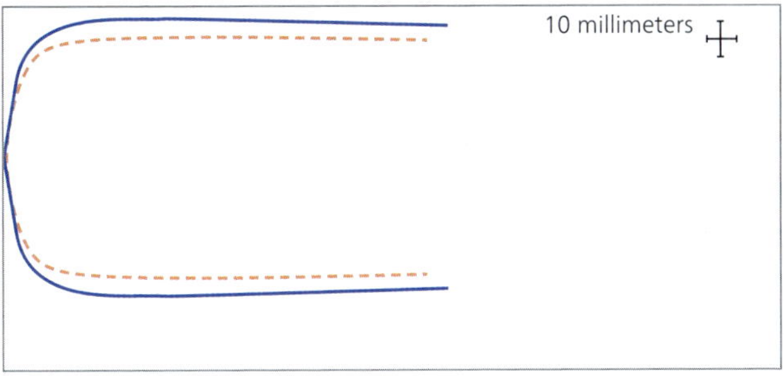


### (3) 진단 점수표(Scoring system)

DIC 진단을 위한 다양한 혈액학적 점수 기준이 존재한다. 표 11.9.1은 국제 혈전 및 지혈 학회(International Society on Thrombosis and Haemostasis) 에서 사용되는 DIC 진단 점수표이다.

4가지 혈액학적 검사(혈소판, 피브린 관련 마커, PT, 피브리노겐)를 점수화하여 총 점수가 5점 이상이면 명백한 DIC라고 진단할 수 있다. DIC 혈전증 부위는 장기 중 뇌가 가장 높은 것으로 알려져 있다(뇌 > 심장 > 폐 > 신장 순서).

## 5) 치료

### (1) DIC 유발 원인 해결

DIC 치료의 가장 중요한 원치은 먼저 기저 원발 원인을 식별하고 치료하는 것이다. 이로써 DIC 과정을 유발하는 원인을 제거하며 경우에 따라서 기저 원인의 성공적인 치료가 DIC 치료로 이어질 수 있다. 하지만 기저 질환을 대상으로 한 적극적인 치료에도 불구하고 응고 이상이 지속되어 중대한 출혈 및/또는 여러 장기에서 혈전 형성으로 인한 손상을 유발할 수 있다. 이러한 상황에서는 DIC에 특화된 지지 치료가 필요하다.

**표 11.9.1** DIC 진단 점수

| 1. Risk assessment – Does the patient have an underlying disorder known to be associated with overt DIC? | |
|---|---|
| • If yes, proceed<br>• If no, do not use this scoring system | |
| 2. Obtain the following laboratory tests | |
| • Platelet count<br>• Fibrin-related markers (eg, FDPs, soluble fibrin monomers, D-dimer)<br>• PT<br>• Fibrinogen | |
| 3. **Assign score for each laboratory parameter** | **Score** |
| Platelet count (per microL): | |
| • >100,000 | 0 |
| • 50,000 to 100,000 | 1 |
| • <50,000 | 2 |
| Fibrin-related markers (eg, FDPs, D-dimer): | |
| • No increase | 0 |
| • Moderate increase | 2 |
| • Strong increase | 3 |
| PT: | |
| • Prolonged <3 seconds | 0 |
| • Prolonged 3 to 6 seconds | 1 |
| • Prolonged <6 seconds | 2 |
| Fibrinogen level: | |
| • >100 mg/dL (>1.0 g/L) | 0 |
| • <100 mg/dL (<1.0 g/L) | 1 |
| 4. Calculate total score – Add individual scores for each laboratory parameter | |
| 5. Score interpretation: | |
| • ≥5 – Compatible with overt DIC. Repeat scoring daily.<br>• <5 – Suggestive (not affirmative) for non-overt DIC. Repeat in 1 to 2 days. | |

### (2) 수혈

목표는 심각한 출혈을 줄이거나 멈추는 것이지만 임상적으로 원발 원인이 해결되지 않는다면 쉽지 않다. 목표는 헤모글로빈 >7~9, 혈소판 > 50,000/microL, 피브리노겐 > 100 mg/dL (1 mol/L) 이상 유지하는 것이다.

수혈 종류 – 응고 인자는 FFP(신선 냉동 혈장) 또는 동결침전제제(cryoprecipitate)를 고려할 수 있다. FFP는 응고 인자 및 항응고 단백질을 모두 제공하며, 주사당 1015 mL/kg의 용량으로 12~24시간마다 투여할 수 있다. 동결침전제제는 factor VIII, vWF, 그리고 피브리노겐 농도가 더 높으며, 저피브리노겐(hypofibrinogenemia) 시 6시간마다 10 mL/kg의 용량으로 투여가능 하다. 혈소판 주사는 혈소판 수를 50,000/microL 이상 유지하기 위한 목표로 투여된다.

외상환자에서 대량출혈 발생 시 대량수혈(massive transfusion)이 필요할 수 있다. 대량출혈 시 주요 장기와 조직으로의 산소공급의 가장 중요한 요소는 혈류와 관류압(혈압) 및 산소운반능의 유지이다. 혈색소 수지는 7~9 0/dL를 유지하는 것이 권장된다. 알부민과 정질액 혹은 인공교질액을 보충 투여하여 혈관 내 용적을 잘 유지하면 적혈구의 75%가 소실되어도 생존할 수 있는 반면, 실혈을 보충하지 못해서 저혈량증이 동반되는 경우 30% 정도의 실험만으로도 심각한 합병증이 발생하여 사망에 이를 수도 있다. 하지만 0.9% 생리식염수 과량 투여할 경우 과다클로로혈성산증(hyperchloremic acidosis) 발생에 의해 환자 상태가 더 악화될 수 있다. 생명을 위협하는 심한 출혈 상황에서 대량 수혈 시 권장되는 통상적인 농축적혈구 : 신선동결혈장:농축혈소판 투여 비율은 1:1:1(예, 농축적혈구 6단위, 신선동결혈장 6단위, 농축혈소판 6단위 혹은 성분채형혈소판 1단위), 또는 이보다 높은 적혈구 비율(예, 2:1:1)이 권장된다. 혈액제제 사용을 줄이는 대량출혈의 약물적 치료법으로서 데스모프레신(desmopressin)(1-desamino 8-D-arginine vasopressin, DDAVP), 항섬유소용해제(예, e-aminocaproic acid, tranexamic acid), 국소지혈제(예, fibrin glue, thrombin gel), 프로트롬빈 복합체 농축물(prothrombin complex concentrate, PCC), 응고인자농축액(recombinant factor Vlla), 그리고 저섬유소원증 치료를 위한 섬유소원농축제제(fibrinogen concentrate) 사용이 권장된다.

최근에는 TEG를 이용한 수혈을 많이 활용 중이다. 이는 혈액검사 결과만을 가지고 수혈을 결정하는 것보다 임상적으로 더욱 유용한 것으로 알려져 있다. 특히 무분별한 수혈을 최소화한다는 장점을 가지고 있다. TEG를 이용한 수혈방법은 표 11.9.2를 참조한다.

표 11.9.3은 외상과 관련된 응고장애에서의 치료 요약이다.

**표 11.9.2** TEG를 이용한 수혈 기준

| Thromboelastograph value | Normal range | Trigger | Transfusion |
|---|---|---|---|
| R time | 5~10 seconds | >110 seconds | Fresh frozen plasma |
| K value | 30~120 seconds | >120 seconds | Cryoprecipitate |
| α Angle | 66~82 | <66 | Cryoprecipitate |
| Maximum amplitude | 54~72 mm | <54 mm | Platelets |
| Ly-30 (lysis at 30 minutes) | 0~8% | >8% | Antifibrinolysics |

표 11.9.3 외상과 관련된 응고장애에서의 치료 요약

| |
|---|
| **Initial assessment and management** |
| Extent of traumatic hemorrhage assessed |
| Patient in shock with identified source of bleeding treated immediately |
| Patient in shock with unidentified source of bleeding sent for further investigation |
| Coagulation, hematocrit, serum lactate, base deficit assessed |
| Antifibrinolytic therapy (tranexamic acid within 3 h after injury) initiated |
| Patient history of anticoagulant therapy assessed |
| **Resuscitation** |
| Systolic blood pressure of 80~90 mmHg achieved in absence of traumatic brain injury |
| Measures to achieve normothermia implemented |
| Target hemoglobin level 7~9 g/dl achieved |
| **Surgical intervention** |
| Damage control surgery performed in hemodynamically unstable patient |
| **Coagulation management** |
| Massive transfusion protocol with high plasma: red blood cell ratio employed |
| Target fibrinogen level 1.5~2 g/l achieved |
| Target platelet level achieved |
| Prothrombin complex concentrate administered if indicated due to vitamin K antagonist, oral anticoagulant or evidence from viscoelastic monitoring |

## 2. 항혈소판제 및 항응고제의 길항제(Reversal agent)

항혈소판제나 항응고제를 복용하는 환자에서 외상 등으로 출혈 발생 시 이를 복용 중지 및 해독(reversal)시키는 것은 매우 중요하다.

**표 11.9.4** 항혈소판제와 길항제

| Antiplatelet Agent | Mechanism | Antidote | Dose |
|---|---|---|---|
| Aspirin | Inhibits platelet COX-1, preventing $TXA_2$, important in platelet activation | Platelets DDAVP | 1 U to start, follow PFA 0.3 μg/kg |
| Clopidogrel Prasugrel | Inhibits $P2Y_{12}$, an ADP receptor required for platelet activation | Platelets DDAVP | 1 U to start, follow PFA 0.3 μg/kg |
| Abciximab Eptifibatide | Inhibits GPIIB/IIIa, final pathway for platelet activation | Platelets FFP or PCC | 1 U to start, if volume is an issue, use concentrated platelets and PCC over FFP |

**표 11.9.5** 항응고제와 길항제

| Anticoagulant | Mechanism | Antidote | Dose |
|---|---|---|---|
| Unfractionated heparin<br><br>Low molecular weight heparin (LMWH) | Largely anti-IIa with mild anti-Xa<br>Largely anti-Xa with mild anti-IIa | Protamine sulfate | 1 mg of protamine per 10 IU of heparin<br>1 mg of protamine per 100 IU of LMWH |
| Fondaparinux Rivaroxaban | Inhibit FXa | Recombinant FVII Prothrombin complex concentrate | 80 µg/kg Transfuse, follow modified PT (calibrated for rivaroxaban) or anti-Xa assay |
| Argatroban Dabigatran | Univalent inhibition of FIIa site | None | Hemodialysis |
| Bivalirudin Lepirudin Desirudin | Bivalent inhibition of FIIa active site | None Stop intravenous administration of drug | |
| Warfarin Acenocoumarol Phenprocoumon Anisindione | Inhibits vitamin K-dependent clothing factors II, VII, IX, and X | Vitamin K<br>Fresh frozen plasma Recombinant FVIIa | 1~2 mg SC every 12 hours Transfuse, follow INR 80 µg/kg |

## 참고문헌



1. 고재기: 관동맥질환에 의한 내과응급질환, 대한내과학회지 제 73권 부록 2호 2007

[2] 대한심장학회 심근경색연구회: 심근경색증, 2022, 대한의학, p207-237

[3] 대한심폐소생협회 KALS 위원회: 한국전문소생술 4th edition, 대한심폐소생협회, p155-177

[4] 대한중환자의학회: 중환자의학, 2020, 군자출판사, p.377-398

[5] Abe Y, Kondo M, Matsuoka R, Araki M, Dohyama K, Tanio H. Assessment of clinical features in transient left ventricular apical ballooning. J Am Coll Cardiol. 2003;41(5):737-42.

[6] Abraham J, Mudd JO, Kapur NK, Klein K, Champion HC, Wittstein IS. Stress cardiomyopathy after intravenous administration of catecholamines and beta-receptor agonists. J Am Coll Cardiol. 2009;53(15):1320-5.

[7] Akashi YJ, Goldstein DS, Barbaro G, Ueyama T. Takotsubo cardiomyopathy: a new form of acute, reversible heart failure. Circulation. 2008;118(25):2754-62.

[8] Akashi YJ, Nakazawa K, Sakakibara M, Miyake F, Musha H, Sasaka K. 123I-MIBG myocardial scintigraphy in patients with "takotsubo" cardiomyopathy. J Nucl Med. 2004;45(7):1121-7.

[9] Ako J, Sudhir K, Farouque HM, Honda Y, Fitzgerald PJ. Transient left ventricular dysfunction under severe stress: brain-heart relationship revisited. Am J Med. 2006;119(1):10-7.

[10] American Diabetes Association. 14. Diabetes Care in the Hospital: *Standards of Medical Care in Diabetes-2018. Diabetes Care*. 2018 Jan;41(Suppl 1):S144-S151.

[11] American Heart Association. "Part 10.1: Life-threatening electrolyte abnormalities." Circulation 112.24 Suppl (2005): 121-5.

[12] Anderson GD, Hakimian S Pharmacokinetic of antiepileptic drugs in patients with hepatic or renal impairment. Clin Pharmacokinet. 2014 Jan;53(1):29-49

[13] Annane D, Pastores SM, Arlt W, Balk RA, Beishuizen A, Briegel J, et al. Critical illness-related corticosteroid insufficiency (circi): A narrative review from a multispecialty task force of the society of critical care medicine (sccm) and the european society of intensive care medicine (esicm). *Intensive care medicine*. 2017;43:1781-1792

[14] Annane D, Pastores SM, Rochwerg B, Arlt W, Balk RA, Beishuizen

A, et al. Guidelines for the diagnosis and management of critical illness-related corticosteroid insufficiency (circi) in critically ill patients (part i): Society of critical care medicine (sccm) and european society of intensive care medicine (esicm) 2017. *Intensive care medicine.* 2017;43:1751-1763

[15] A Reintam, P Parm, R Kitus, et al. Mechanisms, prevention, and management of diarrhea in enteral nutrition. *Acta Anaesthesiol Scand.* 2009 Mar;53(3):318-24

[16] Arnold P, Paxton RA, McNorton K, et al. The effect of a hypoglycemia treatment protocol on glycemic variability in critically ill patients. *J Intensive Care Med* 2015; 30:156.

[17] Baguley IJ, Heriseanu RE, Nott MT, Chapman J, Sandanam J. Dysautonomia after severe traumatic brain injury: evidence of persisting overresponsiveness to afferent stimuli. Am J Phys Med Rehabil. 2009 Aug;88(8):615-22.

[18] Baguley IJ, Perkes IE, Fernandez-Ortega JF, Rabinstein AA, Dolce G, Hendricks HT; Consensus Working Group. Paroxysmal sympathetic hyperactivity after acquired brain injury: consensus on conceptual definition, nomenclature, and diagnostic criteria. J Neurotrauma. 2014 Sep 1;31(17):1515-20.

[19] Bardou M, Quenot JP, Barkun A. Stress-related mucosal disease in the critically ill patient. *Nat Rev Gastroenterol Hepatol* 2015;12:98-107.

[20] Brenner & Rector's The kidney, 10 th Ed.
→ Skorecki, K: Brenner & Rector's the kidney, 10th Ed.: Elsevier, 2016, p 2034-2055

[21] Brohi K, Cohen MJ, Ganter MT, Matthay MA, Mackersie RC, Pittet JF. Acute traumatic coagulopathy: Initiated by hypoperfusion: Modulated through the protein c pathway? *Ann Surg.* 2007;245:812-818

[22] Bybee KA, Kara T, Prasad A, Lerman A, Barsness GW, Wright RS, et al. Systematic review: transient left ventricular apical ballooning: a syndrome that mimics ST-segment elevation myocardial infarction. Ann Intern Med. 2004;141(11):858-65.

[23] Bybee KA, Prasad A, Barsness GW, Lerman A, Jaffe AS, Murphy JG, et al. Clinical characteristics and thrombolysis in myocardial infarction frame counts in women with transient left ventricular apical ballooning syndrome. Am J Cardiol. 2004;94(3):343-6.

[24] Cardoso Vale T, Echenique L, Barsottini OGP, Pedroso JL. Paroxysmal Autonomic Instability with Dystonia after Severe Traumatic Brain Injury. Tremor Other Hyperkinet Mov (N Y). 2020 Jun

29;10:12.

[25] Cook D, Guyatt G. Prophylaxis against Upper Gastrointestinal Bleeding in Hospitalized Patients. *N Engl J Med* 2018;378:2506-2516.

[26] Cooper MS, Stewart PM. Corticosteroid insufficiency in acutely ill patients. *New England Journal of Medicine*. 2003;348:727-734

[27] Dae-Hyeok Kim: Atrioventricular block, Journal of Cardiac Arrhythmia August 9, 2010; 12-15

[28] Desmet WJ, Adriaenssens BF, Dens JA. Apical ballooning of the left ventricle: first series in white patients. Heart. 2003;89(9):1027-31.

[29] Dickerson RN, Wilson VC, Maish GO 3rd, et al. Transitional NPH insulin therapy for critically ill patients receiving continuous enteral nutrition and intravenous regular human insulin. *JPEN J Parenter Enteral Nutr* 2013; 37:506.

[30] Dickenmann M, Oettl T, Mihatsch MJ. Osmotic nephrosis: acute kidney injury with accumulation of proximal tubular lysosomes due to administration of exogenous solutes. Am J Kidney Dis. 2008;51(3):491-503.

[31] Doo Soo Jeon, MD: Diagnosis and management of acute coronary syndrome, J Korean Med Assoc 2017; 60(7):568-576

[32] Dote K, Sato H, Tateishi H, Uchida T, Ishihara M. [Myocardial stunning due to simultaneous multivessel coronary spasms: a review of 5 cases]. J Cardiol. 1991;21(2):203-14.

[33] Egi M, Bellomo R, Stachowski E, et al. Hypoglycemia and outcome in critically ill patients. *Mayo Clin Proc*. 2010 Mar;85(3):217-24.

[34] Epstein SK: Initial weaning strategy in mechanically ventilated adults. UptoDate 2023

[35] Epstein SK: Weaning from mechanical ventilation: Readiness testing. UptoDate 2023

[36] Erythropoulou-Kaltsidou, A., S. Alkagiet, and K. Tziomalos, New guidelines for the diagnosis and management of pulmonary embolism: Key changes. World J Cardiol, 2020. 12(5): p. 161-166.

[37] Evans L, Rhodes A, Alhazzani W, Antonelli M, Coopersmith CM, French C, et al. Surviving sepsis campaign: International guidelines for management of sepsis and septic shock 2021. *Intensive care medicine*. 2021;47:1181-1247

[38] Furnary AP, Gao G, Grunkemeier GL, et al. Continuous insulin infusion reduces mortality in patients with diabetes undergoing coronary artery bypass grafting. *J Thorac Cardiovasc Surg* 2003;125:1007-21.

[39] Furnary AP, Zerr KJ, Grunkemeier GL, et al. Continuous intravenous insulin infusion reduces the incidence of deep sternal wound infection in diabetic patients after cardiac surgical procedures. *Ann Thorac Surg* 1999 67:352-60.

[40] George S, Dale J, Stanisstreet D; Joint British Diabetes Societies (JBDS) for Inpatient Care; JBDS Medical VRIII Writing Group. A guideline for the use of variable rate intravenous insulin infusion in medical inpatients. *Diabet Med.* 2015 Jun;32(6):706-13.

[41] Gi-Byoung Nam: Cardiac Arrhythmias in the Intensive Care Units, J Neurocrit Care 2014;7(1):25-32

[42] Giacomo Grasselli, Carolyn S Calfee, Luigi Camporota, Daniele Poole, Marcelo B P Amato, et al: ESICM guidelines on acute respiratory distress syndrome: definition, phenotyping and respiratory support strategies. **Intensive Care Med** (2023) 49:727–759

[43] Gianni M, Dentali F, Grandi AM, Sumner G, Hiralal R, Lonn E. Apical ballooning syndrome or takotsubo cardiomyopathy: a systematic review. Eur Heart J. 2006;27(13):1523-9.

[44] Goodloe AH, Evans JM, Middha S, Prasad A, Olson TM. Characterizing genetic variation of adrenergic signalling pathways in Takotsubo (stress) cardiomyopathy exomes. Eur J Heart Fail. 2014;16(9):942-9.

[45] Gralnek IM, Stanley AJ, Morris AJ, et al. Endoscopic diagnosis and management of nonvariceal upper gastrointestinal hemorrhage (NVUGIH): European Society of Gastrointestinal Endoscopy (ESGE) Guideline - Update 2021. *Endoscopy* 2021;53:300-332.

[46] Ghoshal S, Parikh A. Dialysis-Associated Neurovascular Injury (DANI) in Acute Brain Injury: Practical Considerations for Intermittent Dialysis in the Neuro-ICU. Clin J Am Soc Nephrol. 2021;16(7):1110-1112.

[47] Hachamovitch R, Chang JD, Kuntz RE, Papageorgiou P, Levin MS, Goldberger AL. Recurrent reversible cardiogenic shock triggered by emotional distress with no obstructive coronary disease. Am Heart J. 1995;129(5):1026-8.

[48] Handy AD, Prasad A, Olson TM. Investigating genetic variation of adrenergic receptors in familial stress cardiomyopathy (apical ballooning syndrome). J Cardiol. 2009;54(3):516-7.

[49] Harjola VP, et al., Contemporary management of acute right ventricular failure: a statement from the Heart Failure Association and the Working Group on Pulmonary Circulation and Right Ventricular Function of the European Society of Cardiology. Eur J Heart Fail

2016;18:226-241.

[50] Helms J, Iba T, Connors JM, Gando S, Levi M, Meziani F, et al. How to manage coagulopathies in critically ill patients. *Intensive Care Med.* 2023;49:273-290

[51] Hermanides J, Bosman RJ, Vriesendorp TM, et al. Hypoglycemia is associated with intensive care unit mortality. *Crit Care Med* 2010; 38:1430.

[52] Hoyt J, Lerman A, Lennon RJ, Rihal CS, Prasad A. Left anterior descending artery length and coronary atherosclerosis in apical ballooning syndrome (Takotsubo/stress induced cardiomyopathy). Int J Cardiol. 2010;145(1):112-5.

[53] Husain-Syed F, Takeuchi T, Neyra JA, et al. Acute kidney injury in neurocritical care. Crit Care. 2023 Sep 3;27(1):341.

[54] Hyzy RC: Extubation management in the adult intensive care unit. UptoDate 2023

[55] Ibanez B, Navarro F, Cordoba M, P MA, Farre J. Tako-tsubo transient left ventricular apical ballooning: is intravascular ultrasound the key to resolve the enigma? Heart. 2005;91(1):102-4.

[56] Ikutomi M, Yamasaki M, Matsusita M, Watari Y, Arashi H, Endo G, et al. Takotsubo cardiomyopathy in siblings. Heart Vessels. 2014;29(1):119-22.

[57] Ito K, Sugihara H, Katoh S, Azuma A, Nakagawa M. Assessment of Takotsubo (ampulla) cardiomyopathy using 99mTc-tetrofosmin myocardial SPECT--comparison with acute coronary syndrome. Ann Nucl Med. 2003;17(2):115-22.

[58] Jacobi J, Bircher N, Krinsley J, et al. Guidelines for the use of an insulin infusion for the management of hyperglycemia in critically ill patients. *Crit Care Med* 2012; 40:3251.

[59] Jean-Philippe Collet, et al: 2020 ESC guideline for the management of acute coronary syndromes in patients presenting without persistent ST-segment elevation, European Heart Journal (2021) 42, 1289-1367

[60] Jesús Villar, Carlos Ferrando, Domingo Martínez, Alfonso Ambrós, Tomás Muñoz, et al: Dexamethasone treatment for the acute respiratory distress syndrome: a multicentre, randomised controlled trial. **Lancet Respir Med**. 2020 Mar;8(3):267-276.

[61] Joffrey van Prehn, Elena Reigadas, Erik H Vogelzang et al. European Society of Clinical Microbiology and Infectious Diseases: 2021 update on the treatment guidance document for Clostridioides difficile infection in adults. *Clin Microbiol Infect.* 2021 Dec;27 Suppl 2:S1-

S21

[62] Joo MK, Park CH, Kim JS, et al. Clinical Guidelines for Drug-Related Peptic Ulcer, 2020 Revised Edition. *Gut Liver* 2020;14:707-726.

[63] Kassim TA, Clarke DD, Mai VQ, Clyde PW, Mohamed Shakir KM. Catecholamine-induced cardiomyopathy. Endocr Pract. 2008;14(9):1137-49.

[64] Kellum, JA, Romagnani P, Ashuntantang G, et al. Acute kidney injury. Nat Rev Dis Primers 2021 7:52.

[65] Kevin Whelan, Stéphane M Schneider. Mechanisms, prevention, and management of diarrhea in enteral nutrition. *Curr Opin* Gastroenterol. 2011 Mar;27(2):152-9

[66] Kim, Y.H., et al., Diagnosis and Treatment of Lower Extremity Deep Vein Thrombosis: Korean Practice Guidelines. Journal of the Korean Society of Radiology, 2016. 75(4).

[67] Kim JS, Kim BW, Kim DH, et al. Guidelines for Nonvariceal Upper Gastrointestinal Bleeding. *Gut Liver* 2020;14:560-570.

[68] Koami H, Sakamoto Y, Yamada KC, Matsuda T, Nishi J, Nakayama K, et al. What factor within the japanese association for acute medicine (jaam) disseminated intravascular coagulation (dic) criteria is most strongly correlated with trauma induced dic? A retrospective study using thromboelastometry in a single center in japan. *Eur J Trauma Emerg Surg*. 2017;43:431-438

[69] Konstantinides, S.V., et al., 2019 ESC Guidelines for the diagnosis and management of acute pulmonary embolism developed in collaboration with the European Respiratory Society (ERS). Eur Heart J, 2020. 41(4): p. 543-603.

[70] Korean diabetes association Treatment guidelines for diabetes 2015 (5th edition)

[71] Krinsley JS. Association between hyperglycemia and increased hospital mortality in a heterogeneous population of critically ill patients. *Mayo Clin Proc* 2003; 78:1471.

[72] Kumar G, Holmes DR, Jr., Prasad A. "Familial" apical ballooning syndrome (Takotsubo cardiomyopathy). Int J Cardiol. 2010;144(3):444-5.

[73] Kurisu S, Inoue I, Kawagoe T, Ishihara M, Shimatani Y, Nakamura S, et al. Time course of electrocardiographic changes in patients with tako-tsubo syndrome: comparison with acute myocardial infarction with minimal enzymatic release. Circ J. 2004;68(1):77-81.

[74] Kurowski V, Kaiser A, von Hof K, Killermann DP, Mayer B, Hartmann F, et al. Apical and midventricular transient left ventricular dysfunction syndrome (tako-tsubo cardiomyopathy): frequency, mechanisms, and prognosis. Chest. 2007;132(3):809-16.

[75] Kushimoto S, Kudo D, Kawazoe Y. Acute traumatic coagulopathy and trauma-induced coagulopathy: An overview. *J Intensive Care*. 2017;5:6

[76] Laine L, Barkun AN, Saltzman JR, et al. ACG Clinical Guideline: Upper Gastrointestinal and Ulcer Bleeding. *Am J Gastroenterol* 2021;116:899-917.

[77] Laird AM, Miller PR, Kilgo PD, et al. Relationship of early hyperglycemia to mortality in trauma patients. *J Trauma* 2004; 56:1058.

[78] Lanspa MJ, Krinsley JS, Hersh AM, et al. Percentage of Time in Range 70 to 139 mg/dL Is Associated With Reduced Mortality Among Critically Ill Patients Receiving IV Insulin Infusion. *Chest* 2019; 156:878.

[79] Liu D, Ahmet A, Ward L, Krishnamoorthy P, Mandelcorn ED, Leigh R, et al. A practical guide to the monitoring and management of the complications of systemic corticosteroid therapy. *Allergy, Asthma & Clinical Immunology*. 2013;9:1-25

[80] Li Y, Bai Z, Li M, et al. U-shaped relationship between early blood glucose and mortality in critically ill children. *BMC Pediatr* 2015; 15:88.

[81] Madhavan M, Borlaug BA, Lerman A, Rihal CS, Prasad A. Stress hormone and circulating biomarker profile of apical ballooning syndrome (Takotsubo cardiomyopathy): insights into the clinical significance of B-type natriuretic peptide and troponin levels. Heart. 2009;95(17):1436-41.

[82] Marc-André Leclair, Catherine Allard, Olivier Lesur et al. *Clostridium difficile* infection in the intensive care unit. *J Intensive Care Med*. 2010 Jan-Feb;25(1):23-30

[83] Marik PE, Pastores SM, Annane D, Meduri GU, Sprung CL, Arlt W, et al. Recommendations for the diagnosis and management of corticosteroid insufficiency in critically ill adult patients: Consensus statements from an international task force by the american college of critical care medicine. *Critical care medicine*. 2008;36:1937-1949

[84] Martin EA, Prasad A, Rihal CS, Lerman LO, Lerman A. Endothelial function and vascular response to mental stress are impaired in patients with apical ballooning syndrome. J Am Coll Cardiol. 2010;56(22):1840-6.

[85] McConville JF, John P Kress : Weaning patients from the ventilator **N Engl J Med** 2012;367:2233-9

[86] Medeiros K, O'Connor MJ, Baicu CF, Fitzgibbons TP, Shaw P, Tighe DA, et al. Systolic and diastolic mechanics in stress cardiomyopathy. Circulation. 2014;129(16):1659-67.

[87] Michael A Matthay, Yaseen Arabi, Alejandro C Arroliga , Gordon Bernard, Andrew D Bersten, et al: A New Global Definition of Acute Respiratory Distress Syndrome. **Am J Respir Crit Care Med**. 2023 Jul 24. doi: 10.1164/rccm.202303-0558WS.

[88] Mikhail J. The trauma triad of death: Hypothermia, acidosis, and coagulopathy. *AACN Clin Issues*. 1999;10:85-94

[89] Miner PB, Jr., Allgood LD, Grender JM. Comparison of gastric pH with omeprazole magnesium 20.6 mg (Prilosec OTC) o.m. famotidine 10 mg (Pepcid AC) b.d. and famotidine 20 mg b.d. over 14 days of treatment. *Aliment Pharmacol Ther* 2007;25:103-9.

[90] Mistry K. Dialysis disequilibrium syndrome prevention and management. Int J Nephrol Renovasc Dis. 2019;12:69-77.

[91] Moghissi ES, Korytkowski MT, DiNardo M, et al. American Association of Clinical Endocrinologists; American Diabetes Association. American Association of Clinical Endocrinologists and American Diabetes Association consensus statement on inpatient glycemic control. *Diabetes Care*. 2009 Jun;32(6):1119-31.

[92] Moore EE, Moore HB, Kornblith LZ, Neal MD, Hoffman M, Mutch NJ, et al. Trauma-induced coagulopathy. *Nat Rev Dis Primers*. 2021;7:30

[93] Moore PK, Hsu RK, Liu KD. Management of Acute Kidney Injury: Core Curriculum 2018. Am J Kidney Dis. 2018 Jul;72(1):136-148

[94] Nef HM, Möllmann H, Kostin S, Troidl C, Voss S, Weber M, et al. Tako-Tsubo cardiomyopathy: intraindividual structural analysis in the acute phase and after functional recovery. Eur Heart J. 2007;28(20):2456-64.

[95] Neil CJ, Nguyen TH, Singh K, Raman B, Stansborough J, Dawson D, et al. Relation of delayed recovery of myocardial function after takotsubo cardiomyopathy to subsequent quality of life. Am J Cardiol. 2015;115(8):1085-9.

[96] Niles SE, McLaughlin DF, Perkins JG, Wade CE, Li Y, Spinella PC, et al. Increased mortality associated with the early coagulopathy of trauma in combat casualties. *J Trauma*. 2008;64:1459-1463; discussion 1463-1455

[97] Novo G, Giambanco S, Guglielmo M, Arvigo L, Sutera MR, Giambanco F, et al. G-protein-coupled receptor kinase 5 polymorphism and Takotsubo cardiomyopathy. J Cardiovasc Med (Hagerstown). 2015;16(9):639-43.

[98] N R MacIntyre, D J Cook, E W Ely Jr, S K Epstein, J B Fink, et al: Evidence-based guidelines for weaning and discontinuing ventilatory support: a collective task force facilitated by the American College of Chest Physicians; the American Association for Respiratory Care; and the American College of Critical Care Medicine **Chest** 2001;120:375s

[99] Ortel, T.L., et al., American Society of Hematology 2020 guidelines for management of venous thromboembolism: treatment of deep vein thrombosis and pulmonary embolism. Blood Adv, 2020. 4(19): p. 4693-4738.

[100] Park I. 신기능 저하 환자의 신경집중치료 J Neurocrit Care 2017;10(1): 13-18

[101] Park JH, Kang SJ, Song JK, Kim HK, Lim CM, Kang DH, et al. Left ventricular apical ballooning due to severe physical stress in patients admitted to the medical ICU. Chest. 2005;128(1):296-302.

[102] Park SM, Prasad A, Rihal C, Bell MR, Oh JK. Left ventricular systolic and diastolic function in patients with apical ballooning syndrome compared with patients with acute anterior ST-segment elevation myocardial infarction: a functional paradox. Mayo Clin Proc. 2009;84(6):514-21.

[103] Patel SM, Lerman A, Lennon RJ, Prasad A. Impaired coronary microvascular reactivity in women with apical ballooning syndrome (Takotsubo/stress cardiomyopathy). Eur Heart J Acute Cardiovasc Care. 2013;2(2):147-52.

[104] Paur H, Wright PT, Sikkel MB, Tranter MH, Mansfield C, O'Gara P, et al. High levels of circulating epinephrine trigger apical cardiodepression in a β2-adrenergic receptor/Gi-dependent manner: a new model of Takotsubo cardiomyopathy. Circulation. 2012;126(6):697-706.

[105] Petros S. Trauma-induced coagulopathy. *Hamostaseologie*. 2019;39:20-27

[106] Pison L, De Vusser P, Mullens W. Apical ballooning in relatives. Heart. 2004;90(12):e67.

[107] Prasad A, Dangas G, Srinivasan M, Yu J, Gersh BJ, Mehran R, et al. Incidence and angiographic characteristics of patients with apical ballooning syndrome (takotsubo/stress cardiomyopathy) in the

HORIZONS-AMI trial: an analysis from a multicenter, international study of ST-elevation myocardial infarction. Catheter Cardiovasc Interv. 2014;83(3):343-8.

[108] Prowle J, Echeverri JE, Ligabo EV, et al. Fluid balance and acute kidney injury Nat Rev Nephrol. 2010 Feb;6(2):107-15

[109] Press SA, Cooper ES, Stull JW. Electrolyte, acid-base, and hemoglobin oxygen affinity alterations following irradiation and storage of canine packed red blood cells. Vet Clin Pathol. 2017;46(4):580-588.

[110] Purnomo AF, Permana KR, Daryanto B. Acute Kidney Injury Following Mannitol Administration in Traumatic Brain Injury: a Meta-analysis. Acta Inform Med. 2021;29(4):270-274.

[111] Qaseem A, Humphrey LL, Chou R, et al. Use of intensive insulin therapy for the management of glycemic control in hospitalized patients: a clinical practice guideline from the American College of Physicians. *Ann Intern Med* 2011; 154:260.

[112] Qian Q. Acid-base alterations in ESRD and effects of hemodialysis. Semin Dial. 2018;31(3):226-235.

[113] Rabinstein AA, Benarroch EE. Treatment of paroxysmal sympathetic hyperactivity. Curr Treat Options Neurol. 2008 Mar;10(2):151-7.

[114] Ramírez-Guerrero G, Baghetti-Hernández R, Ronco C. Acute Kidney Injury at the Neurocritical Care Unit. Neurocrit Care. 2022;36(2):640-649.

[115] Rabinstein AA. Paroxysmal sympathetic hyperactivity in the neurological intensive care unit. Neurol Res. 2007 Oct;29(7):680-2.

[116] Radfar A, Abohashem S, Osborne MT, Wang Y, Dar T, Hassan MZO, et al. Stress-associated neurobiological activity associates with the risk for and timing of subsequent Takotsubo syndrome. Eur Heart J. 2021;42(19):1898-908.

[117] Rovlias A, Kotsou S. The influence of hyperglycemia on neurological outcome in patients with severe head injury. *Neurosurgery* 2000; 46:335.

[118] Rugeri L, Levrat A, David JS, Delecroix E, Floccard B, Gros A, et al. Diagnosis of early coagulation abnormalities in trauma patients by rotation thrombelastography. *J Thromb Haemost*. 2007;5:289-295

[119] Saberi F, Heyland D, Lam M, et al. Prevalence, incidence, and clinical resolution of insulin resistance in critically ill patients: an observational study. *JPEN J Parenter Enteral Nutr* 2008; 32:227.

[120] Salas M, Ward A, Caro J. Are proton pump inhibitors the first choice for acute treatment of gastric ulcers? A meta analysis of ran-

domized clinical trials. *BMC Gastroenterol* 2002;2:17.

[121] Sang-Bae Ko, MD, PhD Department of Neurology, Seoul National University College of Medicine, Seoul, Korea J Neurocrit Care 2015;8(2):66-72

[122] Sang Min Park, et al: Early diagnosis and Management of Non ST-segment Elevation Acute Myocardial Infarct, The Korean Journal of Medicine: Vol. 97, No. 2, 2022

[123] Sang Youl Rhee. Glucose control in intensive care unit patients: recent updates *J Neurocrit Care* 2018;11(2):81-85

[124] Sato H, Taiteishi, et al. Takotsubo-type cardiomyopathy due to multivessel spasm. Tokyo: Kagakuhyouronsha; 1990.

[125] Scally C, Abbas H, Ahearn T, Srinivasan J, Mezincescu A, Rudd A, et al. Myocardial and Systemic Inflammation in Acute Stress-Induced (Takotsubo) Cardiomyopathy. Circulation. 2019;139(13):1581-92.

[126] Sharkey SW, Lesser JR, Zenovich AG, Maron MS, Lindberg J, Longe TF, et al. Acute and reversible cardiomyopathy provoked by stress in women from the United States. Circulation. 2005;111(4):472-9.

[127] Sharkey SW, Maron BJ, Nelson P, Parpart M, Maron MS, Bristow MR. Adrenergic receptor polymorphisms in patients with stress (tako-tsubo) cardiomyopathy. J Cardiol. 2009;53(1):53-7.

[128] Sharkey SW, Windenburg DC, Lesser JR, Maron MS, Hauser RG, Lesser JN, et al. Natural history and expansive clinical profile of stress (tako-tsubo) cardiomyopathy. J Am Coll Cardiol. 2010;55(4):333-41.

[129] Singh T, Khan H, Gamble DT, Scally C, Newby DE, Dawson D. Takotsubo Syndrome: Pathophysiology, Emerging Concepts, and Clinical Implications. Circulation. 2022;145(13):1002-19.

[130] Stein PD, et al., PIOPED II Investigators. Multidetector computed tomography for acute pulmonary embolism. N Engl J Med 2006;354:2317-2327.

[131] Sterns RH. Disorders of plasma sodium--causes, consequences, and correction. N Engl J Med. 2015;372(1):55-65.

[132] Sprick JD, Nocera JR, Hajjar I, O'Neill WC, Bailey J, Park J. Cerebral blood flow regulation in end-stage kidney disease. Am J Physiol Renal Physiol. 2020;319(5):F782-F791.

[133] Summers MR, Lennon RJ, Prasad A. Pre-morbid psychiatric and cardiovascular diseases in apical ballooning syndrome (tako-tsubo/

stress-induced cardiomyopathy): potential pre-disposing factors? J Am Coll Cardiol. 2010;55(7):700-1.

[134] Sung-Hwan Kim: Management of Common Arrhythmia in the Neurological Intensive Care Unit, J Neurocrit Care 2018;11(1):7-12

[135] Sung J, Bochicchio GV, Joshi M, et al. Admission hyperglycemia is predictive of outcome in critically ill trauma patients. *J Trauma* 2005; 59:80.

[136] Tae-Geun Gweon, Yoo Jin Lee, Kyeong Ok Kim et al. Clinical Practice Guidelines for Fecal Microbiota Transplantation in Korea. *J Neurogastroenterol Motil.* 2022 Jan 30;28(1):28-42

[137] Taylor FB, Jr., Toh CH, Hoots WK, Wada H, Levi M. Towards definition, clinical and laboratory criteria, and a scoring system for disseminated intravascular coagulation. *Thromb Haemost.* 2001;86:1327-1330

[138] Templin C, Ghadri JR, Diekmann J, Napp LC, Bataiosu DR, Jaguszewski M, et al. Clinical Features and Outcomes of Takotsubo (Stress) Cardiomyopathy. N Engl J Med. 2015;373(10):929-38.

[139] Templin C, Hänggi J, Klein C, Topka MS, Hiestand T, Levinson RA, et al. Altered limbic and autonomic processing supports brain-heart axis in Takotsubo syndrome. Eur Heart J. 2019;40(15):1183-7.

[140] The Journal of Association of Chest Physiciansl Jul-Dec 2016 | Vol 4 | Issue 2

[141] The NICE-SUGAR Study Investigators. Hypoglycemia and risk of death in critically ill patients. *N Engl J Med* 2012; 367:1108.

[142] The use of variable rate intravenous insulin infusion (VRIII) in medical inpateints. www.diabetes.org.uk

[143] Tse L, Barr AM, Scarapicchia V, Vila-Rodriguez F. Neuroleptic Malignant Syndrome: A Review from a Clinically Oriented Perspective. Curr Neuropharmacol. 2015;13(3):395-406.

[144] Tsuchihashi K, Ueshima K, Uchida T, Oh-mura N, Kimura K, Owa M, et al. Transient left ventricular apical ballooning without coronary artery stenosis: a novel heart syndrome mimicking acute myocardial infarction. Angina Pectoris-Myocardial Infarction Investigations in Japan. J Am Coll Cardiol. 2001;38(1):11-8.

[145] Téblick A, Gunst J, Van den Berghe G. Critical illness–induced corticosteroid insufficiency: What it is not and what it could be. *The Journal of Clinical Endocrinology & Metabolism.* 2022;107:2057-2064

[146] Ueyama T. Emotional stress-induced Tako-tsubo cardiomyopathy:

animal model and molecular mechanism. Ann N Y Acad Sci. 2004;1018:437-44.

[147] Uoonjeong Shin. Hypoglycemia care J Korean Diabetes 2015;16:130-134

[148] Van den Berghe G, Wilmer A, Milants I, et al. Intensive insulin therapy in mixed medical/surgical intensive care units: benefit versus harm. *Diabetes* 2006; 55:3151.

[149] van der Jagt M. Fluid management of the neurological patient: a concise review. Crit Care. 2016;20(1):126. Published 2016 May 31.

[150] Villanueva C, Colomo A, Bosch A, et al. Transfusion strategies for acute upper gastrointestinal bleeding. *N Engl J Med* 2013;368:11-21.

[151] Villar J, Ferrando C, Martínez D, Ambrós A, Muñoz T, Soler JA, et al. Dexamethasone treatment for the acute respiratory distress syndrome: A multicentre, randomised controlled trial. *The Lancet Respiratory Medicine.* 2020;8:267-276

[152] Wada H, Matsumoto T, Yamashita Y. Diagnosis and treatment of disseminated intravascular coagulation (dic) according to four dic guidelines. *J Intensive Care*. 2014;2:15

[153] Watanabe H, Kodama M, Okura Y, Aizawa Y, Tanabe N, Chinushi M, et al. Impact of earthquakes on Takotsubo cardiomyopathy. Jama. 2005;294(3):305-7.

[154] Wittstein IS, Thiemann DR, Lima JA, Baughman KL, Schulman SP, Gerstenblith G, et al. Neurohumoral features of myocardial stunning due to sudden emotional stress. N Engl J Med. 2005;352(6):539-48.

CHAPTER 12

# 뇌사 판정 및 장기 기증



많은 중증 뇌손상 환자에서 환자의 치료에 최선을 다했음에도 뇌사로 진행하는 경우가 종종 발생한다. 2010년 장기 이식법 개정안 통과 이후에 뇌사 추정자 신고가 의무화되었다. 이 장에서는 뇌사의 기준과 판정 과정, 뇌사자 관리에 대해서 알아보고자 한다.

**핵심 요약**

1. 치료 과정에서 뇌사 추정이 되는 경우 보호자에게 충분한 환자 상태에 대한 충분한 설명과 장기 기증/연명 치료에 대해서도 알려줄 필요가 있다.
2. 뇌사 추정자가 있는 경우 장기 구득 기관에 전담 코디네이터를 통해서 통보를 할 것을 권고한다.
3. 뇌사 추정자의 내과적인 치료는 아래의 Therapeutic target을 유지할 것을 권고한다.
   - 평균 동맥압(mean arterial pressure, MAP) >65 mmHg
   - 혈색소(hemoglobin) >10 g/dl
   - $Na^+$ (sodium) <160 mmol/L (mEq/L)
   - $K^+$ (potassium) 3.5~5 mmol/L (mEq/L)
   - Central venous or mixed venous oxygen saturation: >70%
   - $SpO_2$: >92%
   - 동맥혈 검사 Arterial blood gases within the normal range

# 12.1 국내의 뇌사 판정 절차

## 1. 뇌사(Brain death)란

뇌사는 사고 또는 질환으로 뇌의 모든 기능이 상실되고 자발 호흡이 소실되어 인공호흡기로 호흡하며, 적극적인 치료에도 불구하고 회복이 불가능하여 수일 내지 수 주 이내 사망에 이르는 상태를 말한다.

- 대뇌의 비가역적인 손상인 '지속적 식물 상태(persistent vegetativestate)'는 인위적인 심폐기능의 보조 치료 없이 장기간 생존할 수 있다는 점에서 뇌사와는 구분된다. 뇌사 상태에서는 인공호흡, 영양공급, 약물 및 수액 요법을 시행하더라도 대부분 1~2주 사이에 심정지에 이르게 된다. 반면에 식물 인간은 뇌사와는 달리 뇌간 기능이 살아있어 자발 호흡이 가능하고 수개월~수년 이내 회복의 가능성이 있을 수도 있는 상태로 장기기증의 대상이 아니다(표 12.1.1).

**표 12.1.1** 식물 인간 상태와 뇌사 상태의 차이

| 구분 | 식물인간상태 | 뇌사상태 |
|---|---|---|
| 손상부위 | 대뇌의 일부 | 뇌간을 포함한 뇌 전체 |
| 기능장애 | 기억, 사고, 운동, 감각 등 대뇌 장애 | 심박동 외 모든 기능 정지 |
| 운동능력 | 목적 없는 약간의 움직임 가능 | 움직임 전혀 없음 |
| 호흡 | 자발적 호흡가능 | 자발적 호흡 불가능 |
| 경과내용 | 수개월, 수년까지도 생존가능하고 회복도 가능 | 회복 가능성 0%<br>대부분 2주 안에 사망 |
| 기증여부 | 장기기증 불가능 | 장기기증 가능 |

## 2. 장기 기증 절차

### 1) 뇌사 시 장기기증

불의의 사고나 질병으로 뇌의 기능이 완전히 소실되어 회복될 가능성이 없을 때는 심장, 폐(2), 간, 췌장, 신장(2), 소장 등 8개의 장기를 기증할 수 있고, 이를 이식하여 많으면 8명의 장기 기능 부전 환자에게 새로운 생명을 선물할 수 있다. 장기 기증 후 동의된 조직 기증이 가능하다(그림 12.1.1).

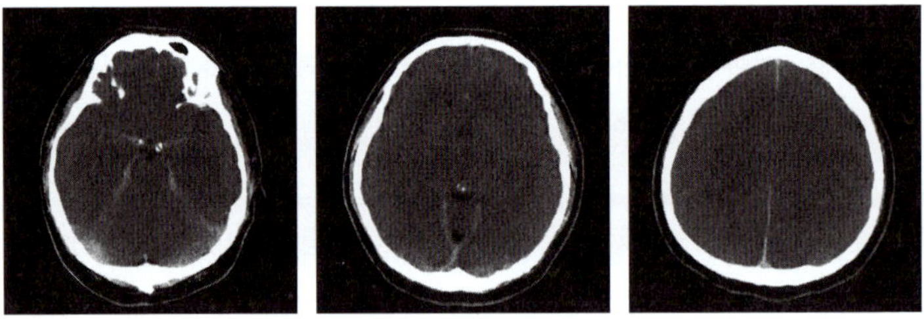

**그림 12.1.1 장기기증을 했던 34세 뇌사환자의 brain CT 영상** CT brain에서 hypodensity of brain parenchyma, diffuse edema, pseudo-subarachnoid hemorrhage, sulcal effacement, ventricular narrowing, low GM/WM (gray and white matter) differentiation가 관찰된다.

### 2) 순환 정지 시 장기 기증 (Donation after circulation death, DCD)

신장이나 간 등 일부 장기를 기증할 수도 있으나 국내에서는 뇌사 판정 중일 경우에만 가능하다. 심장 정지 후에도 12시간 내에는 각막 등 인체조직기증이 가능하다.

• 우리나라의 장기 기증 절차는 그림 12.1.2와 같이 진행되고 있다.

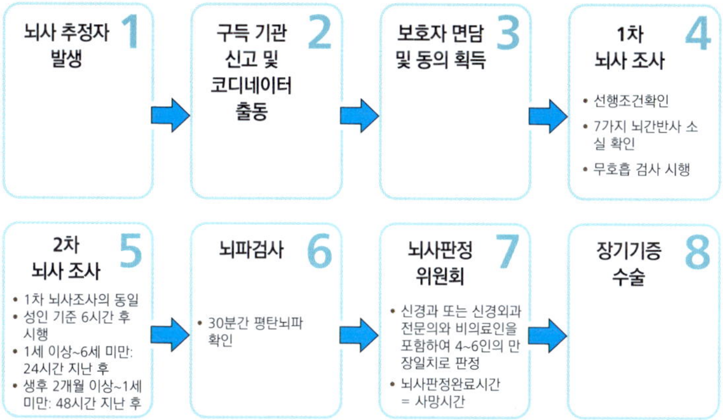


**그림 12.1.2** 장기기증 및 뇌사 관리 판정 절차

## 3. 뇌사 판정 절차

**▼ 뇌사 판정의 선행 조건**

① 원인 질환이 확정되어 있고 치료될 가능성이 없는 기질적인 병변이 있을 것

② 자발 호흡이 없어야 한다.

③ 치료 가능한 급성 약물 중독, 대사성 또는 내분비성 장애 아닐 것

④ 저체온 상태나 쇼크 상태 아닐 것

**▼ 뇌사 판정의 기준**

① 외부 자극에 대한 반응 없음

② 자발 호흡이 되살아날 수 없는 상태로 소실

③ 동공 확대 및 고정

④ 뇌간 반사의 완전 소실(광반사, 각막반사, 안구두부반사, 전정안구반사, 모양체 척수 반사, 구개반사, 기침반사)

⑤ 자발운동, 제뇌강직, 제피질강직 및 경련 등이 나타나지 않음

⑥ 무호흡검사 결과 자발호흡이 유발되지 아니하여 자발호흡이 나타나지 않음

## 4. 뇌간 반사의 신경학적 검사

### 1) 광반사(Light reflex)

양쪽 눈에 밝은 빛 자극을 주었을 때 동공 수축이 관찰되지 않는 것이다. 뇌사환자에서 동공의 모양은 둥글거나, 난형(oval), 불규칙한 모양을 가질 수 있다.

### 2) 각막반사(Corneal reflex)

Throat swab을 통해 주로 시행하며 각막을 자극하여 눈을 닫는 반사가 있는지 확인한다.

### 3) 안구두부반사(Oculocephalic relfex)

머리의 움직임이 내이 전정기관의 반고리관에서 감지되고 이러한 움직임이 전정핵과 안구운동핵을 통하여 반사적으로 시선이 같은 곳에 유지되도록 조절하는 기전에 의해 발생하는 뇌간반사이다. 경추를 움직임의 축으로 하여 수평 좌우 방향과 수직 상하 방향으로 머리를 움

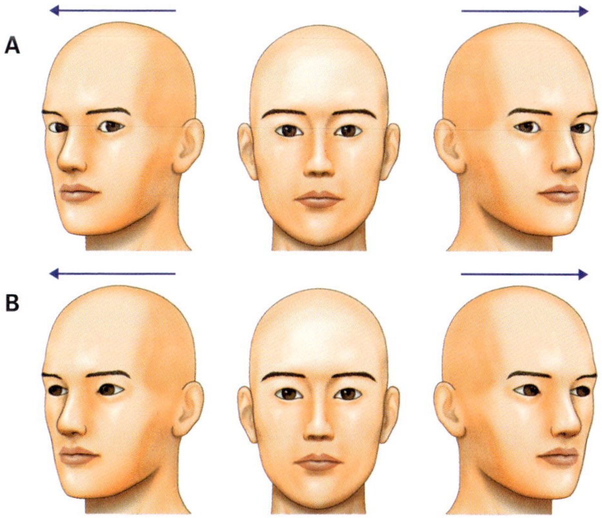


**그림 12.1.3** **안구두부반사** (A) 정상적인 반응, (B) 비정상적인 반응-머리를 돌리는 쪽으로 눈동자가 따라 움직인다.

직일 때 안구는 머리 움직임의 반대 방향으로 움직이는 반사를 관찰한다. 뇌사환자에서는 안구두부반사를 시행할 때 머리를 돌리는 쪽으로 눈동자가 따라 움직인다(그림 12.1.3).

### 4) 전정안구반사(Vestibulo-ocular reflex)

의식이 있는 환자에서는 시선을 고정하려는 경향에 의해 안구가 이동하는 반대쪽으로 안진이 발생하지만, 의식이 혼탁 환자에서는 안진을 관찰할 수 없다. 가장 흔하게 사용되는 검사는 온도안진검사(caloric test)로 머리를 30° 정도 기울이고 찬물을 외이도를 통해 고막에 넣어 시행한다. 정상적인 반응은 양쪽 눈이 동측으로 움직이고 반대쪽으로 수평 안진이 나타난다. 그러나 뇌간 사망 환자에서는 이러한 반응이 없다(그림 12.1.4).

A

B

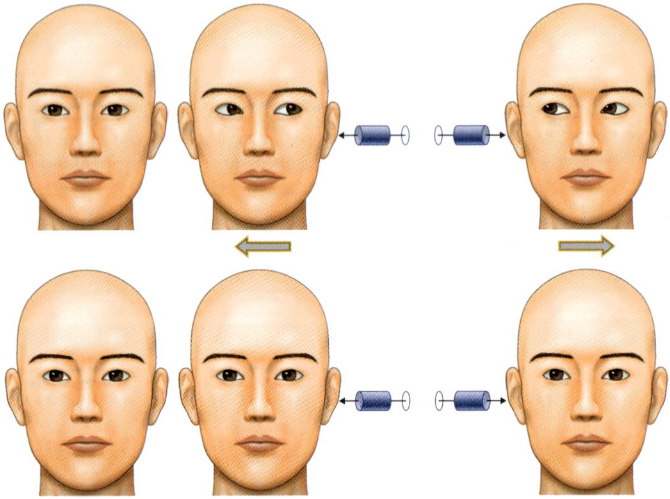

그림 12.1.4 **cold caloric test** (A) 정상적인 반응, (B) 비정상적인 반응

## 5) 모양체 척수 반사(Cilio-spinal reflex)

강한 통각 자극을 주었을때 교감신경의 반사로 동공이 확대되는 반사를 의미한다. 뇌사 환자에서 목이나 얼굴부위의 강한 통각 자극을 가하여도 동공의 크기에 변화가 없다.

## 6) 구개 반사(Gag reflex)

구개 반사의 중추는 연수 내에 위치하고 posterior oropharynx에 설압자 등을 통해 물리적 자극을 줄 때 구역 증상이 나타나는 반사이다. 뇌사 환자에서는 인후에 자극을 가하여도 특별한 수축 반응이 나타나지 않는다.

## 7) 기침 반사(Cough reflex)

비강 및 기관지를 자극하면 기침이 유발되지만 뇌사 환자에서는 기침

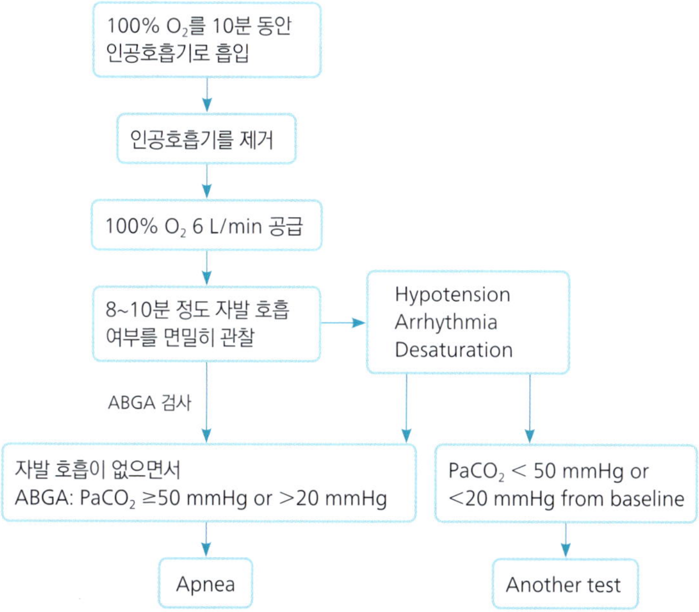


**그림 12.1.5** **무호흡 검사 방법**

반사가 소실된다. 보통 가래를 흡입을 위해 기도나 비강으로 관을 삽입하게 되는데 뇌사환자에서는 특별한 반응이 관찰되지 않는다.

## 5. Apnea Test(무호흡검사) 시행

무호흡 검사는 연수에 위치한 호흡 중추의 기능을 확인하는 것이다. 호흡 중추 기능의 유지되는 경우 이산화탄소의 농도가 50~60 mmHg로 상승하게 되면 호흡이 유발될 수 있기 때문이다. 무호흡 검사는 그림 12.1.5와 같이 시행하고 있다.

## 12.2 뇌사판정 과정에서 보조 검사 사용에 대한 고찰(Ancillary tests for the determination for brain death)

국내 뇌사 판정의 절차에서는 보조 검사로 뇌파 검사를 반드시 시행을 해야하며 30분간의 평탄 뇌파 소견이 있어야 하는 것을 되어 있다. 예외적으로 뇌사 추정자의 상태가 위중하여 뇌사 판정 절차를 진행하는 과정에서 심정지 우려가 높을 경우, 경두개도플러(transcranial doppler)를 이용하여 뇌혈류가 없음을 확인하여 뇌사판정하기도 한다.

심정지 우려가 높을 경우, 경두개도플러를 이용하는 것처럼 특정 상황에 어떠한 검사를 해야 하는지에 대한 가이드라인이나 권고안이 부족하다. 이는 다른 나라도 마찬가지로 통일된 규정이나 권고 규정 없이, 보조 검사의 사용 여부와 종류에서 차이를 보이고 있었다. 미국, 독일은 상황에 따라 시행하는 option으로 보조 검사를 이용하고 있었으며, 중국과 일본은 보조 검사를 뇌파 판정의 과정에서 요구하고 있지 않았다. 그 외에도 많은 나라에서 뇌사판정 시 보조 검사를 이용함에 있어 규정이 조금씩 다름을 알 수 있었다.

이번 장에서 보조 검사의 종류와 각각 검사의 장단점을 설명하고 뇌사 판정의 과정에서 보조 검사가 필요한 경우에 대해서 문헌 고찰을 해 보고자 한다.

## 1. 보조 검사(Ancillary test)의 종류 및 장단점

보조 검사는 그림 12.2.1과 같이 크게 2가지로 분류할 수 있다. 하나는 뇌혈류(cerebral blood flow)를 확인하는 것이고, 또 다른 하나는 뇌의 전기생리학적인 활동(electrophysiological activity)을 확인하는 것이다. 그 외 뇌에 직접 측정 도구를 삽입하여 뇌의 산소포화도, 전기적인 활성도를 측정하는 방법 등이 연구가 진행이 되고 있으나, 아직 뇌사 판정에 이용하기에는 근거가 될 만한 연구가 부족하다. 이에 이번 장에서는 2가지로 분류하여 가장 많이 연구되고 사용된 도구들에 대해서 설명을 하고자 한다. 이러한 보조 검사는 뇌사 판정에 도움을 주는 검사이지만, 이 검사의 결과만을 가지고 뇌사 판정에 이용해서는 안되며, 회복 불가능한 뇌손상의 확인과 무호흡 검사, 신경학적인 검사보다 더 신뢰해서는 안 된다.

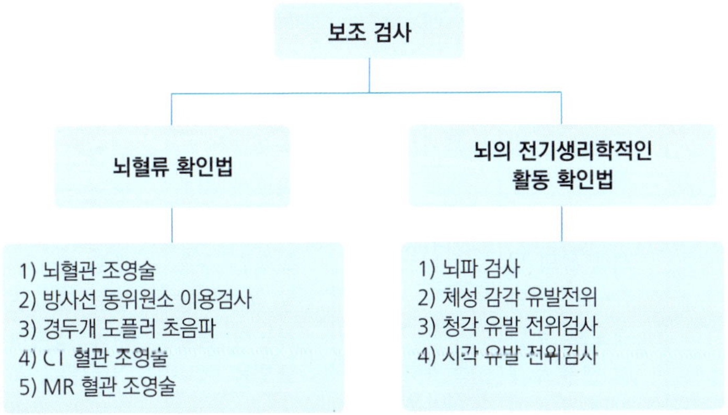


그림 12.2.1 뇌사판정 보조 검사의 분류

## 1) 뇌혈류 확인법

| 검사 | 뇌혈관조영술 (Digital subtraction angiography) | 방사선 동위 원소 검사 (Radionuclide angiography/ Radionuclide perfusion scintigraphy) | 경두개 도플러 초음파 (Transcranial doppler) | CT 또는 MRI 혈관 조영술 (CT Angiography, MR Angiography) |
|---|---|---|---|---|
| 진단 기준 | 두개강내 혈류의 흐름이 없음 | 두개강내 방사선 동위 원소의 활동이 보이지 않음.<br>"Hot nose" sign | Reverberating 혈류파 or small systolic peaks in early systole | 뇌혈관의 조영제의 흐름이 없음 |
| 장점 | 민감도와 특이도가 높음 | 조영제 사용하지 않음 | 안전, 저비용<br>비침습적<br>침상에서 시행 가능 | 장비가 널리 보급되어 쉽게 검사 가능 |
| 단점 | • 조영제 사용 – 신장기능악화<br>• 검사결과해석에 유의 필요–과도한 압력으로 주입할 경우 두개강내 혈류가 유지되는 것으로 보일 수 있음 | • 뇌간의 기능을 판단하는 데는 제한이 있어 심각한 뇌간의 손상으로 뇌사판정을 하는 경우에는 제한점이 있음 | • 숙련된 검사자 필요<br>• 일부의 환자에서는 해부학적인 구조상 검사가 불가능한 경우도 있음 | • 조영제 사용<br>• 뇌혈관 조영술과 비교하였을 때 "가상으로 계산된" 혈류 매개변수에 의존하기 때문에 정확도가 떨어질 수 있음 |

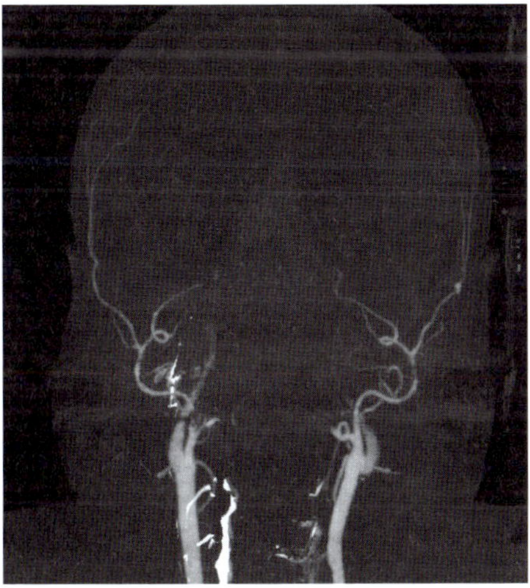

**그림 12.2.2** **brain death로 진단된 68세 여자환자의 CT 혈관 조영술 사진**
anterior clinoid process level 위의 ICA, intradural segment level 위의 VA, internal cerebral veins, great cerebral vein, straight sinus에 intra-cerebral filling이 없는 것이 확인된다.

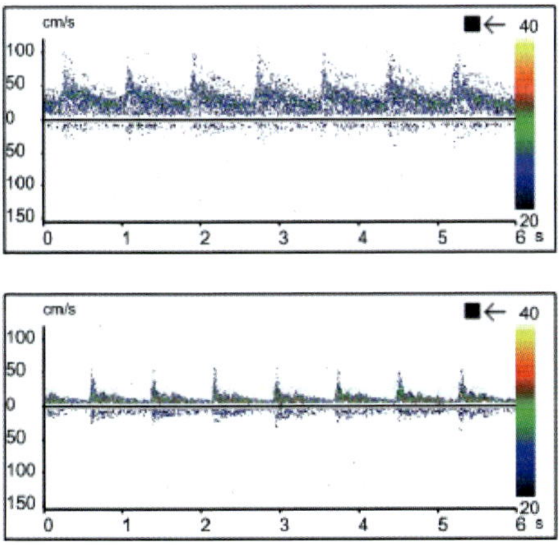


**그림 12.2.3** **경두개 도플러 초음파를 통해 temporal window에서 MCA 뇌혈류를 확인**

## 2) 뇌의 전기 생리학적인 활동 확인법

| 검사 | 뇌파검사 (Electroencephalography) | 체성 감각 유발 전위 검사 (Somatosensory evoked potential) | 청각 유발 전위 검사 (Auditory evoked potential) | 시각 유발 전위 검사 (Visual evoked potential) |
|---|---|---|---|---|
| 진단 기준 | 최소 8개 이상의 검사 부위에서 30분 이상 전기 생리학적인 반응이(≥2 uV) 확인이 되지 않아야 함 | 대뇌 및 뇌간을 통한 전기적인 흐름이 없어야 함 | 청각 피질에서 뇌간을 통한 전기적인 흐름이 없어야 함 | 시각 피질에서 뇌간을 통한 전기적인 흐름이 없어야 함 |
| 장점 | 모두 비침습적이며, 침상에서 시행을 할 수 있음. | | | |
| 단점 | • 대뇌 피질의 기능을 평가(Cortical assessment)하는데 주로 유용하나, 심각한 뇌간 손상으로 인한 뇌간의 기능을 파악하는 데는 제한이 있다.<br>• 중환자실의 각종 장비, 인공호흡기. 신장 투석기 등등 각종의 장비에 영향을 받아 검사에 오류가 있을 수 있다. | • 경추 손상, 뇌간에 국한된 손상, 진정, 저제온 등에 영향을 받음<br>• 단독으로 사용되기 보다는 다른 전기 생리학적인 검사와 같이 사용하는 것이 도움이 됨 | • 저체온, 진정제, 제8번 뇌신경 또는 국소적인 뇌간의 손상에도 양향을 받을 수 있음<br>• 대뇌 피질 전체를 반영하지 못하고 청각과 관련된 부분의 손상을 반영하는 제한점이 있음<br>• 단독으로 사용되기는 어려우며, 다른 전기생리학적인 검사와 같이 사용되는 것이 도움이 됨 | • 진정제, 시신경 손상에 영향을 받을 수 있음<br>• 대뇌 피질의 전체를 반영하지 못하고 시각과 관련된 부분의 손상을 반영하는 제한점이 있음<br>• 단독으로 사용되기는 어려우며, 다른 전기생리학적인 검사와 같이 사용되는 것이 도움이 됨 |

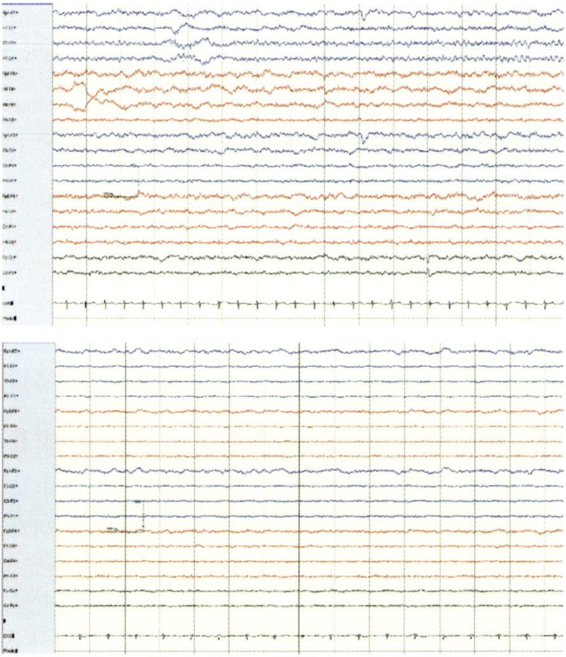

**그림 12.2.4** 1차 뇌파 검사에서 2 uV 이상의 electrical activity 관찰되었으나 2차 뇌파 검사에서 30분 이상의 평탄뇌파가 관찰된다.

## 2. 보조 검사가 필요한 시점

2020년 JAMA에 발표된 'Determination of Brain Death/ Death by Neurologic Criteria, The World Brain Death Project' 논문에서는 아래와 같은 상황에서 보조적인 검사를 시행할 것을 권유하고 있다.

A. 무호흡 검사를 포함한 임상 검사를 완전하게 시행하는 것이 어려운 경우

B. 혼란 변수가 해결이 되지 않는 경우

C. 척추 반사로 인한 움직임인지 불확실한 경우

## 3. 보조 검사의 조건

보조 검사는 뇌사 판정에서 선행 조건 뇌간 반사 소실을 포함한 신경학적인 검사와 무호흡 검사를 대체할 수 없다. 하지만 무호흡 검사를 포함한 신경학적인 검사를 전체적으로 완벽하게 시행하지 못하는 경우에 한하여 시행할 수 있을 것이다. 검사를 선택함에 있어서 아래의 사항을 고려해 볼 만하다.

1) 비침습적이고, 간편하고 신속하게 검사할 수 있어야 한다.
2) 환자의 이동을 최소화할 수 있게 침상에서 실시할 수 있어야 하며, 검사 결과를 신뢰할 수 있어야 한다.
3) 조영제와 같은 장기 손상을 줄 수 있는 약물을 최소한으로 할 수 있는 검사를 선택한다.
4) 뇌혈류 검사를 기본으로 해야 한다. 만약 시행이 어렵다면 2가지 이상의 다른 검사를 종합하여 판단한다. 특히 뇌파 검사의 경우 체성 감각 유발 검사와 같이 시행하는 것을 권고한다.
5) 보조 검사에서 뇌사로 진단되지 않을 경우, 일정 시간을 두고 반복 검사를 실시해야 한다.

## 참고문헌



[1] A.S.M. Tanim Anwar, Jae-myeong Lee. Medical Management of Brain-Dead Organ Donors, Acute and Critical Care 2019; 34(1): 14-29.

[2] Eelco F.M. Wijdicks. The Diagnosis of Brain Death. N Engl J Med 2001; 344:1215-1221

[3] E John Cameron, Antonio Bellini, Maxwell S Damian, David P Breen. Confirmation of brainstem death. Pract Neurol 2016;16:129–135.

[4] Greer DM, Shemie SD, Lewis A, et al. Determination of Brain Death/ Death by Neurologic Criteria: The World Brain Death Project. JAMA. 2020 Sep 15;324(11):1078-1097.

[5] Kramer AH. Ancillary testing in brain death. Semin Neurol. 2015 Apr;35(2):125-38.

[6] Marcin Sawicki, Romuald Bohatyrewicz, Anna Walecka et al. CT Angiography in the Diagnosis of Brain Death. Pol J Radiol. 2014; 79: 417–421.

[7] Rabinstein AA. Coma and brain death. Continuum (Minneap Minn). 2018 Dec;24 (6):1708-1731.

[8] Sarang Biel, Julia Durrant. Controversies in Brain Death Declaration: Legal and Ethical Implications in the ICU, Curr Treat Options Neurol. 2020; 22(4): 12

[9] Wahlster S, Wijdicks EF, Patel PV, et al. Brain death declaration: Practices and perceptions worldwide. Neurology. 2015 May 5; 84 (18):1870-

**Neurointensive Care**
& Medicine

CHAPTER 13

# 중환자실 유형 및 치료 강도



중환자실에는 전담의의 존재와 역할에 따라 개방형, 폐쇄형, 준폐쇄형으로 분류된다. 이 챕터에서는 각 타입의 정의와, 각 분류에 따른 장단점에 대해서 알아보고자 한다.

## 13.1 중환자실 모델 및 형태

중환자실 모델은 중환자의학 전담의(intensivist) 역할에 따라 개방형(open ICU), 폐쇄형(closed ICU), 준 폐쇄형(semi-closed ICU)로 나뉜다(표 13.1.1).

**개방형**은 원주치의가 치료에 있어 주 결정권자 상태로 계속 유지되며, 중환자의학 전담의는 협진 정도의 역할에 국한되는 모델이다. 대부분의 원주치의는 상주하는 경우보다는 하루 1회 정도의 회진 시에 환자를 보기에 이 경우 치료 강도는 low-intensity로 간주한다.

**폐쇄형**은 ICU 입실시점에 치료의 주 결정권자가, 중환자의학 전담의로 변경되게 되며, 모든 관련 치료팀을 중환자의학 전담의가 주도하게 된다. 많은 문헌에서 개방형보다는 폐쇄형이 사망률이나, 합병증, 치료 성적면에서 좋은 성적을 보고하고 있다.

**준폐쇄형**은 폐쇄형과, 개방형의 중간단계로, 보통 환자가 중환자

표 13.1.1 types of ICU and definition

| Model type | Definition | Intensity |
|---|---|---|
| Open ICU model | Clinical decisions made by primary physician, surgeon Intensivist may play a role as a consultant | Low-intensity |
| Intensivist co-management | Open ICU model+mandatory consultation from an intensivist | High-intensity |
| Closed ICU model | All patients admitted to the ICU are cared for by an intensivist-led team that is responsible for making clinical decisions. | High-intensity |
| Semi-closed ICU model | Critical care team provides direct patient care in collaboration with other privileged physicians | High-intensity |

ICU: intensive care unit

실 입실시 필수 협진(mandatory consultation)이 이루어진다. 각 병원에 따라 다르긴 하지만, 중환자의학 전담의가 중환자 치료에 있어 주도적으로 참여하게 된다. 하지만 아직 주 결정권자는 원 주치의라 할 수 있는 형태이다. 폐쇄형, 준폐쇄형은 상주하는 중환자의학 전담의가 있기에, 치료강도를 high intensity로 간주한다.

## 13.2 중환자실 의사의 집중 강도에 따른 분류

### 1. 고강도 중환자실(High-intensity)

폐쇄형(closed)과 준폐쇄형 중환자실 모델(semi-closed)의 형태가 고강도 중환자실에 속한다.

### 2. 저강도 중환자실(Low-intensity)

개방형 중환자실로 전담전문의의 협진이 필수가 아닌 선택 사항인 경우이며, 전담전문의가 없는 중환자실도 여기에 속한다.

## 13.3 중환자실 근무기준 및 신경외과 중환자실 적용의 제한점

### 1. 심사평가원 고시(고시 제2019-42호, 2019.4.1. 시행)

**일반 또는 소아 중환자실 전담의 · 전담전문의 급여 기준**

전담전문의는 아래의 요건을 충족한 경우 인정함

(1) 근무시간

가) 1인만 있는 경우: 1일 주간(day time) 8시간 이상, 1주간(week) 5일 이상 (주말, 공휴일 가능) 중환자실에 근무하여

야 함

나) 2인 이상 있는 경우: 1인은 가)의 조건을 충족하여야 하고 그 외 인원은 주 40시간 이상 중환자실에 근무하여야 함

(2) 근무조건: 중환자실 근무 배치 시간 동안 타 업무 병행 및 근무 기간 동안 교대근무 불가 – 다만, 부득이한 경우 1일 4시간, 주 2일 이내 외래진료업무 수행 가능

(3) 대체 전문의: 전담전문의의 휴가, 출장 등의 경우 대체전문의를 두어야 하며, 대체 전문의는 전담전문의의 근무조건 준수

(4) 전담전문의가 상주하지 않는 시간(야간 및 주말, 공휴일 등 포함)의 경우 전담전문의의 지도하에 중환자실에 근무하는 전공의(레지던트) 이상의 전담의를 배치하여야 함

**표 13.1.2** 2024년 중환자실 전담전문의 가산수가

| 구간(환자수 : 의사수) | 일반 중환자실 | 소아 중환자실 | 신생아 중환자실 |
|---|---|---|---|
| 15:1~20:1 미만 | 45,520 | 53,710 | 54,620 |
| 10:1~15:1 미만 | 59,180 | 69,830 | 71,010 |
| 5:1~10:1 미만 | 88,770 | 104,740 | 106,520 |
| ~5:1 미만 | 177,530 | 209,490 | 213,040 |

중환자실 전담의 가산료는 일반중환자실의 경우 45,520원 ~177,530원이다. 가산료 범위가 다른 이유는 환자수대 의사수에 따라 가산수가가 다르기 때문이다. 참고로 기존에는 중환자실 병상수대 의사수였다면 2024년 바뀐 기준에 따르면 환자수대 의사수에 따른 가산료가 측정된다. 즉 중환자실 병상수가 커도 입실 환자수가 적다면 가산료는 낮게 측정된다.

## 2. 상기 제도의 제한점

먼저 신경외과계 중환자실에서는 수술과 관련되어 입원하거나, 집중 관찰 중 수술의 적응증이 되는지를 판단을 해야하는 경우가 많다. 따라서 수술 전 · 후의 관리를 위해서는 수술에 대한 이해와 수술 적응증에 대해서 지식이 반드시 필요하다. 또한 외과적인 술기를 중환자실에서 하기 어려운 경우에는 전담전문의가 불가피하게 수술실에서 실시해야 하는 경우도 있는데 이러한 것들이 고려가 전혀 되어 있지 않다. 주로 내과계, 외과계 중환자실 상황을 고려해서 고시가 만들어져 신경외과계 중환자실에 적용하는 데 문제가 있다. 따라서 이에 대해서 신경외과계의 의견을 반영하여 수정 보완할 필요가 있다.

## 3. 신경중환자 인증의 제도의 필요성 및 소개

신경계 중환자실의 안전과 보다 나은 치료를 위하여 대한신경중환자의학회에서는 일정한 수준의 내과적인 치료 지식뿐 아니라 신경외과적인 지식을 갖춘 인정의 제도를 실시하기로 하였다. 2023년 학회에서 정한 기준에 따라서 심사를 한 후 인증서를 발급하였다.

이 제도는 신경외과 전문의가 아닌 타 전문의와, 전공의, 수련의, 신경외과 전문의 중에서도 중환자실 치료에 익숙하지 않은 의사들에게 일정한 수준의 교육을 통하여 전국의 신경외과 중환자실 치료의 질을 일정 수준이상으로 유지하는 데 목표가 있다.

## 참고문헌




[1] Gajic O, Afessa B. Physician staffing models and patient safety in the ICU. *Chest* 2009;135(4):1038-44. doi: 10.1378/chest.08-1544

[2] Jo KW, Kim H, Yoo DS, et al. Current Status of Neurosurgical and Neurointensive Care Units in Korea: A Brief Report on Nationwide Survey Results. *J Korean Neurosurg Soc* 2020;63(4):519-31. doi: 10.3340/jkns.2020.0026 [published Online First: 20200701]

[3] Kim MM, Barnato AE, Angus DC, et al. The effect of multidisciplinary care teams on intensive care unit mortality. *Arch Intern Med* 2010;170(4):369-76. doi: 10.1001/archinternmed.2009.521

[4] Yoo EJ, Edwards JD, Dean ML, et al. Multidisciplinary Critical Care and Intensivist Staffing: Results of a Statewide Survey and Association With Mortality. *J Intensive Care Med* 2016;31(5):325-32. doi: 10.1177/0885066614534605 [published Online First: 20140512]

CHAPTER 14

# 신경계 중환자실 술기



신경외과 중환자실 환자의 치료를 위하여 기본적으로 필요한 외과적인 술기에 대해서 이 장에서 알아본다. 이 장에서 설명되는 외과적인 술기는 합병증이 발생할 경우 환자에게 심각한 회복되지 않는 손상을 줄 수 있어서 주의해야 한다.

# 14.1 중심정맥 및 말초정맥 확보 (Central line & OUCC)

### 핵심 요약

**1. 중심정맥 결정 기준**

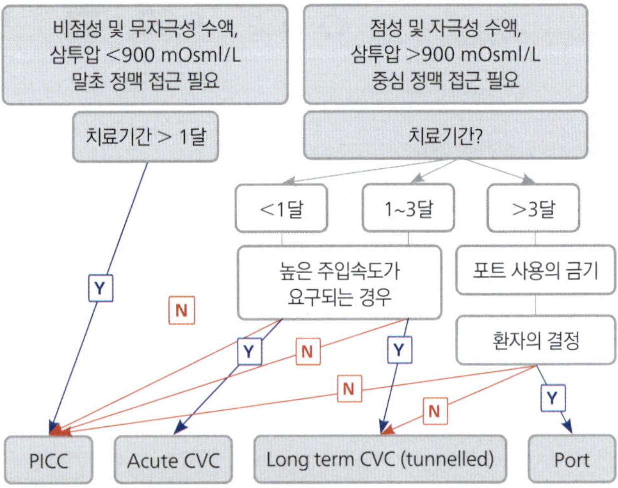


**2. 이상적인 중심정맥 카테터 팁의 위치**

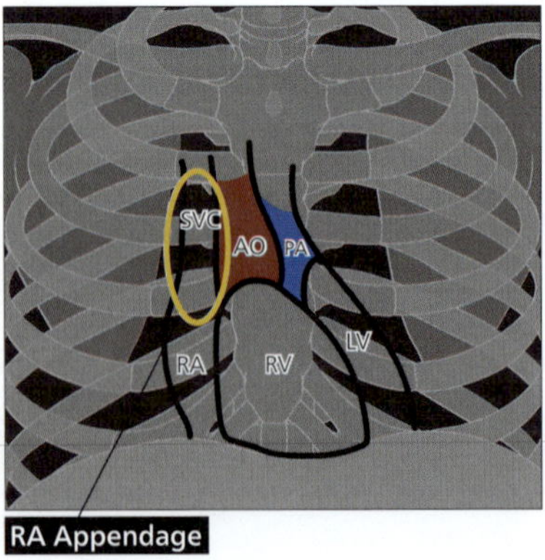


상대 정맥의 원위부 1/3, 상대 정맥/우심방 경계(SVC/RA junction)

### 3. 초음파 접근 방법

| | | 장점 | 단점 |
|---|---|---|---|
| 정적 기법 | | 시술 중 초음파 프로브를 사용할 필요가 없다. | 실시간 혈관및 주변조직 상태를 확인할 수 없다. |
| 동적 기법 | 장축 접근 (Long axis) | 바늘의 깊이와 시술의 전반적인 과정을 명확하게 볼 수 있다. | 기술적으로 익숙해지기까지 시간이 많이 걸린다. |
| | 단축 접근 (Short axis) | 혈관을 둘러싸고 있는 주변 구조물들을 전체적으로 바라볼 수 있다. | 바늘 끝을 시각화 하기가 어렵다. |

### 4. 셀딩거 기술

A. 혈관삽입(needle puncture), B. 와이어통과(Wire passing)

C. 바늘제거(Needle removal), D. 작은절개(Small incision)

E. 도관삽관(Catheter insertion), F. 와이어제거(Wire removal)

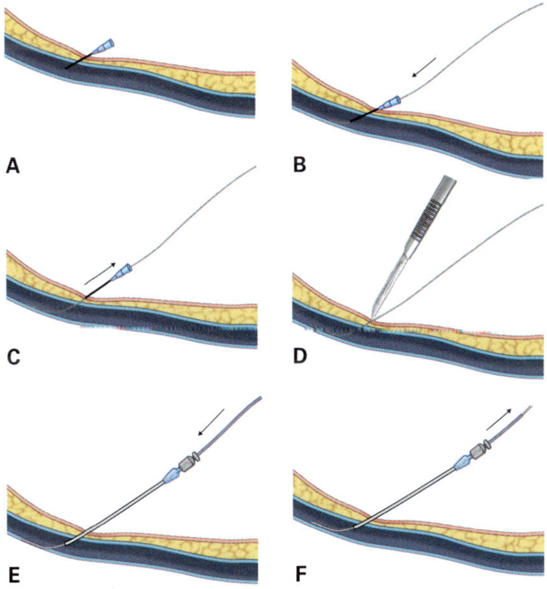

## 1. 중심정맥 카테터 삽관을 위한 초음파 시술의 기본

### 1) 초음파 탐촉자 결정

High- frequency (5~10 mHz)의 선형 프로브를 사용

### 2) 접근법

- **정적 접근법**: 시술 전 신체 외부에서 보이는 랜드마크 기반의 접근방식을 시도하기 전 혈관 위치를 확인하는 방식으로 시술 중에는 초음파 프로브를 사용하지 않는 방법이다. 시술 중 실시간으로 anatomy를 확인할 수 없다는 단점이 있다.
- **동적 접근법**: 시술 중 혈관 위치를 파악하는 것뿐 아니라 정맥 천자를 실시간으로 영상화 하는 방식으로 시술의 전반적인 과정을 명확하게 확인할 수 있어 주변 구조물의 손상을 최소화할 수 있다는 장점이 있지만 기술적으로 익숙하지 않은 경우 시술이 어렵다는 단점이 있다.

#### (1) 단축 접근(Short axis approach)

- 혈관의 단면이 보이는 초음파 이미지: Target이 되는 혈관과 그 혈관 주변의 구조물들(동맥, 신경, 근육 등)이 더 잘 시각화될 수 있고 초음파에 익숙하지 않은 시술자가 초반에 접근하기가 더 쉽다는 장점이 있다.
- 그러나 이때 바늘은 점으로만 시각화되기 때문에 바늘 끝부분을 정확하게 인지하기 어렵다는 단점이 있다.
- 단축 접근의 두 가지 방법

**① 피타고라스의 정리를 이용하는 방법**

혈관 위치의 깊이를 초음파를 이용하여 측정하고 그 길이만큼 혈관 뒤쪽에서 45°로 skin을 puncture하여 초음파 프로브가 위치한 곳에서

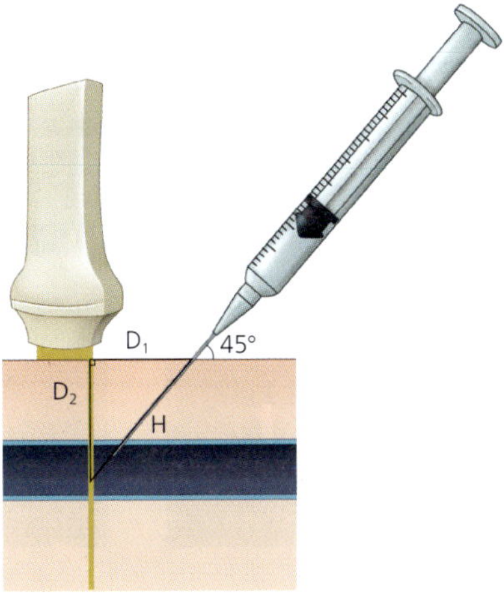


그림 14.1.1 피타고라스의 정리를 이용하는 방법

정맥의 단면을 venipuncture하도록 시행(그림 14.1.1)

### ② 초음파 프로브를 움직이며 시행하는 방법

- 초음파 프로브 끝에서 skin을 puncture하고 바늘이 점처럼 확인이 되면 바늘이 피부를 뚫고 들어가는 속도와 맞춰 초음파 프로브도 함께 앞으로 이동하여 혈관에 정확하게 venipuncture 되는 것을 함께 확인하는 방법
- 바늘과 초음파 프로브를 동시에 움직여야 하기에 익숙하지 않은 술자의 경우 실패 확률이 높다.

## (2) 장축 접근(Long axis approach)

- 단축 접근으로 혈관을 확인한 후 90°로 초음파 프로브를 돌리면 잡히는 이미지로 혈관의 세로이미지. 혈관 경로와 평행하게 프로브를 배치

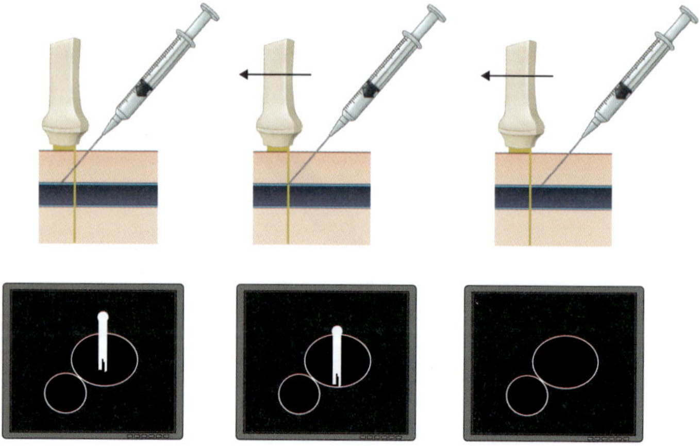

그림 14.1.2 초음파 프로브를 움직이며 시행하는 방법

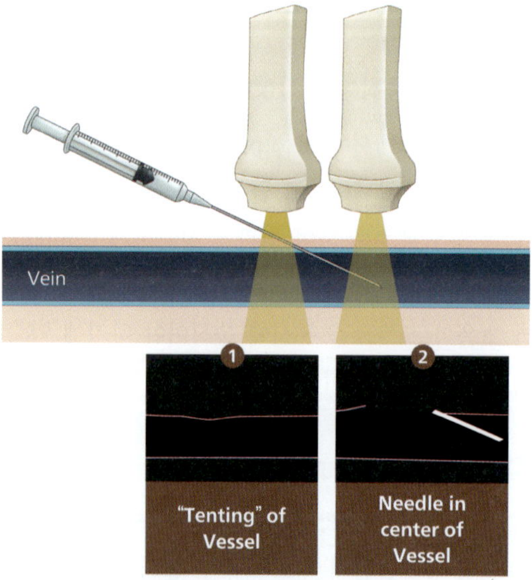


그림 14.1.3 장축 접근법

- 주변 구조물을 파악하기 어렵다는 것과 시술에 익숙하지 않은 시술자의 경우 장축 접근의 이미지를 잡기 어렵다는 단점이 있다.
- needle이 피부에서부터 혈관까지 들어가는 모든 과정이 한 화면에서 파악할 수 있다는 장점이 있다.
- 주의할 점: 혈관을 초음파로 잡을 때 가장 큰 직경 면을 focus로 두고 진행해야 한다는 것과 needle line이 초음파 빔의 방향과 같은 선상으로 둬야 한다는 것이다. 만약 needle line과 초음파 빔의 방향이 다를 경우 엉뚱한 방향으로 바늘이 들어가 초음파 시야에서 관찰이 되지 않을 수 있고 주변 구조물을 손상 시킬 수 있어 주의해야 한다.

## 2. CICC 시술 방법 (Centrally inserted central venous catheter)

- 경정맥의 경우 variation이 많아 주변 구조물과의 상관관계를 잘 파악해야 동맥손상등 합병증을 줄일 수 있다.
- 프로브를 단축접근으로 Sedillot's 삼각에 위치시키고 쇄골쪽과 얼굴쪽으로 위아래로 프로브를 움직이면 내경정, 동맥이 쉽게 확인 가능하다.
- 혈관 확인 후 프로브를 단축으로 잡거나 그 후 90°로 프로브를 돌려 장축으로 잡아 시술을 시행한다.

### 1) 준비물

초음파, 초음파커버, 거즈, 소독액, 실린지, 카테터

## 2) 시술 순서

① 환자의 자세를 잡고 시술 전 대상 정맥의 위치 확인

② 무균 기법을 사용하여 시술 전 소독을 진행하고 소독포를 환자에게 거치

③ 혈관 거치(셀딩거 기술)

④ 흉부 방사선 촬영을 통해 카테터 끝의 위치를 확인

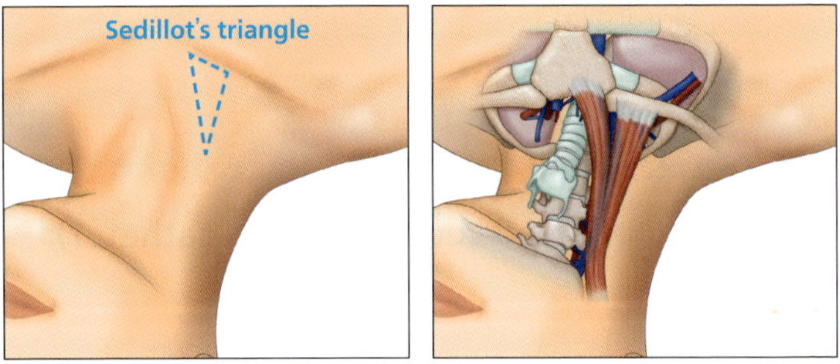


그림 14.1.4 중심정맥삽관을 위한 해부학 구조

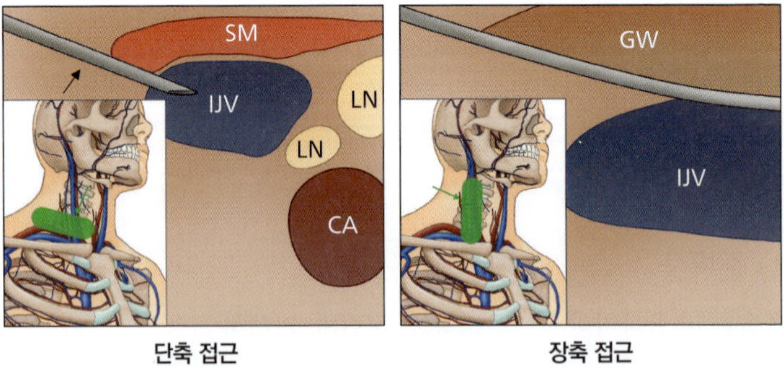


단축 접근 장축 접근

그림 14.1.5 내경정맥 시술 초음파 이미지(단축 접근, 장축접근)

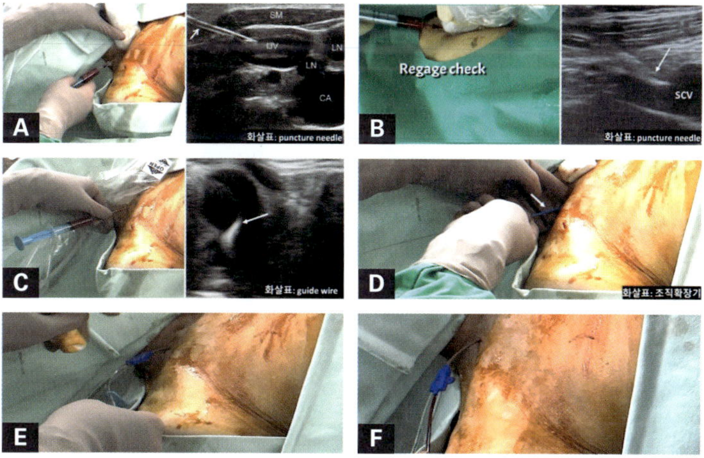


**그림 14.1.6 초음파하 내경정맥 삽관 방법** (A), (B) 내경정맥 혹은 쇄골하정맥을 확인하여 초음파 하에 국소마취 후 puncture 시행, (C) 초음파로 가이드 와이어가 상대정맥으로 들어간 것을 확인하며 가이드 와이어 삽입, (D) 가이드와이어를 통해 조직확장기(dilator)를 삽입 후 와이어가 빠지지 않게 다시 제거, (E) 가이드 와이어를 통해 식염수로 세정된 카테터를 삽입, (F) 카테터의 모든 access 허브를 통해 혈액을 순차적으로 흡인하고 식염수로 세정하여 작동 확인

## 3. PICC 시술방법 (Peripherally inserted central venous catheter)

### 1) 문제점

목표가 되는 혈관이 크기가 대부분 작으며 혈관 자체가 움직이거나 위축(collapse)되기 쉽고 valve가 존재하여 실패 가능성이 높다.

### 2) 사용가능 혈관

(1) 상완정맥(Brachial vein)

① 상완정맥 곁에 깊은상완정맥과 얕은상완정맥이 한 쌍으로 존재

② 바로 주위에 ulnar & median nerve가 존재하고 있어 신경손상

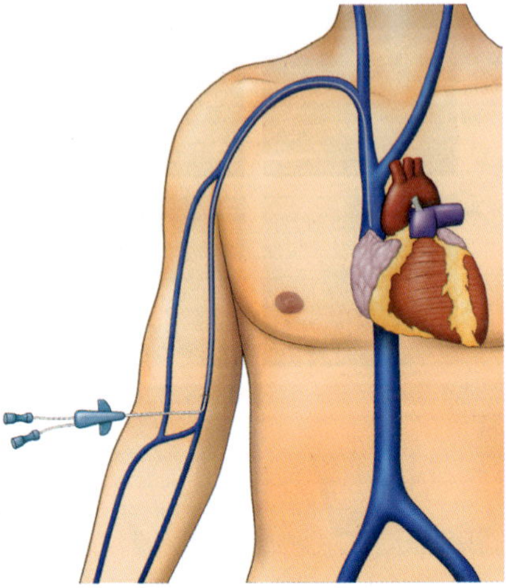

그림 14.1.7 PICC 삽관을 위한 해부학 구조

가능성 및 동맥 손상 가능성이 존재한다.

(2) 두정맥(Cephalic vein)

① 위팔 중 가장 접근이 수월

② 만성신장질환환자등 투석을 앞두고 있는 환자의 경우 동정맥루 형성을 위해 다른 혈관을 선택하는 것을 추천

(3) 기저정맥(Basilic vein)

① 두정맥 다음으로 많이 사용되는 혈관

② 팔을 많이 돌린 자세로 시술을 진행해야 한다는 단점이 있음

### 3) 카테터 길이 결정

① 피부 삽입부위에서 어깨까지의 길이와 그곳에서 흉골절흔까지의 길이를 합한 후 남자는 7 cm, 여자는 5 cm 길이를 추가로

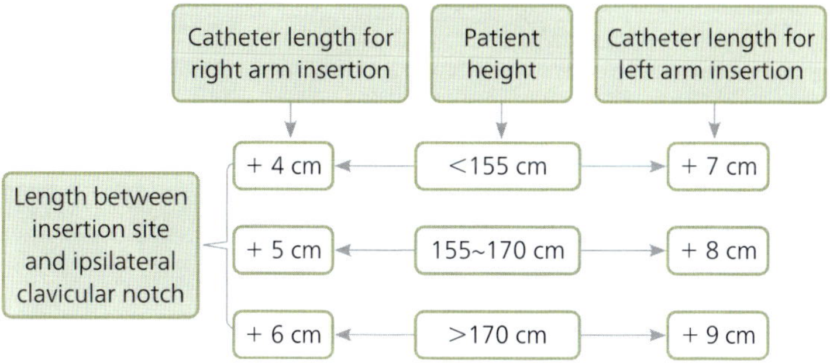


**그림 14.1.8 환자의 키, 성별, 방향으로 PICC 길이를 정하는 공식**

합하여 결정

② 환자의 키와 성별, access 방향에 따라 길이를 결정

### 4) 시술 순서

① 환자의 자세를 잡고 시술 전 대상 정맥의 위치 확인

② 무균 기법을 사용하여 시술 전 소독을 진행하고 소독포를 환자에게 거치

③ 혈관 거치(셀딩거 기술)

④ 흉부사진을 통해 카테터 팁의 위치를 확인함

## 4. Tips

### 1) 초음파 tips

① 환자의 포지션에 따라 혈관의 위치와 주변 구조물과의 위치가 변할 수 있음을 기억하라.

② 시술 전 초음파를 통해 정맥과 동맥의 구별이 정확이 이루어져야 함을 기억하라.

③ 목표정맥이 patent하지 않다면 시도하지 말아야 한다는 것을 기

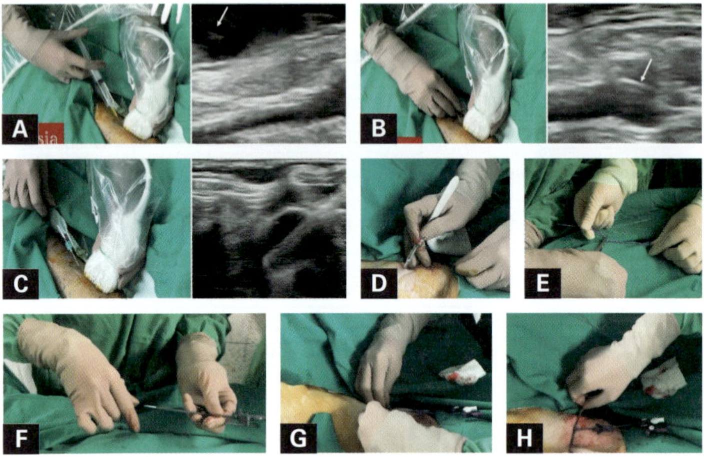

그림 14.1.9 **초음파 하 PICC 시술 과정** (A) 초음파 하에 타겟 혈관을 확인하고 국소마취를 진행한다. (B) 초음파 하에 타겟 혈관을 puncture 한다. (C) 가이드 와이어를 삽입한다. 초음파로 목을 확인하여 상대정맥으로 잘 들어간 것을 확인한다. (D) 카테터 삽관을 위한 작은 절개, (E) 카테터 길이 체크하여 길이 조절, (F) 필오프 덮개(fill-off sheath) 삽입, (G) 가이드와이어 따라 카테터 삽관, (H) 필오프덮개 및 가이드와이어 제거

억하라.

④ 중심정맥도관 삽관 시 puncture 후 가이드와이어가 올라갈 때 와이어가 잘못된 위치(목 위쪽으로 올라가는 등)로 가지 않는지 puncture 바늘을 제거하기 전 초음파로 다시 가이드아이어 방향을 확인 한 후 needle을 제거하라.

⑤ 시술 중간중간 초음파 프로브를 tilting하며 확인을 하면 시술 중 바늘이나 와이어의 방향을 잃거나 위치를 파악하기 어려울 때 초음파 위치를 변경하지 않고 손쉽게 다시 찾을 수 있다.

표 14.1.1 동정맥 구분 방법

| 정맥 | 동맥 |
|---|---|
| 동맥보다 얇다. | 정맥보다 두껍다. |
| Easy compression | Non compressibility |
| 판막을 확인할 수 있다. | 판막이 존재하지 않는다. |
| 도플러 상 no pulsatile | Pulsatile |
| Tourniquet으로 크기가 늘어난다. | Tourniquet으로 크기 변화가 없다. |

## 2) Procedure tips

① 피부를 puncture 하여 venipuncture를 시행할 때 바늘과 피부 간의 각이 너무 직각에 가까운 경우 다음 시술을 진행하는 데 문제가 발생할 수 있음을 기억해야 한다.

- 직각: venipuncture가 된 후 가이드와이어를 밀어 넣는 과정에서 원하는 방향이 아닌 다른 방향으로 와이어가 들어가거나 혈관 벽을 손상시킬 가능성이 있다.

② Puncture 하는 바늘의 경사면 각도와 가이드와이어가 들어가는 방향을 초기에 잘 설정하는 것이 잘못된 방향으로 들어가는 것을 예방할 수 있다(그림 14.1.10).

- 가이드와이어의 J 팁 방향을 돌리며 바늘 경사면을 맞추면 저항이 사라지고 쉽게 와이어를 올바른 혈관방향으로 밀어 넣을 수 있다(그림 14.1.11).
- Dilator를 너무 얕게 전진시키는 것을 피하라(guidewire가 꼬이거나 끊어질 수 있고 최종적으로는 카테터 삽입에도 문제가 발생가능)(그림 14.1.12). 생각보다는 약간 더 깊게 dilator를 전진시키는 것을 목표로 진행

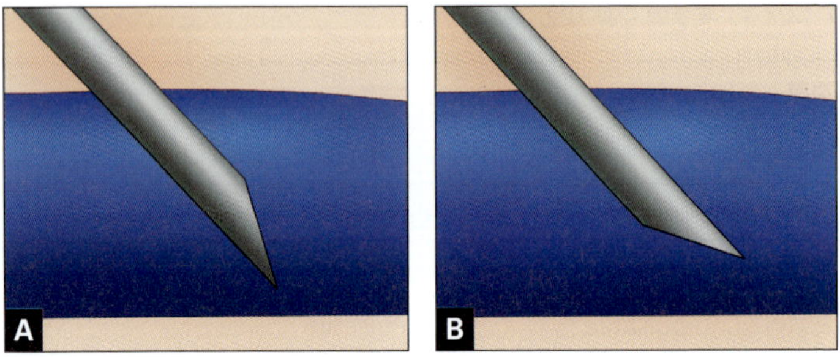


그림 14.1.10 **puncture 경사면과 혈관과의 관계** (A) 일반적으로 삽입하는 방식으로 경사면이 위로 향한다. (B) 경사면이 아래로 향하면 정맥 뒷벽에 부상을 덜 입힐 수 있다.

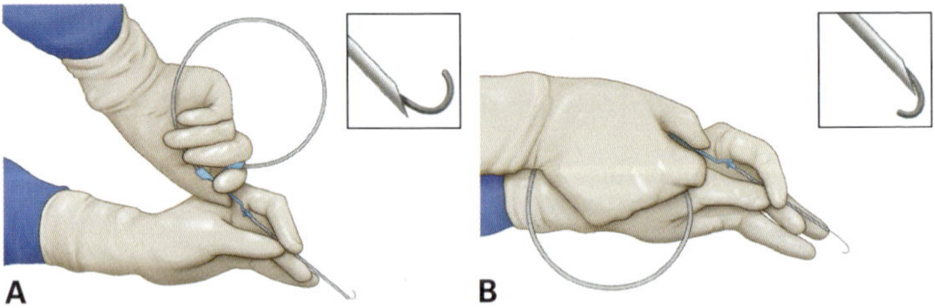


그림 14.1.11 가이드 와이어 삽입시 주의할 점

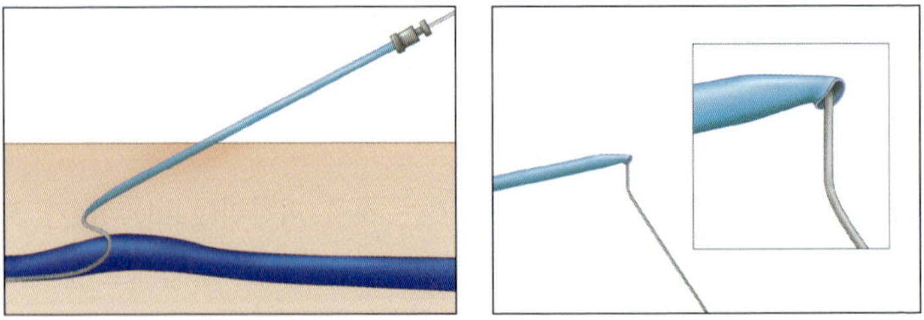

그림 14.1.12 조직확장기 삽입 시 주의할 점

## 5. 중심정맥도관의 관리

### 1) Dressing

- 멸균 드레싱이 원칙이다.
- IV access 시행 후 첫 24시간 후에 드레싱을 교체한다.
- Tegaderm dressing: 피부 삽입 부위를 거즈로 가리지 않고 매 7일마다 드레싱을 교체할 수 있다.
- 거즈 드레싱: 매 2일마다 드레싱을 교체해야 한다.
- 매 드레싱시마다 통증이나 발적등이 발생하지는 않았는지 확인이 필요하다.

### 2) Flushing

- Tunneled CVCs & PICC: 주 1회
- 과거는 Heparin 100 units/cc 2.5 cc final flushing을 권유하였으나 최근 가이드라인에서는 normal saline만 사용하여도 된다고 권고한다.

### 3) Catheter removal

- Bed side에서 시행하는 IV access는 대부분 비터널식으로 needle puncture 자리가 바로 혈관과 연결된다. 따라서 제거를 하게 되는 경우 needle이 들어간 위치와 그 위로 약 2~3 cm까지를 compression을 진행하면 된다.
- 대부분의 정맥이 동맥과 함께 주행하기 때문에 동맥의 맥은 유지될 정도의 강도로 compression을 진행하고 5~10분 정도 충분히 지혈한다.

# 14.2 뇌압 측정기 및 뇌실외 배액술 술기

신경외과 중환자실 환자의 치료를 위하여 기본적으로 필요한 외과적인 술기는 아래와 같다. 술기와 관련된 합병증의 발생은 환자에게 치명적인 합병증을 유발할 수 있어서 주의해야 한다. 급성 수두증의 경우 배액의 타이밍을 놓칠 경우 환자가 급격히 나빠지기 때문에 중환자실내 응급 뇌실외배액술 세팅을 해놓아야 한다. 그리고 bedside로 술기를 시행할 경우 수술방보다 특히 감염에 신경을 써야 하며, navigation 등의 도움을 받지 못하므로 정확한 anatomic landmark를 이해하고 술기에 임해야 한다.

## 1. 신경 감시 장치 삽입(Neuromonitoring device insertion) 및 뇌척수액 배액술(Cerebrospinal fluid drainage)

보통의 경우 뇌척수액 배액술은 우측 Kocher's point에 시행을 하는 것이 보통이나, 수술 과거력, 외상력, 뇌실의 상태 등 여러 가지를 고려해서 천공 부위를 고려해야 한다. 뇌압감시장치 삽입의 경우는 아직 이견이 있으나 일단 병변의 core보다는 Penumbra area에 넣는 것이 일반적이다. 그리고 정상측보다는 주로 병변측에 넣는 것이 일반적이다. 본 장에서는 뇌압측정 프루브를 넣는 방법과, 뇌실외 배액술의 술기는 대부분 일치하므로 뇌실외 배액술에 관해서 언급하기로 한다.

### 1) 수술 방법

국소 마취 혹은 전신마취 하에서 수술 부위를 무균적인 방법으로 준비하고, 수술과 관련된 도구를 확인한 후 뇌실 천자 부위의 두피를 절개하고, 두개골을 5~10 mm 크기로 천공한다. 피부 절개 부위는

Kocher's point에 시행을 하고, 뇌경막을 절제하고, 뇌피질의 소작 및 절제 후 천자 바늘 혹은 도관으로 뇌실을 천자하고, 도관을 피하 터널을 만들어 고정을 하고 배액낭에 연결한다.

뇌실을 천자하는 방향은 foramen mono를 향하여 6 cm 전후로 삽입한다. 일반적으로 측면에서 볼때는 tragus를 향해서, 앞에서 볼때는 medial epicantus 또는 nasion 향해서 카테터를 삽입한다.

뇌압 측정을 목적으로 하는 경우는 도관을 뇌압 측정기에 연결하고, 뇌척수액의 배액이 되는지를 확인하고, 수술 부위를 봉합한다. 뇌실 조영술을 위하여 시행할 경우는 뇌실 천자를 통해 조영제를 투입한다.

## 2) 수술 후 관리(EVD bundle management protocol)

[EVD 삽입]

1) 손을 씻는다.

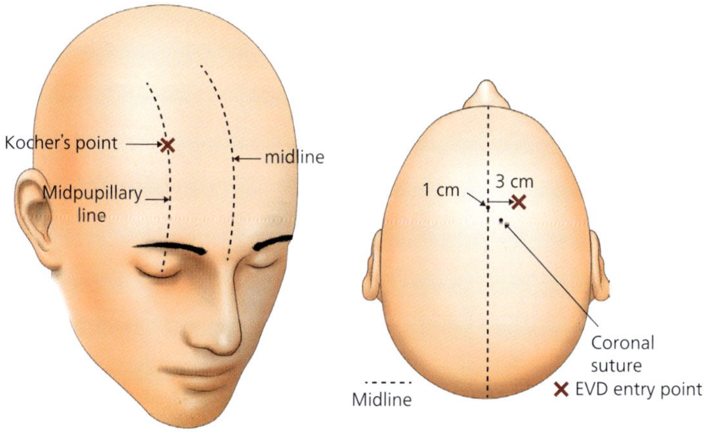


**그림 14.2.1** 뇌실외 배액술 및 신경감시장치 삽입 시에 가장 흔히 이용되는 Kocher's point를 보여주고 있다.

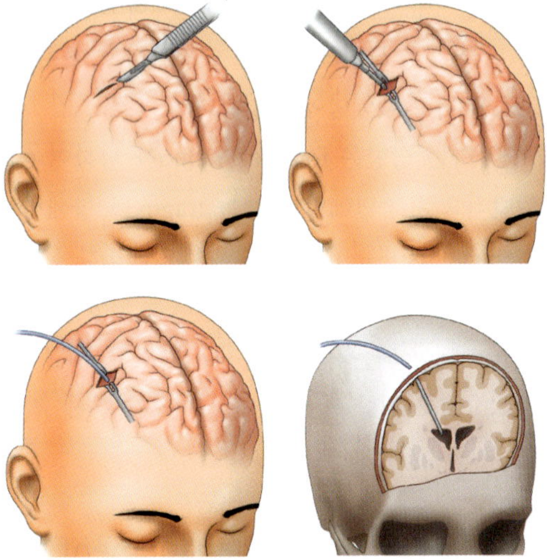

그림 14.2.2 두피를 절개하고, 두개골에 전기 드릴을 이용하여 천공을 시행하는 과정으로 천공의 크기는 5~10 mm 정도이다.

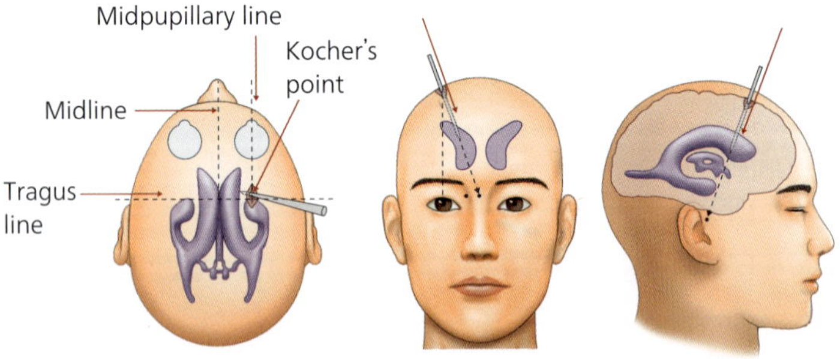


그림 14.2.3 뇌실을 천자하는 경우에는 5~6 cm, 신경감시장치의 삽입 시에는 뇌피질에서 3 cm 깊이로 삽입한다. 신경감시장치의 경우에는 병변 부위에 따라서 천공의 위치 및 깊이가 달라질 수 있다.

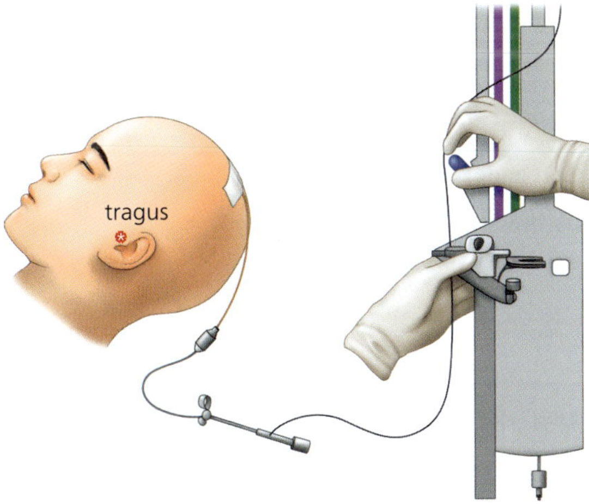


그림 14.2.4 뇌압의 측정은 tragus를 기준으로 뇌척수액의 pulsation 하는 높이로 하며, 도관의 중간에 3-way를 통해서 transducer를 연결하여 모니터로 확인할 수도 있다.

2) 삽입부위 제모: 클리퍼 사용, 10 × 15.5 cm CHG tegaderm 부착가능한 충분한 공간을 확보
3) Cath 삽입 전 single dose의 항생제(예: cefazolin)를 투여
4) Drape 전 클로르헥시딘으로 삽입부위 피부소독 → 전신 Drape
5) 의사: 모자, 외과용 마스크, 멸균 가운, 멸균 장갑 착용, 환자와 접촉하는 모든 직원도 모자와 외과용 마스크를 착용한다.
6) Drape 후 클로르헥시딘 피부 소독 반복
7) EVD cath를 삽입(Dual cath, Antimicrobaterial cath)
8) 카테터는 삽입 부위로부터 약 3~5 cm 정도에서 터널링하여 고정
9) stapler를 물음표 모양으로 적용하여 cath를 보호한다(임상과 상의 필요).

[Dressing]

1) 개인보호장구: 외과용마스크, 멸균 장갑
2) 벤조인 팅크쳐로 피부소독을 하고 건조시킨다(임상과 문의).
3) CHG tegaderm (10 * 15.5 cm)로 dressing한다. → 머리카락이 자라 필름 부착이 안 되는 경우 clipper로 shaving 한다.

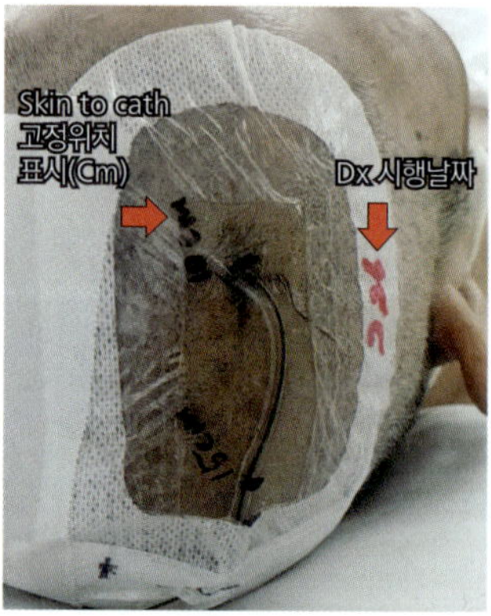


4) Dx 부위 기재 내용
   ① Dx 시행날짜
   ② EVD cath 삽입 위치
5) Dx 변경일:
   (임상과 상의필요)

[Irrigation & 검체채취 방법]

1) 준비물: simple Dx set, 83% 에탄올, 멸균 puspen, 2% CHG swab(2개 이상), 3-way cap*1, 20 cc N/S, 10 cc syringe *2, 멸균장갑, 외과용 마스크, irrigation 용액, 검체 bottle.
2) 3-way 소독방법
   ① A,B: simple set 안에 준비물을 넣어주기
   ② C: 멸균 장갑 착용 전 EVD 3-way의 방향을 45도로 맞추고 (모든 방향 OFF 상태), 에탄올이 담긴 멸균 puspen에 EVD cath의 3-way 부분이 완전히 잠기도록 담근다.
   ③ D: 의사는 멸균장갑 착용 후 2% CHG swab으로 3-way 부분을 소독한다(3-way의 cap이 있는 상태).
   ④ E: 3-way cap을 열고 뒤집어 고여있는 CHG 용액을 털어낸다.

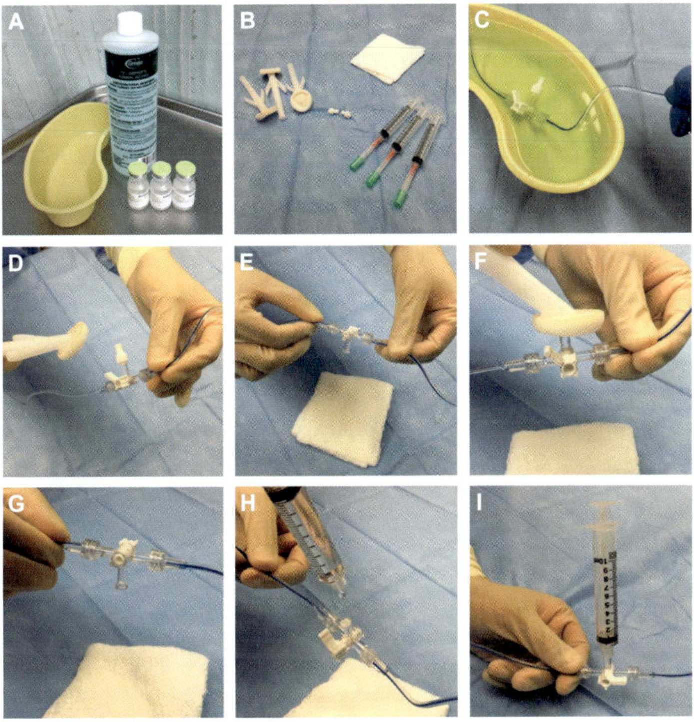


⑤ F: 3-way의 cap을 제거하고 2% CHG swab으로 다시 한번 소독하며 CHG 용액으로 3-way port를 채운다.

⑥ G: 3-way를 뒤집어 port 부분에 고여있는 CHG 용액을 털어낸다(F와 G 단계를 여러 번 반복한다.)

⑦ H: 무균적으로 추출한 생리식염수로 port를 채우고 뒤집어 털어낸다(이런 헹굼과정을 몇 번 반복한다).

⑧ I: syringe 연결하여 irrigation 또는 검체채취를 시행한다.

⑨ 과정이 끝난 후 멸균 3-way cap을 새로 적용한다.

## 2) 요추 천자 및 배액술 (Spinal tapping or lumbar drainage)

요추 천자 시에 중요한 해부학적 이정표는 양쪽 장골능선이다. 아래 그림과 같이 양쪽 장골능선을 잇는 가상의 선이 보통 요추 4번 혹은 4~5번 사이가 된다. L1,2까지는 spinal cord가 있기에, 가능한 그 아래 레벨에서 요추를 천자해야 한다. 환자의 자세는 고개를 숙이고 양측 다리를 가능한 굴곡시켜서 쭈그려 앉는 자세를 취한다. 보통 극돌기(spinous process)의 방향이 약 상방으로 향해있기에 천자시에도 당연히 수직이 아닌 바늘의 방향이 약간 머리(caudal) 방향으로 향해서 찔러야 한다. 시술 전 반드시 척추 협착이 있거나, 적합한 자세가 가능한지 등을 확인하여야 한다(그림 14.2.5).

Needle로 천천히 척추골을 피해서서 극돌기(spinous process) 사이의 방향으로 들어간다. Needle이 들어가면 stylet을 뽑아서 뇌척수액이 나오는지 확인하고, 나오지 않으면 다시 stylet을 넣고 천천히 전진한다. 가능한 경막 천자의 느낌을 확인할 수 있어야 한다. 뇌척수액이 나오면 manometer르 뇌압을 측정한뒤 뇌척수액을 받은 뒤 다시

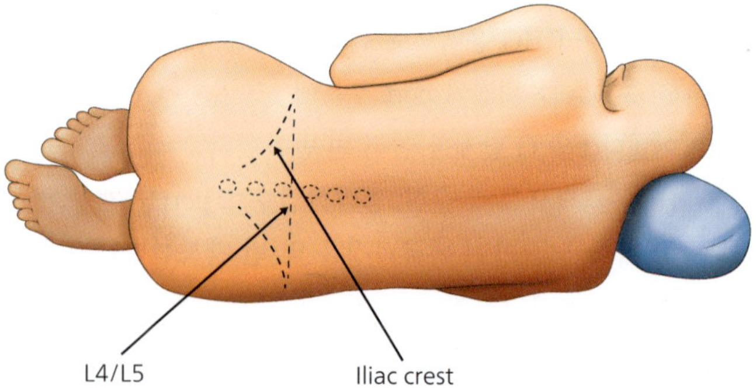


**그림 14.2.5 양쪽 장골 능선을 잇는 선과 요추 레벨과의 관계**

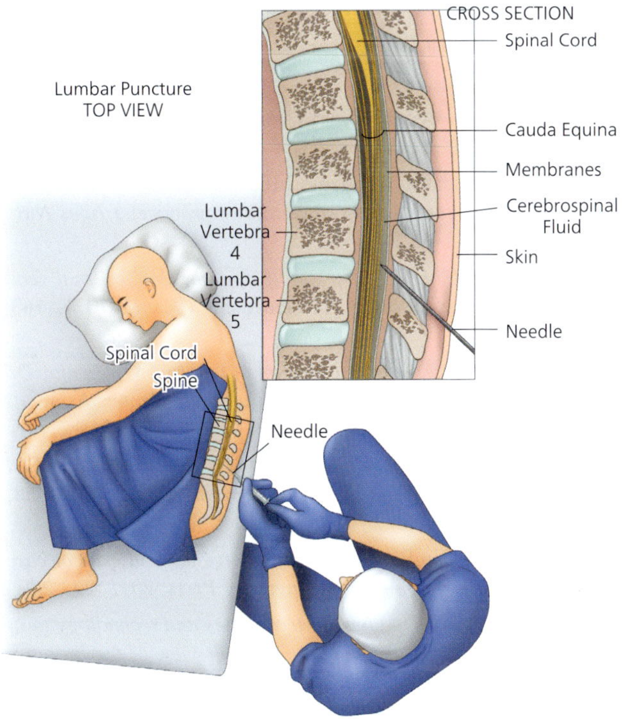


그림 14.2.6 **환자의 자세와 시술자의 위치 및 바늘의 방향**

바늘을 뽑는다. 뽑고 나서 4시간 정도 머리를 들지 않도록 해야 한다. 뇌척수액 배액관을 삽입할 경우에는 얇은 관을 밀어넣고 needle 제거 후 봉합 시행 후 시술을 종료한다(그림 14.2.6).

## 참고문헌



[1] 안상현 말초삽입 중심정맥 카테터 *Surgical Metabolism and Nutrition* 5.1 (2014): 1-4.

[2] Gorski LA, Hadaway L, Hagle ME, Broadhurst D, Clare S. Kleidon,T, et al. *Infusion therapy standards of practice. J Infus Nurs* 2021; 44(Suppl. 1): S1–S224.

[3] Hong, B., et al., *Effect of a bundle approach on external ventricular drain-related infection.* Acta Neurochir (Wien), 2021. 163(4): p. 1135-1142.

[4] Lee, K.S., et al., *Freehand Insertion of External Ventricular Drainage Catheter: Evaluation of Accuracy in a Single Center.* Asian J Neurosurg, 2020. 15(1): p. 45-50.

[5] Marcus, H.J. and M.H. Wilson, *VIDEOS IN CLINICAL MEDICINE. Insertion of an Intracranial-Pressure Monitor.* N Engl J Med, 2015. 373(22): p. e25.

[6] Nobel,VE., Nelson,BP. *Manual of emergency and critical care ultrasound 2nd edition Cambridge University Press. 2011, 273-289*

[7] Ofoma, H., et al., *Updates on techniques and technology to optimize external ventricular drain placement: A review of the literature.* Clin Neurol Neurosurg, 2022. 213: p. 107126.

[8] Severance EVD infection control protocol

[9] Troianos, CA., Hartman, GS., Glas, KE., Skubas, NJ., Eberhardt, RT., Walker, JD., at el. (2011). *Guidelines for performing ultrasound guided vascular cannulation: recommendations of the American Society of Echocardiography and the Society of Cardiovascular Anesthesiologists. Journal of the American Society of Echocardiography, 24*(12), 1291-1318.

[10] Zhang, X., Ke, N., Liu, C., Hu, X, Yu,H, Jia, Y. *Bedside prediction of peripherally inserted central catheter length: based on patient height combined with surface landmark. Int J Clin Exp Med, 9*(8), 15928-15934.

CHAPTER 15

# 각 질환별 특수 상황에 대한 처치



신경계 중환자실에서 흔히 겪게 되는 각 질환별 특수 상황을 이해하고, 이에 대해 적절히 처치 할 수 있도록 한다.

# 15.1 중증뇌지주막하출혈의 치료

## 1. 서론

Aneurysmal subarachnoid hemorrhage (aSAH)는 전체 stroke의 2~5%로 그 비중이 작은 편이나, stoke 관련 사망의 약 27%를 차지하는 치명적인 질병이다. 최근 신경영상, 수술 및 중재술, 신경중환자의학의 발달로 전체 aSAH 환자의 사망률이 5% 이하로 많이 낮아졌으나, poor-grade aSAH 환자의 사망률은 아직도 50%가 넘고, 생존하더라도 기능상태의 회복은 기대하기 어렵다. Poor-grade aSAH 환자란 Word Federation of Neurosurgical Surgeons (WFNS) grade IV와 V에 해당하는 환자로 Glasgow Coma Scale (GCS) 12점 이하인 aSAH 환자를 의미한다. 전체 aSAH 환자의 약 30%를 차지하며 급성 수두증, 뇌실질 내 출혈, 뇌실 내 출혈 등을 동반하는 경우가 많고, 심정지 상태로 응급실에 내원하는 환자 중 2~8%가 이 poor-grade aSAH 환자라는 보고도 있다. Poor-grade aSAH 환자에서는 빠른 수술 혹은 중재술을 하는 것도 중요하지만 이차적인 뇌손상을 막는 치료가 매우 중요하며, 이것의 발전이 poor-grade aSAH 환자의 예후를 개선하는 데 도움이 될 것이라고 기대되고 있다.

## 2. Early brain injury (EBI) 병태생리

Poor-grade aSAH 환자에서 이차적인 뇌손상을 유발하는 대표적인 기전은 EBI와 delayed cerebral ischemia (DCI)이다. EBI는 동맥류 파열이 일어난 직후부터 초기 72시간 동안 나타나는 병태생리학적인 변화로, 출혈 시 일어나는 물리적인 스트레스에 의해 나타나는 primary disturbance와 출혈 이후 혈관 외로 누출된 혈액 대사산물에 의해 나타나는 이차적인 반응인 secondary disturbance로 나뉜다. Primary disturbance는 1) 출혈로 인해 혈관 외로 누출된 혈액이 뇌실질, 뇌실, 지주막하공간으로 퍼지게 되고, 2) 두개내압(intracranial pressure, ICP)의 상승이 이어지며, 3) 급성 혈관 연축, 급성 혈관내 혈전이 생성되고, 4) 뇌혈류(cerebral blood flow, CBF)의 감소 혹은 완전한 뇌혈류의 멈춤(complete perfusion arrest)으로 이어지는 과정을 말하고, secondary disturbance는 1) 미세혈류 기능장애, 2) 혈관-뇌 장벽(blood-brain barrier, BBB)의 붕괴, 3) 신경 염증, 4) 산화 스트레스, 5) 뇌 부종 등 다양한 메커니즘으로 세포 사멸에 이르는 과정을 말한다.

## 3. EBI 감시 및 진단

EBI 발생 시 질병의 진행을 최소화하기 위해 초기에 적극적인 감시와 진단이 필요하다. 감시 방법은 주로 전산화 단층촬영(computed tomography, CT)를 이용해 전반적 뇌부종(global cerebral edema, GCE)을 평가하는 것이고, 정성적, 반 정량적, 정량적인 평가 방법들이 다양하게 제시되어 왔다.

### 1) 정성적인 평가

Claassen et al.의 374명의 aSAH 환자를 대상으로 정성적으로 GCE를 평가한 연구에서, 초기 입원 당시 8%의 환자에서 GCE가 있는 것으로 정성적으로 평가되었는데 결과적으로 12%의 추가적인 환자에서 EBI가 진행한 것으로 보고되었다. 가장 간단한 방법이지만 민감도가 낮은 단점이 있다.

## 2) 반 정량적인 평가

Ahn et al.은 GCE를 측정하는 반 정량적인 도구로 SAH early brain edema score (SEBES)를 제시하였다. SEBES는 CT 상 insula, basal ganglia 그리고 thalamus가 보이는 위치의 axial cut에서 구의 소실(sulcal effacement)을 양측에서 평가하고 소실이 있을 경우 1점씩 부여하고, 반란원중심(centrum semiovale)이 보이는 위치의 axial cut에서 마찬가지로 구의 소실을 양측해서 평가해 소실이 있을 경우 1점을 부여하는 방식으로 점수를 매긴다(그림 15.1.1). 점수 상 3점 이상인 경우 GCE가 있다고 판단한다. 164명의 환자를 대상으로 SEBES 3점 이상인 것이 독립적인 나쁜 예후 예측 인자로 평가되었다.

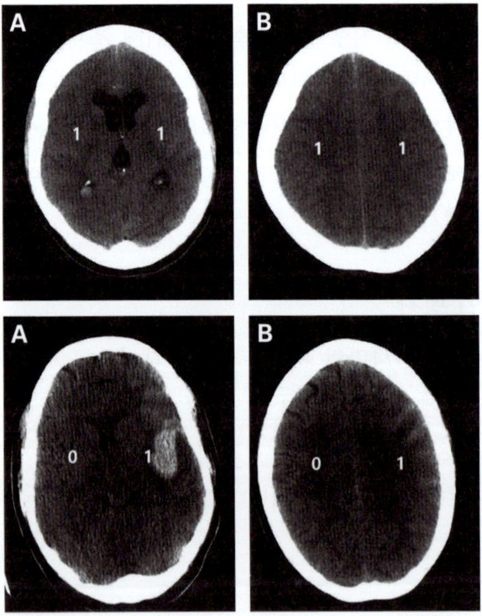


**그림 15.1.1** SAH early brain edema score (Ahn SH et al. Neurosurgery. 2018;83(1):137-145.)

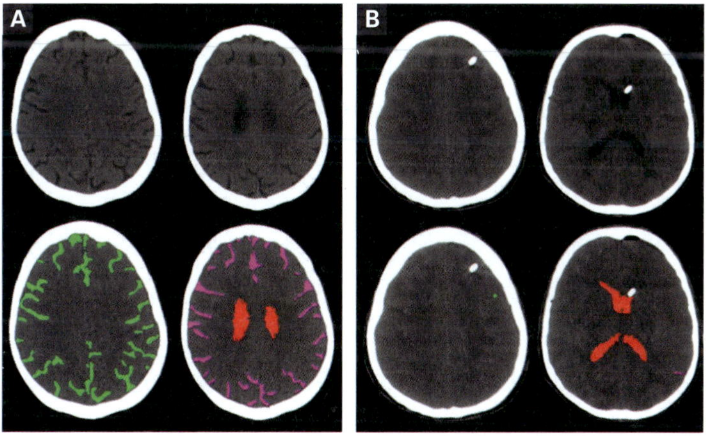


그림 15.1.2 Selective sulcal volume (Yuan JY et al. Stroke. 2021;52(4): 1380-1389.)

### 3) 정량적인 평가

Yuan et al.은 정량적으로 선택적인 구 용적(selective sulcal volume, SSV)을 측정하는 것으로 GCE를 평가하는 방법을 제시하였다(그림 15.1.2). SSV는 CT data를 이용한 딥러닝을 통해 측정하였고, SSV가 5 ml 미만인 경우 GCE가 있다고 판단하였다(그림 15.1.2). 정성적인 방법(37%), 반정량적인 방법(49%)에 비해 민감도가 높았고(61%), 독립적인 나쁜 예후 예측인자로 평가되었다.

## 4. EBI 치료

### 1) Airway, Breathing, Circulation

Poor-grade aSAH 환자는 GCS 12점 이하인 환자로 기도 확보 및 적절한 환기(ventilation) 유지가 되어 있지 않거나 acidosis에 의한 순환부전이 있을 가능성이 있기 때문에, 다른 응급환자와 마찬가지로 airway, breathing, circulation이 잘 유지되고 있는지 확인하는 것이 가장 중요하다. 특히 GCS 8점 미만의 환자는 혈액검사 소견과 무관하게 기관 삽관을 고려해야 하고, 기관 삽관 시 급격한 혈압과 ICP 상승을 막기 위해 etomidate, propofol, ketamine 등의 진정제와, rocuronium, vecuronium 등의 근이완제를 사용하는 rapid sequence intubation 해야 한다. 약물의 사용은 표 15.1.1의 주의 사항을 고려해서 환자 상태에 맞게 사용할 수 있는데, succinylcholine은 ICP를 상승시키는 것으로 알려져 있어 사용하지 말아야 한다.

산소포화도($SpO_2$)는 94% 이상, 동맥혈 이산화탄소 분압($PaCO_2$)은 35~45 mmHg, 평균 동맥압(mean arterial pressure, MAP)은 70 mmHg 이상을 목표로 한다.

## 2) 재출혈 예방

치료되지 않은 동맥류(unsecured aneurysm)가 재파열 되어 재출혈이 발생하면 EBI가 급격히 진행할 수 있고, 사망률은 60% 가까이 보고되고 있다. 재출혈을 예방하기 위해서 파열된 동맥류에 대한 빠른 수

**표 15.1.1** Rapid sequence intubation 시 자주 사용되는 약물

| Drugs | Dose (IV) | Onset (sec) | 주의사항 |
|---|---|---|---|
| **Induction agents** | | | |
| Etomidate | 0.3 mg/kg | 10~15 | Adrenal insufficiency |
| Propofol | 1.5 mg/kg | 15~45 | BP▽, CPP▽ |
| Ketamine | 1.5 mg/kg | 45~60 | BP△, HR△ |
| **Paralytic agents** | | | |
| Rocuronium | 1 mg/kg | 60~75 | No significant ADE |
| Vecuronium | 0.15 mg/kg | 120~180 | No significant ADE |
| Succinylcholine | 1.5 mg/kg | 45 | ICP△ |

BP, blood pressure; CPP, cerebral perfusion pressure; HR, heart rate; ADE, adverse drug event.

술 혹은 중재술(ultra-early treatment)이 가장 중요하나, 그와 더불어 약물치료도 병행되어야 한다.

### (1) 혈압 조절

2023 AHA/ASA SAH guideline에서는 systolic blood pressure (SBP) 180~200 mmHg 이상의 심각한 고혈압과, mean arterial pressure (MAP) 65 mmHg 미만의 저혈압을 피하되, 혈압 변동성(variability)이 크지 않도록 점진적인 혈압 조절을 할 것을 권고하고 있다. 추가로, 이전 관찰 연구들의 결과에 따르면 SBP 160 mmHg를 초과하는 것은 재출혈의 위험성을 높이는 것으로 보고되어 있어 동맥류 치료 전 SBP는 160 mmHg 이하로 조절하는 것에 어느 정도 합의(consensus)가 이루어져 있다.

선호되는 혈압조절약으로 nicardipine, labetalol 등이 있으며 투여 방법은 표 15.1.2와 같다.

혈압 변동성을 줄이고 혈압조절약물의 사용을 줄이기 위해 propofol, dexmedetomidine, remifentanil 등의 진정-진통제를 적절히 사용하는 것도 고려해야 한다.

표 15.1.2 혈압 조절을 위해 자주 사용되는 약물의 용법 및 주의사항

| Drugs | Dose | 주의사항 |
|---|---|---|
| Nicardipine | Infuse at 5 mg/hr.<br>Increase by 2.5 mg/hr every 5~15 min.<br>if necessary up to 15 mg/hr | Severe aortic stenosis<br>Myocardial ischemia |
| Labetalol | 10~80 mg IV bolus q10 min.<br>Up to 300 mg.<br>Infuse 0.5~2 mg/min. | Bradycardia<br>Congestive heart failure<br>Bronchospasm |

### (2) 항혈전제 역전(Antithrombosis reversal)

환자들이 고령화되고, 다양한 만성질환을 가지는 분율이 높아짐에 따라 항혈소판제 혹은 항응고제를 투여하고 있는 경우가 적지 않다. aSAH 환자를 대상으로 한 연구 결과는 부족하지만, 2023 AHA/ASA guideline에서 상기 환자들의 경우 해당 약물에 대한 역전을 할 것을 권고하고 있다. 각각의 약물의 기전에 따라 다양한 역전 방법을

**표 15.1.3** 항혈전제별 역전 방법

| Antithrombosis | Reversal |
|---|---|
| Antiplatelet | DDAVP 0.4 mcg/kg IV<br>Platelet pheresis 1pack in the setting of surgery |
| Vitamin K angtagonist | If INR ≥ 1.4: vitamin K 10 mg IV<br>FFP 10~15 ml/kg |
| Direct factor Xa inhibitor | Activated charcoal 50 mg within 2 hrs of ingestion<br>PCC |
| Direct thrombin inhibitor | Activated charcoal 50 mg within 2 hrs of ingestion<br>PCC<br>Idarucizumab 5 g IV (two 2.5 g/50 ml vials) |
| Unfractionated heparin | Protamine 1 mg IV for every 100 units (up to 50 mg) |
| Enoxaparin | Dosed within 8 hrs: Protamine 1 mg IV for 1 mg enoxaparin (up to 50 mg)<br>Dosed within 8~12 hrs: Protamine 0.5 mg IV for 1 mg enoxaparin (up to 50 mg) |

DDAVP desmopressin, FFP fresh frozen plasm, PCC prothrombin complex concentrate

표 15.1.3과 같이 적용한다.

흔히 direct oral anticoagulant (DOAC)라고 불리는 direct factor Xa, thrombin inhibitors의 경우 PCC 사용이 권고되나, 우리나라 실정상 사용하기 어려워 FFP로 대체하기도 한다.

#### (3) 항섬유소용해제

Tranexaminc acid, aminocaproic acid 같은 항섬유소용해제(antifibrinolytics)는 수술 혹은 중재술이 늦어질 때 혈전을 안정화시키고 재출혈을 막기 위한 용도로 사용되어 왔으나 최근 대규모 연구에서 그 효과가 없는 것으로 보고되고 있고, 심뇌혈관 혹은 말초혈관의 혈전 형성을 유발하는 합병증이 있을 수 있어 무분별한 사용은 지양하고, 사용하더라도 수술 혹은 중재술 전에 단기간 사용해야 한다.

### 3) ICP 조절

aSAH 환자 중 약 20%에서 급성 수두증이 나타나는 것으로 보고되었고, 한 연구에서 초기 Hunt-Hess grade가 높은 환자라도 external ventricular drainage (EVD) 시행 후 Hunt-Hess grade가 낮아지면 원래 Hunt-Hess grade가 낮았던 환자와 유사한 예후를 보인다고 보고된 바 있다. 급성 수두증 이외에도 GCE로 인한 ICP 상승이 일어날 수 있기 때문에 2023 AHA/ASA guideline에서는 급성 수두증이 있는 환자에 대해 EVD 시행하는 것은 물론이고, poor-grade aSAH 환자에서 급성 수두증이 없더라도 ICP 조절을 위한 monitoring을 해볼 수 있다고 언급하고 있다.

#### (1) EVD

EVD가 필요한 환자에서 EVD를 삽입하는 시점에 대해서는 아직 논란이 있다. 일부 그룹에서는 빠른 ICP 조절을 위해 수술 혹은 중재술

전에 삽입해야 한다고 하고, 나머지 그룹에서는 EVD 삽입이 섬유소 용해를 유발하고, 뇌척수액에 의한 동맥류 압박(tamponade) 효과를 없애 재출혈을 조장할 수 있어 수술 혹은 중재술 이후에 삽입해야 한다고 한다.

EVD 삽입 후 ICP는 20 mmHg 이하로 유지하되 급격한 ICP 감소는 재출혈을 유발할 수 있어, 전문가의견으로 15~20 mmHg의 ICP를 유지하는 것이 권고되기도 한다. ICP 조절을 위해서 뇌척수액의 적절한 배액 혹은 Hypertonic saline 등을 이용한 삼투압치료(osmotherapy)를 할 수 있고, 연속적인 monitoring과 파형 분석을 위해 그림 15.1.3과 같이 A-line transducer를 EVD catheter와 연결하는 것도 좋은 방법이다.

### (2) Optimal cerebral perfusion pressure (CPP)

다양한 연구에서 Hunt-Hess grade가 높을수록 평균 ICP가 높고, ICP가 높을수록 나쁜 예후를 보인다고 보고되었다. 또한 20 mmHg 이상의 ICP가 상당기간 지속되는 것은 초기 72시간 내의 CT상 허혈성 병변 형성과 관련되어 있다는 보고도 있어 EBI를 최소화하는 데 ICP 조절은 중요하다. ICP의 절대적인 수치(20 혹은 22 mmHg 미만)나 파형(prominent P2 wave)을 보는 것과 더불어 cerebral perfusion pressure (CPP)를 적절히 맞추는 것도 EBI를 최소화하는 데 중요하다.

CPP란 MAP에서 ICP를 뺀 값으로, optimal CPP란 cerebral autoregulation이 유지되면서 ICP 상승은 일어나지 않는 적정 CPP를 의미한다. 그런데 optimal CPP는 환자마다 다르고 한 환자에서도 상태에 따라 변하기 때문에 적절히 맞춰주는 것이 쉽지 않다. Cerebral autoregulation이 유지된다는 것은 CPP가 변화해도 이에 따라 cerebral vasculature가 vasoconstriction 혹은 vasodilation이 일어나며

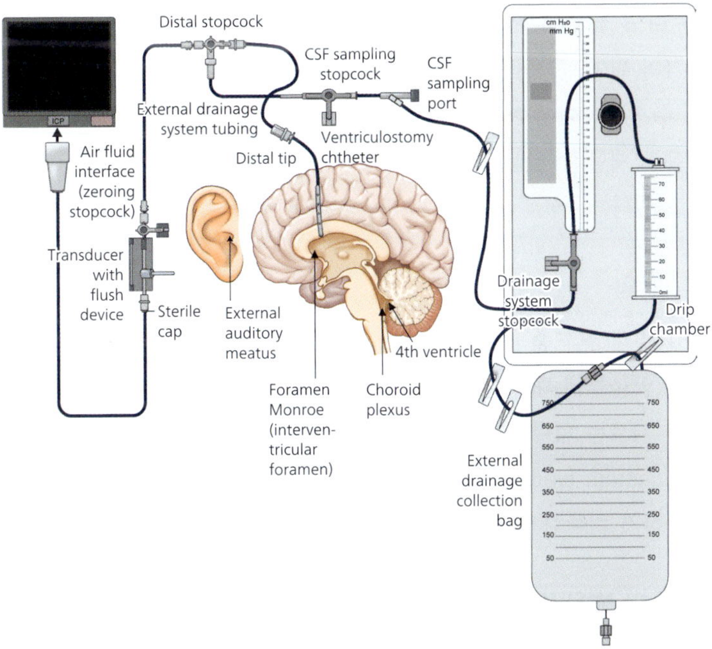


그림 15.1.3 **Transducer와 뇌실외 배액관을 이용한 실시간 ICP 측정 방법**

CBF가 유지되는 것을 의미한다. Cerebral autoregulation이 깨졌다는 것은 이러한 과정이 손상되어 그림 15.1.4의 양쪽 끝과 같이 CPP와 ICP가 선형성 관계를 이루는 것을 말한다.

MAP와 ICP 간의 피어슨 상관계수인 pressure reactivity index (PRx)를 측정하여 이것이 0.2 혹은 0.3을 초과하는 경우 autoregulation이 깨진 것을 확인하는 방법이 있고, 이것을 연속적으로 측정하면서 MAP 조절을 통해 optimal CPP를 유지할 수 있으나, 현재 우리나라에서 PRx의 연속적 측정은 불가능한 상태로 향후 도입이 필요하다.

### 4) 급성 혈관 연축 예방

DCI의 원인 중 하나인 혈관 연축 및 혈전 형성은 질병초기에도 나타날 수 있다. 이에 2023 AHA/ASA guideline에서는 연축과 혈전 형성을 억제할 수 있는 nimodipine을 가능한 한 빨리 투여할 것을 권고하고 있다.

### 5) 그 외

EBI 병태생리 중 secondary disturbance를 타깃으로 하고 있는 다양한 약물들에 대한 수많은 전임상시험이 진행된 바 있으나 현재 증명된 치료는 없다. 주로 BBB disruption, cerebral edema, neuroinflammation, oxidative stress를 최소화하기 위한 약물들로 임상에서 사용하기 위해선 이것들에 대한 추가적인 임상시험이 필요하다.

## 5. DCI 병태생리

aSAH 환자에서 신경학적 악화의 원인은 다양하다. EBI와 더불어 수

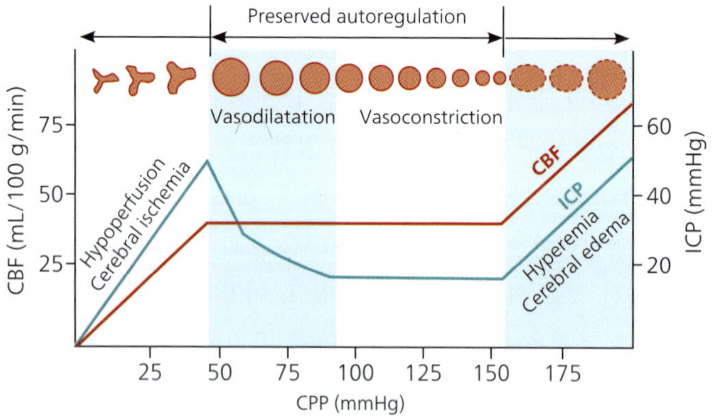


**그림 15.1.4 CPP 변화에 따른 CBF, ICP, 뇌혈관의 변화**

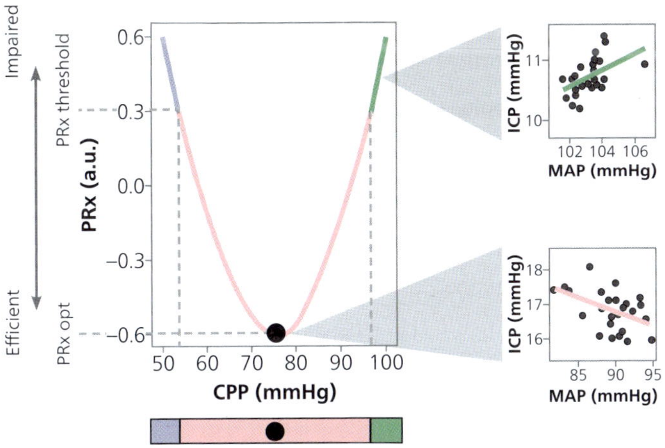


**그림 15.1.5 MAP와 ICP를 이용한 CPP별 PRx 측정**

두증, 발작, 발열, 감염, 전해질 장애 등이 원인이 될 수 있다. 혈액검사, 영상검사 등으로 앞의 원인들이 모두 배제되는 상태에서 2점 이상의 GCS 감소 혹은 새로운 국소 신경학적 장애가 발생하고, 이것이 1시간 이상 지속되는 것을 DCI라고 정의한다. DCI는 동맥류 파열 후 3~14일 사이에 허혈성 뇌손상의 형태로 발현된다. 주로 이봉 분포(bimodal distribution)를 보이는데, 첫 번째 peak는 동맥류 파열 후 5일째, 두 번째 peak는 9일째로 알려져 있다. 하지만, 이는 환자에 따라 매우 빠르거나, 늦게 나타날 수도 있다. EBI가 심할수록 DCI 발생 가능성도 높아진다고 알려져 있다. Poor-grade aSAH 환자는 EBI가 심해 신경학적 검사를 하기 어려운 경우가 많은데, 이점이 DCI를 감시하고 진단하는 것을 더 어렵게 해서 문제이다.

DCI는 쉽게 대혈관 연축에 의한 이차적인 허혈성 변화라고 생각하는 경우가 많으나, DCI는 다양한 기전으로 발생하는 multifactorial syndrome이다. 심지어 대혈관 연축 없이도 DCI가 발생할 수 있다. DCI의 mechanism은 크게 1) macrovascular and microvascular dysfunction, 2) cortical spreading depolarization, 3) microthrombus and microembolus가 있다.

### 1) Macrovascular and microvascular dysfunction

뇌혈관의 내피세포에는 endothelial nitric oxide synthase (eNOS)가 있고 이것이 L-arginine으로부터 NO를 만들어내는 데, 이것이 혈관의 직경을 적절히 유지시키는 역할을 한다. 동물 모델에서 동맥류 파열 시 eNOS 기능의 저하가 발생하고, 이는 NO 생성 저하 및 혈관 연축으로 이어지며, NO 공급 후 연축이 회복되는 것이 확인되었다. 다른 동물 모델에서는 동맥류 파열 시 내피세포 및 평활근 세포내 $Ca^{2+}$ 농도가 증가되고, 이는 혈관 연축으로 이어지며, calcium channel blocker 투여 이후 $Ca^{2+}$ 농도 감소와 더불어 혈관 연축이 회복되는 것이 확인되기도 하였다.

### 2) Cortical spreading depolarization (CSD)

CSD는 대뇌 회백질에서 전파되는 탈분극파(depolarization wave)로 분당 2~5 mm의 속도로 대뇌피질을 따라 천천히 전파된다. CSD는 전기적 혹은 기계적 자극에 의해 발생한 과흥분성 파가 지나간 이후 뒤따라 발생하는데, 세포적인 측면에서 허혈성 뇌경색에서의 penumbra와 유사하다고 볼 수 있다.

CSD가 유지되는 동안 뇌세포 내의 $Ca^{2+}$, $Cl^-$, $Na^+$ 농도가 증가하고, 뇌세포 외의 $K^+$ 농도가 증가한다. 이에 뇌세포 수상돌기의 수분흡수가 증가하여 부종과 비틀림(distortion)이 생기며 기능장애가 발생한다. 이와 더불어 glutamate, aspartate 같은 흥분성 아미노산이 유출(efflux)되는데, 이것이 CSD가 전파되는 데 역할을 하는 것으로 보인다.

정상적인 뇌에서는 탈분극이 발생할 경우 혈관확장이 일어나 CBF가 증가한다. 하지만 손상당한 뇌에서는 CSD가 전파되는 동안 cerebral metabolic rate of oxygen ($CMRO_2$)는 증가하는 반면, 이에 대한 neurovascular coupling이 기능이 작동하지 않아 오히려 대뇌피질의 CBF가 20~30% 감소한다(cortical spreading ischemia, CSI). 그 결과 뇌세포가 에너지 부전에 빠져 기능회복이 되지 않거나 늦어지게 된다. aSAH 환자에게 electrocorticography (ECoG)를 삽입한 연구에서 지속적인 CSD (persistent depression)를 보인 환자에서 구조적인 뇌손상이 더 심하게 발생한다고 보고되기도 하였다.

### 3) Microthrombus and microembolus

뇌혈관 주변의 헤모글로빈 대사산물은 혈관 내피세포 주변에서 염증성 반응을 유발하고, 이는 내피세포의 혈관 안쪽에서 Von Willebrand factor (vWF) 등 다양한 tissue factor를 발현시킨다. 이것에 혈소판, 섬유소들이 엉겨 붙어 미세혈전 및 색전이 만들어지고 이것들은 평활근세포를 자극하여 미세혈관의 수축을 유발한다. 미세혈관 수축은 더 많은 미세혈전 및 색전을 유발하는 악순환의 고리를 유발한다.

## 6. DCI 감시 및 진단

Poor-grade aSAH 환자는 신경학적 진찰을 하기 어려워 다양한 방법을 이용해 DCI를 감시하고 진단하는 것이 필요하다. 크게 뇌혈관의 직경을 측정하는 방법과 뇌혈류를 측정하는 방법이 있다.

### 1) 뇌혈관 직경(Cerebral vessle diameter) 측정

#### (1) Transcranial doppler (TCD)

TCD는 혈류속도를 측정해 혈관 연축을 추정하는 방법으로 주로 중대뇌동맥(middle cerebral artery, MCA)에 대해서는 연구가 있는 편이나 다른 혈관의 경우 연구가 부족하다. MCA의 평균 혈류속도(mean flow velocity, MFV)가 200 cm/sec 이상이거나 MCA/ICA MFV ratio가 6 이상인 경우 심각한 혈관 연축이 있다고 추정하고, 이것의 민감도는 60~70%로 알려져 있다. 하지면 거짓 양성, 거짓 음성인 경우도 많아서 추가적인 영상학적 검사를 통해 혈관 연축이 실제로 있는지 확인하는 것이 필요하다.

| MFV cm/sec | MCA/ICA MFV ratio | Interpretation |
|---|---|---|
| <120 | ≤3 | Hypervolemia |
| ≥120 | 5~6 | Moderate spasm |
| ≥200 | ≥6 | Severe spasm |

### (2) CT angiography (CTA)

CTA를 통해서 혈관의 직경이 70% 이상 감소하는 것으로 혈관 연축을 진단하는 방법은 음성예측도가 높다고 알려져 있으나, 중간 혹은 소혈관의 연축을 측정하는 데는 한계가 있다. 이에 perfusion 영상을 같이 찍을 것이 권고된다.

### (3) Digital subtraction angiography (DSA)

혈관 연축을 진단하는 가장 좋은 방법이나, 혈관조영술 자체가 가지고 있는 합병증(급성콩팥손상, 색전증)의 위험이 있고, 환자를 혈관조영실까지 옮겨야 하는 부담이 있어 감시 도구로 사용하는 데 제한이 있다.

## 2) 뇌혈류(Cerebral blood flow, CBF) 측정

### (1) 지속적 뇌파 측정(Continuous electroencephalogram, cEEG)

cEEG는 DCI뿐만 아니라, 비경련성 간질중첩증(nonconvulsive status epilepticus, NCSE)를 감시할 수 있는 좋은 방법이다. 또한 연속적인 측정방법이라 비가역적인 손상이 발생하기 전에 손상을 예측하여 선제적 치료를 할 수 있는 장점이 있다. 이에, 2023 AHA/ASA SAH guideline에서도 신경학적 진찰이 어려운 환자에서 DCI 감시 도구로 cEEG를 사용할 것을 권고하고 있다. 아래의 그림과 같이 EEG 상에서의 변화와 CBF와의 관계는 비교적 잘 알려져 있고(그림 15.1.6), CBF 변화가 나타날 경우 EEG 상의 변화는 수 초 만에 나타난다고 알려져 있다.

하지만, EEG는 전문가가 해석을 지속적으로 해야 연속적인 감시 도구로서의 의미가 있고 이는 현실적으로 불가능하다. 이에 EEG 소견을 정량화한 다양한 척도(quantitative parameter)가 제시되었고, 그중에서도 Alpha-Delta ratio (ADR)는 민감도(89~100%)와 특이도(76~84%)가 높은 것으로 보고되었다. Delta wave 대비 alpha wave의 비율을 실시간으로 측정하는 방법으로, 비율이 감소하는 event가 지속적으로 나타날수록 DCI가 나타나고 있을 가능성이 높다. 이를 측정가능한 기관은 아직 많지 않아 장비의 보편적인 보급이 필요할 것으로 보인다.

### (2) CT perfusion (CTP)

뇌의 혈류를 측정하는 다양한 척도 가운데 CBF가 25 ml/100 g/min 미만이거나 mean transit time (MTT)가 6.4초 이상인 것을 DCI 진단을 위한 cut-off value로 이용할 수 있다는 보고가 있어 CTA와 함께 CTP 촬영을 하는 것이 권고된다.

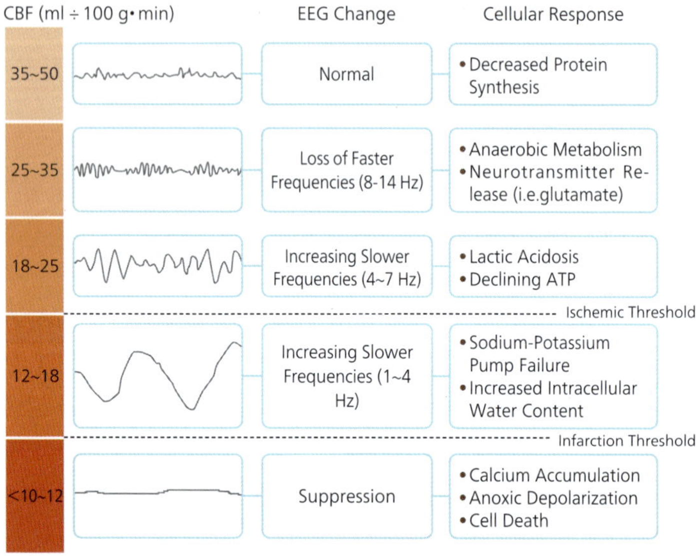


**그림 15.1.6 CBF 감소에 따른 EEG와 세포 수준의 변화**

(3) 그 외

Brain tissue oxygen partial pressure ($PbtO_2$), cerebral microdialysis (CMD), near-infrared spectroscopy (NIRS) 등이 DCI를 연속적 감시할 수 있는 방법으로 생각되나 아직 더 연구가 필요하고, 우리나라에서는 아직 사용하기 어렵다.

## 7. DCI 치료(Management)

### 1) 예방

(1) Nimodipine

Nimodipine은 aSAH 환자의 기능적 상태를 개선시키는 것으로 알려진 유일한 약물이다. 약력학적으로 혈관 연축을 예방하는 것과 더불어, 세포내의 $Ca^{2+}$ 유입(influx)을 막아 세포 손상을 방어하고, 섬유소용해 효과가 있어 미세혈전을 줄이며, CSD가 전파되는데 길항 작용(antagonism)을 하는 것으로 알려져 있어 DCI를 발생하는 다양한 mechanism을 막을 수 있는 약으로 생각된다. 2023 AHA/ASA guideline 에서도 가능한 한 조기에 enteral nimodipine 60 mg을 4시간마다 21일간 투여할 것을 권고하고 있다. 흔한 합병증은 저혈압으로 이 경우 30 mg을 2시간마다 투여하는 것을 고려해 볼 수 있다.

### (2) Magnessium, Statins

Magnessium은 $Ca^{2+}$ channel antagonist, 흥분성 신경전달물질 분비억제, NMDA receptor antagonist, 혈관 평활근 이완 작용을 하는 것으로 알려져 있고, statin은 NO 형성, endothelin-1 감소효과가 있는 것으로 알려져 있어 전통적으로 DCI 예방에 사용되어 왔으나, 최근 대규모 연구에서 DCI와 뇌경색 예방에 유의미한 효과가 없는 것으로 알려져 최근에는 권고되고 있지 않다. 하지만, magnessium은 neuroprotective 효과가 있는 것으로 알려져 있어 적정 농도는 유지하는 것이 권고된다.

### (3) Milrinone

Milrinone은 phosphodiesterase 3 inhibitor로 심장의 β2 adrenoreceptor에 작용하여 심근 수축력을 증가시키고, 말초혈관에서는 평활근 이완 작용을 하는 inodilator이다. Poor-grade aSAH 환자는 교감신경계항진에 대한 반응으로 심장기능이 저하되어 있는 경우가 많은데(neurogenic myocardial stunning), 이런 환자에서 cardiac output을 증가시킴과 동시에 혈관 연축 예방하는 데 도움이 될 수 있다. 하지만 nimodipine에 비해 연구가 부족하고, 예방적으로 사용할지 혹은 치료적으로 사용할지 정해진 바가 없다.

#### (4) 요추 배액관 삽입(Lumbar drainage)

요추 배액관을 통한 뇌척수액 배액은 WFNS grade 1~3의 good-grade aSAH 환자에서 DCI 발생을 낮추고, 환자의 좋은 단기간 이후 기능상태(10 day modified Rankin Scale 0~2)와 관련이 있는 것으로 알려져 있다. Poor-grade aSAH 환자는 ICP monitoring 상 ICP가 증가가 되어 있지 않은 경우, 초기에 요추 배액관을 삽입해도 탈뇌(herniation) 등의 합병증이 유의미하게 증가하지 않는다고 보고된 바 있으나 DCI 예방과 기능상태 회복에 도움이 되는지는 아직 정확히 밝혀져 있지 않다.

### 2) Rescue 치료

#### (1) Hyperdynamic therapy

DCI가 발생할 경우 전통적으로 hypervolemia, hypertension, hemodilution의 triple H therapy를 해왔으나 이는 심부전, 폐 부종, 감염증의 증가와 관련되어 있어 최근에는 권고하지 않고 있다. 그 대신, 적절한 volume status 유지하면서(euvolemia) 혈압을 증가시켜 CPP를 증가시키는 치료(induced hypertension)가 권고된다. Volume status의 평가는 다양한 척도를 사용해서 할 수 있으나, 침상 초음파를 적용하여 하대정맥의 직경을 측정하는 방법은 간단하면서도 혈관내 용적을 평가할 수 있는 유용한 방법이다(그림 15.1.7). 일반적으로 IVC 정상 diameter는 1.5~2.5 cm 사이로 알려져 있고, 호기와 흡기시에 diameter가 많이 변할수록 volume 이 부족하다고 평가하는데 그 변동성(variability)의 cut-off value는 아직 정확히 밝혀져 있지 않다.

Induced hypertension은 승압제를 이용해 10~15분마다 수축기 혈압을 10~20 mmHg씩 최고 180~200 mmHg까지 상승시키면서 DCI에 의한 증상이 호전되는지 관찰하는 방법이나, poor-grade

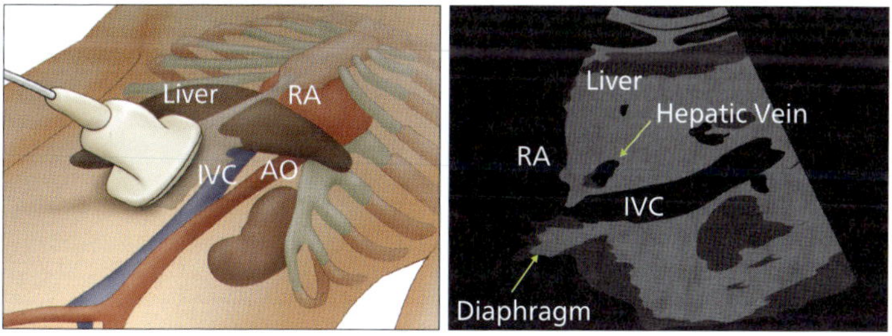


그림 15.1.7 침상 초음파를 이용한 IVC diameter 측정

aSAH 환자에서는 증상 호전 여부를 판별하기 어려워 이 방법의 적용이 쉽지 않다. 기저 혈압보다 20~40 mmHg 정도 상승시키면서 경과 관찰하거나, 가능하다면 다양한 DCI 감시 도구에서 척도상의 호전이 보이는지 관찰하는 방법을 동시에 적용해 볼 수 있겠다.

### (2) Intra-arterial (IA) therapy

상기 치료에서 증상의 호전이 없거나, DCI 감시 도구를 이용한 척도상의 호전이 보이지 않는다면 IA therapy를 고려해야 한다. 혈관 조영술을 시행한 후 연축이 보이는 부위에 풍선확장술 혹은 nimodipine, nicardipine, milrinone 등의 약물을 투여하는 방법 적용할 수 있다. 드라마틱한 효과를 보이는 장점이 있으나 지속시간이 짧고, 혈관조영술에 의한 합병증(급성콩팥손상, 색전증) 가능성이 있으며, 약물 주입 후 혈관 확장에 의한 ICP 증가 및 저혈압이 유발될 수 있어 유의해야 한다.

### (3) Intra-thecal (IT) therapy

최근 상기와 같은 IA therapy의 한계를 극복하기 위해 뇌척수액내에 약물을 간헐적 혹은 연속적으로 EVD 혹은 요추배액관을 통해 주입하는 방법이 고려되고 있으나 추가적인 연구가 필요하다.

# 15.2 혈관내재개통치료 후 관리 (Endovascular recanalization therapy, ERT)

## 1. 서론

본 장에서는 급성 허혈뇌졸중 환자에서 혈관내재개통치료(endovascular recanalization therapy, ERT)가 이루어진 후의 관리에 대해서 서술한다. 목적은 미국심장협회 진료지침 및 최신 임상시험 내용을 기반으로 하여 높은 근거 수준의 최소한의 권고안을 안내하여 진료의 질을 높이는 것이며, 개별 환자의 치료의 결정은 각 환자의 여러 상황을 고려하여 이루어져야 한다. 혈관내재개통치료의 적응증, 방법 등은 본 장의 범위를 벗어나므로 기술하지 않았다.

## 2. 혈관내재개통치료 후 혈압 조절

ERT 이후 혈압은 시술 후 첫 24시간 동안 ≤180/105 mmHg을 목표로 조절하기를 권고한다. 최근 이루어진 BP-TARGET, ENCHANTED2/MT, BEST-II, OPTIMAL-BP 임상시험에서 ERT 이후 혈압 조절의 목표를 보다 낮게 설정(예: 수축기 혈압 140 미만)하는 것을 연구한 결과, 기존 진료지침의 권고사항대로 치료한 군과 비교하여 기능적 예후가 차이가 없거나 오히려 나빠지는 결과를 보였다. 이 결과는 낮은 혈압 목표가 ERT 이후에 심각한 출혈성 변환을 줄이는 효과는 크지 않고, ERT 이후에도 남아있는 관류 저하 영역을 뇌경색으로 진행되는 원인이라고 설명하고 있다.

## 3. 혈관내재개통치료 후 항혈소판제/항응고제 사용

### 1) 항혈소판제

허혈 뇌졸중 환자에서 조기 항혈소판제 치료는 혈전으로 인한 신경학적 악화를 막기 위해서 이루어지는데 일반적으로 발생 이후 24시간에서 48시간 이내에 aspirin을 일차 약제로 사용하는 것을 권장한다. 정맥내 혈전용해술을 받은 경우에는 최소 24시간 이후로 연기하는 것이 권장된다. 그러나, 항혈소판제의 조기 사용이 크게 도움이 될 것으로 판단되는 경우(예: 출혈성 변환의 위험보다 혈전 생성에 의한 허혈의 위험이 훨씬 높은 경우)에는 24시간 내에도 사용해볼 수 있다. NIHSS 점수 3점 미만의 경미한 비심장색전성 뇌경색의 aspirin과 clopidogrel의 2제 요법을 24시간 이내 사용하는 것이 도움된다고 알려져 있으나, 혈관내재개통치료를 받은 환자들은 여기에 해당되지 않는다. Tirofiban 등의 IV glycoprotein IIb/IIIa inhibitor는 ERT 중에 stenting을 하게 되거나 혈전이 생성 되는 경우에는 사용할 수 있으나, 안전성 및 효과에 대해서는 대규모 연구가 필요한 상황이다. 중장기적인 관점의 뇌경색 이차 예방을 위한 항혈소판제 사용은 본 장의 범위를 벗어나므로 다루지 않는다.

### 2) 항응고제

허혈 뇌졸중 환자에서 항혈소판제와 비교하여 항응고제는 출혈성 변환의 위험이 높기 때문에 조기에 사용하는 것은 일반적으로 권장되지 않으며, 항응고제가 필요한 환자(예: 심방세동 환자)에서 뇌경색의 이차 예방을 위해 주로 사용된다. 진료지침에서는 뇌경색 발생 후 뇌경색의 크기나 중증도를 고려하여 4~14일 사이에 경구 항응고제 복용을 시작하는 것이 적절하다고 권고하고 있다. 하지만, 심방세동 연관 뇌경색에서 조기 재발하는 환자들이 있기 때문에 이루어진 최근 임상시험(ELAN)에서는 중증도에 따라 보다 일찍(2~7일) 경구 항응고제를 시작하는 것이 나쁘지 않다는 결과가 나왔다. 그러나 ERT 이후의 환자 상태는 임상적으로 매우 다양하기 때문에, 최적의 경구 항응고제 시작 시점은 뇌경색의 크기, 출혈성 변환의 정도 또는 위험성, 영상 소견, 뇌경색 조기 재발의 위험성 등을 고려하여 개별적으로 결정할 수밖에 없다.

## 4. 혈관내재개통치료 후 뇌부종 관리

허혈 뇌졸중 진료지침에서는 뇌경색 이후의 뇌부종 관리를 일반적으로 다루고 있기 때문에, ERT 이후에 발생하는 뇌부종에 특이적인 내용은 없다. 그러므로 본 절에서는 진료지침 수준의 뇌경색 환자의 뇌부종 관리를 먼저 다루고, ERT를 받은 환자에서 보다 유의해야 할 점을 언급한다.

### 1) 진료지침

허혈 뇌졸중에서 뇌부종 및 뇌탈출이 발생할 위험이 높은 큰 대뇌 또는 소뇌 경색 환자들은 그러한 상황이 발생할 경우 어떤 방식으로 어디까지 치료할지에 대해서 환자 또는 보호자와 조기에 논의가 필요하다. 뇌경색 초기 수일 내에 뇌부종 발생 여부를 면밀히 모니터링 해야 하며, 특히 악성 뇌부종의 발생 가능성이 높은 환자는 적절한 신경외과적 치료가 가능한 병원으로 조기 전원해야 한다. 뇌부종으로 인해 신경학적 악화가 있는 경우 삼투치료를 사용하는 것은 적절하다. 뇌부종으로 인한 심각한 신경학적 악화가 발생한 환자에서 중간 정도의 과환기 요법($PaCO_2$ 목표: 30~34 mmHg)을 단기간 실시하는 것은 보다 확실한 치료(수술 등)로 전환하는 과정에서 임시 치료로 사용 하는 것은 적절하다. 저체온 요법이나 바비튜레이트 혼수요법은 일반적으로 추천되지 않는다. 부신피질스테로이드도 효과가 증명되지 않고 감염 등 합병증을 증가시키므로 있어 뇌경색 연관 뇌부종의 치료로는 사용되어서는 안된다. 감압두개절제술의 실시를 언제 시작해야 되는지에 대해서는 논란이 있으나, 일반적으로 뇌부종으로 의식 수준이 떨어지는 경우가 적절하다고 본다. 단측 중대뇌동맥 뇌경색으로 인한 뇌부종으로 신경학적 악화가 일어나는 경우 감압두개절제술의 시행은 60세 미만에서는 합당하며, 60세 이상에서는 고려될 수 있다. 소뇌 경색의 경우 폐쇄성 수두증이 발생할 경우 뇌실창냄술(ventriculostomy), 뇌간 압박에 의한 신경학적 악화가 있는 경우 감압후두하두개골절제술, 필요에 따라 두 가지가 함께 이루어져야 한다.

## 2) 유의점

진료지침의 근거가 되는 연구는 대부분 ERT가 지금처럼 도입되기 전에 수행되었다는 점을 알고 있어야 한다. 또한 최근 부피가 큰 뇌경색(ASPECT 3~5점, 뇌경색 부피 >50 ml 또는 70~100 ml) 환자들 대상으로 한 ERT의 RCT 3건(RESCUE-Japan LIMIT, SELECT2, ANGEL-ASPECT)에서 두개내출혈, 뇌부종 및 감압두개절제술의 빈도는 증가하였지만, 환자들의 기능적 예후를 개선시킨다는 결과가 나왔다. 그러므로 부피가 큰 뇌경색 환자에서 ERT의 시행 빈도는 올라갈 것으로 보이는데, 이 환자들에서 발생하는 뇌부종은 ERT를 시행하지 않은 환자들과 양상이 다를 수 있다. 심각한 재관류 손상이 동반된 경우에는 뇌부종의 진행 속도가 매우 빠를 수 있다는 점을 감압두개골절개술의 개시 시점을 결정하거나 앞서 언급된 뇌부종 치료 요법을 시행하는 데 고려해야 하고, 이는 앞서 언급한 진료지침과는 다를 수 있다.

## 15.3 자발성 뇌출혈 후 적절한 혈압 조절

### 1. 현재의 가이드라인

자발성 뇌내출혈(spontaneous intracerebral cerebral hemorrhage, sICH)에 대한 2022년 미국 뇌졸중협회 진료지침(American Stroke Association guideline)에서는 표 15.3.1과 같이 권고하고 있다.

### 2. 자발성 뇌출혈 발생 후 급성 혈압상승에 대한 치료적 접근

정도에 따른 차이가 있지만 자발성 뇌내출혈이 발생한 거의 모든 환자에서는 급성 혈압상승반응이 확인된다. 이러한 환자에서 적절한 범위로 혈압을 조절함으로써 혈종 증가(hematoma expansion, HE) 및 이로 인한 추가손상을 억제하고 사망률 및 기능적 예후를 개선하고자 하는 노력이 지속되어 왔다. 이러한 접근은 시대에 따른 변화를 거쳐왔는데, 초기에는 급성 혈압상승반응을 두개내압(intracranial pressure) 상승에 따른 뇌관류압(cerebral perfusion pressure)을 증가시키기 위한 반응임에 무게를 두어 적극적인 혈압 조절이 권장되지 않았다. 이후 자발성 뇌내출혈 발생 후 급성기의 혈압상승정도와 혈종의 증가 및 불량한 기능적 예후의 연관성이 여러 연구에서 확인되면서 이들 환자에서 혈압 조절의 효용성 및 적절한 목표치에 대한 탐색이 진행되었다. 하지만 현재까지는 신속하고 집중적인 혈압강하(early intensive blood pressure lowering, EIBPL) 전략이 자발성 뇌내출혈 환자의 사망률 및 기능적 예후를 개선시킬 수 있는지에 대한 결정적인 근거는 부족한 상태이다. 다만 guideline에서 확인할 수 있듯이 이른 시기 적절한 속도와 수준의 BP lowering 및 안정적인 치료의 지속, BP 변동성의 최소화는 ICH acute management에서 합리적이며 권장되는 바이다.

표 15.3.1 2022 American stroke association guideline.

| Class of recommendation | Level of evidence | Recommendation |
|---|---|---|
| Moderate | B-NR | In patients with spontaneous ICH requiring acute BP lowering, careful titration to ensure continuous smooth and sustained control of BP, avoiding peaks and large variability in SBP, can be beneficial for improving functional outcomes. |
| Moderate | C-LD | In patients with spontaneous ICH in whom acute BP lowering is considered, initiating treatment within 2 hours of ICH onset, and reaching target within 1 hour can be beneficial to reduce the risk of HE and improve functional outcome. |
| Weak | B-R | In patients with spontaneous ICH of mild to moderate severity presenting with SBP between 150 and 220 mmHg, acute lowering of SBP to a target of 140 mmHg with the goal of maintaining in the range of 130 to 150 mmHg is safe and may be reasonable for improving functional outcomes. |
| Weak | C-LD | In patients with spontaneous ICH presenting with large or severe ICH or those requiring surgical decompression, the safety and efficacy of intensive BP lowering are not well established. |
| Harm | B-R | In patients with spontaneous ICH of mild to moderate severity presenting with SBP >150 mmHg, acute lowering of SBP to |

NR; nonrandomized, LD; lmited data, R; randomixed.

## 3. 주요연구결과

미국 뇌졸중협회 진료지침은 2010년 발표 후 개정된 것으로 2개의 대규모 무작위 연구(2013년 INTERACT2, 2016년 ATACH-2) 및 이들의 post hoc analysis 그리고 meta-analysis들을 기반으로 한다. INTERACT2와 ATACH-2는 세부적인 부분에서는 차이가 있으나 모두 경도–중등도(mild - moderate) 자발성 뇌내출혈 환자를 대상으로 EIBPL (target SBP <140) 군과 standard blood pressure lowering (SBPL, target SBP <180) 군의 예후 차이를 확인하였다. 두 연구 모두에서 primary outcome이었던 death/disability rate에서는 두 군 간에 차이가 없었다. 다만 INTERACT2에서는 EIBPL 군에서 더 양호한 90일 기능적 예후(mRS)를 보였고 serious adverse event (SAE)에서 차이가 없었던 반면 ATACH-2에서는 renal adverse event가 EIBPL 군에서 더 많이 발생하였다. 이들 두 연구는 EIBPL 전략의 이득에 대해 모호한 결과를 보여주었으나 이후 진행된 post hoc analysis 연구들에서 신속하고 적절한 목표의 EIBPL 전략은 안전하고 예후를 호전시키는 것으로 분석되었다. Meta-analysis의 결과는 포함된 연구에 따라 결과에 차이를 보이는데, 최근의 16개 RCT에서 5895명을 포함한 meta-analysis에서 ICH 발생에서 BP lowering treatment는 hematoma expansion을 억제하지만 functional outcome 향상에는 이득이 없는 것으로 보고하였다. 하지만 연구간의 이질성이 높아 해석에 주의가 필요하다. 위 언급한 연구를 포함한 최근 주요 결과는 표 15.3.2에 간략히 정리하였다.

표 15.3.2 자발성 뇌내출혈 환자에서 급성기의 early, intensive blood pressure lowering treatment에 대한 주요 연구결과.

| **Study type** | **Study Acronym or Author** | **Year** | **Study size** | **Result** |
|---|---|---|---|---|
| RCT | INTER-ACT2 | 2013 | n=2839 | EIBPL did not result in a lower rate of death/disability |
| | | | | An ordinal analysis of mRS indicated improved functional outcomes with EIBPL |
| | ATACH-2 | 2016 | n=1000 | EIBPL did not result in a lower rate of death/disability |
| | | | | The rate of renal adverse events within 7 days after randomization was significantly higher in the EIBPL than in the SBPL |
| post hoc analysis (INTER-ACT2) | Wang X et al. | 2015 | n=2776 | Larger reductions in SBP were associated with lower risks of death or major disability |
| | anning L et al. | 2014 | n=2839 | SD of SBP had a linear association with death/disability at 3 mo, both during the hyper-acute phase and the acute phase |
| | Arima H et al. | 2015 | n=2794 | Target SBP level of 130–139 mmHg is likely to provide maximum benefit in acute ICH |
| | | | | The effect of intensive BP lowering on physical function is not influenced by baseline BP |
| | | | | Lowering SBP to <130 is associated with a modest increase in disability/death |

*(계속)*

**표 15.3.2** (계속)

| Study type | Study Acronym or Author | Year | Study size | Result |
|---|---|---|---|---|
| post hoc analysis (ATACH-2) | Qureshi AI et al. | 2020 | n=1000 | higher baseline serum creatinine and those receiving higher doses of nicardipine were at higher risk for AKI and renal AEs. |
| | | | | Occurrence of AKI was associated higher rates of death or disability at 3 mo |
| | Li Q et al. | 2020 | n=913 | In a subgroup of ICH patients with elevated blood pressure given intravenous nicardipine ≤2 hours after onset of symptoms,EIBPL was associated with reduced hematoma growth and improved functional outcome |
| | Qureshi AI et al. | 2020 | n=999 | The higher rate of neurological deterioration associated with EIBPL in patients with initial SBP >220 mmHg |
| | | | | The rate of death/disability was not significantly different between the EIBPL and SBPL group |
| | | | | EIBPL in patients with initial SBP >220 mmHg showed no benefit in reducing hematoma expansionor death/disability |
| | Qureshi AI et al. | 2020 | n=682 | EIBPL reduced the rate of hematoma expansion but did not reduce the rate of death/disability in patients with moderate to severe grade ICH. |

*(계속)*

**표 15.3.2** (계속)

| Study type | Study Acronym or Author | Year | Study size | Result |
|---|---|---|---|---|
| Meta-analysis | Boulouis G et al. | 2017 | n=4360, 5 RCTs | 3-month mortality, p=0.909 |
| | | | | 3-month mortality/disability, p=0.106 |
| | | | | EIBPL was not associated with increased risk of SAE, p=0.241 |
| | | | | hematoma expansion, p=0.056 |
| | Gong S et al. | 2017 | n=4385, 6 RCTs | mortality, p=0.85 |
| | | | | unfavorable outcome, p=0.59 |
| | | | | hematoma expansion, p=0.16 |
| | | | | neurological deterioration, p=0.86 |
| | | | | renal AE, EIBPL > SBPL, p=0.001 |
| | | | | cardiovascular, recurrent stroke, non-cardiovascular AEs, p=0.67, 0.83, 0.68 |
| | Lattanzi S et al. | 2017 | n=4350, 5 studies | mortality, p=0.126 |
| | | | | neurological deterioration, p=0.703 |
| | | | | SAC, p=0.404 |
| | | | | renal failure, EIBPL > SBPL, p=0.031 |
| | Moullaali T et al. | 2019 | n=3809, 2 RCTs | death/disability, p<0.0001 |
| | | | | good outcome (mRS0~3), p<0.0001 |
| | | | | hematoma expansion, p<0.0001 |

*(계속)*

**표 15.3.2** (계속)

| Study type | Study Acronym or Author | Year | Study size | Result |
|---|---|---|---|---|
| | | | n=5895, 16 RCTs | neurological deterioration, p<0.0001 |
| | Moullaali T et al. | 2022 | | death/disability, p=0.50 |
| | | | | Hematoma expansion, p<0.001 |

## 4. 대상 환자

EIBPL과 관련된 임상시험연구에서는 주로 경도-중등도의 자발성 뇌내출혈 환자들을 대상으로 하였고 다량의 출혈, 매우 불량한 신경학적 상태(GCS <4~5), 신속한 외과적 치료가 필요한 경우는 대부분 제외되었다. 최근의 16개 임상시험연구에 포함된 환자의 평균 hematoma volume은 10~11 ml 내외, GCS score는 14로 비교적 양호한 상태 환자들이 대부분이다.

혈종 증가 가능성은 혈종의 부피 50~75 ml 수준까지 양의 상관관계를 보이는 것을 고려할 때, 중등도 및 중증 환자가 악화 가능성이 가장 높은 구간에 있는 것으로 여겨지는데 ATACH-2의 post hoc analysis에서 중등도의 자발성 뇌내출혈(GCS 13 미만 혹은 NIHSS 10이상이면서 ICH volume 30 ml 이상의 경우) 환자를 대상으로 하였을 때 EIBPL 전략은 혈종 증가를 억제하는 이득이 있었으나 90일 death/disability rate에서는 이득을 보이지 못하였다. 또 다른 ATACH-2의 post hoc analysis에서 non-contrast CT에서 혈종증가지표와 혈종증가, 그리고 EIBPL 간의 관계에 대해 조사하였는데 혈종증가지표는 혈종증가를 비교적 잘 예측하였으나(overall accuracy ranging from 61% to 78%) 이들 환자에서 EIBPL의 이득은 차이가 없었다.

중증 자발성 뇌내출혈 환자에서 EIBPL의 효용성에 대한 연구는 제한적이다. 30 ml 이상의 혈종이 확인되거나 뇌실내출혈이 동반된 경우 뇌실외배액술(external ventricular drainage) 혹은 다른 방식의 뇌압감시가 필요하며 60~70 mmHg 이상의 뇌 관류압을 유지하는 것과 이를 위해 적절한 surgical treatment를 병행하는 것이 권장된다.

## 5. 혈압강하치료의 시작시기 및 지속기간

자발성 뇌내출혈 증상 발생 후 EIBPL 시작 시기는 연구마다 차이를 보인다. 증상 발생 후 이른 시기일수록 혈종증가 가능성이 높다는 연구결과를 고려하였을 때 가능한 빠른 시작이 더 유리하리라 생각된다. ATACH-2에서 ICH 발생 후 BP lowering treatment 시작 간의 평균 시간이 182±57분이었는데 2시간 이내 EIBPL을 시작한 경우 그렇지 못한 경우에 비해서 혈종증가 감소 및 90일 기능적 예후가 더 양호함이 subgroup analysis에서 확인되었다. 또한 최근의 meta-analysis에서 2~4시간 이내 BP lowering treatment를 시작한 경우 4시간 이후 시작한 경우에 비해 더 우월한 경과를 보였다. 다만 2시간 이내 시작한 경우는 통계적으로 유의한 이득을 보여주지 못했는데 이는 그룹의 환자들의 상당수가 magnesium이나 topical nitrate를 사용한 prehospital phase 연구에서 비롯되었기 때문으로 해석된다. 이러한 혈압 조절이 어느 시점까지 도움이 될 것인가의 부분에 대해서는 아직 문헌적 근거가 충분하지 않다. INTERACT2 subgroup analysis에서 intensive BP lowering treatment는 1시간 내, 1시간~24시간, 2일~7일 구간 모두에서 유사정도의 이득이 확인되었다. 이를 근거로 할 때 acute BP lowering treatment는 충분한 기간 지속되어야 하며 이는 hematoma expansion 가능성이 높은 시기를 충분히 포함하는 것이 합리적이다.

## 6. 혈압강하치료의 목표혈압

INTERACT2와 ATACH-2 연구에서 EIBPL 군의 target SBP는 각각 140 mmHg 미만과 110~139 mmHg 구간으로 정의에 차이는 있으나 유사한 수준이었으나 실제 각 군에서 SBP 값을 보면 INTERACT2 연구에 비해 ATACH-2 연구에서 SBPL 군과 EIBPL 군 모두에서 10 mmHg가량 더 낮은 수준을 보인다. 이는 INTERACT2의 경우 target SBP 140 mmHg에서 130 mmHg 미만일 경우 혈압강하치료를 중단하였는 데 반해 ATACH-2에서는 SBP 110 mmHg까지 용인한 차이 때문인 것으로 해석된다. 연구 모집조건에서도 ATACH-2 연구에서는 initial SBP 220 mmHg 이상을 배제하지 않았음을 감안할 때 ATACH-2 연구에서 더 적극적인 혈압강하를 시행한 것으로 볼 수 있다. ATACH-2의 post hoc analysis에서 SBP >220 mmHg 이상인 subgroup을 분석하였을 때 EIBPL 군과 SBPL 군 간의 death/disability의 차이는 없었으나, 24시간 이내 신경학적 악화발생과 renal adverse event의 발생이 EIBPL 군에서 더 높았고 혈종증가억제를 포함한 예후에 이득이 없었다. 다만, 2017년의 6개 RCT에서 4385명을 포함한 meta-analysis에서는 baseline SBP 180을 기준으로 군을 나누었을 때 양 그룹에서 EIBPL의 효용 및 안전성에는 차이가 없었다.

INTERACT2의 secondary analysis에서 기능적 예후는 130~139 group에서 baseline BP 수준과 관계없이 가장 좋았고 140 mmHg 이상이거나 130 mmHg 미만인 경우 그 정도에 따라 예후의 악화를 보였다. 이를 고려할 때 목표혈압 SBP 130 mmHg 미만은 잠재적인 위험성을 동반하며 initial SBP 220 이상의 환자에서 급격한 혈압강하는 CPP와 renal function에 악영향을 미칠 수 있음을 고려해야 한다. 뇌출혈 후 급성기의 SBP의 변동성(variability) 또한 이후의 예후와 관계가 있다. 높은 SBP 변동성은 불량한 예후와 관계 있음이 여러 연구에서 보고되었다. 이에 더하여 INTERACT2의 post hoc analysis

연구와 INTERACT2와 ATACH-2를 포함한 meta-analysis에서 더 낮은 SBP 변동성과 양호한 기능적 예후와 관련이 있음 또한 보고되었다. 결론적으로 SBP 150~220 mmHg 환자에서 target SBP 130~140 mmHg는 안전하며 예후를 향상시킬 가능성이 있다. Target SBP 130 mmHg 미만은 잠재적인 위험성을 내포하며, initial BP가 220 mmHg 이상인 경우 좀 더 보수적인 접근이 유리할 수 있다. 또한 target SBP를 조절하는 데 있어 변동성을 최소화하는 것 또한 권장된다.

## 7. 혈압강하치료를 위한 약제, 투여경로, 투여방법의 선택

신속하고 안정적인 SBP 강하를 위해 어떤 약제를 선택할지에 대한 근거는 아직 부족하다. 또한 투여 방법과 경로 측면에서 IV bolus, drip management나 oral의 차이 또한 명확하지 않다. 최근의 meta-analysis에서 adrenoreceptor blockers (α and β)와 calcium channel blockers는 유의하지 않은 수준에서 unfavorable functional outcome odds의 감소시키는 것으로 분석되었다. 반면 renin–angiotensin system blockers는 유의하게 unfavorable functional outcome odds의 증가시키는 결과를 보였다. Nitrate는 유의하지 않은 수준의 unfavorable functional outcome odds의 증가가 확인되었다. 다만, nitrate의 venous vasodilation 기전과 관련한 잠재적 위험성 때문에 선호되지 않는다. 혈압강하 전략 또한 fixed active agent에 비해 titrated target-based BP-lowering interventions이 더 효과적임이 확인되었다. 결론적으로 adrenoreceptor blockers (α and β)와 calcium channel blockers를 target BP based titration 하는 것이 현재로서 가장 권장되는 바이다. Nicardipine은 ICH에서 가장 널리 사용되는 agent이고 ATACH-2에서 단독으로 사용되었다. 다만 환자의 underlying medical condition, center의 경험을 고려하여 적절한 약제선택에 대한 고려가 필요하다.

**표 15.3.3** National Institute of Health Stroke Scale (NIHSS): 주로 출혈성/허혈성 뇌졸종 환자에서 신경학적인 평가에서 주로 사용되는 Scale

| Item | Title | Scale definition | Score |
|---|---|---|---|
| 1a. | Level of consciousness | 0-alert<br>1-drowsy<br>2-obtunded<br>3-coma/unresponsive | |
| 1b. | Orientation questions (2) | 0-answers both correctly<br>1-answers one correctly<br>2-answers neither correctly | |
| 1c. | Response to commands (2) | 0-performs both tasks correctly<br>1-performs one task correctly<br>2-performs neither | |
| 2. | Gaze | 0-normal horizontal movements<br>1-partial gaze palsy<br>2-complete gaze palsy | |
| 3. | Visual fields | 0-no visual field defect<br>1-partial hemianopla<br>2-complete hemianopia<br>3-bilateral hemianopia | |
| 4. | Facial movement | 0-normal<br>1-minor facial weakness<br>2-partial facial weakness<br>3-complete unilateral palsy | |
| 5. | Motor function (arm) | 0-no drift<br>1-drift before 10 seconds<br>2-falls before 10 seconds<br>3-no effort against gravity<br>4-no movement | a. Left<br>b. Right |

*(계속)*

표 15.3.3 (계속)

| Item | Title | Scale definition | Score |
|---|---|---|---|
| 6. | Motor function (leg) | 0-no drift<br>1-drift before 5 seconds<br>2-falls before 5 seconds<br>3-no effort against gravity<br>4-no movement | a. Left<br>b. Right |
| 7. | Limb ataxia | 0-no ataxia<br>1-ataxia in 1 limb<br>2-ataxia in 2 limbs | |
| 8. | Sensory | 0-no sensory loss<br>1-mild-to-moderate sensory loss<br>2-severe sensory loss | |
| 9. | Language | 0-normal<br>1-mild aphasia<br>2-severe aphasia<br>3-mute or global aphasia | |
| 10 | Dysarthria | 0-Normal.<br>1-Mild-to-moderate dysarthria<br>2-Severe dysarthria<br>UN Intubated or other physical barrier, explain: | |
| 11. | Extinction or inattention | 0-absent<br>1-mild loss (1 sensory modality lost)<br>2-severe loss (2 modalities lost) | |
| Total Score | | | |

Scoring range is 0-42 points. The higher the number, the greater the severity.

| Stroke | Severity |
|---|---|
| 0 | No stroke symptoms |
| 1-4 | Minor stroke |
| 5-15 | Moderate stroke |
| 16-20 | Moderate to severe stroke |
| 21-42 | Severe stroke |

# 15.4 개두술 후 두피함몰증후군 (Sinking skin flap syndrome or syndrome of the trephined)

## 1. 서론

두피함몰증후군(sinking skin flap syndrome, SSFS; 혹은 syndrome of the trephined) 두개골에 큰 결함(large skull bone defect)이 있는 환자에게서 드물게 발생하는 합병증으로, 외관상 뼈 결손 부위의 함몰과 함께 심한 두통, 의식저하, 국소신경학적결손, 경련 등의 신경학적 증상이 동반되는 경우를 지칭한다. 두피함몰증후군이 진행될 경우 역설적 탈장(paradoxical herniation)으로 이어질 가능성이 있으며, 이 경우 치료하지 않으면 혼수상태에 빠지거나 사망에까지 이를 수 있다.

## 2. 기전

두피함몰증후군의 원인이 되는 두개골 결손은 대개가 뇌압 조절을 위한 감압두개술(craniectomy) 이후 발생한 것이며, 뇌압 상승을 유발하는 질환의 급성기 시기에는 이 결손을 통하여 뇌조직이 팽창할 수 있는 여유공간이 확보되어 뇌압의 효과적인 조절이 가능하다. 두피함몰 증후군은 해당 질환의 급성기가 지나고 아급성 및 만성 단계에 접어들어 뇌압이 하강하면서 발생할 수 있는데, 급성기에 두개골 결손을 통하여 돌출되었던 뇌조직이 후퇴 및 함몰하게 되면서 이러한 함몰이 통상적인 경우보다 많이 진행하는 경우 증상을 유발하게 된다. 증상이 진행되는 자세한 과정에 대해서는 명확하게 확립된 기전이 없으며, 그중 한 가지 가설은 대기압이 피부 두피를 통해 두개강으로 뇌를 직접 압박하여 해당 증상이 발생한다는 것이다. 또 다른 가설은 대기압과 두개강 내 압력의 차이가 뇌척수액(CSF)의 양 감소 혹은 압력 감소를 유발하여 해당 증상이 발생한다는 것이다. 두 번째 가설과 관련하여서는, 뇌실외배액술이나 뇌실-복강 단락술, 또는 요추 천자와 같은 뇌척수액 배액도 유발요인이 될 수 있다고 설명한다.

Lukas 등은 해당 질환의 환자군에 대한 분석을 통해 두피함몰증후군이 발생하는 기전에 있어서 중요한 요인을 세 가지로 요약하고 있으며(The three-hit hypothesis) 이는 1) 초기 뇌 손상 2) 두개골 결손부가 뇌 구조물의 이동을 유발하고 이에 의해 두개내 체액의 생리적 흐름을 방해 3) 출혈병변의 경우 뇌척수액의 생산과 흡수에 이상을 초래 등으로 제시하고 있다.

## 3. 역설적 탈장(Paradoxical herniation)

두피함몰증후군이 진행되는 정도가 심하여 중간뇌(mesencephalon)의 탈장이 유발되는 경우를 “역설적 탈장”이라 칭하며, 국소 신경 결손부터 뇌간 압박 징후, 자율신경 이상, 의식 수준 변화, 동공 크기 및 반응의 변화 등을 유발할 수 있다.

“역설적”이라는 표현은, 일반적인 신경계 응급상황의 경우 만니톨이나 뇌척수액 배액, 과호흡 등의 뇌압을 낮추는 치료가 주가 되는 데에 반해 두피함몰증후군에 의한 역설적 탈장의 경우 이같은 치료가 “역설적으로” 증상의 악화를 초래할 수 있으며, 오히려 결손부위 두피에 작용하는 대기압에 저항할 수 있도록 두개내압을 높이는 방향으로 치료가 행해져야 함을 의미한다.

역설적 탈장은 신경학적인 응급 상황으로, 뇌척수액이 배액되는 상황이라면 즉시 중단하고 머리를 낮추어 뇌척수액의 두개외 유출을 감소시키면서 수액을 공급하는 등의 치료를 즉시 시행하여야 한다.

## 4. 진단

두피함몰증후군은 임상증상이 광범위하고 잘 정의된 진단 기준이 없기 때문에 정확히 진단하는 데에 어려움이 있을 수 있다. 두개골 결함이 큰(직경 >12 cm) 환자에게 있어 외관상 두개골 결함 부위 두피의 함몰이 관찰되고 새로운 신경학적 증상(심한 두통, 의식저하, 국소신경학적결손, 경련 등)이 발생할 경우 의심해볼 수 있으며, 같은 증상을 유발할 수 있는 감염증, 경련, 수두증 및 새로운 뇌경색이나 뇌출혈의 발생 등이 배제되어야 한다. 이 때 뇌 CT 스캔 등의 이미지 촬영을 통해 다른 진단을 배제하고 두피함몰증후군에서 특징적으로 볼 수 있는 뇌조직의 역설적 탈장을 확인할 수 있다. CT 이미지 상에서는 그림 15.4.1에서와 같이 두개골 결손부위가 압력을 받아 인접한 피질

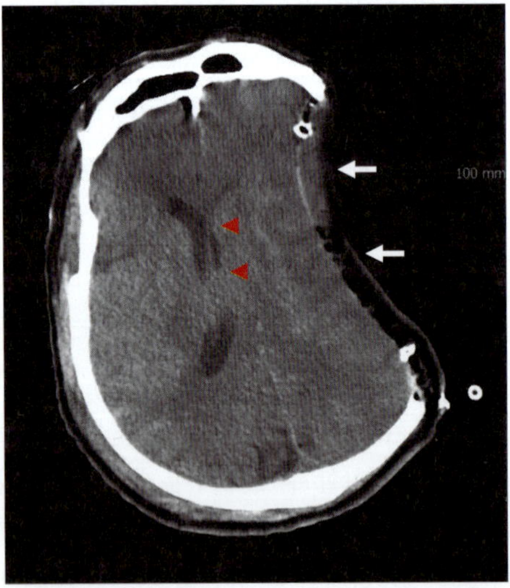

**그림 15.4.1 두피함몰증후군 환자의 CT 이미지** 두개골 결손부위가 대기압에 의해 눌리면서 피질부위의 고랑 소실(sulcal effacement)을 보이고 있으며, 정중선(midline) 반대편으로 이동하면서 우뇌 방향으로의 대뇌낫밑탈출(subfalcine herniation)도 관찰되고 있다(붉은색 화살표).

부위의 고랑 소실(sulcal effacement)이 발생하고, 압력으로 밀린 뇌가 전반적으로 반대편으로 이동하게 되어 정중선(midline)이 이동하게 된다.

이에 더하여, 진단을 더 확실하게 할 수 있는 방법으로, 환자를 앙와위 자세(supine position)로 누워있게 했을 때 해당 증상이 호전된다면 두피함몰증후군을 강하게 의심할 수 있다.

결과적으로 위와 같은 과정에 의해 두피함몰증후군이 강하게 의심될 때, 이 질환의 치료방법이기도 한 두개골성형술을 시행하여 증상이 호전되었을 경우 수술 전 증상이 두피함몰증후군에 의한 것이었음을 확진할 수 있다.

## 5. 치료

두피함몰증후군에 대한 근본적인 치료는 두개 결손부위를 덮은 두개골성형술이라고 할 수 있으나, 해당 증상이 위에서 언급한 뇌실-복강 단락술(션트) 혹은 요추 천자와 같은 뇌척수액 배액에 의한 것일 경우 배액 기구의 셋팅을 조정하여 뇌척수액 배액을 줄임으로서 증상이 완화될 수 있으며, 특히 요추 천자 등의 후유증으로 뇌척수액의 유출이 있을 경우 경막외 자가혈액 봉합술(blood patch)을 시도해 볼 수 있다.

또한 환자를 앙와위 혹은 트렌델렌부르크(Trendelenburg) 자세로 유지하면서 수액을 충분히 공급할 경우 뇌척수액의 유출 및 감소를 줄이는 효과에 의해 일시적으로 증상을 완화할 수 있어서, 두개골성형술을 시행하기 전 증상을 조절하기 위해 이 방법을 사용해볼 수 있다.

그 외의 치료 방법으로 음압 헬멧을 착용함으로 인하여 함몰 부위로 작용하는 압력을 줄여 증상을 완화한 사례도 있었다.

그림 15.4.2는 외상성 급성경막하출혈 환자에서 감압적 두개골

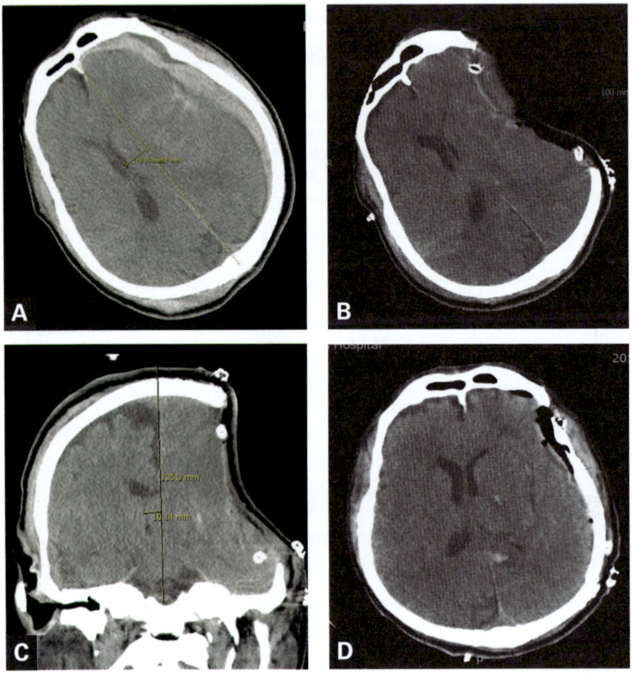


**그림 15.4.2 조기 두개골 성형술 후 호전된 두피함몰증후군** (A) 좌측 대뇌 반구의 다량의 외상성경막하출혈로 중심선이 18 mm 이상의 밀리는 모습을 보이고 있는 수술전 CT 영상, (B), (C)는 응급 감압적 두개골 제거술 후 4일째 영상으로 중심선이 여전히 이동되어 있으며, coronal 영상에서도 뇌탈출이 회복되고 있지 않고 있음을 보여주는 CT 영상으로 두피함몰증후군이 의심되는 상황, (D) 감압적 두개골 제거술 후 1주일만에 조기 두개골 성형술을 시행 하였고, 회복된 CT 영상

제거술 후 지속되는 뇌탈출과 두피함몰증후군을 1주일 이내에 조기 두개골성형술을 통해서 호전시킨 과정을 CT 소견을 보여주고 있다.

# 15.5 STA-MCA bypass 환자의 수술 후 중환자실 관리

## 1. STA-MCA bypass란

STA (Superficial temporal artery)-MCA (middle cerebral artery) bypass는 EC (extracranial)-IC (intracranial) bypass 중 가장 대표적인 수술법으로, 1960년대 Yasargil의 발표 이후 널리 사용되고 있다. Anterior circulation에 flow augmentation을 해주는 것으로 ECA (external carotid artery)에서 분지하여 두피의 혈액공급을 주 역할로 하는 STA를 MCA territory 주로 M4 branch에 anastomosis 하게 된다(그림 15.5.1).

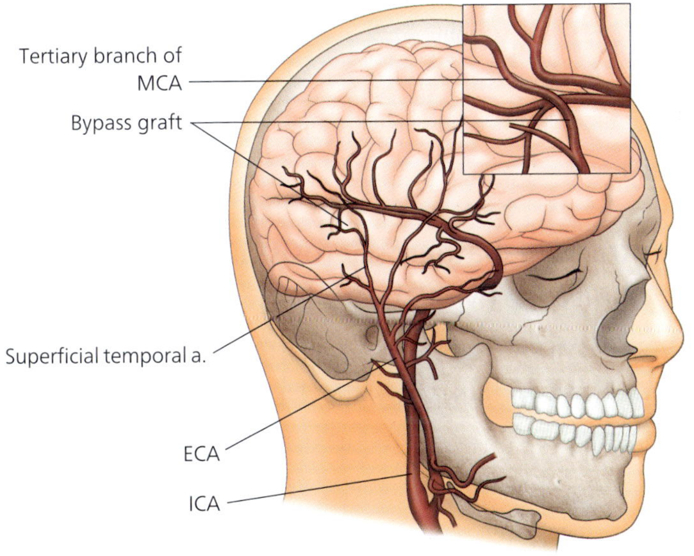


그림 15.5.1 **STA-MCA bypass**

EC-IC bypass는 일반적으로 low flow 혹은 high flow로 구분하는 경우가 많으며, 절대적인 기준치에 대해서는 아직 연구가 부족하나 일반적으로 low flow bypass는 ≤100 ml/min, high flow는 >100 ml/min 정도의 혈류를 공급하는 것으로 생각하고 있다. Low flow bypass의 종류로는 STA-MCA bypass, OA (occipital artery)-PICA (posterior inferior cerebellar artery) bypass가 대표적이며, high flow bypass의 종류로는 ICA (internal carotid artery)-RA (radial artery)/SPV (saphenous vein)-MCA 등이 있다.

## 2. STA-MCA bypass의 적응증

Extracranial의 flow를 intracranial로 transition시키는 수술로, 기본적으로 flow augmentation이 필요한 경우가 적응증이 된다. ICAS (intracranial atherosclerosis)와 MMD (moyamoya disease)에서 hypoperfusion이 있는 경우가 가장 흔한 적응증이다. 이외에 aneurysm을 수술하는 중에 trapping 등으로 인해 parent vessel의 flow가 줄어들 가능성이 있는 경우에도 진행하며, skull base tumor에 대해 수술을 시행하는 과정에서 flow augmentation을 방지하기 위해 진행하기도 한다.

## 3. Intracranial atherosclerosis (ICAS) vs. Moyamoya disease (MMD)

ICAS와 MMD는 동일하게 이유로 저혈류 부위에 혈류를 보충해주기 위해서 STA-MCA bypass를 시행했다고 하더라도 수술 후 처치를 동일하게 적용하여서는 안 된다. ICAS보다 MMD에서 잘 발생하는 과혈류증후군에 대해서는 '5. 과혈류증후군'에서 별도로 설명하도록 한다.

### 1) 혈압

ICAS에 비해 MMD에서 recipient vessel의 직경이 작으며 vulnerability가 높아 혈압 변동에 더욱 예민하게 반응한다. ICAS의 경우 만성적으로 혈류가 부족한 부위에 혈류를 추가해주는 것이기 때문에 저혈압을 방지하는 것이 매우 중요하다. 기본적으로는 normotensive (SBP 100~140 mmHg)를 유지하도록 하며 후술할 과혈류 증후군 방지 프로토콜에 따라 혈압조절이 필요한 경우 SBP 120 mmHg 미만으로 유지할 수 있도록 한다.

### 2) 호흡

과호흡이나 울음 등으로 인해 low arterial $PaCO_2$가 발생하게 되면 허혈 및 혈관연축을 유발할 수 있다. 반면 Hypercapnia로 인해 $PaCO_2$가 올라가게 되면 이 또한 vasodilation으로 인해 hyperperfusion이 발생할 가능성이 있다. 이러한 이유로 수술 후 급성기 회복 과정에서 hypotension, hyperventilation, hypercapbia를 피하도록 해서 CBF를 유지하는 것이 중요하다. 이때 $PaCO_2$는 40mmHg 전후로 유지하는 것을 목표로 한다.

### 3) 통증 조절

혈압 및 호흡 조절 등을 용이하게 하기 위해서 수술 후 환자의 통증 조절을 적극적으로 시행하여 안정된 상태를 유지하도록 하는 것이 중요하다. NSAIDs 계열의 약이 가장 대표적으로 사용될 수 있으며, 기존 두통으로 약을 복용했던 경우라 하더라도 triptan 계열의 약제들은 혈관연축을 유발할 수 있으므로 지양하도록 한다.

### 4) 응급 뇌혈관 문합술

과거 뇌경색 환자에게 STA-MCA bypass를 시행하는 것에 대해 좋지 않은 결과들이 있었으나, 최근 급성 허혈성 뇌졸중에 대해 혈관 내 혈전제거술(mechanical thrombectomy)의 적응증이 되지 않으나 diffusion/perfusion mismatch가 저명한 경우 STA-MCA bypass를 진행하는 것이 환자의 예후에 도움이 된다는 연구들이 계속 발표되고 있다. 급성 허혈성 뇌졸중에 대해 STA-MCA bypass 시행을 하는 경우 antiplatelet 복용에 대해서 지혈이 매우 중요하겠다.

## 4. STA-MCA bypass 시행 이후 발생 가능한 합병증

STA-MCA bypass 시행 후 발생하는 신경학적 증상들의 경우 수술 전 환자가 호소하는 증상들과 연관성이 있는 것으로 밝혀져 있다. 수술 후 중환자실로 입실하는 경우에도 중환자 전담의는 수술 전 환자 상태에 대한 충분한 숙지를 하고 있어야 한다.

### 1) 허혈성 뇌졸중(Ischemic stroke)

ACSD 및 MMD 환자에 대해서 STA-MCA bypass의 효과에 대해서는 과거 연구들에서 뇌졸중 재발에 대해 보호효과가 크지 않다는 것으로 나타났으나, 2010년도 이후 발표되는 후향적, 전향적 연구들에서 뇌관류의 호전이 야기되어 뇌졸중 예방에 도움이 되는 것으로 나타나고 있다. 이러한 차이에 대해서 기존 연구들에서 신경외과의사의 능숙도 및 수술 중, 환자 처치의 미숙으로 인해 뇌졸중이 증가하였을 가능성에 대해서도 제시된 바 있다. Anastomosis site의 thrombus 등으로 인해 허혈의 발생 가능성이 있으며, 수술 후의 엄격한 혈압조절은 기존 hypoperfusion 부위의 악화를 야기하여 허혈로 진행할 수 있는 가능성 또한 있다. 일시적으로 발생할 수 있는 CHS와의 구분도 매우 중요하다.

### 2) 경련(Seizure)

수술후 acute seizure의 발생 또한 6~8%의 환자에서 확인되어 예방적인 AED의 사용을 권한다. 하지만 수술 1달 후에는 seizure의 발생이 ICAS 환자에서는 줄어드는 것으로 보여, 위험요소가 없는 경우 중단을 고려할 수 있다.

### 3) 상처회복(Wound heeling problems)

Skin necrosis, infection, CSF leakage를 포함한 wound healing의 문제 또한 STA-MCA bypass 시행 후 발생 가능한 흔한 합병증 중 하나이다. STA의 경우 scalp의 혈류 공급을 담당하게 되는데, 이 혈관을 harvest 하여 bypass에 시행하는 과정에서 wound healing의 문제가 발생하며, STA 자체뿐만 아니라 skin flap을 만드는 과정으로 인해서 합병증이 동반될 수 있다. 이에 대해 환자 수술 부위 드레싱 시의 세밀한 주의가 필요하다.

수술 후 중환자실에 체류하는 동안 두피색의 변화(허혈의 경우 붉은색 갈색 이후 검은색으로 변함)를 관찰하고 tension에 의한 blood supply가 부족한 원인이라면 수술 부위의 손상이 더욱 진행하기 전에 skin release 등의 처치를 해주어야 한다.

### 4) Subdural hygroma & Subdural hematoma

Subdural hygroma가 생기게 되면 두통을 동반하기도 하며, IICP sign으로 인한 허혈성 증상을 나타내기도 한다. Arachnoid membrane 이 열리게 되면 CSF의 continuous leakage가 발생하게 되는데 이러한 부분이 subdural hygroma 및 subdural hematoma를 야기하는 위험요소가 된다. EC-IC bypass 시에는 필연적으로 arachnoid membrane을 여는 조작이 필요하며 STA-MCA bypass 후 약 4~7% 정도의 환자에서 발생하는 것으로 보고되고 있다. 뇌위축가 있거나,

수술 후 수술 부위에 공기가 확인되는 경우 환자의 경과에서 subdural hygroma의 발생 가능성이 증가한다. subdural hygroma, subdural hematoma가 발생하는 환자들의 경우 적절한 조치가 취해진다면 경과는 나쁘지 않으나, 사망에 이르는 경우도 보고되고 있어 주의가 필요하다.

## 5. 과혈류증후군 (Cerebral hyperperfusion syndrome, CHS)

CHS는 혈관재형성 수술(revascularization) 시행 후 발생할 수 있는 대표적인 합병증으로 두통, 언어장애, 편마비 및 경련 등의 신경학적 증상뿐만 아니라, 심한 경우 뇌출혈까지 유발할 수 있는 질환이다. 국소적으로 cerebral blood flow (CBF)가 증가하게 되면서 vasogenic edema를 야기하여, 신경학적 증상을 나타내게 된다. 기본적으로 CHS라는 개념은 CAS (carotid artery stenting), CEA (carotid endarterectomy)에서 시작하여 상대적으로 low flow bypass로 대표되는 STA-MCA anastomosis에서 그 중요성은 간과되고 있다. 하지만 기존 연구들에 따르면 STA-MCA anastomosis에서도 symptomatic CHS의 비율은 20~30% 가까이 확인된다. 무증상의 환자들이 평가되지 않았을 부분을 생각하면 STA-MCA anastomosis에서도 CHS의 중요성은 높게 평가해야 할 것으로 판단된다.

### 1) 발생기전

많은 연구들은 ICAS와 MMD와 같은 기저질환으로 인해서 만성적으로 혈관들이 확장되고 cerebrovascular reactivity가 손상되며 cerebral autoregulation이 손상되는데 이러한 상황에서 post revascularization으로 인한 CBF의 증가가 hemodynamic stress를 유발하면서 CHS가 발생하는 것으로 판단하고 있다(그림 15.5.2).

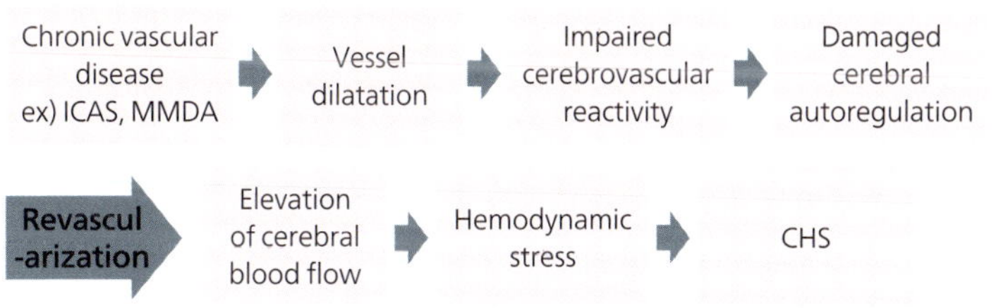


**그림 15.5.2 flow chart of development of CHS**

Reperfusion 과정에서 발생하는 oxygen-free radical들 또한 CHS를 악화시킬 수 있다. 이와 함께 postoperative hypertension도 CHS를 악화시킬 수 있는 것으로 알려져 있다. 정상 혈관의 경우 혈압이 증가하게 되면 cerebral blood vessel이 수축하게 되며 CBF의 과한 증가를 방지하게 된다. 하지만, autoregulation이 손상된 경우에는 blood flow를 감소시키는 정상적인 반응이 나타나지 못하게 된다. Blood vessel의 pressure가 올라가게 되면서 vasogenic edema가 발생하고, 이로 인해서 tissue의 swelling이 발생한다. 심각한 뇌손상을 방지하기 위해서는 이러한 변화에 대한 즉각적인 진단 및 적극적인 처치가 필요하다.

## 2) 과혈류증후군의 진단

CHS은 flow augmentation 수술 시행 후 신경학적 증상이 나타난 환자들에 대해서 검사를 진행, 뇌히혈 및 뇌출혈 등의 다른 진단을 배제하며 혈류의 증가를 보일 때 진단하게 된다. 영상 검사로는 SPECT (single-photon emission computed tomography)를 통해 CBF의 증가를 확인하는 방법이 CHS에 대해 진단할 수 있는 가장 널리 알려진 진단 방법이다. CBF가 preoperative baseline에 비해 100% 이상 증가하는 경우 CHS로 진단할 수 있다. 허나, 응급상황에서 즉각적인 촬영이 어려운 경우가 많으며, hyperemic state에서 즉각적으로 촬영하지 않는다면 paradoxical hypoperfusion으로 나타나는 경우도 보고되고 있어 진단 도구로서의 사용에 주의가 필요하다. Perfusion CT를 통해 CBF를 확인할 수 있으며, 이 경우에도 조영제의 사용이 필요하다. 이외에 직접적으로 CBF를 측정하지는 않으나, TOF-MRA를 통해서 간접적으로 signal intensity의 변화를 통해 CHS를 진단하는데 도움이 된다는 보고 또한 확인된다.

저자들은 이러한 과거 연구들을 근거로 MRI FLAIR + ADC를 이용한 vasogenic edema에 대한 진단을 추천한다. Diffusion MRI image와 FLAIR의 비교를 통해 환자에게 신경학적 증상을 야기하는 병변이 뇌허혈인지 cerebral edema인지 확인할 수 있으며, 즉각적으로 검사를 시행할 수 있으며, 소요시간이 짧고 조영제를 사용하지 않는 등의 장점이 있다. MRI FLAIR에서 subcortical white matter의 high signal intensity가 보이나 diffusion restriction이 없는 경우 vasogenic edema, cerebral hyperemia가 있는 것으로 진단할 수 있다.

**MRI FLAIR로 vasogenic edema를 진단하는 기준**

(1) the emergence of new high signal intensity as indicated by FLAIR and ADC mapping of the hemisphere that underwent surgical treatment

(2) the preservation of anastomosis vessel patency

(3) the lack of postoperative complications such as ischemic lesions, infections, or subdural hemorrhage.

### 3) 과혈류증후군 예방 프로토콜

CEA 시행 후 standard protocol은 systolic blood pressure를 140 mmHg 미만으로 유지하는 것으로 알려져 있지만 상대적으로 low flow bypass로 일컬어지는 STA-MCA bypass 후에 동일한 프로토콜

을 적용하면 뇌허혈을 악화시키는 악영향을 끼칠 수 있다. 그럼에도 불구하고 앞서 언급된 바와 같이 STA-MCA bypass 후에도 symptomatic CHS의 발생 비율은 약 20~30%로 다른 합병증에 비해 현저하게 높은 빈도로 확인된다. 이에 대해 적절한 치료가 이루어진다면 수술 14일 경과 시에 대부분 신경학적 증상으로부터 완전한 회복이 가능한 것으로 알려져 있다. 하지만 적확한 시기에 적절한 치료가 이루어지지 않는다면 뇌손상이 발생하여 영구적인 신경학적 장애를 남기게 될 수 있다.

저자들의 경우 수술 6시간 경과 시에 CT angiography를 촬영하여 수술 부위의 혈류가 유지되는 것을 확인하였다. 수술 24시간 경과 시에 MRI FLAIR + ADC를 촬영, 무증상의 경우라고 하더라도 vasogenic edema가 확인되는 경우, CHS의 예방을 위해 수축기혈압을 120 mmHg 미만으로 조절하였으며, 예방적 항경련제 및 스테로이드를 사용하여 신경학적 악화를 예방하였다. 24시간 MRI FLAIR 상에서 이상 소견이 없는 경우, 보행을 허용하며 routine postoperative care를 진행하였다. 수술 7일 뒤 perfusion MR과 SPECT를 촬영하여 수술경과를 확인 후 퇴원을 진행하였다. 재원 중 신경학적 증상이 발생한 환자들의 경우 동일하게 MRI FLAIR + ADC를 촬영하였으며, FLAIR 상 vasogenic edema가 확인된 경우 위와 동일하게 혈압조절, anticonvulsant 투약, 스테로이드 투약 및 절대안정을 진행하여 환자의 증상이 호전될 때까지 경과를 확인하였다.

# 15.6 상부경추손상의 중환자실 치료

상부경추손상은 척수손상(spinal cord injury, SCI)을 흔히 동반하여 종종 중환자실 치료가 요구되는 심폐기능의 저하를 동반하여 급성기에 이러한 변화에 대한 병태생리학적 지식을 숙지하는 것이 매우 중요하다.

척수 손상을 동반한 상부경추손상 환자의 급성기 치료에서 가장 중요한 부분은 기도-호흡-순환(airway-breathing-circulation, ABC) 기능의 유지와 2차 손상의 예방이다.

## 1. 척수손상 환자의 호흡(그림 15.6.1)

1) 횡경막은 C3-C5 분절에 의해 지배되므로 이보다 상부에 발생한 척수 손상은 무호흡을 야기하고 즉각적인 인공호흡이 요구된다.
2) C5 이하 분절에 발생한 척수 손상의 경우 횡경막 기능이 유지되는데 이런 환자들에서 역시 호흡 문제가 발생한다. 척수의 흉

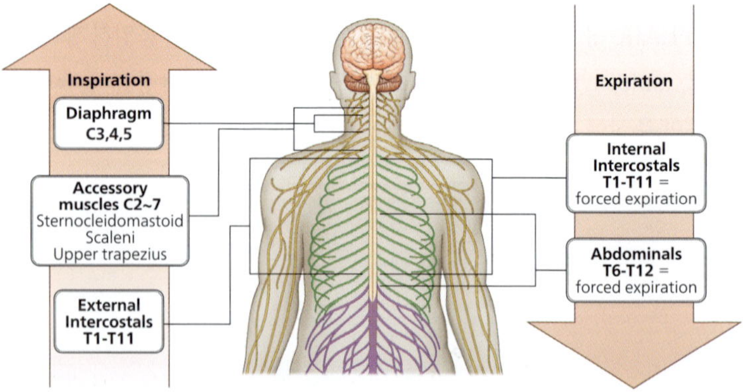


그림 15.6.1 흡기와 호기에 관여하는 신경분절 및 지배하는 호흡근

추 분절에 의해 지배되는 늑간근은 급성 척수 손상시 이완마비 (flaccid paralysis)가 발생한다.

3) 늑간근의 이완마비가 발생하면 횡경막이 수축하면서 하강할 때 흉벽이 팽창하지 못하고 호흡기능의 감소를 가져오게 되며 이렇게 발생하는 호흡기능의 감소는 치명적으로 노력성 폐활량 (forced vital capacity, FCV)과 최대 흡기력(maximal inspiratory force)이 약 70%까지 급격히 감소한다.

4) 호기시 복근의 도움이 없어진 것 역시 최대 호기력(maximal expiratory force)에 유사한 감소를 가져오는데 기침이나 가래 배출 능력이 저하되며 결과적으로 환자는 얕은 호흡 양상을 띠게 된다.

5) 척수성 쇼크가 해소되면서 늑간근의 이완마비가 경직성 마비 (spastic paralysis)로 바뀌면서 뻣뻣해진 흉벽이 더 이상 호기중에 붕괴되지 않아 호흡기능이 호전된다. 이로한 호전은 주로 흡기 능력의 호전에 기인하며 부상 후 최대 5개월까지 노력성 폐활량과 최대 흡기력이 수상 전의 60%, 최대 호기력은 33%까지 회복된다.

## 2. 기관삽관(그림 15.6.2)

1) 얕은 호흡으로 초래되는 급성기 척수 손상의 호흡 메커니즘 변화 초기에는 호흡수를 증가시켜부상될 수 있다. 따라서 초기 동맥혈 가스는 보통 정상이거나 가벼운 저산소혈증을 보이게 된다.

2) 빠르고 얕은 호흡은 기관 및 기관지 사강(dead space)으로 공기가 통과하게 함으로써 매 호흡 시 기체 교환에 참여하지 않는 폐포 비율을 증가시켜 매우 비효율적이다. 게다가 얕은 호흡은 흡기력이 약해진 척수손상환자에서 폐의 팽창을 악화시켜 단계

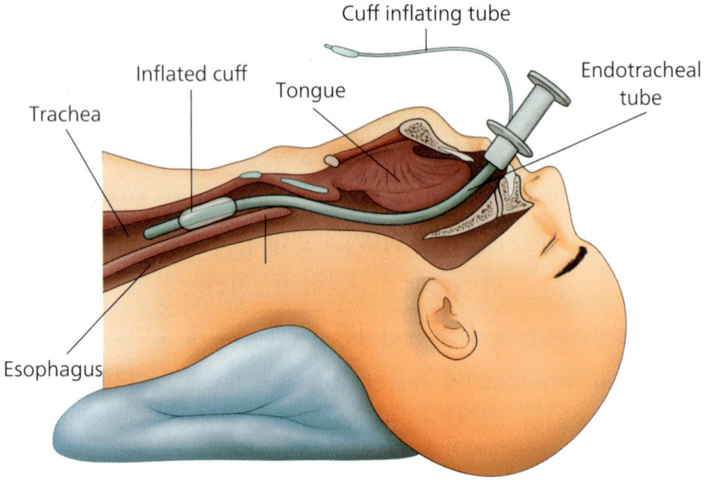


**그림 15.6.2 척수 손상 환자의 기관 삽관**

적으로 무기폐를 만든다.

3) 경추 손상 환자의 약 30% 이상에서 기관삽관이 요구되는데 대부분 수상 후 24시간 이내에 삽관을 필요로 한다. 기관 삽관 시행 여부는 호흡근이 피로해진 징후를 주의 깊게 관찰하여 평가하는데 폐활량의 연속 측정값이 감소하거나, 폐활량이 1 L미만이면서 호흡수 및 $PaCO_2$가 증가되어 있다면 기관삽관을 고려한다(표 15.6.1).
4) 기관삽관은 일반적으로 응급 상황이 될 때 까지 기다리지 말고 통제된 상황에서 예방적으로 시행하는 것이 권장되며 삽관시 사용되는 약물 중 succinycholine은 빠른 발현 시간과 짧은 반감기로 유용한 약물이지만 4일 이상 경과된 척수 손상 환자에서는 고칼륨혈증을 악화시킬 수 있어 금기시 된다.

**표 15.6.1** 일반적인 기관 삽관의 적응기준

| **Intubation Criteria (Any one of the Following)** |
|---|
| • Cardiac or respiratory arrest |
| • Loss of consciousness |
| • Hemodynamic instability with SBP <70 mmHg |
| • $PaO_2$ <45 mmHg despite oxygen |
| **Intubation Criteria (≥2 of the Following in the Context of Respiratory Distress):** |
| • Respiratory rate >35/min or <6/min |
| • Tidal volume <5 mL/kg |
| • Oxygen desaturation < 90% despite adequate supplemental oxygen |
| • Blood pressure change with SBP <90 mmHg |
| • pH <7.20 and decreased from onset |
| • Hypercapnia ($PaCO_2$ > 10 mm increase) or acidosis (pH decline >0.08) from baseline Increase in encephalopathy or decreased level of consciousness |
| • Abdominal paradox |

## 3. 호흡기 합병증

1) 호흡기 합병증은 척수 손상 환자의 주요 사망 원인이며 대부분은 폐렴에 의한 것이다. 인공 호흡기 관련 폐렴(ventilator-associated pneumonia, VAP)은 기관삽관과 기계적 인공호흡의 결과로 발생하며 유지 기간이 길수록 발생률이 증가된다.
2) 기관삽관 4일 이내 발생하는 폐렴은 대부분 *Streptococcus pnemoniae* 또는 *Hemophilus influenza*에 의해 발생하며 4일 이후에는 *Pseudomonas aeruginosa* 등의 그람음성균이나 Staphylococcus aureus에 의해 발생한다. 인공호흡기 관련 폐렴의 사망률은 약 27% 이상이며 *P. aeruginosa*에 의한 경우는 43%까

**표 15.6.2** 인공호흡기 관련 폐렴의 진단 기준

| | |
|---|---|
| **Radiology** | Two or more serial chest radiographs with at least 1 of the following:<br>1. New or progressive and persistent infiltrate<br>2. Consolidation<br>3. Cavitation |
| **Systemic sign 1 or 2** | 1. Fever (>38°C or >100.4°F)<br>2. Leukopenia (<4000 WBC/μL) or leukocytosis (≥12 000 WBC/μL) |
| **Pulmonary signs 1 and 2** | 1. ≥25 neutrophils per LPF on Gram stain of endotracheal aspirate or bronchoalveolar lavage specimen<br>2. ≥2 d of stable or decreasing daily minimum PEEP followed by a rise in daily minimum PEEP of 2.5 cm $H_2O$, sustained for ≥2 calendar days;<br>or ≥2 d of stable or decreasing daily minimum $FiO_2$ followed by a rise in daily minimum $FiO_2$ of 0.15 points, sustained for ≥2 calendar days |

$FiO_2$, fraction of inspired oxygen; PEEP, positive end-expiratory pressure; WBC, white blood cell; LPF, low-power field

지 보고된다.

3) 인공호흡기 관련 폐렴의 효과적인 치료를 위해 빠르고 정확한 진단이 필요하지만 확진은 쉽지 않다(표 15.6.2). 흉부 단순방사선 검사에서 관찰되는 폐포침윤(alvelolar infiltration)이나 공기 기관지조영상(air-bronchogram)은 민감도는 높지만 특이성이 낮고, 발열과 백혈구증가증은 중증 환자에서 폐렴 외의 원인으로도 흔히 발견된다.

## 4. 기계적 호흡치료의 중단

1) 척수 손상 후 수 주가 지나면 흉벽이 경직해지면서 호흡역학이 개선되므로 C4 이하 분절에 척수 손상 환자의 경우 기계 환기의 이탈(weaning)이 가능해진다. 기계환기의 이탈을 시도해볼 수 있는 징후로는 노력성 폐활량의 상승, 모든 호흡기계 감염의 해소, 50% 미만의 흡기산소 분율, 10 L 미만의 분당 환기량 등이 있다(표 15.6.3). 환자마다 이탈 가능 시점은 다르지만 과반수의 환자에서 수상일로부터 2주 이상 경과한 시점에서 가능해

**표 15.6.3** 기계환기 이탈 기준

| Criteria |
|---|
| **Subjective assessment** |
| • Adequate cough |
| • No neuromuscular blocking agents |
| • Absence of excessive trachea-bronchial secretion |
| • Reversal of the underlying cause for respiratory failure |
| • No continuous sedation infusion or adequate mentation on sedation |
| **Objective measurements** |
| • Stable cardiovascular status |
| • Heart rate ≤140 beat/minute |
| • No active myocardial ischemia |
| • Adequate hemoglobin level (≥8 g/dl) |
| • Systolic blood pressure 90~160 mmHg |
| • Afebrile 36.0°C < temperature < 38.0°C |
| • No or minimal vasopressor or inotrope (<5 μg/kg/minute dopamine or dobutamine) |
| **Adequate oxygenation** |
| • Tidal volume >5 mL/kg |
| • Vital capacity >10 mL/kg |
| • Proper inspiratory effort |
| • Respiratory rate ≤35/minute |
| • $PaO_2$ ≥60 and $PaCO_2$ ≤60 mmHg |
| • Positive end expiratory pressure ≤8 $cmH_2O$ |
| • No significant respiratory acidosis (pH ≥7.30) |
| • Maximal inspiratory pressure (MIP) ≤ −20~−25 $cmH_2O$ |
| • O2 saturation >90% on $FIO_2$ ≤0.4 (or $PaO_2/FIO_2$ ≥200) Rapid Shallow Breathing Index (respiratory Frequency/Tidal Volume) <105 |

진다.

2) 호흡부전은 불완전 척수손상보다 완전 척수손상에서 더 흔히 발생하는데 기계적 호흡보조가 필요한 시간은 척수 손상의 위치와 매우 밀접하여 상부 척수 손상일수록 더 오랜 기간이 요구된다. 호흡부전이 동반된 척수 손상의 경우 평균적으로 C4 이하의 분절은 약 2개월, C5~8 환자는 3주, 흉추부 척수 손상의 경우 1~2주 미만으로 보고된다.

3) 척수 손상 치료 시 조기에 척추 기기 고정술을 시행하는 치료원칙이 선호되는데 사지 마비의 경우 앙와위 체위 시에 기립 시보다 더 나은 폐 역학을 가진다는 점을 간과해서는 안되며 이러한 역설적 관계는 척수 손상 환자 기립 시 마비된 복부 근육에 의해 복강내 장기들이 하강하고 그 결과 과팽창된 횡경막은 다시 수축하기에 비효율적인 것으로 설명된다. 반대로 앙와위로 자세를 변경 시 복강 장기들이 횡경막 수축에 용이한 위치로 밀어 올려지게 된다. 복대를 사용하면 이러한 폐기능 저하를 일부 상쇄할 수 있다.

## 5. 혈역학적 불안정

1) 상부 경추 손상, 특히 급성 척수 손상은 종종 혈역학적 불안정성이 관찰되는데 이는 상부 흉수 부터의 교감신경 섬유가 끊어지면서 길항되지 않은 부교감신경의 항진이 부정맥과 저혈압을 야기하는 데서 기인한다(그림 15.6.3).

2) 가장 흔한 부정맥은 서맥으로 완전 경수 손상환자의 100%에서 서맥이 나타나며 상심실성 빈맥이나 심실성 빈맥도 발생할 수 있다. 부정맥은 주로 수상 후 2주 이내 발생하는데 척수 손상의 정도가 심할수록 부정맥도 심하다.

3) 저혈압은 말초세동맥에서의 혈관수축 톤의 소실과 그로 인한

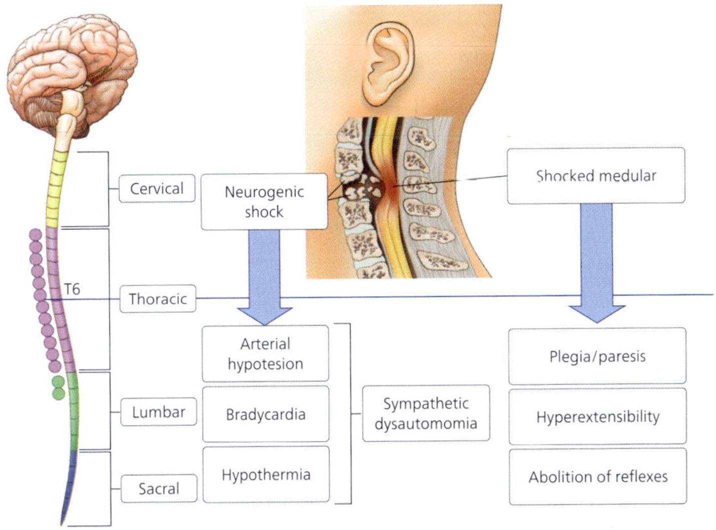


**그림 15.6.3 급성 척수 손상을 동반한 상부 경추 손상에서 발생하는 혈역학적 불안정**

말초혈관계의 혈액 저류로 인해 발생한다. 1차 치료는 혈액량의 보충으로 1~2 L의 수액 정주로 혈압을 정상화시키지 못한 경우 폐동맥 카테터 삽입을 고려한다. 이때 혈액량이 과다하게 주입되면 정맥귀환이 증가되고 심박출량 증가가 요구되는데 경수손상 환자는 교감신경 유입의 단절로 심박수 증가를 통한 심박출량 증가가 불가능하다.

4) 폐동맥 카테터는 말초저항과 심박출량을 직접 측정하여 혈압상승제 사용을 가능하게 하는데 혈압상승제의 선택은 교감신경 톤의 소실에 대항하면서 심박수를 상승시켜야 하므로 $\alpha$ 및 $\beta$ 아드레날린성 작용을 모두 가진 도파민이나 노르에피네프린 계열 약물이어야 한다. 순수한 $\alpha$ 아드레날린성 약제는 심박수에 영향을 주지 못하므로 적절하지 않다.

5) 척수 손상 환자에서 허혈 및 혈관성 요인으로 인한 2차성 손상 방지를 위해 적절한 혈압을 유지하는 것이 예후의 개선에 중요하다. 척수 손상 초기 1주일 동안은 혈압상승제를 유지하여 평균 동맥압을 85~90 mmHg 이상으로 유지하는 것이 표준 치료로 권고된다.

## 6. 스테로이드 및 약물치료

1) 메틸프레드니솔론은 신경의 부종, 염증, 글루타메이트 방출, 활성산소 축적을 일부 감소시키는 것으로 여겨지는데 정확한 기전은 명확하지 않다. 1990년대 북미에서 시행된 다기관 임상연구에서 척수손상 초기에는 고용량 스테로이드를 투여했을 때 장애를 감소시키는 것으로 보고됨에 따라 수상 후 처음 8시간 이내에 메틸프레드니솔론(bolus 30 mg/kg)를 투여하고 수상 후 처음 3시간 이내 치료를 시작한 환자는 24시간(5.4 mg/kg/h), 3~8시간 사이에 시작한 환자는 48시간 동안 치료를 계속하는 것이 한동안 표준 치료로 시행되어 왔다. 그러나 이후 시행된 많은 연구에서 고용량 메틸프레드니솔론 치료는 위장관 출혈, 상처 감염, 폐혈증 등 치명적인 합병증과 연관되어 있지만 척수 손상의 예방에 대해서는 신뢰할 만한 결과를 보이지 못했고 현재는 대부분 국가에서 척수손상에 대한 스테로이드 치료는 권고하고 있지 않다.
2) 다만, 부족한 의학적 근거에도 불구하고 뚜렷한 대안 약물이 없다 보니 의료 기관에 따라 스테로이드 약물 치료는 여전히 하나의 치료옵션으로 사용되는데 이 경우 사상 후 8시간이 경과하지 않은 환자에서 24시간 동안 사용이 권고된다(표 15.6.4). 척수손상 치료의 후보물질로 여러 약물들이 다기관 임상 실험을 진행하였거나 진행 중에 있는데 아직도 표준 치료로 권고될 만

표 15.6.4 척수 손상 환자에서 메틸프레드니솔론 치료 용량

| Methylprednisolone: Start 30 mg/kg bolus (over 15 min) | |
|---|---|
| Duration of injury | Dose |
| < 3 hr. | Continue 5.4 mg/kg/hr. for 23 hrs. |
| 3~8 hr. | Continue 5.4 mg/kg/hr. for 47 hrs. |
| > 8 hr. | No benefit of Methyprednisolone |

한 치료효과는 증명되고 있지 않다.

## 7. 혈전색전증

1) 척추 및 척추 손상은 정맥 혈전색전증의 중요한 고위험 인자이다. 척추 골절은 정맥 혈전색전증의위험을 2배, 척수손상은 3배 이상 증가시킨다. 이러한 위험성을 감안하여 급성기 중환자실 치료에서 혈전색전증 예방을 시작하는 것이 권장되는데 예방 방법으로는 공기를 이용한 외부 압박기(external pneumatic compression device)와 같은 기계 장치나 압박 스타킹, 헤파린, 저분자량 헤파린(low molecular weight heparin, LMWH) 또는 와파인과 같은 항응고제 투여 등이 있다. 공기압박기는 안전한 치료지만 심한 마비를 동반한 척수 손상 환자에서는 불충분히며 항응고제는 출혈의 위험성이 있어 척추골절에서 부상 부위에 출혈이 있거나 수술이 필요한 경우 조기 사용의 어려움이 있다.
2) 척수 손상의 경우 심부 정맥혈전증의 위험은 수상 후 72시간 동안 상대적으로 매우 낮으며 따라서 초기에는 공기압박기나 압박스타킹 등을 사용할 수 있으며 72시간 이후에는 추가로 항응고제 치료의 시작을 고려해야 한다. 이때 저분자량 헤파린은 안

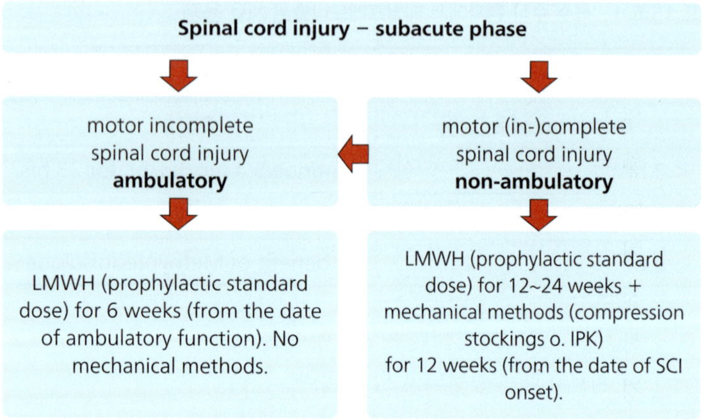


**그림 15.6.4 척수 손상 환자에서 혈전 색전증 예방 가이드라인**

전하고 효과적인 약물이며 치료 기간은 8주 이상 유지하는 것이 권장되지만 환자가 빠른 보행을 시작하면 투여 기간을 단축할 수 있다(그림 15.6.4).

3) 심부 정맥혈전증은 임상에서 진단이 쉽지가 않은데 정맥 도플러 초음파 검사나 CT를 통해 진단할 수 있고 폐색전증의 확진 검사로는 폐동맥의 분절 분지의 혈전을 확인할 수 있는 나선형 컴퓨터 단층 촬영(spiral CT)이 권장된다. 또 대량의 폐색전증이 발생한 환자에서는 중환자실에서 심초음파를 통해 근위 폐동맥의 혈전을 발견할 수 있다. 혈역학적으로 안정된 폐색전 환자의 치료는 헤파린 또는 저분자량 헤파린과 와파린을 사용한 항응고요법이다. 출혈의 우려로 항응고요법이금기인 경우 대정맥필터가 대안이 될 수 있으며 광범위 폐색전이나 혈역학적으로 불안정한 경우 혈전용해요법이 권장된다.

## 8. 경추 견인술

1) 두개골 경추 견인술은 경추 골절 및 탈구의 치료에 있어 척추배열을 맞춤으로써 척추관을 빨리 넓힐 수 있는 방법으로 가드너웰스 집게(Gardner-Wells tong), 크러치필드 집게(Crutch-field tong) 또는 할로링(Halo-ring)을 사용한다.
2) 처음에는 과다 견인을 막기 위해 10파운드로 시작하고 골절 분절당 5~10파운드씩 매 5~10분마다 증량하여 단순 촬영과 신경학적 평가를 반복한다. 관절돌기가 교착되어 정복이 되지 않는 경우라도 총 45~50파운드를 넘지 않도록 하며 일단 정복이 되면 15~20파운드를 유지한다(그림 15.6.5). 척수 손상의 기전을 고려하여 도수 정복술을 시행할 수 있는 경우라도 반드시 신경근 마비나 척수 손상을 고려하여 시행한다.
3) 핀의 최적 위치는 귓바퀴 상방 1 cm 위, 외이도와 동일한 선상, 두개골의 적도(equator of skull) 아래이다. 너무 앞쪽으로 위치한 핀은 측두근과 표재성 측두동맥 및 정맥의 손상의 위험이 있

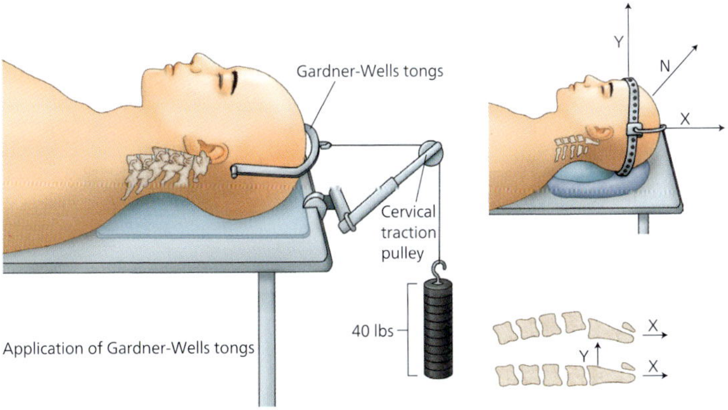


**그림 15.6.5 가드너웰스 집게를 사용한 두개골 경추 견인**

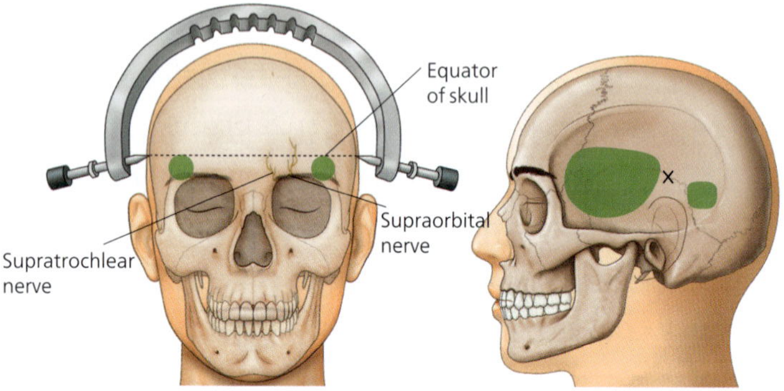


그림 15.6.6 이상적인 가드너웰스 집게 핀의 위치

으며 두개골의 적도에 근접한 핀은 견인력으로 빠질 수 있어 주의를 요한다(그림 15.6.6).

## 참고문헌




[1] Acker G, Schlinkmann N, Fekonja L, et al.: Wound healing complications after revascularization for moyamoya vasculopathy with reference to different skin incisions. *Neurosurg Focus*. 46(2):E12,2019

[2] Addis A, Baggiani M, Citerio G. Intracranial Pressure Monitoring and Management in Aneurysmal Subarachnoid Hemorrhage. *Neurocritical Care*. 2023;39(1):59-69.

[3] Ahn SH, Savarraj JP, Pervez M, et al. The Subarachnoid Hemorrhage Early Brain Edema Score Predicts Delayed Cerebral Ischemia and Clinical Outcomes. *Neurosurgery*. 2018;83(1):137-145.

[4] Al-Kawaz MN, Li Y, Thompson RE, Avadhani R, de Havenon A, Gruber J, et al. Intracranial pressure and cerebral perfusion pressure in large spontaneous intracranial hemorrhage and impact of minimally invasive surgery. *Front Neurol*. 2021;12:729831

[5] Al-Shahi Salman R, Frantzias J, Lee RJ, Lyden PD, Battey TWK, Ayres AM, et al. Absolute risk and predictors of the growth of acute spontaneous intracerebral haemorrhage: A systematic review and meta-analysis of individual patient data. *Lancet Neurol*. 2018;17:885-894

[6] Al-Tamimi YZ, Bhargava D, Feltbower RG, et al. Lumbar drainage of cerebrospinal fluid after aneurysmal subarachnoid hemorrhage: a prospective, randomized, controlled trial (LUMAS). *Stroke*. 2012;43(3):677-682.

[7] American College of Surgeons. Advanced trauma live support (ATLS) student manual. Chicago: American College of Surgeons; 2012.

[8] Anderson CS, Heeley E, Huang Y, Wang J, Stapf C, Delcourt C, et al. Rapid blood-pressure lowering in patients with acute intracerebral hemorrhage. *New England Journal of Medicine*. 2013;368:2355-2365

[9] Andoh T, Sakai N, Yamada H, et al. Chronic subdural hematoma following bypass surgery--report of three cases. *Neurol Med Chir (Tokyo)*. 32(9):684-9,1992

[10] Arima H, Heeley E, Delcourt C, Hirakawa Y, Wang X, Woodward M, et al. Optimal achieved blood pressure in acute intracerebral hemorrhage: Interact2. *Neurology*. 2015;84:464-471

[11] Bellon K, Kolakowsky-Hayner SA, Chen D, McDowell S, Bitterman B, Klaas SJ. Evidence-based practice in primary prevention of spinal cord injury. Top Spinal Cord Inj Rehabil. 2013;19(1):25.

[12] Boulouis G, Morotti A, Goldstein JN, Charidimou A. Intensive blood pressure lowering in patients with acute intracerebral haemorrhage: Clinical outcomes and haemorrhage expansion. Systematic review and meta-analysis of randomised trials. *Journal of Neurology, Neurosurgery & Psychiatry*. 2017;88:339-345

[13] Brawanski N, Dubinski D, Bruder M, et al. Poor grade subarachnoid hemorrhage: Treatment decisions and timing influence outcome. Should we, and when should we treat these patients? *Brain Hemorrhages*. 2021;2(1):29-33.

[14] Brown LH, Gough JE, Simonds WB. Can EMS providers adequately assess trauma patients for cervical spinal injury? Prehospital Emerg Care Of J Natl Assoc EMS Physicians Natl Assoc State EMS Dir. 1998;2(1):33–6.

[15] Burton JH, Dunn MG, Harmon NR, Hermanson TA, Bradshaw JR. A statewide, prehospital emergency medical service selective patient spine immobilization protocol. J Trauma. 2006;61(1):161–7.

[16] Cassagne M, Claes A-S. Sinking Skin Flap Syndrome, a Rare Complication of Craniectomy. Journal of the Belgian Society of Radiology. 2022; 106(1): 52, 1–3.

[17] Castle-Kirszbaum M, Lai L, Maingard J, et al. Intravenous milrinone for treatment of delayed cerebral ischaemia following subarachnoid haemorrhage: a pooled systematic review. *Neurosurg Rev*. 2021;44(6):3107-3124.

[18] Chan KY, Hyun KS, Seung BJ, et al.: Comparison of the Complications Arising After Superficial Temporal Artery-Middle Cerebral Artery Anastomosis in Adult Moyamoya Disease and Atherosclerotic Disease. *Korean J Cerebrovasc Surg*. 12(3):182-9,2010

[19] Cho KC, Kim H, Suh SH. Trends in Mortality from Hemorrhagic Stroke in Korea from 2012 to 2020. *Neurointervention*. 2022;17(2):87-92.

[20] Chugh C, Agarwal H. Cerebral vasospasm and delayed cerebral ischemia: Review of literature and the management approach. *Neurol India*. 2019;67(1):185-200.

[21] Claassen J, Carhuapoma JR, Kreiter KT, Du EY, Connolly ES, Mayer SA. Global cerebral edema after subarachnoid hemorrhage: frequency, predictors, and impact on outcome. *Stroke*. 2002;33(5):1225-1232.

[22] Claassen J, Hirsch LJ, Kreiter KT, et al. Quantitative continuous EEG for detecting delayed cerebral ischemia in patients with poor-grade subarachnoid hemorrhage. *Clin Neurophysiol*. 2004;115(12):

2699-2710.

[23] Cordell WH, Hollingsworth JC, Olinger ML, Stroman SJ, Nelson DR. Pain and tissue-interface pressures during spine-board immobilization. Ann Emerg Med. 1995;26(1):31–6.

[24] Cottrell JE. Succinylcholine and Intracranial Pressure. *Anesthesiology*. 2018;129(6):1159-1162.

[25] Cremers CH, van der Schaaf IC, Wensink E, et al. CT perfusion and delayed cerebral ischemia in aneurysmal subarachnoid hemorrhage: a systematic review and meta-analysis. *J Cereb Blood Flow Metab*. 2014;34(2):200-207.

[26] Diringer MN, Bleck TP, Claude Hemphill J, et al. Critical care management of patients following aneurysmal subarachnoid hemorrhage: recommendations from the Neurocritical Care Society's Multidisciplinary Consensus Conference. *Neurocritical care*. 2011;15:211-240.

[27] Dorhout Mees SM, Algra A, Vandertop WP, et al. Magnesium for aneurysmal subarachnoid haemorrhage (MASH-2): a randomised placebo-controlled trial. *Lancet*. 2012;380(9836):44-49.

[28] Dorhout Mees SM, Rinkel GJ, Feigin VL, et al. Calcium antagonists for aneurysmal subarachnoid haemorrhage. *Cochrane Database Syst Rev*. 2007;2007(3):Cd000277.

[29] EC/IC Bypass Study Group: Failure of extracranial-intracranial arterial bypass to reduce the risk of ischemic stroke. Results of an international randomized trial. *N Engl J Med*. 313(19):1191-200,1985

[30] Eun J, Park IS.: Early Detection of hyperemia with Magnetic Resonance Fluid Attenuation Inversion Recovery Imaging after Superficial Temporal Artery to Middle Cerebral Artery Anastomosis. *J Korean Neurosurg Soc*. 0,2023

[31] Eun J, Park IS.: Early Restoration of Hypoperfusion Confirmed by Perfusion Magnetic Resonance Image after Emergency Superficial Temporal Artery to Middle Cerebral Artery Anastomosis. *J Korean Neurosurg Soc*. 65(6):816-24,2022

[32] Farooq MU, Goshgarian C, Min J, et al.: Pathophysiology and management of reperfusion injury and hyperperfusion syndrome after carotid endarterectomy and carotid artery stenting. *Exp Transl Stroke Med*. 8(1):7,2016

[33] Farrington JD. Extrication of victims–surgical principles. J Trauma. 1968;8(4):493–512.

[34] Fischer, Urs, et al. "Early versus later anticoagulation for stroke with atrial fibrillation." New England Journal of Medicine (2023).

[35] Foreman B, Claassen J. Quantitative EEG for the detection of brain ischemia. *Crit Care*. 2012;16(2):216.

[36] Frontera JA, Lewin JJ, 3rd, Rabinstein AA, et al. Guideline for Reversal of Antithrombotics in Intracranial Hemorrhage: A Statement for Healthcare Professionals from the Neurocritical Care Society and Society of Critical Care Medicine. *Neurocrit Care*. 2016;24(1):6-46.

[37] Fujimura M, Mugikura S, Kaneta T, et al.: Incidence and risk factors for symptomatic cerebral hyperperfusion after superficial temporal artery-middle cerebral artery anastomosis in patients with moyamoya disease. *Surg Neurol*. 71(4):442-7,2009

[38] Germans MR, Dronkers WJ, Baharoglu MI, et al. Antifibrinolytic therapy for aneurysmal subarachnoid haemorrhage. *Cochrane Database Syst Rev*. 2022;11(11):Cd001245.

[39] Gong S, Lin C, Zhang D, Kong X, Chen J, Wang C, et al. Effects of intensive blood pressure reduction on acute intracerebral hemorrhage: A systematic review and meta-analysis. *Sci Rep*. 2017;7:10694

[40] Gouvêa Bogossian E, Diaferia D, Minini A, et al. Time course of outcome in poor grade subarachnoid hemorrhage patients: a longitudinal retrospective study. *BMC Neurology*. 2021;21(1):196.

[41] Greenberg SM, Ziai WC, Cordonnier C, Dowlatshahi D, Francis B, Goldstein JN, et al. 2022 guideline for the management of patients with spontaneous intracerebral hemorrhage: A guideline from the american heart association/american stroke association. *Stroke*. 2022;53:e282-e361

[42] Hadley MN, Walters BC, Grabb PA. Guidelines for the management of acute cervical spine and spinal cord injuries. Neurosurgery. 2002;50(3):S2–199.

[43] Hadley MN, Walters BC. Guidelines for the management of acute cervical spine and spinal cord injuries. Neurosurgery. 2013;72(3):1–259.

[44] Hage ZA, Behbahani M, Amin-Hanjani S, et al.: Carotid bypass for carotid occlusion. *Curr Atheroscler Rep*. 17(7):36,2015

[45] Hoh BL, Ko NU, Amin-Hanjani S, et al. 2023 Guideline for the Management of Patients With Aneurysmal Subarachnoid Hemorrhage: A Guideline From the American Heart Association/American Stroke Association. *Stroke*. 2023;54(7):e314-e370.

[46] Huo, Xiaochuan, et al. "Trial of endovascular therapy for acute ischemic stroke with large infarct." New England Journal of Medicine 388.14 (2023): 1272-1283.

[47] Kaku Y, Iihara K, Nakajima N, et al.: Cerebral blood flow and metabolism of hyperperfusion after cerebral revascularization in patients with moyamoya disease. *J Cereb Blood Flow Metab*. 32(11):2066-75,2012

[48] Kim JH, Yoon W, Kim CK, et al.: Efficacy and Safety of Timely Urgent Superficial Temporal Artery-to-Middle Cerebral Artery Bypass Surgery in Patients with Acute Ischemic Stroke: A Single-Institutional Prospective Study and a Pooled Analysis. *Cerebrovasc Dis*. 50(1):34-45,2021

[49] Kleindorfer DO, Towfighi A, Chaturvedi S, et al. 2021 Guideline for the Prevention of Stroke in Patients With Stroke and Transient Ischemic Attack: A Guideline From the American Heart Association/ American Stroke Association. *Stroke*. 2021;52(7):e364-e467.

[50] Kossuth LC. The removal of injured personnel from wrecked vehicles. J Trauma. 1965;5(6):703–8.

[51] Lana Vasung, et. Al., Radiological signs of the syndrome of the trephined, Neuroradiology (2016) 58:557–568

[52] Larsen CC, Astrup J. Rebleeding after aneurysmal subarachnoid hemorrhage: a literature review. *World Neurosurg*. 2013;79(2):307-312.

[53] Lattanzi S, Cagnetti C, Provinciali L, Silvestrini M. How should we lower blood pressure after cerebral hemorrhage? A systematic review and meta-analysis. *Cerebrovascular Diseases*. 2017;43:207-213

[54] Lauzier DC, Jayaraman K, Yuan JY, et al. Early Brain Injury After Subarachnoid Hemorrhage: Incidence and Mechanisms. *Stroke*. 2023;54(5):1426-1440.

[55] Liew SC, Hill DA. Complication of hard cervical collars in multi-trauma patients. Aust N Z J Surg. 1994;64(2):139–40.

[56] Linares HA, Mawson AR, Suarez E, Biundo JJ. Association between pressure sores and immobilization in the immediate post-injury period. Orthopedics. 1987;10(4):571–3.

[57] Li Q, Warren AD, Qureshi AI, Morotti A, Falcone GJ, Sheth KN, et al. Ultra-early blood pressure reduction attenuates hematoma growth and improves outcome in intracerebral hemorrhage. *Ann Neurol*. 2020;88:388-395

[58] Lukas Sveikata, et. al., Syndrome of the trephined: clinical spectrum, risk factors, and impact of cranioplasty on neurologic recovery in a prospective cohort, Neurosurgical Review (2022) 45:1431–1443

[59] Macdonald RL, Schweizer TA. Spontaneous subarachnoid haemor-

rhage. *The Lancet*. 2017;389(10069):655-666.

[60] Manning L, Hirakawa Y, Arima H, Wang X, Chalmers J, Wang J, et al. Blood pressure variability and outcome after acute intracerebral haemorrhage: A post-hoc analysis of interact2, a randomised controlled trial. *Lancet Neurol*. 2014;13:364-373

[61] Mariana Sarov, et. al., Sinking Skin Flap Syndrome and Paradoxical Herniation After Hemicraniectomy for Malignant Hemispheric Infarction, Stroke. 2010;41:560–562

[62] Mawson AR, Biundo JJ, Neville P, Linares HA, Winchester Y, Lopez A. Risk factors for early occurring pressure ulcers following spinal cord injury. Am J Phys Med Rehabil Assoc Acad Physiatr. 1988;67(3):123–7.

[63] Mazighi, Mikael, et al. "Safety and efficacy of intensive blood pressure lowering after successful endovascular therapy in acute ischaemic stroke (BP-TARGET): a multicentre, open-label, randomised controlled trial." The Lancet Neurology 20.4 (2021): 265-274.

[64] Michael Watchi, et. Al., Negative-pressure helmet restores cerebral hemodynamic parameters in sinking skin flap syndrome: a case report, J Neurocrit Care 2022;15(2): 126-130

[65] Mistry, Eva A., et al. "Blood pressure management after endovascular therapy for acute ischemic stroke: the BEST-II Randomized Clinical Trial." Jama 330.9 (2023): 821-831.

[66] Mohit AA, Sekhar LN, Natarajan SK, et al.: High-flow bypass grafts in the management of complex intracranial aneurysms. *Neurosurgery*. 60(2 Suppl 1):ONS105-22; discussion ONS22-3, 2007

[67] Morotti A, Boulouis G, Romero JM, Brouwers HB, Jessel MJ, Vashkevich A, et al. Blood pressure reduction and noncontrast ct markers of intracerebral hemorrhage expansion. *Neurology*. 2017;89:548-554

[68] Moullaali TJ, Wang X, Martin RH, Shipes VB, Robinson TG, Chalmers J, et al. Blood pressure control and clinical outcomes in acute intracerebral haemorrhage: A preplanned pooled analysis of individual participant data. *Lancet Neurol*. 2019;18:857-864

[69] Moullaali TJ, Wang X, Sandset EC, Woodhouse LJ, Law ZK, Arima H, et al. Early lowering of blood pressure after acute intracerebral haemorrhage: A systematic review and meta-analysis of individual patient data. *J Neurol Neurosurg Psychiatry*. 2022;93:6-13

[70] Moylan JA. Trauma injuries: triage and stabilization for safe transfer. Postgrad Med. 1985;78(5):166–71.

[71] Nam, Hyo Suk, et al. "Intensive vs conventional blood pressure lowering after endovascular thrombectomy in acute ischemic stroke: the

OPTIMAL-BP randomized clinical trial." Jama 330.9 (2023): 832-842.

[72] National Spinal Cord Injury Statistical Center. Spinal cord injury (SCI) 2016 facts and fgures at a glance. J Spinal Cord Med. 2016;39(4):493–4. 269

[73] Nussbaum ES, Janjua TM, Defillo A, et al.: Emergency extracranial-intracranial bypass surgery for acute ischemic stroke. *J Neurosurg*. 112(3):666-73,2010

[74] Powers, William J., et al. "Guidelines for the early management of patients with acute ischemic stroke: 2019 update to the 2018 guidelines for the early management of acute ischemic stroke: a guideline for healthcare professionals from the American Heart Association/American Stroke Association." Stroke 50.12 (2019): e344-e418.

[75] Powers WJ, Clarke WR, Grubb RL, Jr., et al.: Extracranial-intracranial bypass surgery for stroke prevention in hemodynamic cerebral ischemia: the Carotid Occlusion Surgery Study randomized trial. *Jama*. 306(18):1983-92,2011

[76] Qureshi AI, Foster LD, Lobanova I, Huang W, Suarez JI. Intensive blood pressure lowering in patients with moderate to severe grade acute cerebral hemorrhage: Post hoc analysis of antihypertensive treatment of acute cerebral hemorrhage (atach)-2 trial. *Cerebrovasc Dis*. 2020;49:244-252

[77] Qureshi AI, Huang W, Lobanova I, Barsan WG, Hanley DF, Hsu CY, et al. Outcomes of intensive systolic blood pressure reduction in patients with intracerebral hemorrhage and excessively high initial systolic blood pressure: Post hoc analysis of a randomized clinical trial. *JAMA Neurol*. 2020;77:1355-1365

[78] Qureshi AI, Huang W, Lobanova I, Hanley DF, Hsu CY, Malhotra K, et al. Systolic blood pressure reduction and acute kidney injury in intracerebral hemorrhage. *Stroke*. 2020;51:3030-3038

[79] Qureshi AI, Palesch YY, Barsan WG, Hanley DF, Hsu CY, Martin RL, et al. Intensive blood-pressure lowering in patients with acute cerebral hemorrhage. *N Engl J Med*. 2016;375:1033-1043

[80] Qureshi AI. The importance of acute hypertensive response in ich. *Stroke*. 2013;44:S67-S69

[81] Rimel RW, Jane JA, Edlich RF. An educational training program for the care at the site of injury of trauma to the central nervous system. Resuscitation. 1981;9(1):23–8.

[82] San Mateo County C. EMS System Policy Memorandum #f-3A. 1991.

[83] Sarraj, Amrou, et al. "Trial of endovascular thrombectomy for large ischemic strokes." New England Journal of Medicine 388.14 (2023): 1259-1271.

[84] Sato K, Yamada M, Kuroda H, et al.: Time-of-Flight MR Angiography for Detection of Cerebral Hyperperfusion Syndrome after Superficial Temporal Artery-Middle Cerebral Artery Anastomosis in Moyamoya Disease. *AJNR Am J Neuroradiol*. 37(7):1244-8,2016

[85] Sekhar LN, Natarajan SK, Ellenbogen RG, et al.: Cerebral revascularization for ischemia, aneurysms, and cranial base tumors. *Neurosurgery*. 62(6 Suppl 3):1373-408; discussion 408-10,2008

[86] Seung Joo Joa, et. al., Sinking Skin Flap Syndrome after Decompressive Craniotomy, J Korean Neurol Assoc 35(1):37-39, 2017

[87] Shank CD, Walters BC, Hadley MN. Management of acute traumatic spinal cord injuries. Handb Clin Neurol. 2017;140:275–98.

[88] Sonobe M, Takahashi S, Kubota Y, et al.: [Chronic subdural hematoma developing after EMS for moyamoya disease]. *No Shinkei Geka*. 10(8):857-9,1982

[89] Stroh G, Braude D. Can an out-of-hospital cervical spine clearance protocol identify all patients with injuries? An argument for selective immobilization. Ann Emerg Med. 2001;37(6):609–15.

[90] Suarez JI. Diagnosis and Management of Subarachnoid Hemorrhage. *Continuum (Minneap Minn)*. 2015;21(5 Neurocritical Care):1263-1287.

[91] Tang C, Zhang TS, Zhou LF. Risk factors for rebleeding of aneurysmal subarachnoid hemorrhage: a meta-analysis. *PLoS One*. 2014;9(6):e99536.

[92] Toscano J. Prevention of neurological deterioration before admission to a spinal cord injury unit. Paraplegia. 1988;26(3):143–50.

[93] Uchino H, Kuroda S, Hirata K, et al.: Predictors and Clinical Features of Postoperative Hyperperfusion after Surgical Revascularization for Moyamoya Disease. *Stroke*. 43(10):2610-6,2012

[94] Vergouwen MD, Vermeulen M, van Gijn J, et al. Definition of delayed cerebral ischemia after aneurysmal subarachnoid hemorrhage as an outcome event in clinical trials and observational studies: proposal of a multidisciplinary research group. *Stroke*. 2010;41(10): 2391-2395.

[95] Vilela MD, Newell DW.: Superficial temporal artery to middle cerebral artery bypass: past, present, and future. *Neurosurg Focus*. 24(2):E2,2008

[96] Vollmer D, Eichler M, Jenkins III A. Spinal trauma: assessment of the cervical spine after trauma. In: Youmans Neurological Surgery. p. 3166–80.

[97] Wang X, Arima H, Al-Shahi Salman R, Woodward M, Heeley E, Stapf C, et al. Rapid blood pressure lowering according to recovery at different time intervals after acute intracerebral hemorrhage: Pooled analysis of the interact studies. *Cerebrovascular Diseases*. 2015;39:242-248

[98] Wang X, Arima H, Heeley E, Delcourt C, Huang Y, Wang J, et al. Magnitude of blood pressure reduction and clinical outcomes in acute intracerebral hemorrhage: Intensive blood pressure reduction in acute cerebral hemorrhage trial study. *Hypertension*. 2015;65:1026-1032

[99] Wong GK, Chan DY, Siu DY, et al. High-dose simvastatin for aneurysmal subarachnoid hemorrhage: multicenter randomized controlled double-blinded clinical trial. *Stroke*. 2015;46(2):382-388.

[100] Yang, Pengfei, et al. "Intensive blood pressure control after endovascular thrombectomy for acute ischaemic stroke (ENCHANTED2/MT): a multicentre, open-label, blinded-endpoint, randomised controlled trial." The Lancet 400.10363 (2022): 1585-1596.

[101] Yoshimura, Shinichi, et al. "Endovascular therapy for acute stroke with a large ischemic region." New England Journal of Medicine 386.14 (2022): 1303-1313.

[102] Yuan JY, Chen Y, Kumar A, et al. Automated Quantification of Reduced Sulcal Volume Identifies Early Brain Injury After Aneurysmal Subarachnoid Hemorrhage. *Stroke*. 2021;52(4):1380-1389.

[103] Zhao WG, Luo Q, Jia JB, et al.: Cerebral hyperperfusion syndrome after revascularization surgery in patients with moyamoya disease. *Br J Neurosurg*. 27(3):321-5,2013

[104] Divani AA, Liu X, Di Napoli M, Lattanzi S, Ziai W, James ML, et al. Blood pressure variability predicts poor in-hospital outcome in spontaneous intracerebral hemorrhage. *Stroke*. 2019;50:2023-2029

[105] Bath PM, Woodhouse LJ, Krishnan K, Appleton JP, Anderson CS, Berge E, et al. Prehospital transdermal glyceryl trinitrate for ultra-acute intracerebral hemorrhage: Data from the right-2 trial. *Stroke*. 2019;50:3064-3071

**Neurointensive Care**
& Medicine

# 찾아보기

## 한글 찾아보기

### ㄱ



### ㄴ

# 영문 찾아보기

## A



## B



## C

## I



## J



## K



## L



## M



## N



## O

## P



## R



## S



## T

## 기타

# 신경외과 중환자 관리

Neurointensive Care & Medicine

첫째판 1쇄 인쇄 | 2024년 4월 25일
2쇄 인쇄 | 2025년 12월 15일

지은이 대한신경중환자의학회
발행인 조병문
편집인 조광욱
출판사 세종의학
(우) 07711 서울시 강서구 화곡로 111, 6층(화곡3동, 스카이빌딩)
전화 (02) 2604-5323 | 팩스 (02) 2603-5323
이메일 pjy5322@naver.com
홈페이지 www.sjmedi.com



ISBN : 979-11-89316-19-8 (93510)

정가 70,000원